精准医学出版工程·精确麻醉系列

丛书主审 罗爱伦 曾因明 **总主编** 于布为

整形外科精确麻醉

主编 姜 虹 严 佳

PRECISION ANESTHESIA
FOR PLASTIC SURGERY

上海交通大学出版社
SHANGHAI JIAO TONG UNIVERSITY PRESS

内容提要

本书为"精准医学出版工程·精确麻醉系列"图书之一。全书共6章，内容涵盖整形外科麻醉的特点、术前麻醉评估、术中和术后管理以及麻醉并发症防治等方面，同时针对各种类型的整形手术，如瘢痕修复、烧伤整形、显微外科、美容手术等，提供了精确的麻醉管理策略和方法。本书内容丰富、实用性强，是麻醉医师、整形外科医师等专业人员提升专业技术水平非常有用的参考书籍。通过阅读本书，读者能够更好地掌握整形外科麻醉的要点和技巧，从而显著提高临床麻醉业务能力，为整形外科手术的安全性和成功率提供有力保障。

图书在版编目（CIP）数据

整形外科精确麻醉 / 姜虹，严佳主编 . -- 上海：
上海交通大学出版社，2025.3. -- ISBN 978-7-313-32037
-7

Ⅰ. R622

中国国家版本馆 CIP 数据核字第 20248R3Q52 号

整形外科精确麻醉
ZHENGXING WAIKE JINGQUE MAZUI

主　　编：姜虹　严佳
出版发行：上海交通大学出版社　　　　　　地　　址：上海市番禺路 951 号
邮政编码：200030　　　　　　　　　　　　电　　话：021-64071208
印　　制：上海万卷印刷股份有限公司　　　经　　销：全国新华书店
开　　本：787 mm×1092 mm　1/16　　　　印　　张：19.75
字　　数：461 千字
版　　次：2025 年 3 月第 1 版　　　　　　印　　次：2025 年 3 月第 1 次印刷
书　　号：ISBN 978-7-313-32037-7
定　　价：138.00 元

本书编委会

主　编　姜　虹　严　佳

副主编　孙　宇　李静洁　夏　明

秘　书　王佳怡

编　委（按姓氏笔画排序）

丁　一　马　莉　王　杰　王晓理　王菁菁
冯婉晴　吕碧宵　刘文辉　李怡然　沈晓敏
陈聿同　陈珏旻　范　颢　金晨昱　施金雅
索璐璐　徐天意　唐　珊　曹　爽　梁玉丹
董　慧　鲍婉婷　裴　蓓

总　序

　　无论中西方，医学发展的早期都基于朴素的自然主义哲学思想。在远古时期，人类的生存主要依赖于狩猎活动。由于生产力低下，那时人类还无法制造高效率的生产工具和武器，只能依赖人海战术去围猎动物，因此受伤乃至死亡都是不可避免的，这就促使人们探索如何去救治这些伤者。人们发现，指压身体某个部位会产生酸麻胀感，以及镇痛作用，因而萌发了经络学说的基础。而在采集野生植物以果腹的同时，人类又对其药用价值有了体会，产生了中医药学的基础。几乎同一时期，中国出现了扁鹊而古希腊出现了希波克拉底，显然这不是偶然。后来，火的发现以及冶炼技术的发展，使医疗器械的发展迈上了快车道。我在希腊博物馆里看到的据称是希波克拉底用过的手术器械，已与现代手术器械几无二致。这些都说明，在医学发展的早期，东西方走的几乎都是相同的路。

　　然而，在随后的历史岁月中，中医逐渐趋于以针灸、汤药、外敷为主要治疗手段，更加强调调理机体内部各脏腑间的功能平衡以及维持与外界的平衡关系。而西方医学的发展之路，则更加偏重于基于理论指导的所谓科学化的发展之路，如对人体解剖结构的研究，魏尔肖细胞病理学概念的提出，培根科学方法论的建立，基于解剖学的外科手术技术的发展，以及现代医院组织形式的确立及在全世界范围的推广。这些都使得西医这种所谓现代医学，在近代逐渐发展成为医学的主流。而在中华人民共和国成立后，有感于西医人才匮乏和广大农村地区缺医少药的现实，毛泽东特别强调要努力发掘中医药这座宝库，大力培养中医人才，把医疗卫生工作的重点放到农村去。这一系列的指示，使得中医药的发展得到了保证。尽管如此，相较于西医系统而言，中医中药学的发展仍然滞后，特别是在麻醉学领域更是如此。以上对中医和西医这两个大类系统进行了简单的比较。

其实，从医学发展的趋势来看，无论西医还是中医，目前大体上仍然都处于经验医学为主的阶段，处于由经验医学向精准医学转化的进程中。精准医学，就我的理解而言，是一个相对于经验医学的概念；其需要被准确地定义，仍有待发展和完善。仔细回忆，"精准"这个词，在20年前，中国大陆是不太常用的。那时常用的词是什么呢？是精确。随着两岸交流的日益增多，一些来自中国台湾的惯用词开始在大陆流行，精准就是其中之一。特别是在美国前总统奥巴马提出发展"precise medicine"后，大陆的医学专家就将其译为精准医学。相对于以患者的症状体征和主诉为主要诊断依据的经验医学，精准医学更加强调客观证据的获取，这样的进步与循证医学的兴起不无关系。其实，精准医学也有不足的一面，很多问题有待进一步厘清。比如，我们经常需要抽取患者一定量的血液来做检查，将化验结果当作患者当前的状态，殊不知这个化验结果，不过是患者抽血时的状态而已。再比如，我们给患者口服用药，每日口服三次的药物，本应间隔8小时，却分别在白天的早、中、晚用药，这样真的合理吗？但大家很难改变现状。毕竟在半夜叫醒患者服药，对于患者和值班护士都是折磨。千里之行，始于足下，我们应当从最细微之处做起。

长久以来，麻醉界一直以心率、血压是否平稳，或者再加上苏醒是否迅速等，作为评判麻醉好坏的标准。这就导致在麻醉诱导后，使用小剂量血管收缩药来维持血压成为一种普遍的做法。近年来，以美国为代表的所谓干派麻醉，更是要求麻醉诱导后的整个手术期间都不允许输入较大量的液体，以避免体内液体超负荷，影响术后恢复；随着循证医学的强势崛起，以及国内规范化培训的全面铺开，这种理论和做法成为每一个接受培训的年轻医生都必须掌握的权威。但从结果来看，很多规培毕业生在临床麻醉的实践中"险象环生"，科室不得不对他们进行再培训，甚至强制他们短期脱岗接受再培训。因而，欧美主流麻醉理论在临床科学性方面是有待商榷的。

关于精确麻醉，1999年，我首次提出了"理想麻醉状态"这一中国麻醉的独创理论。理想麻醉状态，是对麻醉过程中所有可监测到的人体指标，都规定它们的正常值范围；在麻醉和手术过程中，只要将这些指标都控制在正常值范围内，就能杜绝患者发生意外的可能性。"理想麻醉状态"理论和欧美主流麻醉理论的最大区别，就在于前者是以人体各脏器的良好灌注为目标，而并非仅以血压这一相对表象的指标为判断标准。在1999年到2009年，我担任中华医学会麻醉学分会第十届委员会主任委员的十年间，就"理想麻醉状态"这一理论进行了全国巡讲，并举办了几十期的县级医院麻醉科主任培训班。约有数千人参加了这些培训，使得中国麻醉的整体安全水平得到迅速改善。在2018年国家卫生健康委新闻发布会上，国家卫生主管部门领导就中国何以能在短短十几年的时间里，将医疗可及性和医疗质量指数排名从110位快速提升到48位做了回答，其中就特别提到麻醉学科的进步所做的贡献。这是卫生主管部门领导对我们努力的高度肯定。在新冠病毒流行期间，应用这一理论指导新冠肺炎危重症患者的救治，也

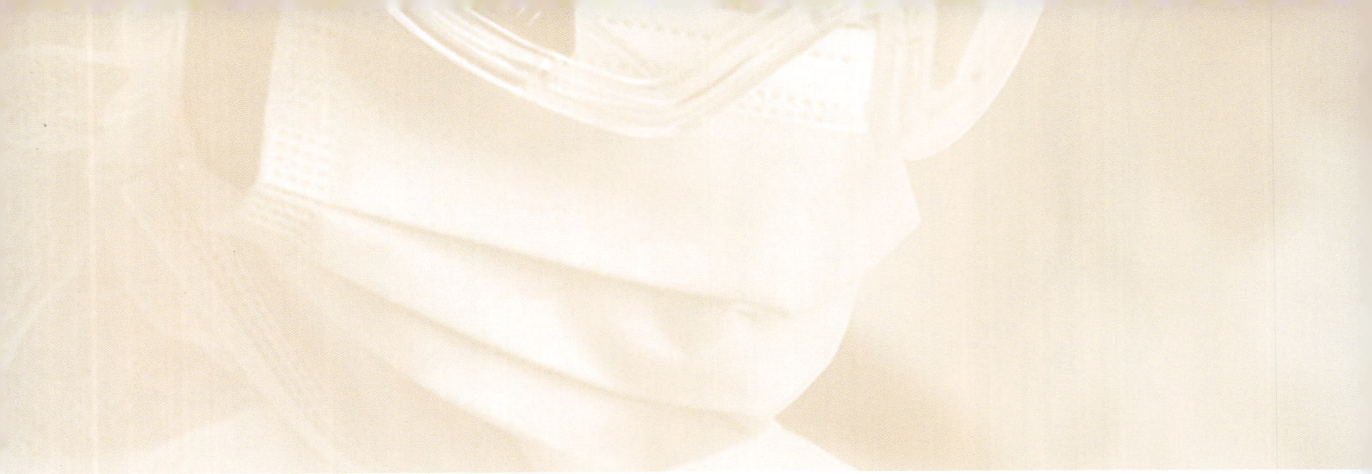

取得了良好的成绩。以上是精确麻醉在临床实际应用方面的贡献。

　　"精确麻醉系列"是"精准医学出版工程"丛书的一个组成部分。本系列目前已有13个分册，其内容涵盖了产科、儿科、骨科、胸外科、神经外科、整形外科、老年患者、肿瘤患者、手术室外及门诊手术的精确麻醉，以及中西医结合的精确麻醉、疼痛精确管理、精确麻醉护理、精确麻醉中的超声技术等。各分册的主编均为国内各相关麻醉领域的知名专家，均有扎实的理论基础和丰富的临床实践经验，从而保证了本系列具有很高的专业参考价值。本系列可作为临床专科医生工作中的参考书，规培医生和专培医生的自学参考书，对于已经获得高级职称的专业人员，也有望弥补经验方面的某些不足。总体而言，这是一套非常有意义、值得推荐的参考书籍。

　　精确麻醉今后将走向何方？以我个人之愚见，大概率有两个目标。其一是以人工智能为基础的自动化麻醉，这一突破，可能就在不远的将来。其二则是以遗传药理学为基础、完全个体化的、基于患者自身对药物不同敏感性所做出的给药剂量演算以及反馈控制计算机的给药系统，真正实现全自动的精确麻醉管理。只有完成了这两个目标，我们才真正意义上实现了完整的精确麻醉。

于布为

2024年6月20日

草于沪上寓所

前　言

　　在医学领域中，整形外科凭借其独特的艺术性和技术性，为众多患者带来了重获新生的希望。从先天性畸形的修复到创伤后组织器官的重建，再到美容整形手术，整形外科的每一次突破都离不开多学科的协同发展，而麻醉技术在其中扮演着至关重要的角色。

　　整形外科手术的复杂性、精细性以及患者群体的特殊性，对麻醉提出了较高的要求。相较于其他外科手术麻醉，整形外科麻醉不仅要确保患者在手术过程中的无痛与安全，还要应对诸如困难气道管理、长时间手术的生理功能维持、小儿和老年患者的特殊麻醉需求等诸多挑战。这些挑战促使麻醉医师不断探索和创新，推动整形外科麻醉技术向精准化、个体化方向发展。

　　本书正是在这样的背景下应运而生。它汇聚了众多编者的智慧与经验，旨在系统地阐述整形外科麻醉的理论知识、技术要点和临床实践经验，为麻醉医师提供全面且实用的指导。

　　在内容编排上，本书从整形外科的概述入手，详细介绍了其发展历史、治疗范围以及手术特点，使读者对整形外科有一个全面的认识。随后，本书深入探讨了整形外科麻醉的概念、特点、术前精确评估、麻醉方式选择、术中及术后精确管理，以及围手术期并发症的防治等内容。每一个章节都紧密围绕"精确麻醉"这一核心主题，结合最新的研究成果，进行深入浅出的讲解。

　　我们相信，《整形外科精确麻醉》一书的出版，将为麻醉医师及整形外科医师提供一个系统学习与提升的平台，有助于推动整形外科麻醉技术的规范化与精准化发展。同时，我们也期待本书能够为医学教育与研究贡献一份力量，促进整形外科与麻醉学科的交叉融合与创新发展。

在此，我们要衷心感谢所有参与本书编写与审校的编者们，是你们的辛勤付出与无私奉献，才使得这部专著得以顺利问世。同时，我们也期待广大读者能够从中受益，共同推动整形外科麻醉事业的蓬勃发展。

最后，愿《整形外科精确麻醉》一书成为您医学道路上的良师益友，助您在整形外科麻醉领域不断攀登新的高峰。

姜虹

2024 年 12 月

目　录

第一章
绪 论

一、整形外科概述

整形外科（plastic and reconstructive surgery）是以外科手术技术或组织移植为手段来治疗疾病、修复畸形、恢复功能以及再造重塑组织结构，达到形态改善及美化的一门专科。整形外科是外科学的专科之一，包括修复重建与美容外科两个部分。整形外科的治疗范围很广泛，不以某一解剖系统或部位为限制，主要与体表组织的修复、整形有关。其主要包括：先天性畸形和缺损的修复，如颌面畸形、唇裂、腭裂；创伤性缺损或畸形的修复，如烧伤、电击伤、刀割伤；感染性缺损的修复，如坏疽性口炎；体表肿瘤切除后缺损的修复，如黑色素瘤、神经纤维瘤（neurofibroma）、淋巴管瘤等；其他原因引起的人体组织器官畸形、缺损或功能障碍的整形，如面神经瘫痪；美容外科，如隆鼻术、除皱术、腹壁整形术等。

整形外科手术涉及内容和范围非常广，其多样性、复杂性、精细性以及患者要求的极致性等特点，都对麻醉医师提出了新的挑战。整形外科麻醉相关问题与整形外科患者的安全息息相关，需要得到足够的重视。

二、整形外科发展历史

整形外科的历史相当悠久。早在公元前，就有鼻再造整形手术的记录。在当时，断鼻是惩罚罪犯的酷刑，而鼻子位于面部中央，其缺损不仅难以遮掩，还常伴随社会歧视，因此重建技术应运而生。Paulus Aegineta（625—690）以其毕生精力记载了罗马帝国时期外科学技术的进展。他描述了鼻骨、下颌骨骨折及尿道下裂的治疗方法，被后人看作是整形外科的鼻祖之一。

在文艺复兴时期，现代解剖学初见雏形。15世纪上半叶，Branca家族的成员在西西里地区开始实施整形外科手术。之后，Antonio Branca摒弃古印度人的方法，使用上臂的皮瓣修复唇部及耳部的缺损。16世纪下半叶，由于意大利半岛的西南部连年战乱，大量的外伤使得人们对整形外科的需求急剧增加。Gaspare Tagliacozzi（1545—1599）奠定了现代整形外科的基础。他的著作《移植修复缺损的外科手术》（*De Curtorum Chirurgia per Insitionem*）详细介绍了应用上臂皮瓣修复鼻缺损的方法，并通过图示详细说明了术后固定上臂及头部的方法。

整形外科在 17～18 世纪的发展一度停滞，甚至出现了退步。在 18 世纪末，英国远东军从印度发回了有关鼻再造术的报道并在伦敦的《绅士》杂志上发表。Joseph Carpue 医生在经过充分的论证后，于 1814 年为一名埃及军队中的现役军官实施了鼻再造术。此外，Von Graefe 医生也报告了 3 例鼻再造手术。Dieffenbach 医生提出了通过二期手术进一步改善再造鼻形态的方法。这些工作促进了整个欧洲和美国整形外科的发展。在 1834 年，Dupuytren 医生系统地描述了掌腱膜挛缩症，并依据烧伤的深度对烧伤进行了分类。Von Langenbeck 医生则对腭裂修复和颌面外科做出了重要贡献。

在此期间，整形外科作为一个专业术语和专门章节出现在英国、法国、意大利和美国的外科学论著之中。1804 年，Baronio 基于在羊身上的实验结果，首次发表了植皮术相关的文章。1817 年，Cooper 医生首次成功地在人身上实施了植皮术，他从一位断指患者离断的拇指上取皮，移植于断指的断端。1823 年，Bunger 医生将取自大腿的皮肤成功移植到鼻部。1869 年，Revenlin 医生成功应用皮肤移植覆盖肉芽创面。随着技术的发展，植皮面积越来越大。到 1872 年，Olier 医生已经能够完成 4 cm×8 cm 的皮肤移植。Thiersch 提倡使用大块植皮，并强调了真皮层在植皮中的重要性。植皮术随后被广泛应用于眼睑外翻在内的多种病变。

整形外科发展的早期与鼻再造技术的发展是密不可分的。然而，到了 19 世纪，外科医生的卓越贡献在于总结出组织移植的基本原则，应用到人体的其他部位，并最终形成了整形外科的雏形。

整形外科学成为独立的专科与两次世界大战密切相关。20 世纪的两次世界大战，导致大量颌面部损伤、肢体残疾、大面积瘢痕，以及机体形态和功能的严重破坏，为修复与重建技术提供了广阔需求。这一时期的代表人物有 Gillies、Blair、Ivy、Brown、Bunnell、Converse、Millard 等人。战后，世界和平与经济繁荣促进了美容外科的迅猛发展。随着外科学技术以及围术期管理的进展，整形外科逐渐趋于成熟。1931 年，美国率先成立整形外科学会，1946 年创立并发行了专业期刊 *Plastic and Reconstructive Surgery*，为现代整形外科的发展奠定了基础。

麻醉和无菌技术的发展，显著改善了手术的疼痛控制、感染预防及输血管理，近代外科学的体系也逐步建立完善。19 世纪晚期以来，外科手术种类不断增加，医学开始追求并逐步实现无痛、安全、精准和个体化治疗要求。20 世纪下半叶，麻醉技术的发展、抗生素的广泛应用，以及先进医疗器械的发明，使得整形外科的应用与需求日益扩大，相关行业的发展也蓬勃发展。近代外科学发展步入 21 世纪以来，以生命科学、核科学为主要特征的现代科学，伴随着计算机技术、生物技术、激光技术等高科技的蓬勃发展，使整个外科学都发生了深刻的变革，外科的基础理论研究、实验研究、操作技术都得到了进一步的发展。各种精密医疗仪器和新型药物的出现，推动着外科手术走向微观领域，进一步提高了手术的准确性和安全性。麻醉机、呼吸机、人工心肺机、心脏起搏器等仪器的发明，为精准诊断与监测提供了重要保障。20 世纪 60 年代法国率先开展隆胸术，吸脂术也在欧洲兴起。到了 20 世纪 70 年代，腹壁整形、拉皮等整形手术相继问世，手术技术和器械也在不断改进。从这一时期起，整形外科手术的需求逐步从单纯修复畸形或缺损转向外貌的改善，标志着整形外科迈向功能与美学兼顾的新阶段。

三、中国整形外科的发展

我国开展整形外科较西方国家晚，整形外科文献始见于 1896 年，初期的论文作者主要为在华工作的外籍医生。倪葆春是中国整形外科事业的最早开拓者，最早在中国医学院校中建立整形外科，是我国现代整形外科学之父。倪葆春于 1925 年获美国约翰·霍普金斯大学医学博士学位。1927 年回国后，他先后任圣约翰大学代理校长、圣约翰大学医学院院长、上海第二医学院副校长。1929 年，他在上海圣约翰大学医学院附属同仁医院开设整形外科，任整形外科主任，并负责上海医学院解剖学和整形外科学的教学工作。

1945 年抗日战争胜利后，上海第二医学院的张涤生教授和华西大学的宋儒耀教授分别在上海第二医学院和北京整形外科医院建立了整形修复外科。此后，整形修复外科在我国得到较快发展，其中颅颌面外科、瘢痕外科、显微外科，以及器官再造、脉管畸形（vascular malformation）和淋巴水肿的治疗等在国际上已具有一定的特色和优势。1982 年在中华医学会外科学会下成立整形外科学组，1985 年正式成立中华医学会整形外科学会。

显微外科的进步有力地推动了整形外科的发展，使我国整形外科在国际上开始占有一定的地位。1963 年陈中伟首例断肢再植成功，1981 年杨果凡发明前臂游离皮瓣（被称为中国皮瓣），1996 年曹谊林在裸鼠背部成功培育了组织工程化耳软骨，这些整形外科的开创性成果均推动了整形外科学及组织工程学的发展与进步。

20 世纪 80 年代后期，随着经济水平的提高，我国美容外科得到了迅猛发展，美容外科在全国各地迅速普及，尤其是民营美容机构得以蓬勃发展。据统计，我国美容市场消费群体约有 2200 万人，已注册的医疗美容机构共有 10 000 多个，2019 年医疗美容机构的美容手术量已突破每年 1000 万例。这些数据表明，中国已成为名副其实的全球第三整形美容大国。

四、整形外科麻醉

整形外科麻醉（anesthesia for plastic surgery）总体而言与其他外科手术的麻醉相似，但整形外科手术对操作精确性及体位调整的要求更高，使其具有独特的特点和挑战。在实施整形外科麻醉时不仅需要运用麻醉学的基本理论、基本知识以及基本技能，还需要对各种麻醉方式有全面的认识，熟悉各类型整形外科的手术特点和麻醉要点。此外，麻醉医师必须有丰富的困难气道管理经验，能够有效应对术中及术后各种急慢性并发症。困难气道的管理尤为关键，要求进行全面评估、充分准备、合理决策，并高度重视患者的氧合管理，确保手术麻醉过程安全、平稳。

五、中国整形外科麻醉发展现状

伴随着整形外科和麻醉学科的发展，目前我国整形外科麻醉的业务范围和学科领域不断拓宽。现有的整形美容机构按资金来源可分成公立医院和民营医疗机构。

1. 公立医院

公立医院在临床业务能力、学术水平、学科建设成果方面都更为规范和突出。根据复旦版《2019年度中国医院排行榜》，现阶段我国整形外科专业排名前五位的医院为：上海交通大学医学院附属第九人民医院、中国医学科学院附属整形外科医院、南方医科大学附属南方医院、北京协和医院，以及华中科技大学同济医学院附属协和医院。这些医疗机构的麻醉科也代表了我国整形外科麻醉最高的学术水平和临床业务能力。除了中国医学科学院附属整形外科医院之外，其他都是综合性医院。

整形外科不仅涵盖开展医疗美容手术，还承担了大量复杂的整形修复手术。因此，整形外科的患者年龄跨度大、全身情况复杂、手术时间长、麻醉风险大，对麻醉的要求较高，有些复杂手术甚至需要综合性医院多学科合作才能完成。以上海交通大学医学院附属第九人民医院麻醉科为例，1977年完成中国首例颅内外联合入路眶距增宽症整复手术麻醉，1982年完成世界首例一次性阴茎再造手术麻醉，1996年完成国内首例外露心脏复位手术患儿的麻醉，2018年完成首例"中国式换脸"麻醉。其他医院麻醉科也各具特色和优势，通过彼此合作与交流，共同发展进步。如今，我国在复杂的颅颌面外科、瘢痕外科、显微外科、器官再造手术的麻醉方面已达到国际先进水平，尤其在围手术期气道管理、重要脏器功能保护等方面形成了一定特色。

2. 民营医疗机构

近年来，我国民营医疗机构规模迅速发展，截至2017年，我国已注册的民营医院达18 759家，为公立医院数量的1.65倍。医疗美容手术是民营医院的重要业务范围，如颜面年轻化、面部轮廓整形、眼睑整形、鼻部整形、乳房整形、脂肪抽吸术。局部麻醉（local anesthesia）（以下简称局麻）是这些手术中最常用的麻醉方式，多由手术医师操作。小儿、老年、特异体质、精神高度紧张者，或复杂的多部位美容外科手术则需要麻醉医师的配合。

然而，当前国家相关机构对民营医疗美容机构的监管不足，导致行业内存在诸多隐患。随着医疗美容需求激增和市场急速膨胀，加之麻醉医师短缺，民营医疗机构医疗美容麻醉行业水平良莠不齐，医疗安全问题时有发生，甚至出现患者死亡的严重事件。2010年11月，24岁的"超级女声"选手王贝在武汉某民营整形医院行"下颌骨截骨术"发生术后死亡的事件引起极大舆论反响。其死亡原因为全身麻醉（以下简称全麻）的苏醒阶段所发生的窒息，且该状况未被及时发现和处理。该事件入选当年度"中国整形美容医院十大新闻"第一位，也受到中央电视台《新闻1+1》和《新闻30分》栏目的关注。然而，10多年过去了，医美市场的乱象并未得到显著改善。自2019年以来，医疗美容行业相关医疗事故频发，医疗纠纷不断升级，让许多求美者对医疗美容的安全性十分担忧。

医疗美容麻醉事故发生的原因可从以下几个方面进行分析。

从求美者角度来说，有如下一些因素。① 健康状况个体差异大：尽管求美者以年轻的健康人居多（多在40岁以下），但部分有滥用减肥药史，甚至毒品吸食史，体质相对较差；② 手术的目的为"消费性"，并非"医疗性"：求美者对手术效果的预期很高，往往存在一定的盲目性，对手术可能隐藏的风险缺乏足够的认识，甚至完全不了解。

从手术角度来说，医疗美容手术中头面部手术、注射充填术、多部位手术的比例高，主要存在以下风险：① 头面部手术本身隐藏一定麻醉风险（比如气道风险等），如果气道管理不当，可能会导致不可逆的脑损伤，甚至死亡等严重后果；② 注射充填手术存在较高的血管栓塞风险，一旦充填物注入血管造成栓塞，轻则导致皮肤坏死、失明，重则发生卒中、偏瘫，甚至死亡；③ 多部位手术，在一次手术中解决多个问题，效益高，但耗时长，增加了手术的风险。

从麻醉的角度来说，① 民营医疗机构麻醉科室建设薄弱，麻醉医师短缺：以"包药包台"的形式临时聘请麻醉医师的现象普遍，有些甚至由外科医师兼任麻醉医师；② 麻醉管理不规范：为了控制成本，往往会出现一位麻醉医师负责多台手术的情况，严重违反医疗规范，极大地增加了麻醉风险；③ 麻醉方式选择欠合理：为尽量满足求美者的需求，并控制成本，不插管的静脉全麻成了大部分民营医院医疗美容手术首选麻醉方式，然而，该麻醉方式的潜在风险往往被严重低估，一旦出现问题，可能导致严重后果。

究其根本原因，主要是缺乏整形美容手术麻醉的统一操作规范；麻醉从业人员的业务水平参差不齐，缺乏规范化的培训；缺少行业行为监管。这些严重事故很大程度上限制了我国整形美容行业的健康发展。

3. 行业协会

中国整形美容协会是国内唯一的整形美容行业领域一级协会。为顺应社会和市场需求，2019 年 7 月由上海交通大学医学院附属第九人民医院麻醉科姜虹教授牵头，组织国内各省、自治区、直辖市整形外科排名前列医院的在麻醉学领域有影响力的专家 20 余人，发起并于当年年底成立了中国整形美容协会麻醉与镇静镇痛分会，分会委员分布于全国 130 家公立医院和 53 家民营医院，致力于规范整形美容麻醉行业操作标准、提升从业人员的职业素养、提供优质的交流平台、推动中国医学整形美容行业的健康发展。

六、中国整形外科麻醉的展望

从现如今的发展趋势来看，无论是出于追求"美"的目的，抑或是疾病治疗的需要，整形外科的患者比例在逐年攀升。单从每年层出不穷的新医疗美容机构就能看出，整形市场具有强大的潜力。结合我国庞大的人口基数和逐年提高的人均生活水平与医疗水平，整形外科的快速发展必须要有与之相匹配的专业麻醉支持。因此，加快麻醉学科的建设，提高麻醉工作者的临床医疗水平，是确保整形外科安全与质量的重要保障，亟需持续重视与推进。

1. 新技术、新理念在整形外科麻醉中的推广

可视化技术是近年来临床麻醉学发展的新热点和新趋势，其在整形美容手术麻醉领域也有着非常广泛的应用前景。随着超声设备的不断更迭，超声技术的应用已进入手术室，成为麻醉医师必须掌握的基本技能之一。超声可以直观显示患者深部血管、神经等组织结构，显著提高了严重烧伤瘢痕患者动、静脉穿刺置管与外周神经阻滞的成功率，降低了并发症的发生风险。对于一些高危的复杂整形修复手术，麻醉医师可以通过经食管超声对患者心室的充盈状况与心脏前后负荷进行客观、全面的分析，做出合理的临床决策。各种新型可视插管设备的开发和普

及，则使得原先的困难气道不再困难，极大提高了整形美容手术中患者和求美者气道管理的安全性。除了可视化技术以外，新型短效麻醉药物的研发、新型监测仪器和设备的普及，都为麻醉医师处理临床棘手问题提供了更强大的支持。

加速康复外科理念是一种全新的外科手术理念，强调多学科联合，要求麻醉科早期介入；麻醉的理念、方法和管理也要向着更有利于快速周转、加速康复的方向转变。对于整形修复手术，可以在麻醉科门诊为患者进行全面的评估与宣教，优化术前准备；在血流动力学监测下，以血液动力学指标如每搏量（stroke volume，SV）的最大化为补液目标，采用目标导向液体治疗方案，指导围手术期输液及药物治疗；维持患者体温，避免患者体温出现波动；根据患者的个体情况和手术创伤程度，实现术后多模式镇痛，促进患者早期下地活动和胃肠功能恢复。对于医疗美容手术，则可通过改良麻醉药物和完善麻醉方法，不断开拓麻醉服务领域和提高无痛诊疗服务能力，改善患者的就医体验并提高满意度。

2. 整形外科麻醉行业行为的规范

我国整形美容行业组织了相关专家，根据我国整形美容行业的现状和面临的主要问题，着手制定了《医疗整形美容麻醉安全规范》和《中国整形美容诊疗镇静/镇痛/麻醉操作技术规范（2023）》，这些规范对整形美容机构的人员配置、设备要求、麻醉实施流程等进行了细化的划分。各医疗机构依据规范，结合自身实际情况，制定相应的整形美容手术麻醉管理基本流程，包括规范手术麻醉前检查项目、麻醉前评估、麻醉方法和药物的选择、术后并发症的预防和处理等，从而保证麻醉质量并提升患者的满意度。这种精细化、标准化的麻醉管理有利于麻醉领域的发展，有利于避免非法医疗行为的出现。

3. 整形外科麻醉从业者的培养

整形美容手术麻醉的业务范围包括整形修复外科手术麻醉和医疗美容手术麻醉两大部分，属于专科麻醉的范畴。整形外科麻醉从业者原则上应经过麻醉科住院医师规范化培训和整形美容手术麻醉专科培训，以及各种形式的继续教育。我国目前已经制定了麻醉学专业住院医师、专科医师的培养计划，对整形外科手术的麻醉教学、培养及考核也纳入其中。考虑到我国现阶段麻醉学科的优势资源分布不均衡，区域的差异较大，城市与边远地区发展失衡依然存在，各种形式的继续教育培训工作就显得至关重要。

笔者与中国整形美容协会培训部合作，依托中国整形美容协会权威的影响力和广泛的覆盖面，以期制订完善的培训课程。课程内容涵盖整形美容手术麻醉的最新技术与进展，并着重强化整形美容麻醉医师、手术医师及护理人员应对"五大危机情况"的处置能力，具体包括低氧血症的识别和处理、休克的识别和处理、脂肪栓塞的识别和处理、局麻药中毒处理和心肺脑复苏。

总体而言，尽管我国的整形外科麻醉学科发展已取得显著进步，但整体发展水平仍存在不均衡现象。整形外科麻醉任重而道远，麻醉医师应不断精进专业技能，推动学科建设，为我国整形美容麻醉领域的发展贡献力量。

（姜虹　严佳）

整形外科精确麻醉

参考文献

［1］ TAUB P J, BASHEY S, HAUSMAN L M. Anesthesia for cosmetic surgery［J/OL］. Plast Reconstr Surg, 2010,125(1):1e-7e.

［2］ MUSTOE T A, BUCK D W 2nd, LALONDE D H. The safe management of anesthesia, sedation, and pain in plastic surgery［J/OL］. Plast Reconstr Surg, 2010, 126(4): 165e-176e.

［3］ 李青峰. 外科学：整形外科分册［M］. 北京：人民卫生出版社, 2016.

［4］ 杭燕南, 王祥瑞, 薛张纲, 等. 当代麻醉学［M］. 2版. 上海：上海科学技术出版社, 2013.

［5］ 邓小明, 姚尚龙, 于布为, 等. 现代麻醉学［M］. 5版. 北京：人民卫生出版社, 2020.

［6］ 朱洪荫. 中国医学百科全书：整形外科学［M］. 上海：上海科学技术出版社, 1986.

［7］ 李世荣. 现代美容整形外科学［M］. 北京：人民军医出版社, 2006.

［8］ 姜虹. 中国整形美容手术麻醉现状和展望［J］. 上海医学, 2021, 44(3)：165-167.

［9］ 刘海萍. 现代麻醉学理论与实践［M］. 北京：科学技术文献出版社, 2019.

［10］ 孙增勤. 医学整形美容麻醉［M］. 北京：科学技术文献出版社, 2009.

1

第二章
整形外科麻醉的概念及特点

第一节　整形外科麻醉的概念

一、整形外科麻醉的定义

　　整形外科麻醉指运用麻醉学的基本理论、基本知识以及基本技能为整形外科手术提供的麻醉管理，涵盖了从麻醉前评估、麻醉实施到术后恢复的全过程，为整形外科手术提供适合的手术条件，保障患者围手术期安全和舒适。

二、整形外科的治疗范围

　　整形外科包括修复重建与美容外科两个部分。前者是指经过治疗，使因疾病、创伤或先天性畸形造成组织器官缺损、畸形的患者恢复功能和外形，达到"伤者不残、残者不废"的目标。后者是指通过外科治疗等手段改善正常的体表器官或部位的形态，使其更美观，以满足患者对身体外形的心理需求，适应特殊工作的需要，提高自信，达到美容的目的。

　　整形外科的治疗范围很广泛，不受某一解剖系统或部位的限制，主要围绕体表组织的修复、整形进行。在各种疾病的治疗过程中，凡是涉及组织移植以实现再造或修复的手术，都与整形外科密切相关。其主要包括以下 6 个方面。

　　1. 先天性畸形和缺损的修复

　　先天性畸形和缺损是患者组织器官在胎儿发育过程中或者在成长中发生的形态和功能缺陷。整形外科治疗以体表部位为主，例如颅颌面畸形、唇裂、腭裂、半侧颜面萎缩、斜颈、小耳畸形、泌尿生殖器官缺损或畸形、上下肢畸形等。

2. 创伤性缺损或畸形的修复

由机械、化学、温度、放射、电击等因素造成人体组织器官的形态损伤和功能的缺陷，例如烧伤、电击伤、切割伤、挫裂伤、撕脱伤、挤压伤、放射性损伤等造成体表组织和器官的急性损伤、缺损或瘢痕等后遗畸形。可以应用整形外科的方法例如组织移植等方法及时修复，最大限度促进创面愈合，修复畸形，改善功能。

3. 感染性缺损的修复

细菌、病毒等微生物感染会造成组织坏死，导致人体组织或器官的缺损和畸形。例如坏疽性口炎（走马疳）的修复，丝虫病或链球菌感染所致下肢、阴囊象皮肿的治疗，天花和梅毒后遗症的整形，麻风病引起的面手足部畸形的整形等。

4. 体表肿瘤切除后缺损的修复

体表巨大肿瘤切除后的创面缺损，尤其是发生在颜面部、胸腹部及生殖器部位，例如大片的黑色素瘤、巨大色素痣、神经纤维瘤、淋巴管瘤、软组织肿瘤、皮肤癌、肉瘤、骨肉瘤及乳房肿瘤等，常常需要应用整形外科的原则进行修复或再造。

5. 其他原因引起的人体组织器官畸形、缺损或功能障碍的整形

其他原因的疾病例如面神经瘫痪、压疮、肢体淋巴水肿、类风湿关节炎引起的四肢畸形等也常常需要运用整形外科的原则进行治疗。

6. 美容外科

在当今社会，出于社交需求、职业需求、心理治疗需求等多方面因素，我国美容外科的发展十分迅猛，逐渐成为整形外科的一个重要部分，例如重睑术、隆鼻术、除皱术、腹壁整形术等。美容外科患者并不存在器质性改变，手术的目的在于改善外形，使其更符合人类美学的要求，提高自信，满足患者的需求。

三、整形外科麻醉的要求

整形外科的手术范围不局限于单个器官系统，涉及全身各个部分。手术特点包括手术出血多、手术部位多、时间长、包扎影响通气等。整形外科的患者具有年龄跨度大、小儿比例高、头颈颌面手术多、气管插管困难发生率高以及呼吸道管理困难等特点，这些均会给麻醉的实施带来一定困难。医生在实施整形外科麻醉时不仅需要掌握麻醉学的基本理论、基本知识以及基本技能，而且需要对各种麻醉方式有全面的认识，熟悉儿科麻醉的特点和麻醉技术，熟悉各类整形外科手术特点和患者特点，对其麻醉要点有充分的掌握，有丰富的困难气道处理经验和应对各种急慢性术中及术后并发症的能力。

整形外科手术患者术前评估是麻醉管理的重要环节，不仅为手术安全提供保障，还帮助医护团队与患者及其家属建立信任。术前评估可以让患者和家属更好地了解手术及手术环境，减轻对手术的恐惧。对于整形外科患者，尤其是拟行美容外科手术的患者，他们并没有原发疾病，而是准备通过手术以获得更好的外貌，从而提高自尊心，因此通常对手术结果的期望较高。麻醉医师需详细说明并解释拟实施的麻醉技术，以及其益处和风险。对于麻醉团队来说，完善的麻醉前评估有利于团队成员更好地了解患者的身体情况，预估术中及术后可能出现的并发症风险，从而提高围手术期的安全性。为了使麻醉过程平稳，减轻患者的精神紧张、焦虑、恐惧，增强镇静、镇痛和止涎效果，麻醉医师可以在麻醉前使用相关的术前药物，如抗胆碱药、镇静药物和镇痛类药物等。

实施整形外科手术前，麻醉医师需要根据不同的手术范围、患者的身体情况，选择不同的麻醉技术，包括局麻、区域神经阻滞、椎管内麻醉、局麻辅助镇静镇痛技术以及全身麻醉等各种麻醉方式。

在整形外科手术中，确保患者的术中安全是麻醉管理的核心目标。严密的监测不仅有助于及时发现患者病情的恶化趋势，还可以准确判断疾病的严重程度及治疗反应和效果，从而最大限度地降低手术风险。常规监测包括心电图（electrocardiogram，ECG）、无创血压、脉搏氧饱和度（pulse oxygen saturation，SpO_2）、体温、呼吸频率、呼气末二氧化碳分压（partial pressure of end-tidal carbon dioxide，$PetCO_2$）、出血量等。麻醉中应维持患者正常的体温，患者体温变化过大会导致一定的危险，尤其是小儿体表面积相对较大，对低温和高温耐受性差，体温问题应及时处理，若出现恶性高热（malignant hyperthermia，MH）症状，应立即处理、排查原因，避免严重并发症的发生。对于整形外科手术中预计失血量较大或者基础疾病较多的患者，需要监测有创动脉血压、中心静脉压（central venous pressure，CVP）、心输出量、尿量等。对于全麻患者，应监测吸入氧浓度（fraction of inspired oxygen，FiO_2）、吸入麻醉药浓度、各项呼吸参数等；而对于局麻、椎管内麻醉、外周神经阻滞等患者，需要密切关注患者的反应，及时发现是否有出冷汗、寒战等情况，甚至意识改变、言语不清等，及时进行相应的处理。麻醉医师需要结合自身的临床经验，在监测设备的辅助下，密切关注手术进程和状况，保证麻醉期间患者的安全和舒适。

如采用了特殊的技术，则需要有相应的监测手段。控制性降压是指采用降压药物与技术等方法，将收缩压降低至 80～90 mmHg 或将平均动脉压降低至 50～65 mmHg 水平，并确保不引起重要器官的缺血缺氧性损害。在停止控制性降压后，患者的血压可迅速恢复至正常水平，从而不产生永久性器官损害。该技术可以减少术中失血，改善术野条件，减少手术的时间。对于降压时间长、降压幅度大的患者，必须采用直接动脉测压进行连续监测。此外，还应对患者进行心电图、动脉血氧饱和度（arterial oxygen saturation，SaO_2）、CVP、失血量、尿量等监测，并根据情况定期做动脉血气分析、血红蛋白及红细胞压积（hematocrit，HCT）的测定。尿量是判断肾功能和血流灌注的重要指标，降压期间不可长时间内无尿，至少应保持 1 ml/（kg·h）以上。有条件时可进行其他监测，包括听觉诱发电位（auditory evoked potential，AEP）、脑电图（electroencephalogram，EEG）和胃肠道 pH 值。

困难气道是整形外科麻醉中常见且重要的挑战之一。2022 年美国麻醉医师协会（American Society of Anesthesiologists，ASA）发布的《困难气道管理实践指南》，将困难气道的定义更新为"经过麻醉专科培训的医生在面罩通气、喉镜暴露声门上道通气、气管插管、气管拔管或建立有创外科气道时遇到预期或意外的困难或失败的临床情况"。在整形外科手术麻醉中，尤其是头颈颌面手术麻醉中，困难气道的发生率相对较高，迅速建立并维护气道通畅是确保麻醉安全的基础。近年来，有许多新技术、新方法有效解决了困难气管插管，包括光棒技术、视频喉镜、纤维支气管镜技术以及插管型喉罩等。近来人工智能技术应用于困难气道的评估已显示出良好的预测准确性，困难气道的数字化和智能化评估是未来发展趋势。

对整形外科手术患者，尤其是头颈颌面手术的患者，在麻醉前访视时麻醉医师应更注重气道评估，询问气道方面的病史，必要时还应查阅相关的麻醉记录，了解患者是否有困难气道史及其处理。体格检查包括改良 Mallampati 分级、张口度、甲颏距离、下颌前伸度、寰椎关节的活动度等。对于已预料到的困难气道，需要告知患者这一特殊风险，寻求患者及其家属的充分理解和配合。麻醉前应确定建立气道的首选方案和至少一个备选方案，当首选方案失败时迅速采用备选方案。尽量采用操作者本人熟悉的技术和工具，必要时可考虑选择清醒气管插管，保留自主呼吸。反复 3 次以上未能插管成功时考虑推迟或放弃麻醉和手术。对于能通气但显露和插管困难的患者，选择可视喉镜或纤维支气管镜辅助插管。对于通气困难者，应立即寻求帮助，采用口咽通气道、扣紧面罩、托起下颌、双人加压通气。若有喉罩（laryngeal mask airway，LMA）使用经验的麻醉医师在场，则立即置入喉罩。以上方法效果不佳时，建立紧急外科气道。考虑唤醒患者和取消手术，以保证患者生命安全。

术中的气道管理同样不能忽视。在头颈颌面部手术麻醉中，因手术操作邻近气管导管，术中发生麻醉管路接头脱落、气管导管扭曲和移位的风险高于普通外科手术，可能造成患者缺氧并引发严重后果。麻醉医师在手术消毒前应再次检查并确认气管导管位置正确以及固定牢靠、麻醉管路接头连接紧密，术中严密观察气管导管位置和麻醉管路密闭性，加强呼气末二氧化碳、气道压力和 SpO_2 等参数监测。

术后气道梗阻和窒息是整形外科患者，特别是头颈颌面部手术患者面临的重要风险之一。手术部位的出血或气道周围血肿可能压迫气道，导致梗阻。手术所致口咽部组织水肿及黏膜下出血也会增加气道阻塞风险。此外，包扎过紧、引流位置或力度不当可能引起局部压迫，限制患者咳嗽、吞咽等功能，甚至刺激患者恶心呕吐，诱发误吸，从而增加患者气道梗阻风险。因此，术后必须在排除气道安全问题后方可拔除气管导管，同时给予吸氧。对于术前存在困难气道以及术后可能存在气道安全问题的整形外科手术，应根据患者术后气道状况和手术情况综合考虑是否需要带管，以确保气道安全为标准。

四、整形外科手术的麻醉趋势

1. 麻醉的无痛化及微创化

随着科技的进步与时代的发展，医学整形手术也得到了不断地创新。在这样的新形势下，如何以患者为中心，提升患者满意度是当代整形外科麻醉的新挑战。在生命科学的新世纪里，整形外科麻醉具有人性化、智能化和微创化等特点及要求。麻醉医师要实现这个要求，应从人道主义和人文关怀的观点出发，根据患者的情况，合理地选用适宜的麻醉方法。无论是麻醉用药，还是实施麻醉的各种操作，都要尽量减少麻醉和手术操作给患者带来的损伤，做到无创或微创，实现无痛，减少不适感，让患者在无痛、轻松和舒适的情况下接受手术，术后安全平稳地康复。

2. 麻醉质量的专业化

随着医疗技术的迅速发展，外科手术对麻醉质量的要求更高，故临床一线需要更多的优秀麻醉医师。目前麻醉专业队伍仍不够满足日益增多的整形手术业务需求，亟须培养更多专业的麻醉医师，并提高目前麻醉医师队伍的学识水平和操作技能，减少麻醉医疗纠纷和医疗事故，进一步提高麻醉医师的综合素质和整体麻醉水平，进一步推动整形外科麻醉的专业化发展。

3. 麻醉治疗的个体化

我国的临床麻醉学已进入亚学科发展的新阶段，在提高总体麻醉医学质量方面迫切要求每个麻醉医师不断提高认识，以确保最佳的治疗效果。大多数进行整形美容手术的患者，对求美的心理期望值较高。很多患者本身并不存在合并症，他们要求手术只许成功不许失败，故对麻醉质量有更高的要求。麻醉医师应加强术前访视，主动与患者沟通，了解患者术前不定、多变的心理状态。术前做好心理治疗并与之建立和谐的关系，加强术前的计划性及相关准备工作。麻醉医师需对每一个细节进行仔细考量，最大限度地提高麻醉的效益与安全性，确保麻醉的最佳效果和安全性。

第二节　整形外科的患者特点

我国的整形外科手术创始于中华人民共和国建立前后，随着医疗水平的快速发展，整形外科的修复方式也得以进一步细化和发展。考虑到整形外科患者的独特性，整形外科手术具有多学科交叉、手术部位多、手术操作精细、无年龄限制、追求无创伤等特点，这也为整形外科手术的麻醉设立了挑战。例如，整形手术的患者可能存在头面部的畸形，这会在麻醉时造成气道管理的困难。此外，临床上还有很多伴有先天性疾病的患者，对这些患者的手术麻醉管理也存在着巨大的风险。

通过对整形外科手术的患者与其他外科手术的患者加以区分，对其独有的特点进行分析与了解，能够帮助医生做好手术麻醉工作，为患者提供更加安全、平稳、有效的手术麻醉。

一、先天性畸形多

各种先天性畸形的外科手术治疗是整形外科手术的重要组成部分，其中以头面部的先天性畸形较为多见，部分患者还合并其他部位和器官的先天性畸形。先天性畸形的患者对整形的需求较为迫切，这类患者在胚胎发育期间存在组织器官的畸形或形态和功能方面的缺陷。可能存在的疾病包括颅颌面畸形、唇裂、腭裂、外耳畸形、小眼畸形、阴道闭锁、多指（趾）、尿道下裂等。通常建议尽快手术治疗，在婴幼儿时期加以矫正最佳，这样更有利于儿童后期健康的成长发育。

许多针对先天性畸形的矫正手术大多复杂且困难，单次手术往往无法达成整复目标，需要分期手术，以达到理想的治疗效果。以唇腭裂为例，单侧唇裂修复建议在出生后 3~6 个月进行，双侧唇裂修复在 6~12 个月进行；腭裂修复通常在 8~12 个月进行。唇裂术后往往伴有不同程度鼻畸形，即患侧鼻孔扁平、塌陷、鼻尖歪等，建议在 8 岁左右时做鼻畸形矫正术。唇腭裂患儿常有上颌牙齿排列不齐，出现反颌，即所谓的"地包天"，在 12 岁左右可以进行牙齿正畸治疗。虽然尽早手术更有利于幼儿患者的恢复和正常生长发育，但幼儿的麻醉存在着较高的风险，手术时间长、出血多、创伤大，并且婴幼儿时期的生理学和药理学都与成人有显著不同。因此，麻醉医师需要深入了解幼儿在各个生长阶段的解剖、生理、药理等特点，选择最合适的麻醉方式及监测措施，确保患儿顺利度过围手术期。

先天性畸形的小儿患者多有困难气道的问题，也需要引起麻醉医师的重视。头面部的先天性畸形往往伴有不同程度颌骨、口周软组织以及舌发育的异常。这些异常可能导致声门位置偏移、喉镜暴露困难及气管插管困难，部分患者还可能出现严重的上呼吸道梗阻。

因此，针对先天性畸形的整形外科手术需制订详细的治疗计划。医生应准确评估患者的病情，了解患者的治疗需求，从而制订完整的手术方案与麻醉方案，并征得患者及其家属的认可与配合。

二、年龄跨度大，幼儿比例高

整形外科手术患者年龄跨度大，从幼儿到老年人，各个年龄阶段的患者都有。对于幼儿患者，由于身体发育尚不完全或存在先天畸形，且手术时间通常较长，需采取适合儿童生理特点的麻醉方式，术中需要更精准的麻醉管理和严密监测，以保障安全和手术效果。对于老年患者而言，高龄通常伴有合并症，如高血压、糖尿病、心脏病、肺炎等，对这类患者，术前需进行全面的评估与准备，优化麻醉方案以减少并发症风险。

1. 幼儿患者的特点

在整形外科手术中，小儿的比例相对较高，约占各种整形外科手术麻醉的 50%，其中包括先天性畸形、烧伤和创伤患儿。

先天性畸形的患儿包括体表畸形和内脏畸形。一般而言，先天畸形的情况往往发生在多处，在多个身体部位均能发现异常。这点在较为严重的疾病中表现更为明显，例如 Apert 综合征的临床症状表现为突眼、尖头、面中发育不良、眶距增宽等多部位畸形，13-三体综合征的主要表现为前脑无裂畸形、唇腭裂、视网膜发育不良、多指等。

某些先天性畸形还可能存在其他重要内部器官的异常。例如，唇腭裂是口腔颌面中最常见的先天性畸形，有 3%~7% 的患者同时患有先天性心脏病。值得注意的是，由于身体中各器官的代偿能力下降，此类儿童对手术麻醉的耐受能力下降。

小儿麻醉的核心在于气道管理。与成人相比，小儿具有特殊的气道解剖结构。婴儿的舌体相对较大，容易阻塞气道；喉头位置较高，加上会厌粗短，形态各异，会妨碍气管插管时暴露声门，必要时应采用直型喉镜片；婴儿的喉部呈漏斗状，最狭窄处在环状软骨平面，6 岁以后儿童，喉头最狭窄部位在声门；很多先天性综合征所外显的特征，例如上颌骨后缩、下颌骨后缩、舌塌陷、舌畸形、鼻后孔狭窄等，都可能导致上呼吸道的阻塞。因此，小儿气道给麻醉时的气道管理带来很大挑战，一旦气道管理失败，无法保障充分的通气氧合，将导致严重后果，包括低氧血症、不可逆脑损伤，甚至死亡。对严重困难气道的小儿，可选择纤维支气管镜辅助插管，也可使用喉罩通气或经喉罩插管。在实施清醒插管时，需要适度的镇静以及充分的表面麻醉以获取患儿的配合。

2. 中青年患者的特点

在整形外科手术中，中青年患者手术原因多样，包括创伤修复、炎症并发症处理及美容需求等。

进行整形外科手术的部分中青年患者以美容或改善体形为目的。口腔颌面部、胸腹部是较为常见的手术部位，具体的手术包括隆鼻、正颌、除皱、祛痣、吸脂、隆胸或乳房缩小等，有时会多部位同时进行手术。通常而言，这类患者没有其他身体疾病，体格状况良好，手术和麻醉的耐受性较好。

不同于以美容为目的的患者，出现严重外伤时选择手术治疗是迫切必要的。相对多见的整形病例包括烧伤后发生瘢痕粘连挛缩、肢体残缺、头皮缺损撕脱伤等。部分病症为急性损伤，情况较为严重，容易引发失血，需要进行急诊手术治疗。部分择期手术的主要诉求是外观和功能的修复，例如烧伤后的修复、大面积瘢痕修复等，通常这类手术需要多期手术。对这类患者而言，如果手术部位处于头面部，麻醉则需尤为注意，口腔、下颌畸形、颏胸粘连等原因都会造成气管插管难度较大，是麻醉管理中较为突出的问题。

除上述两类患者外，中青年人群中存在阻塞型睡眠呼吸暂停（obstructive sleep apnea，OSA）的患者比例逐年增加，但大多数人并未重视这一情况。严重的打鼾会干扰睡眠，甚至有造成短时间窒息的风险。长此以往，长期的缺氧和二氧化碳积蓄，容易引发心脏及肺部疾病。睡眠监测能够帮助判断患者是否患有OSA，实现早发现、早诊断、早治疗。OSA的病因纷繁复杂，其中最为重要的一点是上呼吸道结构狭窄。在OSA患者中，据统计大约有70%的患者处于肥胖状态，相较于健康人群而言，其颅颌面比例失调，除此以外并未发现其他明显病理问题。针对OSA患者的整形外科手术，麻醉医师需要高度关注患者呼吸道梗阻问题。此外，OSA患者由于大多伴有肥胖，更容易伴发其他慢性疾病，例如心脑血管、内分泌代谢等多系统、多脏器疾病，并且其困难气道的发生率相较其他患者也相应增加，应引起麻醉医师的高度重视。

3. 老年患者的特点

老年患者由于年龄的增长，身体各个器官的生理功能不可避免地会出现退行性变化，并且大多数老年人有不同程度的慢性疾病，例如高血压、糖尿病、动脉硬化、外周血管病变等。这些情况不仅影响手术和麻醉的耐受性，还显著增加围手术期并发症和死亡率的风险。如何降低老年患者的手术麻醉并发症发生率及死亡率，保证老年患者的安全成为麻醉中的一大挑战。

除此以外，随着医疗技术的不断发展，高龄患者对手术的期望值也明显提升。除治疗疾病要求外，患者对舒适性、安全性以及术后快速康复都愈发关注。上述诉求对老年患者的整形外科手术麻醉管理也提出了相应的挑战。

三、困难气道发生率高

以美容为目的的患者通常身体健康，年龄较轻，这类患者的气道管理较为容易。但是对大部分以修复或重建功能为手术诉求的整形手术患者而言，困难气道的发生率较高。

烧伤、创伤、感染、肿瘤、颌骨发育异常以及头面部手术等多种病因均可导致头颈胸部的解剖异常，从而造成面罩通气、喉镜暴露、声门上气道通气、气管插管等临床操作困难。例如面颈部瘢痕导致的小口畸形、颊胸粘连，感染、肿瘤引起的喉部解剖变异，面部扩张器导致的面罩通气困难，下颌骨发育不良出现的舌体肥大、声门位置上移等，均可以导致困难气道的出现，大幅增加麻醉难度和风险。麻醉医师术前应充分评估并选择合适的诱导方法和插管技术。

不仅患者自身病情导致气道管理困难，整形手术也对气道管理提出挑战。部分整形手术对患者的体位有特殊的要求，如采用侧卧位或俯卧位，并且根据术中情况变化，也可能再次变换体位。由于改变体位可能影响患者的呼吸及循环功能，因此麻醉医师必须根据患者的实际情况采取相应措施。在改变体位时，避免气管导管脱出。术中也要严密观察气管导管深度和麻醉管路密闭性，加强呼气末二氧化碳、气道压力和 SpO_2 等呼吸参数监测，确保患者的安全。另外，整形外科的手术范围经常涉及头面部整形，整形外科医生在进行相关的手术操作，尤其是鼻整形、口周整形手术时，常常会在术中移动气管导管或转动患者的头部，此时麻醉医师需要特别注意患者的气管导管是否有脱出。

四、患者心理状态的特殊性

整形外科患者常常遭受毁容性损害、丧失劳动力的痛苦和巨大精神创伤，有时会产生悲观失望情绪甚至是精神失常。而这些患者往往又会对手术治疗的效果抱有不切实际的期望，部分患者甚至会出于某些原因隐瞒自己的病情甚至真实姓名和住址等。

此外，随着生活水平与精神文明的提升以及医疗技术的日臻成熟，人们对面部乃至全身的整形美容手术需求不断增长。有此类需求的患者可能求美动机不成熟，不考虑本身的条件，术前期望不切实际；有些则希望通过整形美容手术得到爱人（恋人）的认可、爱慕或得到某种工作。如果术后未能实现上述预期，患者则产生不满和对抗情绪。此外，审美评价存在变异性与差异性，临床上可依据人体测量的指标评价人体美，但实际观察中有相当大的变化幅度，这种幅度的变化可产生审美评价的显著差异，即在临床上医生认可某一外形，而患者或周围人群却完全不能接受。部分患者人格偏执，表现为固执、偏激、情绪不稳定、起伏大。这类患者对手术效果特别挑剔，稍不理想便会全盘否定，提出使人难以理解的看法与无法接受的要求。求美理想可能与手术并发症现实之间存在巨大落差，整形美容外科与其他医学学科一样，并发症是客观存在的，这些并发症可导致患者的外形变丑或身体受损等不良后果，出现求美不成反变丑的落差，使患者难以接受。

考虑上述种种特殊性，在术前，医师必须与患者进行充分的沟通与交流，在了解患者诉求的同时，也充分告知患者可能存在的风险。在施行手术的过程中，从患者的角度出发，避免或减少一切不必要的手术创伤，尽全力兼顾手术部位术后功能与形态。在实现修复或重建身体组织功能的基础上，最大限度地实现对体态的改善，实现患者对整形手术的期许。

对于部分对手术存在不切实际幻想的患者，医师必须耐心地劝解，寻求获得一致的解决方案，这样也能够帮助减少或避免不必要的医疗纠纷。对于部分有特殊职业需求的患者，如演员、配音员等，可能需要尽量避免采用气管插管的麻醉方式，选择其他确保手术顺利进行的全身麻醉方法。

多次的麻醉和手术过程会加重患者的思想负担，可能会导致其紧张、焦虑、恐惧的情绪。因此，医师有必要在术前对患者进行细致观察，确认其精神状态，征询患者对手术和麻醉的需求与顾虑，将可能出现的意外以及术后的继发病症等及时告知，酌情对患者进行解释与安慰。

部分患者对手术存在害怕和顾虑，需要医护人员进行沟通与疏导，患者的配合度越高，对手术的顺利施行与术后管理越有益。在整形手术中，患者通常经受着肉体与心理的双重创伤，有些患者因脸部缺陷而感觉自卑，有些患者因身体的伤残而影响到了日常生活。为了保障患者的身体与精神得到较好的恢复，医师必须及时采取适当的心理干预措施。在进行治疗之前，应注重听取患者的需求，多进行交流，让患者对治疗过程及可能达到的结果有一个客观的了解，鼓励患者积极面对并配合治疗。

第三节　整形外科的手术特点

整形外科是以组织和器官的移植、修复，或其代用品移植为手段治疗疾病的一门学科，治疗范围广泛，在治疗内容上常与相关学科交叉，体现出高度的综合性与复杂性。因此，了解整形外科的特点以及整形外科手术的特点，可以帮助麻醉医师更好地进行围手术期的管理。

一、整形外科的特点

1. 治疗范围广泛

整形外科的治疗范围极为广泛，主要围绕体表组织的修复和整形，不受解剖系统或特定部位的限制。它涵盖先天性畸形、创伤性损伤、感染性缺损、体表肿瘤切除后修复及美容外科等领域。整形外科不仅关注功能恢复，更注重形态改善，以满足患者身体健康和心理需求的双重目标。

2. 最佳的治疗时间和治疗计划

在整形外科的治疗过程中，大多数患者会进行择期手术。在择期手术前可对患者进行全面的术前检查，并选择最合适的麻醉和手术方案，患者在思想上和物质上也可做充分的术前准备，从而达到最佳的身体状态，以符合手术条件并进行择期手术。完善的术前准备可以减少手术风险，促进术后恢复。择期手术给予患者充分的身心准备，从而保持良好的身体状态和情绪，治疗时机的选择直接影响到患者术后的功能康复以及心理恢复，达到更好的治疗效果。例如，先天性唇裂以及面裂畸形等的最佳矫正时期是婴儿期，此时接受治疗对儿童的身心发展及家长心理负担的解除都有较大的好处。

对于多部位创伤、多器官功能及外形损害的患者，整形外科医师应根据患者的病情状况决定治疗计划的优先次序，选择最优的手术治疗及康复治疗的整体计划，通过整体规划可使患者得到良好的救治时机，最大化地恢复功能和外形。例如，在颜面部的多部位创伤中，应将眼睛保护、呼吸道的通畅以及小口畸形的矫正放在第一位，其他部位的畸形修复可放在其后进行修复；又如深度烧伤晚期需要进行多处整形外科治疗且合并小口畸形的患者，麻醉医师也需要根据患者多次手术的情况进行整体规划，可以建议整形外科医生先在局麻下进行口周整形手术，为下次进行全麻手术时的气管插管提供条件。

3. 外形与功能的共同修复

整形外科的主要内容是体表器官损害、畸形外表的修复和重建。为患者创造新生的希望，提高患者的生活质量，重建患者的信心，这既是患者的需求，又是整形外科医生的重要职责。整形外科的手术既要达到器官功能上的最佳恢复，又要注重外观畸形的矫正，尽力达到人体各部分形态的美学标准，对正常人的身体进行再塑造。整形外科被称为美学外科学、艺术外科学，整形外科医生也应有较高的审美水平，需要有正确的审美观点、美学素养、精湛的操作技术、高度的责任感和同理心。

4. 康复治疗与外科治疗的协同

整形外科中的康复治疗目的是使组织、器官畸形及缺损在手术修复或重建后，再达到功能上的康复，其中包括物理治疗、静力或动力型矫正器及夹板的应用、医疗体育训练、职业性训练、语言训练、表情肌训练，以及心理治疗等。

整形外科手术后的康复治疗，是整形外科的重要内容。康复治疗是功能上的重建过程，没有康复治疗的整形治疗，只能算是完成治疗任务的一半。

二、整形外科的手术特点

手术是整形外科的基本治疗手段，其中组织移植是整形外科手术的基本方法之一。整形外科手术前需做好治疗的整体规划，医生与患者均需为手术进行充分的准备，麻醉医师应顺应整形手术的特点，以便更好地进行围手术期的管理。整形外科手术特点如下。

1. 手术部位多，头面部手术多

整形外科的治疗范围随着诊治手段的进步，以及医学工程学（包括生物医学工程学、组织工程学、基因工程学）的发展而进步。整形外科的治疗范围涉及从头顶到足底，从体表到内脏某些器官的修复和再造，在治疗内容上常与相关学科交叉。颅颌面整形外科、美容外科与神经外科、眼科、耳鼻喉科、口腔外科等联系密切；胸、腹壁体表器官及部分内脏器官的修复和再造常与心胸外科、腹部外科合作实施；泌尿、生殖器官的畸形及缺损的修复和再造同妇产科、泌尿外科有交叉；而四肢畸形、缺损的修复和重建与骨科、手外科、血管外科等密切相关。

虽然对于整形外科手术而言，全身的各个部位均有涉猎，但其中占比较大的依然是头颈颅颌面部的整形手术。颅颌面手术具有特殊性和复杂性。开颅后的分离和暴露需要牵拉和推移脑组织，很可能出现脑水肿、颅内压过高等情况，围手术期需要有效控制颅内压增高并防治脑水肿，防止颅内压过高而导致的脑疝。术中应进行严密积极的观察，及时处理相应危险情况，必要时可连续监测脑脊液压力。颅面、颈部神经丰富，手术操作过程中容易诱发不良神经反射。例如，颅颌面手术牵拉前移中面部时，可能刺激眼球发生眼心反射，导致一系列心脏不良反应。最常见的临床表现是窦性心动过缓，也可表现为期前收缩、二联律、房室传导阻滞和心室颤动，甚至引起心搏骤停。颈部手术时可能会压迫颈动脉窦反射，出现心率、血压下降，甚至心搏骤停，后果严重。颅颌面手术围手术期可能出现头面部出血、血肿及颅脑并发症，都大大增加了麻醉的风险。

2. 手术时间长，手术出血多

长时间、多部位手术是整形学外科的主要特点之一，许多整形外科手术不仅范围十分广泛，而且常需在多部位同时实施手术。如恶性肿瘤根治同时行皮瓣修复、大面积瘢痕切除后局部皮瓣转移或植皮、颅颌面严重畸形整复、游离组织瓣修复巨大缺损等手术；而一些操作精细的手术如显微外科手术、外耳道成形手术以及面部美容手术，也需要较长时间。

头面部血运丰富、手术部位深造成止血困难，加上麻醉药物的扩血管作用，容易出现术中出血的异常增多，如颅颌面的截骨手术、游离皮瓣修复手术。手术创面大、时间长，会出现较多的失血，应及时给予血管活性药物、输液、输血。巨大的神经纤维瘤、口腔颌面部动静脉畸形如海绵状血管瘤，手术过程中有可能发生难以控制的大出血。整形外科手术以组织移植为基础，术后继发出血形成的血肿是导致手术失败的常见原因之一，所以术中需要彻底的止血。深部手术、大面积皮瓣转移时可以使用电凝止血法；对较为广泛的渗血创面、毛细血管渗血，可采用纱布或温热生理盐水纱布进行压迫止血；对比较难的止血地方还可以采用缝合结扎的止血方法。整形外科手术既要求彻底的止血，又要求损伤轻微。

头面部手术的术后出血是导致术后严重并发症的主要原因。由于下颌和颈部组织疏松，发生出血后容易出现血肿挤压气道的情况。患者表现为缓慢加重的呼吸困难，早期不易发现，而后期发现时，往往已经出现较为严重的呼吸困难。包扎敷料的影响、咽腔的严重变形，使后期的快速处理十分困难。

3. 术后缝合，包扎固定

术后缝合与包扎是决定手术成败的关键步骤之一。整形外科手术的缝合操作，往往需要占用很长的时间，缝合的质量优劣也与手术的效果有较为直接的关系，操作者既要操作细致，又要熟练地快速完成，以加快手术进度，取得较好的外观和功能效果。

整形外科手术术后需要使用较多的敷料和加压包扎，若游离皮瓣移植的术后包扎固定不当，则可能导致手术失败；耳、鼻器官再造术后的包扎塑性固定也非常重要。头面部的大范围包扎，会造成下颌骨后移、咽腔减小，不仅影响上呼吸道的通畅，而且导致紧急情况下的面罩使用出现困难，甚至无法使用面罩实施加压通气。

由于整形外科手术的缝合、包扎较为特殊，术后需要保持特殊的体位，术后初期也需密切观察，因此麻醉术后操作时应在患者完全清醒后拔管，必要时可以延迟拔管，并常规准备喉罩通气道。

4. 显微外科技术的广泛应用

早在 20 世纪 60 年代，显微外科的诞生及发展标志着整形外科跨入了一个划时代的发展阶段，外科手术从宏观进入微观世界，如今显微外科技术已广泛应用于整形外科手术中。

显微外科手术具有独特的技术要求，其技术条件要求高、操作精细复杂、手术时间长。显微外科的这些特点对围手术期麻醉管理过程中的各环节都会造成影响，从而直接关系到手术最终的成败。手术过程中，麻醉科医师必须使患者保持合适体位并严格制动，以保证长时间手术的实施，还应保持患者充足的循环血容量并根据情况给予扩血管和抗凝处理。术后应尽可能制动，防止血管受压形成血栓、压迫静脉导致回流受阻等。此外，维持核心体温在 37℃ 左右，对预防吻合小血管痉挛、提高游离皮瓣的成活率也十分重要。在术后，医师不但要进行全身循环、呼吸等重要系统的监测，而且应加强对局部移植组织的严密观察和护理。

第四节　整形外科的麻醉特点

由于整形外科手术内容关涉全身，对于不同的整形外科手术，麻醉的处理方法也有所不用。即使同类型手术，根据患者的个体化差异，采取的麻醉方法、围手术期监测和术后恢复也不尽相同。在手术前，麻醉医师应该对患者的身体状况和手术内容充分了解。

整形手术次数多、部位多、时间长，这也对麻醉提出了更高的要求。精确的围手术期麻醉处理是确保整形外科患者手术顺利施行的重要保障。

一、麻醉的术前评估

术前需要仔细询问患者相关病史，了解患者的吸烟史、饮酒史、过敏史、近期有无上呼吸道感染史、恶性高热家族史和手术麻醉史。了解其既往手术及麻醉情况、有无不良反应或药物过敏、术后并发症、是否发生过困难插管及当时的解决方法等。此外，应重点关注患者的既往病史和长期用药情况，慢性疾病的控制情况，如高血压、糖尿病、冠心病等，以评估手术耐受性和麻醉风险。

手术患者在术前需要做相关的体格检查与实验室检查。除了常规血常规、凝血功能、肝肾功能、心电图、胸部 X 线检查等方面的检查外，还需对患者的气道进行细致的评估，包括张口度、口咽部结构分级、颞下颌关节活动度、甲颏距离、胸颏距离、有无肿块压迫、是否有睡眠呼吸障碍等，上述评估可通过详细询问与物理测量完成，也可结合人工智能方法辅助评估气道，综合评判患者困难气管插管或困难面罩通气的风险。

在术前，麻醉医师与手术医生的有效沟通有助于保障手术的顺利施行。通过沟通，麻醉医师可以对手术的部位、目的、范围、手术难易度、手术时长、手术操作等有充分了解，及时准备，确保患者安全、平稳地度过整个围手术期。

二、麻醉前准备

术前 6～8 h，患者应禁食，对于小儿患者，术前 6 h 禁食。为了防止低血糖，可以在术前 2～3 h 饮用适量液体，如糖水。手术前，麻醉医师需要仔细核对患者姓名、性别、年龄、体重、手术名称、麻醉方法。如果估计手术较长、失血较多，需留置导尿管、准备有创动静脉穿刺测压。准备气管插管的全套设备和物品，准备实施麻醉方式所需要的各种材料和药品。整形外科手术患者特别是美容手术患者多数身体健康，主要诉求是解决外形问题，对手术和麻醉风险的顾虑较大，心理负担较重，术前应和患者充分沟通解释。

三、麻醉前用药

麻醉的目的在于：① 使患者充分镇静，减轻患者对手术和麻醉的恐惧，进而使麻醉诱导和操作过程更加顺利、安全；② 减轻或预防某些麻醉药品或麻醉方式可能导致的不良反应，如呼吸道分泌物增加，局麻药的毒性反应等；③ 降低患者的代谢率，减少反射性兴奋，避免不利的神经反射活动，如迷走神经反射；④ 镇痛，提高病人痛阈，增强麻醉效果，减少麻药用量，缓解术前和麻醉前操作引起的疼痛；⑤ 其他，如减少胃液容量和酸度，镇吐，预防或对抗过敏反应。

整形外科患者常用的麻醉前药物有：① 麻醉性镇痛剂，吗啡、哌替啶、芬太尼（fentanyl）等；② 镇静催眠药物，咪达唑仑、地西泮、巴比妥类等，都是临床上比较常用的药物；③ 抗胆碱药物，阿托品、东莨菪碱等；④ 防止误吸、呕吐的药物，如法莫替丁、西咪替丁等 H_2 受体阻滞剂和抗酸药物，也可以使用甲氧氯普胺等胃动力药物，起预防呕吐的作用；⑤ 其他药物，对于长期使用降压药、抗心律失常药物、抗心绞痛药物、抗哮喘药物等慢性疾病患者，术前应继续服药；针对 2 型糖尿病患者，术晨应该停止口服降糖药物，在手术前和术中根据血糖状况的变化酌情使用胰岛素。

四、麻醉方式的选择

整形外科患者的麻醉方法可以采用局部麻醉、区域阻滞、全身麻醉、复合麻醉，具体要根据患者的身体情况、手术方式与时长、医患的要求等综合决定。

时间短、范围小的手术，可以采取局麻或神经阻滞的麻醉方式，阻滞相应手术区域的神经干、神经节或神经丛。对手术时间长、范围局限的手术，可采用连续臂丛或连续硬膜外神经阻断。对时间长、难度大的手术或不适宜进行神经阻滞的患者，应采用静吸复合全麻或全凭静脉麻醉（total intravenous anesthesia，TIVA）。

1. 局部麻醉

局部麻醉，包括表面麻醉（topical anesthesia）、局部浸润麻醉（local infiltration anesthesia）、区域阻滞麻醉等，都是通过局部麻醉药（local anesthetic）（以下简称局麻药），实现对周围神经的作用，使局部神经传导功能阻滞及痛觉消失，从而达到使身体局部区域无痛的效果。局麻是常用的整形外科手术麻醉方式，其优点是操作简单、安全性高、并发症少、对手术患者生理功能的影响较小。在局麻过程中，患者保持清醒，可将自己的感受及时反馈给医师。

首先选择对机体影响小、起效快、毒性低、安全系数高的局麻药。使用时应严格遵守安全剂量和安全浓度，通常会使用最低有效浓度的局麻药。如果在身体多个部位同时进行手术，一定要特别注意局麻药的剂量和浓度。在局麻药中加入适量缩血管药物可延长作用时间，减少药物的吸收，起到减缓或降低血药峰值浓度及增强麻醉效能的作用，特殊部位如阴茎、手指等使用缩血管药物需谨慎，建议采用低浓度肾上腺素并监测血运情况。

对于局麻手术而言，手术前患者总体状况良好，但对疼痛的忍耐程度较低，神经阻滞应尽量做到阻滞完善，保证患者的无痛。手术时可以通过静脉给予小剂量的镇静镇痛类药物，让患者保持清醒和配合，保持对患者生命体征的监测，避免患者术中无法配合。

2. 椎管内麻醉

椎管内麻醉包括硬膜外麻醉（epidural anesthesia）、蛛网膜下腔麻醉（subarachnoid anesthesia）（简称腰麻、脊麻）和腰硬联合麻醉（combined spinal-epidural anesthesia，CSEA）等。椎管是椎骨和周围韧带围成的管状结构，内含脊髓。脊髓周围依次有软脊膜、蛛网膜和硬脊膜包裹。硬脊膜和蛛网膜毗邻，关系比较紧密，在椎骨和周围韧带与硬脊膜之间的潜在性间隙称为硬膜外隙，在蛛网膜与软脑膜之间的潜在性间隙称为蛛网膜下腔。经椎骨间穿刺把局麻药注入硬膜外隙即硬膜外麻醉，注入蛛网膜下腔即蛛网膜下腔麻醉。

椎管内麻醉适用于各类胸、腹壁、会阴和下肢的整形外科手术。在整形外科手术中，取肋骨做移植充填、乳房增大或缩小、腹部脂肪抽吸或切除等手术可使用胸段硬膜外麻醉（thoracic epidural analgesia，TEA）；取髂骨、大腿阔筋膜做移植修复、指趾移植、阴茎再造、处女膜修补等手术可用低位硬膜外或蛛网膜下腔麻醉。

3. 全身麻醉

全身麻醉是指麻醉药物通过吸入、静脉或肌内注射等途径进入体内，抑制中枢神经系统，使意识消失。主要包括吸入麻醉、静脉麻醉、静吸复合麻醉和基础麻醉等方法。整形外科手术因头面部手术多、儿童患者比例高、手术时间较长、操作精细，较多手术须要在全麻下完成。

全麻患者的情况比较复杂，需要在麻醉之前对其进行全面的评估和治疗，麻醉的深度要适度，且要求保持平稳，血流动力学稳定。

麻醉前必须全面地考虑患者的合并症及身体健康状况，部分先天畸形会引发严重的并发症。部分老年患者、肿瘤患者等存在脏器功能减退的情况，需考虑患者对麻醉的耐受性问题。有颌面部问题的患者则可能存在面罩通气困难、插管困难，需要麻醉医师采取合适的方法，如使用纤维支气管镜清醒插管加以解决。

五、围手术期麻醉的注意要点

麻醉管理的重点是气道。在术前确保气道的畅通，术中维持通气，术后预防拔管后的窒息。

（一）术前注意要点

颌面部整形手术的患者通常伴有气管插管困难，例如因颌面部瘢痕挛缩而导致开口困难、后仰困难等。在进行麻醉之前，应对患者的情况进行全面的认识，判断通气及气管插管的难度，并选用恰当的插管方式。近年来麻醉前的气道评估逐渐走向数字化、智能化和精确化，其中充分利用人体面部图像和语音声纹特征，通过人工智能的机器学习甚至深度学习算法进行智能化评估困难气管插管和困难面罩通气已取得里程碑式的突破。经鼻插管较经口插管固定性好，在头部整形手术中应用广泛，能有效保障气管导管的固定并避免对手术区域的干扰。新型经鼻插管固定器等也在临床上推广使用，更好地诠释了整形外科精确麻醉的精髓。

1. 经鼻气管插管

经鼻气管插管适用于颅脑和口腔手术、创伤急救、术后需呼吸机供氧、气道分泌物较多的昏迷患者等，尤其适用于张口困难、口腔肿物、后仰受限、颞下颌关节强直、无法置入喉镜的患者。选择合适的气管导管，在气管导管外周涂上石蜡油润滑；用呋喃西林麻黄碱滴鼻液以收缩鼻黏膜血管，预防插管过程中鼻腔出血；用1%丁卡因行鼻黏膜表面麻醉和1%利多卡因经环甲膜穿刺行表面麻醉，可获得良好的局麻效果，使患者能耐受鼻插管而不呛咳；躁动者给予咪达唑仑镇静和芬太尼镇痛；同时备好呼吸机或麻醉机、吸痰器。

2. 经口气管插管

经口气管插管是全身麻醉的常规插管路径，而对伴有鼻息肉、上颌骨较大肿物或部分气道梗阻的患者而言，经口气管插管是较为安全且合适的选择。

经口气管插管也可以使用表面麻醉，从而获得较好的麻醉保护效果，局麻药的使用范围以口咽部和环甲膜为重点，无需滴鼻。挑起会厌、暴露声门后，如果导管顶端不能上提到合适的位置，可以借用管芯将管尖端向上提起后，对准声门插入气管导管。

3. 纤维支气管镜引导插管

当遇到困难气道患者时，可选择使用纤维支气管镜进行气管插管。在插管之前，必须给予足够的气道表面麻醉。插管过程中，帮助支撑托起下颌，可使视野更佳，提升插管的成功率。这一插管方式技术难度较高，需要相关经验者经过严格的培训，才能确保实施的成功。

如果由于先天畸形或病理原因，导致气道异常，可能出现气道梗阻和困难插管。为确保呼吸道畅通，必要时需要采取清醒气管插管。

（二）术中注意要点

施行整形外科手术全麻时，也经常复合局麻或区域阻滞来减少全身麻醉药（以下简称全麻药）的使用量。这种做法在减轻患者手术后疼痛的同时，也可以减少相关并发症的发生。

颌面整形外科手术多位于患者的头面部，麻醉医师很难直接观察到气管导管的状态，要加强对氧饱和度、呼气末二氧化碳、气道压力等呼吸参数的监测，避免术中出现气管导管滑脱、麻醉回路泄露等情况。口腔颌面外科手术，手术通常在气道或气道的周围进行操作，可能会对气道的畅通造成一定的影响，需要关注以下操作细节。在术中为避免吸入血液及分泌物，通常会使用带套囊的气管导管，或者用湿纱布将咽腔部填充，并备好吸引器。

在手术麻醉期间，应避免重复移动、改变头部的位置，尽可能地减少或避免气管导管对咽喉部造成的刺激。由于儿童的声门黏膜下组织较为脆弱、淋巴管较多，稍微摩擦就可能会造成拔管后急性喉水肿，更应避免在插管期间移动头的位置。

要注意一些特殊操作对气道的影响：

（1）在小儿腭裂手术中，常采用颈过伸位的体位，麻醉医师需要时刻注意气管导管的位置，避免脱出或移位；在诱导和苏醒时，为避免舌后坠，可采用头侧位或放置小儿口咽通气道的方式，确保其通气顺畅。

（2）在放置开口器时，气管内导管有脱出的风险。

（3）部分手术需要一些特殊体位，如侧卧位、俯卧位等，部分手术在术中需要变换体位，这种情况要注意由体位的变化引起的导管弯曲和插管深度移位。

（4）进行唇腭裂术时，应及时吸引术中出血和咽后壁腔内的残余血液和分泌物，避免拔管后误吸。

此外，由于整形手术的时间较长，颌面部血管丰富，手术时容易渗血，且不易止血。当遇到重大手术或重症患者时，应在无创监测的基础上进行有创监测，例如有创动脉压、CVP、心输出量监测等。对患者循环系统的监测是重中之重。若出血量大则会出现低血容量性休克，麻醉医师必须在术前做好输血的准备。

整形手术麻醉监测的主要目的是尽早判断和发现生命体征的变化，及时确认病情的严重程度，并对治疗后变化反应加以判断。对于有慢性疾病的患者，如糖尿病、高血压等，要做好相应的特别监测。

（三）术后注意要点

口腔颌面整形外科术后，患者的头部、面部通常会被包扎固定，有时需要采取特殊的固定方法，但这样可能影响到呼吸道的畅通，所以必须在患者完全清醒的情况下才能拔出气管内导管，以确保患者在拔管过程中的安全。

术后患者可能存在诸多影响拔管后通气的风险因素，例如异常的心理状况、气道水肿、无法排出分泌物、肌松残余等。对于这些风险，麻醉医师应及时确认并加以排除。

要严格把握拔管指征，切不可操之过急。对手术后颌面解剖位置发生改变的患者，拔管后可能需要放置口咽或鼻咽通气道，部分患者可能需要延迟拔管。对于苏醒期的患者，要确保没有出现恶心、呕吐、烦躁等症状，否则可能会导致污染创面、撕裂缝合处、撕裂带蒂皮瓣或皮管等不良后果。

（姜虹　陈珏旻　范颢　马莉　鲍婉婷）

参考文献

［1］　TAUB P J, BASHEY S, HAUSMAN L M. Anesthesia for cosmetic surgery［J/OL］. Plast Reconstr Surg, 2010,125(1):1e-7e.

［2］　MUSTOE T A, BUCK D W 2nd, LALONDE D H. The safe management of anesthesia, sedation, and pain in plastic surgery［J/OL］. Plast Reconstr Surg, 2010, 126(4): 165e-176e.

［3］　李青峰. 外科学：整形外科分册［M］. 北京：人民卫生出版社, 2016.

［4］　杭燕南, 王祥瑞, 薛张纲, 等. 当代麻醉学［M］. 2版. 上海：上海科学技术出版社, 2013.

［5］　邓小明, 姚尚龙, 于布为, 等. 现代麻醉学［M］. 5版. 北京：人民卫生出版社, 2020.

［6］　朱洪荫. 中国医学百科全书：整形外科学［M］. 上海：上海科学技术出版社, 1986.

［7］　李世荣. 现代美容整形外科学［M］. 北京：人民军医出版社, 2006.

［8］　李春华. 美容整形外科手术麻醉安全管理［J］. 家庭生活指南, 2019, 9: 21.

［9］　刘海静. 探讨整形美容手术的麻醉安全与防范［J］. 中国继续医学教育, 2018, 10(22): 66-67.

［10］　范秀芹, 李欣芮. 整形美容手术全身麻醉的安全与管理［J］. 中国社区医师, 2017, 33(19): 157-158.

［11］　郝学超, 闵苏. 美容整形外科手术麻醉安全管理［J］. 临床麻醉学杂志, 2016, 32(10): 1034-1037.

［12］　刘正茂, 袁希. 探讨整形美容手术的麻醉安全与防范［J］. 中国医院用药评价与分析, 2016, 16(S1): 238.

［13］　孙增勤. 医学整形美容麻醉［M］. 北京：科学技术文献出版社, 2009.

［14］　BECK J I, JOHNSTON K D. Anaesthesia for cosmetic and functional maxillofacial surgery［J］. Contin Educ Anaesth Crit Care Pain, 2014, 14(1):38-42.

［15］　SHAPIRO F E. Anesthesia for outpatient cosmetic surgery［J］. Curr Opin Anaesthesiol, 2008, 21(6): 704-710.

［16］　APFELBAUM J L, HAGBERG C A, CONNIS R T, et al. 2022 American Society of Anesthesiologists practice guidelines for management of the difficult airway［J］. Anesthesiology, 2022, 136(1): 31-81.

［17］　刘海萍. 现代麻醉学理论与实践［M］. 北京：科学技术文献出版社, 2019.

第一节　整形外科麻醉的术前精确评估

一、术前访视与术前评估

1. 术前评估的目的

整形外科麻醉术前访视与术前评估不仅可以识别可能增加围手术期严重并发症和死亡率的风险，还有助于制订围术期的麻醉管理策略，降低麻醉风险。

2. 术前评估的重要性

绝大多数接受整形外科麻醉的患者健康状况良好。然而，随着近年来整形美容手术受众人群的扩大，合并复杂系统性疾病的患者在逐渐增多。麻醉前访视与术前评估是围手术期麻醉管理的基础，全面而完善的术前访视与评估可以提高围手术期患者安全性，降低围手术期风险及并发症发生率，为患者制订和实施"个体化"麻醉方案。如果忽视了麻醉前病情评估和准备，则有可能导致手术延期，或因准备不充分而出现严重问题，甚至危及患者生命。

麻醉前评估不仅能提高患者的安全性，还有助于提升患者满意度，缩短患者住院时间，降低医疗费用。资料表明，患者术前状态与预后相关，术前将患者调整至最佳状态以及制订最合适的围手术期麻醉方案可改善预后并降低医疗成本。病人可以了解自己的身体状况，在麻醉医师的指导下选择合适的麻醉方法，减少手术和麻醉的风险和不良反应，提高手术和麻醉的信心和满意度。为降低整形美容手术麻醉后并发症发生率并减少相关医疗纠纷，麻醉医师应全面而细致地评估患者围手术期风险，及时指导手术患者术前全身状况的调整。

3. 术前评估的方式

对于住院行择期手术的患者，麻醉医师可在麻醉前一天访视患者，采取面对面交谈的形式了解病情，评估全身状况。整形外科门诊及日间手术患者占比大，多数患者手术日当天入院，传统的术前访视形式难以于实现。对于这部分患者，麻醉医师可在门诊或通过电话对无基础疾病的患者进行术前访视。麻醉医师同时应加强与手术医生的沟通，对特殊患者重点访视，对病情复杂的病例可在麻醉前数日进行会诊。

4. 麻醉前评估的内容

具体而言，整形外科患者麻醉术前访视与评估的内容可概括为以下四点。

（1）病史采集与系统评估：① 病史采集与体格检查：系统收集现病史、既往史（重点追溯并存疾病的起病特征、诊疗经过及转归）、个人史（吸烟、饮酒、药物/毒物接触）、过敏史、手术麻醉史（尤其困难气道、恶性高热等特殊事件）、用药史（包括中药及保健品），结合针对性体格检查（如心肺听诊、气道评估）② 辅助检查判读：实验室检查（血常规、凝血功能、肝肾功能等）及影像学结果（如心电图、胸部 X 线检查），动态监测住院患者的生命体征趋势及液体平衡状态，综合判断患者器官功能储备。

（2）心理状态干预与知情同意：① 心理评估与干预：观察患者情绪状态（如焦虑量表辅助评估），对存在显著紧张或恐惧情绪者，通过术前宣教、认知行为干预或酌情使用抗焦虑药物进行干预。② 知情同意规范化：向患者及家属详细说明拟行麻醉方案（全身麻醉/神经阻滞/基础监测）、潜在风险（如术后恶心呕吐、呼吸抑制）及替代方案，签署书面知情同意书。同步指导患者围术期配合要点（如术前禁食要求、术后疼痛管理策略），以促进快速康复。

（3）多学科协作与个体化决策：① 高风险病例联合评估：对涉及气道（如颌面部重建手术）、合并严重系统性疾病或存在精神心理障碍的患者，组织麻醉科、外科、心理科等多学科会诊，明确围术期监测重点、应急预案及术后转入 ICU 的必要性。② 医患沟通共识化：与手术团队就麻醉方式选择（如清醒插管）、术中监测级别（如有创血压监测）及术后镇痛方案达成一致，确保诊疗连续性。

（4）风险分层与麻醉方案制定：充分评估，初步制订围手术期麻醉管理方案，将患者风险降至最低。根据所获资料，对患者进行综合评估。① ASA 分级应用：ASA 分级标准（**表 3-1**）是目前临床最常用的术前评估方法，根据患者情况将其分为 6 级，急诊患者在后面加字母"E"。整形外科麻醉患者 ASA 分级多为 Ⅰ~Ⅱ级，对麻醉的耐受性较好。ASA Ⅲ级患者麻醉风险增高，需完善术前准备，积极预防可能发生的并发症。ASA ≥ Ⅳ级的患者围手术期风险极高，如非特殊情况，一般不宜接受整形外科麻醉。必要时，可采取分期手术，先解决紧急问题，待患者情况改善后再行进一步治疗。② 个体化麻醉策略：结合手术类型（时长、出血量预估）、患者功能状态及术者需求，制定麻醉诱导/维持药物选择、液体管理目标及体温保护方案。

表 3-1　美国麻醉医师协会分级标准

ASA分级	定义
ASA Ⅰ级	体格健康的患者
ASA Ⅱ级	合并轻度系统性疾病
ASA Ⅲ级	合并严重系统性疾病

ASA分级	定义
ASA IV级	合并持续威胁生命的严重全身性疾病
ASA V级	预计不接受手术不能存活的患者
ASA VI级	确诊脑死亡，器官拟用于器官移植手术

二、病史和术前检查

（一）病史采集与体格检查

接受整形外科手术的患者术前可能合并各种各样的解剖异常，同时许多患者常有多次相关手术史。术前麻醉医师应获得患者的现病史、既往史、家族史和社会史等相关病史，并通过全面而细致的体格检查进行进一步评估。**表 3-2** 为按系统划分的术前病史和体格检查要点，可帮助麻醉医师系统地获取病史及体格检查结果。

表 3-2　按系统划分的术前病史和体格检查

系统	病史	体格检查要点
一般情况	过去6个月内患有严重疾病或住院，体重、认知或功能变化	生命体征、体重指数、肌肉减少、认知情况、伤口、压疮
头面部	气道肿瘤、阻塞或既往口咽手术史、头颈部放射史	Mallampati 分类、牙列、活动义齿或可拆卸口腔矫治器
颈部	疼痛、既往受伤或手术史、类风湿关节炎、21-三体综合征病史	头颈活动度、甲颏距离、颈围
心脏	近期胸痛、劳力性呼吸困难、头晕、外周水肿、端坐呼吸、阵发性夜间呼吸困难	听诊、肝颈静脉回流征、外周水肿
血液系统	出血过多（个人和家族史）、血液高凝（个人和家族史）、体液潴留导致的血液稀释	瘀点、瘀斑、外周水肿
呼吸系统	呼吸困难、打鼾、慢性阻塞性肺疾病史、哮喘发作史、阻塞性睡眠呼吸暂停	气管位置、胸部听诊、胸廓异常、胸壁异常
胃肠道	腹痛、便秘、腹泻、肝病史、术后肠梗阻或恶心、呕吐	肝硬化（肝大、黄疸等）、手术瘢痕、腹部膨隆
肌肉、骨骼	跌倒史、运动范围、疼痛	滑膜炎、步态、畸形，如脊柱后凸或脊柱侧弯
神经系统	脑卒中症状（新发或后遗症）、癫痫发作	局灶性神经功能缺损、瞳孔对称性
其他	月经史、生育史；用药史，包括非处方药；是否使用烟草、酒精、违禁药品；糖皮质激素使用史（包括注射）；全身麻醉反应（个人和家庭）	是否有植入式医疗器械

（二）辅助检查

根据患者病史及体格检查结果，选择合适的术前检查项目可进一步了解患者病情并为术后病情变化提供参考依据。在选择术前检查项目时，应综合考虑，选择有可能改变围手术期管理方案的项目。多数整形外科麻醉患者一般情况较好，不建议过多的术前检查，以减少假阳性结果及不必要的手术延误。**表 3-3** 为无症状健康患者的术前检查建议总结，麻醉医师可根据患者病情选择合适的术前检查项目。

表 3-3 无症状患者的术前检查建议总结

检查	是否用于常规检查	适用患者
心电图	否	已知的冠脉疾病，具有冠脉疾病危险因素
		严重肥胖（体重指数 > 40 kg/m²）
运动耐量测试	否	已知的心血管疾病
		活动耐力差的高危患者
脑利尿钠肽	是/否	有助于评估临界或未知的运动能力
血红蛋白、红细胞压积	否	已知的血红蛋白病
		高龄
		手术可能有大量失血
血小板	否	血液或肝脏疾病
肌酐	否	已知的肾脏疾病
		影响肾功能的药物
		高龄或高风险手术
电解质	否	改变电解质的药物
空腹血糖、糖化血红蛋白	否	糖尿病
		血管和骨科手术
肝酶	否	肝病
凝血功能	否	已知的凝血障碍
白蛋白、前白蛋白、转铁蛋白	否	病史或体检提示有营养风险
妊娠试验	是	育龄女性患者
尿液分析	否	泌尿外科、妇科手术
耐甲氧西林金黄色葡萄球菌筛查	否	根据当地医疗机构的耐甲氧西林金黄色葡萄球菌情况
胸部 X 线片	否	具有潜在心肺疾病症状或危险因素的患者
		严重肥胖（体重指数 > 40 kg/m²）
肺功能检查	否	慢性肺部疾病、肺切除术后
睡眠监测	否	根据病史筛查结果

1. 心血管系统检查

对于拟行低危非心脏手术的无症状患者，不建议术前常规行静息 12 导联心电图检查。静息 12 导联心电图推荐用于接受高风险外科手术或有已知心血管疾病的患者。对于严重肥胖的患者（体重指数 > 40 kg/m²）及合并心血管疾病危险因素的患者，如糖尿病、高血压、高脂血症及吸烟等，亦推荐完善心电图检查。不建议对无症状个体进行常规超声心动图检查；术前超声心动图适用于已知有瓣膜病或左心室功能下降的患者。

2. 呼吸系统检查

健康无症状患者不建议行常规胸部 X 线检查。合并心肺基础疾病、年龄 ≥ 50 岁、拟行上腹部手术、胸部手术或腹主动脉瘤手术、严重肥胖（体重指数 > 40 kg/m²）的患者进行胸部 X 线检查，以排除潜在的"未确诊的心力衰竭、心腔扩大或提示肺动脉高压的异常肺血管分布"。肺功能检测在预测术后肺部并发症方面价值有限，其应用需结合个体化临床评估，而非作为术前标准流程。

3. 血液系统检查

对于大多数无已知贫血的健康无症状患者，术前不需要进行常规血红蛋白和红细胞压积检测。高龄患者和预计手术出血量较大的患者中可行相关实验室检查。对于没有症状或没有已知异常的患者，不建议进行常规白细胞计数和血小板水平检测。血小板计数适用于患有已知血液或肝脏疾病的患者。

不建议对健康患者进行常规凝血功能检查。术前接受华法林治疗的患者应测定凝血酶原时间以评估凝血功能。对于新型口服抗凝药如凝血因子 Xa 抑制剂（如阿哌沙班、艾多沙班和利伐沙班）和直接凝血酶抑制剂（如达比加群），不需要进行常规实验室检查来监测治疗，但可能需要在术前评估残留活性，可通过抗 Xa 因子活性或敏感性监测凝血因子 Xa 抑制剂。

4. 生化检查

老年患者、患有肾脏基础疾病、服用可能引起电解质紊乱的药物及肾毒性药物的患者应在手术前进行肌酐检测。无症状患者电解质异常的发生率非常低，一般不需要进行常规电解质检查。

无症状人群也不推荐进行常规空腹血糖水平测定。对血管外科和骨科手术，需筛查糖化血红蛋白。患有糖尿病的患者应在手术前监测糖化血红蛋白水平，以监测其糖尿病的管理。

不建议对无症状个体进行常规肝功能检查。肝病患者应进行肝功能检查，以便计算终末期肝病模型（model for end-stage liver disease，MELD）评分或 Child-Pugh 评分（肌酐、胆红素、凝血酶原时间和白蛋白）。

5. 营养学检查

不建议对无症状患者进行常规白蛋白、前白蛋白和转铁蛋白水平检测，老年患者除外。低白蛋白水平（< 22 g/L）表明患者营养不良，提示患者预后不佳。然而，白蛋白的半衰期约为 20 天，可能无法反映近期营养状况。此外，其他疾病如肾病、肝病会影响白蛋白水平。前白蛋白的半衰期约为 2 天，但如果患者合并炎症、肾病或肝病，可能影响前白蛋白水平。转铁蛋白

的半衰期约为10天，须结合铁水平判读，即在血清铁降低的情况下，低转铁蛋白更能反应患者营养不良。

三、全身情况及各器官系统评估

（一）全身情况

全身状况是对患者整体健康状况的概括性评价，查体时应注意患者的发育情况、营养水平及体重等指标。营养不良是术后并发症发生的一个重要危险因素，降低患者对麻醉与手术的耐受性。指南建议在患者入院或首次接诊患者时筛查患者是否存在营养不良，监测患者食物摄入量，定期评估患者体重和体重指数，以及必要时进行营养咨询以纠正营养状况。研究表明，术前血清白蛋白浓度 < 30 g/L、近6个月内体重减轻 > 10% 或体重指数 < 20 kg/m² 的患者可能存在严重的营养不良风险。对于计划进行择期手术的高营养不良风险患者，应采取多模式的管理策略，在术前优化其营养状况。

贫血在手术患者中很常见，并且与围手术期死亡率增加有关。成人血红蛋白应不宜低于80 g/L。对年龄 < 3 个月的婴儿，术前血红蛋白应调整至 100 g/L 以上；对 > 3 个月的婴儿，术前血红蛋白也不应低于 90 g/L。对高血红蛋白者，应分析原因，予以血液稀释等措施以改善微循环，避免出现梗死。红细胞压积建议维持 30% ~ 35% 以优化氧释放。

肥胖患者围手术期并发症的风险较高，主要与呼吸功能相关。麻醉会导致肥胖患者的呼吸功能发生重大改变，包括功能残气量减少和呼气储备降低，术后易发生肺部并发症。推荐使用STOP-Bang 量表（打鼾、日间疲倦、观察到的呼吸暂停、高血压、体重指数 > 35 kg/m²、年龄 > 50 岁、颈围 > 40 cm、男性）对肥胖患者进行术前评估；如果 STOP-Bang 评分高于 5 分，应考虑进行心肺功能检测。肥胖患者术后预防性转入 ICU 的危险因素包括：体重指数 ≥ 50/m²，存在严重的 OSA 或肥胖低通气综合征，需进行无创机械通气，需进行呼吸和循环监测，血糖控制不佳，以及术中并发症的发生。

（二）心血管系统评估

整形外科麻醉患者可合并心血管系统疾病，术前心血管系统评估是降低围手术期相关并发症风险的有效策略。对于心血管风险较高的患者，术前评估后的进行对应治疗可以降低围手术期心血管风险并指导麻醉医师的术中管理。建议对 45 岁以上接受择期非心脏手术的患者或 18 ~ 44 岁且合并心血管疾病的患者进行术前心脏风险评估。

1. 心功能测定

（1）纽约心脏病协会（New York Heart Association，NYHA）心功能分级：NYHA 心功能分级（**表 3-4**）是目前临床最常用的心功能评估量表，其优点在于操作简便，缺点在于主要依靠患者的主观陈述，可能与客观检查结果存在一定差异。

表 3-4　NYHA 心功能分级与麻醉风险

级别	临床表现	屏气试验	麻醉耐受
Ⅰ	体力活动不受限制，一般活动后无疲劳、心慌、气短、心悸或心绞痛等不适感	＞30 s	心功能正常
Ⅱ	体力活动稍受限制，一般活动后有疲劳、心慌、气短、心悸或心绞痛	20～30 s	心功能较差，若经恰当处理，耐受仍良好
Ⅲ	明显的体力活动受限，轻体力活动就可有疲劳、心慌、气短、心悸或心绞痛	10～20 s	心功能不全，麻醉前应充分准备，避免增加心脏负担
Ⅳ	不能从事体力活动，休息时也有心力衰竭或心绞痛症状，活动后加重	＜10 s	心力衰竭，麻醉耐受差，一般需推迟手术

（2）运动耐量：运动耐量的确定是术前心脏风险评估的关键步骤，并以代谢当量（metabolic equivalent，MET）来衡量，其中 1 MET 等于基础代谢率。代谢当量提供了对运动耐量的客观量化评估，可以通过日常活动能力进行间接判断。1 MET 代表静息状态下的代谢需求，爬两段楼梯需要 4 METs，而剧烈运动，如游泳将需要 10 METs。无法爬两层楼梯或跑短距离（＜4 METs）表明运动耐量差，并且与术后心血管事件的发生率增加有关。值得注意的是，当患者运动耐量高时，即使存在稳定的缺血性心脏病或危险因素，预后一般也较好。而当患者运动耐量较差或未知时，术前心血管风险因素的存在及其数量将直接影响术前风险分层和围手术期管理策略的制订。

2. 心脏风险评估

目前评估围手术期心脏风险的方法包括临床心脏风险指数评估、心脏生物标志物监测和无创心功能检查等。

（1）临床心脏风险指数评估：修订的心脏风险指数（Revised Cardiac Risk Index，RCRI），又称 Lee 指数，是原始 Goldman 指数的修改版，旨在预测术后心肌梗死、肺水肿、心室颤动、心搏骤停以及完全性心脏传导阻滞等不良事件。该指数被广泛认为是非心脏手术中最为有效的心脏风险预测工具之一。RCRI 由 6 个变量组成，各 1 分：高危手术类型、心肌缺血病史、心力衰竭病史、脑血管病史、术前胰岛素治疗和术前肌酐＞176.8 μmol/L（＞2 mg/dL）。当 RCRI 为 0～1 分时，提示患者心血管不良事件发生风险低；RCRI ≥ 2 分则提示心血管不良事件发生风险升高，需要进一步评估。

（2）心脏生物标志物：研究显示，术前 N 末端 B 型利尿钠肽前体（N-terminal pro-brain natriuretic peptide，NT-proBNP）/脑利尿钠肽（brain natriuretic peptide，BNP）水平与非心脏手术后 30 天主要不良心脏事件（死亡或非致死性心肌梗死）的发生独立相关。NT-proBNP ≥ 300 ng/L 和 BNP ≥ 92 mg/L 与心血管事件发生风险增加相关，术前 NT-proBNP 或 BNP 值低于这些阈值的患者术后 30 天内死亡或非致死性心肌梗死的发生率为 4.9%，而 NT-proBNP 或 BNP 值等于或高于这些阈值患者的发生率为 21.8%。

（3）无创心功能检查：术前超声心动图是无创心功能检查的常用方法。研究表明，低射血分数是非心脏手术后30天内主要心血管并发症的独立预测因素。不建议术前使用超声心动图进行围手术期心脏风险评估，因为术前NT-proBNP测量被认为是更为有效的独立预测因子。如果患者的临床检查表明患者有未确诊的严重心脏疾病（如主动脉瓣狭窄、二尖瓣狭窄、梗阻性肥厚型心肌病）或严重肺动脉高压，则应在术前行超声心动图检查。此外，如果临床评估表明患者可能患有未确诊的心肌病，超声心动图检查有助于明确诊断并优化长期心脏健康管理。

（4）冠状动脉CT血管成像（computed tomography angiography，CTA）：冠状动脉CTA是一种非侵入性、相对简易的成像方法，可提供有关冠状动脉解剖结构的详细形态学信息，使其成为患有冠状动脉疾病患者术前主要的筛查工具之一。冠状动脉CTA能够排除阻塞性冠状动脉病变，术前冠状动脉CTA评估可能有助于减少不必要的药物治疗和侵入性检查。研究发现，对于确实存在心脏并发症风险的患者，冠状动脉CTA可以在一定程度降低风险。然而，对于无心脏并发症风险的患者，冠状动脉CTA会高估这些患者的风险达5倍以上。高估风险会对患者围术期管理产生负面影响，可导致不必要的冠状动脉血管造影、导致手术推迟或取消，增加术后护理费用等。

（5）冠状动脉造影：目前指南不推荐对冠心病患者行冠状动脉血管造影以评估心脏风险。围手术期侵入性冠状动脉血管造影的适应证与非手术环境中的适应证相同。

3. 冠心病患者术前评估

冠心病患者围手术期心肌缺血的主要病理生理机制是氧供需失衡或不稳定动脉粥样硬化斑块脱落导致血管阻塞。手术导致的促炎、高凝状态及麻醉导致的血流动力学变化都是围手术期心肌缺血的重要诱因。心绞痛发作情况、心功能分级、劳力性呼吸困难及运动耐量等评估，有助于判断疾病的严重程度。对于临床表现或病史提示心肌缺血或急性冠脉综合征的患者，在接受手术前应接受相关科室会诊以确定最佳管理方案。近期行冠状动脉支架植入术的患者围手术期有血栓形成风险，对于裸金属支架，风险在术后4~6周降低，对于药物洗脱支架，风险在术后半年内持续存在。因此，植入裸金属支架的患者，择期手术最好推迟至术后30天；植入药物洗脱支架的患者，最佳手术时间为术后1年后，如果患者在术后6个月内需要手术，且延迟手术的风险大于心肌缺血事件的风险，则可以在双联抗血小板治疗3个月后进行。

4. 高血压患者术前评估

严重的高血压（收缩压＞180 mmHg和舒张压＞110 mmHg）被认为是围手术期预后不良的危险因素之一，可考虑推迟手术。高血压的病因和是否合并重要器官功能损害及损害程度比血压数值更重要。对于继发性高血压，应警惕嗜铬细胞瘤，围手术期麻醉准备不全可因高血压危象而导致严重后果。不合并其他心血管疾病和终末器官损害且收缩压＜180 mmHg、舒张压＜110 mmHg的高血压不会增加接受非心脏手术患者的风险。对于未控制的高血压患者，应检查术前心电图、肾功能和电解质。对于术前已开始抗高血压治疗的患者，β肾上腺素受体阻滞剂和钙通道阻滞剂应持续应用到手术当天，利尿药应在术前2~3天停用。血管紧张素受体阻滞剂（angiotensin receptor blocker，ARB）和血管紧张素转化酶抑制剂（angiotensin converting enzyme inhibitor，ACEI）会增加患者围术期低血压的风险，应在手术当天停用。对于围手术期降压目标，中青年患者择期手术术前降压目标为＜130/85 mmHg，老年患者为＜140/90 mmHg。

5. 心律失常患者术前评估

术前心律失常的评估应重点关注引起心律失常的原因及是否有血流动力学变化。快速性心律失常可增加围手术期冠脉事件风险，应明确其原因。频发室性期前收缩（＞5 次/min）、室性期前收缩二联律/三联律或多源性室性期前收缩易演变为恶性心律失常，择期手术应推迟并接受治疗。心房颤动史会增加术后心律失常风险，术前应将心率控制在 80 次/min 左右。对于接受抗凝治疗的慢性非瓣膜性心房颤动患者，可在术前 5 天停用华法林。新型口服抗凝药通常在手术前 1～3 天停药，具体取决于药物的半衰期、患者的肾功能和手术的出血风险。对于传导阻滞，术前通常不需要特殊处理；三度房室传导阻滞患者术前应考虑安装起搏器。对于植入心脏转复除颤器的患者，应在术前 6 个月内检查设备及其功能状态。

（三）呼吸系统

围手术期肺部并发症的发生率与心脏并发症相当，是影响患者预后的重要因素。对于存在新发或进展性肺部疾病的整形外科患者，需系统评估其呼吸功能状态及潜在风险。此外，部分整形外科麻醉患者可能存在困难气道，术前充分的气道评估是减少严重不良事件的重要手段。

1. 术前肺功能评估

术前评估应包括病史采集（如吸烟史、有无呼吸困难、有无咳嗽等）、体格检查（如杵状指、发绀、呼吸模式异常）及辅助检查（如床旁肺功能测试、动脉血气分析）。床旁肺功能测试是简易有效的评估方法，包括屏气试验、吹气试验、吹火柴试验等。肺功能检查是评估肺功能的重要依据，有助于鉴别阻塞性、限制性或混合性肺部疾病，并确定其严重程度。肺活量低于预计值的 60%、通气储值百分比小于 70%、FEV_1/FVC 小于 60%，提示术后呼吸衰竭风险显著升高。动脉血气分析有助于评估肺通气功能及换气功能。

2. 肺部并发症风险评估

增加术后肺部并发症的风险因素包括年龄、COPD、吸烟、未控制的哮喘、活动耐量差、低白蛋白水平、肾功能不全、OSA、肺动脉高压、胸腹部及头颈部手术。气管插管全身麻醉也会增加术后肺部并发症的风险。吸烟患者应至少术前 4 周开始戒烟。术前练习肺扩张动作（深呼吸）能有效降低术后肺部并发症风险。对于 COPD 及哮喘患者，术前应积极控制呼吸道感染。STOP-Bang 量表可用于筛选 OSA 患者。

3. 呼吸道感染

近期有上呼吸道感染的患者，尤其是小儿，麻醉诱导期和苏醒期发生支气管痉挛及喉痉挛的风险显著增加，应推迟择期手术，待感染完全控制 1～2 周后再考虑手术。

4. 慢性阻塞性肺疾病

对于 COPD 患者，如果近期有急性发作或正处于急性发作期，建议推迟择期手术。对于稳定期 COPD 患者，择期手术前也可以考虑优化治疗，但疾病的长期病理生理变化不易逆转，如气道重塑及肺气肿。对这类患者的围手术期管理应注意避免缺氧及二氧化碳潴留，避免肺血管阻力增加。

5. 哮喘

近期有呼吸道症状的患者，围手术期哮喘发作的风险增高，术前应注意控制呼吸道感染、降低气道反应性。哮喘未控制的患者应先治疗哮喘，待症状控制后再考虑择期手术。对于急症手术患者，术前可在呼吸内科医生指导下使用支气管扩张剂或糖皮质激素进行强化治疗。

6. 气道评估

在因择期手术而接受麻醉的健康患者中，与气道管理相关的并发症仍然是导致患者死亡或永久性脑损伤的主要原因。术前系统而全面的气道评估是降低气道不良事件发生率的重要手段，对整形外科患者亦是如此。

询问病史和体格检查是评估气道的主要方法。既往有困难气道病史是最好的困难气道预测指标。术前访视应重点关注有可能累及气道的相关疾病史，如颈椎疾病，头面部疾病及相关治疗史，先天性异常如 Pierre-Robin 综合征、Klippel-Feil 综合征等。困难气道类型及相关解剖学和生理学预测因素如**表 3-5** 所示，麻醉医师可结合该表进行全面评估。目前基于人工智能的面部图像、语音声纹以及超声辅助预测困难气道的模型，显示出了良好的临床应用前景，未来会成为精确评估困难气道的重要辅助预测工具。

表 3-5 困难气道分类及预测因素

困难气道类型	预测因素
面罩通气困难	络腮胡或其他影响面罩密封的因素、男性、缺牙、年龄＞50 岁、下颌前突受限、改良的 Mallampati 分级 Ⅲ 级或 Ⅳ 级、体重指数＞26 kg/m²、打鼾或 OSA 病史、颈部放疗史、插管困难史
喉镜显露困难	张口受限（＜4 cm）、口咽部出血、呕吐、牙弓狭窄、下颌前移受限、甲颏距离短（＜6 cm）、改良的 Mallampati 分级 Ⅲ 级或 Ⅳ 级、头颈部活动受限、颈部粗壮、肥胖、牙性反殆、面罩通气困难、操作者缺乏喉镜显露经验
气管插管困难或失败	张口受限（＜4 cm）、口咽部出血、呕吐、牙弓狭窄、下颌前移受限、甲颏距离短（＜6 cm）、改良的 Mallampati 分级 Ⅲ 级或 Ⅳ 级、头颈部活动受限、颈部粗壮、肥胖、牙性反殆、面罩通气困难、打鼾或 OSA 病史、类风湿关节炎、强直性脊柱炎
有创气道建立困难或失败	女性、年龄＜8 岁、颈部粗壮、肥胖、气管移位、颈前组织疾病（例如辐射损伤或其他组织硬结）、固定颈屈畸形
生理因素导致的困难气道	饱腹、由于功能残气量降低或耗氧量增加（例如肥胖、脓毒症或怀孕患者）而导致快速氧饱和度下降和呼吸暂停发作、过度通气（例如代谢性酸中毒的代偿期）、血流动力学不稳定（休克状态，包括低血容量和右心衰竭）

（四）消化系统

整形外科患者可合并急慢性肝病，麻醉医师应注意评估患者的白蛋白水平、胆红素代谢、凝血功能及药物的生物转化等方面。肝病急性期可出现严重凝血功能障碍，除急诊手术外禁忌手术。

肝硬化患者发生手术和麻醉相关并发症的风险增加。MELD 和 Child-Pugh 评分可预测肝硬

整形外科精确麻醉

化患者的术后风险。MELD 评分低于 10 分的患者在择期手术期间风险较低，而 MELD 评分高于 10 分的患者风险较高。研究发现 MELD 评分超过 15 分的患者术后 90 天死亡率超过 50%，MELD 评分超过 25 分的患者术后死亡率超过 85%。非酒精性脂肪性肝炎患者由于可能出现明显的血脂异常，患冠心病的风险增加。对于患有血色素沉着病的患者，应考虑术前心肌病筛查。腹水患者伤口裂开和切口疝的风险增加，如有可能，这些患者应在术前给予利尿剂和限钠治疗，以减少腹水负担。麻醉药引起的便秘和使用苯二氮䓬类药物可导致或加重肝性脑病，应尽可能减少这些药物的使用。

（五）泌尿系统

慢性肾脏病患者的术前检测应该包括全血细胞计数、血清化学检测、血清肌酐浓度和估计的肾小球滤过率。病史应关注患者肾疾病相关症状（口渴、多尿、疲劳、水肿等）及相关用药情况（利尿药、抗高血压药等）。慢性肾脏病可用于肾功能不全分级。术前应评估和优化患者体液平衡情况，血液透析应在手术前一天进行。围手术期应避免使用具有潜在肾毒性的药物。应适当地调整经肾脏代谢的药物剂量。肾移植患者围手术期应继续应用免疫抑制剂。

第二节　整形外科麻醉前用药及麻醉前准备

一、麻醉前用药

随着外科学的发展，临床手术种类日益增多，这在一定程度上激发了整形外科手术的需求。我们必须认识到，绝大多数患者麻醉手术前存在焦虑、恐惧或抑郁的等不良心理状态。他们担心手术麻醉危及生命或对健康造成危害，顾虑麻醉药物的不良反应，同时又担心手术中及手术后的疼痛、呕吐等不适会影响术后的康复，从而对手术麻醉感到害怕、恐惧、不安。与此同时，手术前患者生理和心理可能已经处于应激状态，并伴有一系列神经内分泌功能的失调或自主神经功能紊乱。以上这些情况都不利于患者平稳安全地度过围手术期。因此，为减轻患者的术前精神负担，调整患者的生理功能和心理状态，临床上常主张手术前预先给患者使用某些药物，即麻醉前用药，也称为术前用药。术前用药主要包括镇静安定药、麻醉性镇痛药、抗胆碱药等。作为麻醉前准备重要的一部分，麻醉医师需要精确评估后，结合患者的相关整形手术需要、年龄、生理和心理状况等综合考虑术前用药种类及剂量。

（一）麻醉前用药目的

麻醉前用药即术前用药的最终目的是使麻醉过程更加平稳、安全，麻醉效果更加完善，并尽可能消除或减轻麻醉手术对患者精神和躯体的伤害，具体来说包括以下几个方面。

（1）解除患者焦虑、紧张、恐惧的情绪，使患者在手术前处于安静、合作的状态。抗焦虑是麻醉前用药的首要任务，术前焦虑可能会引起以下不良后果：① 增加术后镇痛药用量；② 延长在麻醉后复苏室及医院停留时间；③ 患者有延迟性负面精神反应。

（2）提高患者的痛阈，增强麻醉效果，减少麻醉药物用量，缓解一些麻醉前操作引起的疼痛。

（3）减少手术中某些麻醉药物的不良反应，如呼吸道分泌物增加、局麻药中毒等。

（4）调整患者自主神经功能，抑制或减弱手术中可能发生的一些不良神经反射，如胆心反射、迷走-迷走反射等。

（5）其他：如减少胃液容量、止吐、预防过敏反应等。

（二）麻醉前用药的方式

成人的术前用药多采用肌内注射或静脉注射方法。使用肌内注射时应注意不要将药物错误地注入皮下或脂肪组织，以免影响其吸收和起效；采用静脉注射时应注意有些药物具有呼吸、循环抑制作用，如地西泮或阿片类药物等，尤其是年老体弱者，更应小心。临床上有时也采用口服或者鼻黏膜途径给予术前用药，特别是小儿患者，但这类给药的吸收速率和效率在个体间的差异较大，对于一些首过消除大的药物，口服给药常不能取得很好的效果。一般口服给药时间应为患者入手术室前 60～90 min，服药时所饮用清水不可以超过 150 ml，而肌肉和静脉给药时间为入手术室前 30 min。

（三）常用药物

根据麻醉前用药的目的，符合以下要求的药物可作为麻醉前用药：① 缓解焦虑；② 具有镇静、遗忘效应；③ 缓解术前疼痛；④ 减少呼吸道分泌物；⑤ 止吐，抑制胃液分泌或增加胃液 pH 值；⑥ 能增强术中麻醉药的麻醉作用，或至少不能与术中所用麻醉药物的麻醉效应相互拮抗；⑦ 不明显抑制呼吸、循环功能和自主神经反射，不引起过敏反应。目前临床上使用的药物单一应用无法完全满足上述要求，因此常需要将几种药物联合应用。目前，临床上常用的麻醉前用药有以下几类。

1. 镇静安定药

镇静安定药是目前临床上常规应用的麻醉前用药之一。该类药物常用的有地西泮、咪达唑仑和劳拉西泮。

（1）地西泮：该药是苯二氮䓬类抗焦虑药，是常用术前药物之一，具有抗焦虑、镇静、催眠、抗惊厥、抗癫痫及中枢性肌肉松弛作用。在术前用药的剂量范围内，呼吸抑制轻微，对心血管影响较小。作为术前用药，它可以预防或减少氯胺酮所导致的谵妄、噩梦发生率。此外，地西泮还可以使患者对局麻药的耐量增加，可以预防或控制局麻药中毒引起的抽搐。地西泮不溶于水，口服效果要优于肌内注射用药。口服用药成人达峰时间为 0.5～1 h，儿童为 15～30 min。地西泮可以透过胎盘屏障，胎儿血药浓度等于或大于母体血药浓度。

但对于年老体弱、婴幼儿、严重肝肾功能障碍、恶病质等全身情况差的患者，由于血浆游离药物浓度增高或消除、排泄功能下降，可能发生严重的呼吸抑制或术后苏醒延迟，应减少剂量或改用其他替代药物。由于地西泮没有镇痛作用，对于术前伴有疼痛症状的患者，用药后可能导致躁动。

与中枢神经系统抑制剂（如乙醇、全麻药、可乐定、镇痛药）合用可增加呼吸抑制作用；与吩噻嗪类、单胺氧化酶A型抑制剂、三环类抗抑郁药、筒箭毒碱、可乐定合用时，可彼此增效，应调整用量；与抗高血压药和利尿剂合用，降压药作用增强；与地高辛合用，可增加地高辛需要浓度而导致中度；与左旋多巴合用，可降低后者疗效；与利福平合用，增加本药的排泄，血药浓度降低。异烟肼抑制本药的排泄，以致血药浓度增高。因此，麻醉医师需要充分了解患者术前相关用药情况，特别是老年患者和使用相关药物的患者。

（2）咪达唑仑：是目前临床上使用的水溶性苯二氮䓬类药物，可产生抗焦虑、镇静、催眠、抗惊厥及肌肉松弛作用。肌内注射或静脉注射后，可产生短暂的顺行性记忆缺失。本品作用特点为起效快而持续时间短。目前为临床上最常使用的、较为理想的麻醉前镇静药，其效能是地西泮的2～3倍。咪达唑仑肌内注射起效快，吸收完全，5～10 min起效，30～60 min达到作用高峰。咪达唑仑的消除半衰期较短（1～4 h），随年龄增长，咪达唑仑的半衰期可延长至8 h。

对于小儿患者，推荐采用咪达唑仑口服给药作为术前用药，剂量为0.5 mg/kg。通常在服药后约30 min，患儿可达到情绪稳定且配合度良好的临床状态。在此状态下，约80%的病例中，患儿能够顺利与父母分离，并主动配合生命体征监测设备连接及麻醉面罩佩戴等术前准备操作。也可以采用经鼻黏膜给药，剂量为0.2 mg/kg。咪达唑仑尤其适用于先天性心脏病小儿，可避免其哭闹增加心脏负担而发生危险。

咪达唑仑与地西泮一样，经肝脏代谢，其分解产物仍有活性，但相对较弱，故咪达唑仑可用于门诊患者。治疗过程中应保持气道通畅，用药后12 h内严格禁止驾驶或精密仪器操作等高风险行为。对于需快速逆转镇静作用者，可选择性应用氟马西尼进行拮抗。

（3）劳拉西泮：为中短效苯二氮䓬类镇静催眠药，与地西泮类似，作为麻醉前用药可以产生良好的遗忘、缓解焦虑和镇静作用。劳拉西泮口服和肌内注射的吸收均稳定，口服后1～6 h、肌内注射1～1.5 h、静脉注射30～40 min血药浓度达峰值，半衰期为10～20 h。其代谢产物没有药理学活性。劳拉西泮的脂溶性、与组织的亲和力均小于地西泮，因此透过血脑屏障的速度慢，消除作用受组织再分布的影响小。劳拉西泮的药理学作用是地西泮的5～10倍，口服劳拉西泮2 mg相当于地西泮10 mg的效能，因此临床用量不应超过4 mg。劳拉西泮的遗忘效果优于地西泮，口服4 mg劳拉西泮可使72%患者产生遗忘。劳拉西泮不适用于门诊患者，用药后应有较好的监护条件，以免发生意外。

（4）苯巴比妥和苯巴比妥钠：又称鲁米那，为巴比妥类药物，具有镇静、催眠、抗惊厥和抗癫痫等作用。其作用机制与上述苯二氮䓬类药物不同，它通过增强或模拟γ-氨基丁酸（γ-aminobutyric acid，GABA）的作用而发挥其药理学效应，能直接抑制脑干网状结构上行激活系统，减弱传入冲动对大脑皮质的影响，同时促进大脑皮层抑制过程的扩散，降低大脑皮质的兴奋性。苯巴比妥作为术前用药时采用口服给药，口服后吸收良好，30～60 min产生作用；苯巴比妥钠肌内注射吸收良好，约15 min起效，作用持续6～8 h。苯巴比妥和苯巴比妥钠使用后偶可引起过敏、皮疹、血管神经性水肿、哮喘等，严重者可发生剥脱性皮炎，有相关病史者应禁用。其消除部分依赖肝脏代谢，另有27%～50%以原形从肾脏排出，肝肾功能受损的患者应慎用。

2. 镇痛药

应用镇痛药的目的在于缓解患者术前存在的剧烈疼痛，并抑制疼痛伴随的情绪变化和异常病理生理状态，并且它也有一定的中枢性镇静作用。常用药物有吗啡和哌替啶。

（1）吗啡：吗啡具有很强的镇痛作用，也具有抑制代谢和显著改变精神状态的效果。吗啡作为术前用药时，一般成人剂量为 0.15 ~ 0.2 mg/kg，于麻醉前 0.5 ~ 1 h 肌内注射。15 min 后痛阈可提高 50%，30 min 后进入情绪稳定、焦虑心理消失、嗜睡的状态，60 min 后基础代谢率显著降低。

（2）哌替啶：哌替啶为阿片类衍生物，其镇痛强度为吗啡的 1/10，持续时间也相对较短。与吗啡相比，它的镇静作用略强，恶心、呕吐、呼吸抑制、镇咳、欣快等不良反应均比吗啡轻；哌替啶还有类似阿托品样作用，可使呼吸道腺体分泌减少，支气管平滑肌松弛。哌替啶一般采用肌内注射给药。

此外，对于先天性心脏病患儿，可采用美沙酮口服作为术前用药。其他阿片类衍生物如芬太尼、阿芬太尼、舒芬太尼等一般不作为术前用药。值得注意的是，吗啡和哌替啶均有一定程度的呼吸抑制作用，因此对于年老、虚弱、婴幼儿、产妇、意识状态障碍或严重呼吸系统疾病患者应禁止使用。此外，这类药物能引起胆道括约肌痉挛，升高胆道内压，应禁用于急性胆道梗阻、胆管炎患者。目前，该类药物不作为常规术前用药，仅用于心脏大血管手术或术前存在剧烈疼痛的患者。

3. 抗胆碱药

麻醉前使用抗胆碱药的目的是抑制麻醉过程中患者呼吸道分泌物的增加以及预防或减弱术中不良神经反射。许多静脉麻醉药可增加腺体的分泌，抗胆碱药在小儿术前用药中占有很重要的地位。尤其是对于非气管插管者，术前抗胆碱药的用量一定要充分；对于手术时间较长者，术中还应根据具体情况追加给药。常用的抗胆碱药包括阿托品、东莨菪碱和戊乙奎醚。

（1）阿托品：阿托品是目前临床上最常用的抗胆碱药，尤其适用于静脉全身麻醉和小儿麻醉的常规术前用药。阿托品作为术前用药可产生以下作用：① 标准剂量（0.5 mg）对心脏迷走神经反射的抑制作用并不明显，剂量增至 1.5 ~ 3 mg 才能完全阻滞心脏迷走反射；② 可引起心率增快，但老人或新生儿心率增快并不明显，对于本身已有心率增快的病理情况如甲状腺功能亢进、心脏病或高热等患者应避免使用；③ 阿托品可直接兴奋呼吸中枢，拮抗部分吗啡所致的呼吸抑制作用；④ 可减轻因手术牵拉引起的迷走神经反射，它还能对抗静脉注射羟丁酸钠、芬太尼或琥珀胆碱等药物所致的心动过缓和（或）唾液分泌增多等不良反应；⑤ 扩张周围血管，因面部血管扩张可出现潮红、灼热等不良反应，但对血压影响小；⑥ 抑制汗腺，兴奋延髓和其他高级中枢神经，引起基础代谢率增高和体温上升，故应避免用于甲状腺功能亢进、高热患者。

（2）东莨菪碱：其作用与阿托品类似，但对心率的影响和对腺体分泌的抑制作用比阿托品稍弱，而有较强的中枢镇静作用。它主要作为甲状腺功能亢进等用阿托品禁忌患者的术前用药。东莨菪碱用于老年和小儿患者可能出现躁动和谵妄等不良反应，应予避免。

（3）戊乙奎醚：为选择性抗胆碱药。麻醉前给药以抑制唾液腺和气道腺体分泌。术前半小时用药，成人剂量为 0.5 ~ 1 mg。本品对心脏（M_2 胆碱受体）无明显作用，故对心率无明显影响。本品可加重老年前列腺肥大患者的排尿困难，用药时应严密观察。青光眼患者禁用。

抗胆碱药在减少腺体分泌的同时，也增加迷走神经兴奋以及导致口干等不适，可以通过抑制汗腺分泌而导致体温升高，对发热患者慎用。目前，吸入全身麻醉在临床上应用十分普遍，而新型吸入麻醉药一般不引起呼吸道分泌物增加，因此，已有越来越多的学者认为术前抗胆碱药的使用与否应该根据手术和患者具体情况来决定，而不必作为常规用药。

4. 胃功能调整药物

围术期胃内容物管理是预防反流误吸的核心策略。麻醉前禁食的核心机制在于促进胃排空功能，降低胃内容物残留风险。此外，麻醉过程中酸性胃液的反流和误吸也可能导致严重的后果。误吸后果的严重程度与胃液酸性程度相关。当胃液 pH 值低于 2.5 时，即使吸入少量，也有可能导致下呼吸道的严重痉挛，即所谓的 Mendelson 综合征，表现为呼吸急促、困难，两肺可闻及弥漫性湿啰音，并迅速出现缺氧体征（发绀）和血压下降，甚至死亡。麻醉前使用调整胃内容物药物的目的就是要进一步促进胃排空或提高胃液 pH 值。尤其是急诊情况，患者多处于饱胃状态，外伤、疾病、妊娠状态也可使胃排空延迟，在麻醉前使用促进胃排空和提高胃液 pH 值的药物能降低这类患者发生反流、误吸并发症的风险或减轻其严重性。

（1）甲氧氯普胺：甲氧氯普胺是多巴胺受体拮抗药，它能刺激胃肠道规律性蠕动，促进胃及上部肠段的运动；提高静息状态胃肠道括约肌的张力，增加下食管括约肌的张力和收缩的幅度，使食管下端压力增加，但不引起胃液分泌增加，因此它可促进胃内容物排空，预防或减少反流的发生。口服甲氧氯普胺 15 min 内即可开始出现胃内容物减少，静脉注射起效时间可缩短至 3 min，对小儿的胃排空作用更为明显。

但对于正在接受其他多巴胺拮抗药、单胺氧化酶抑制剂、三环类抗抑郁药或拟交感药治疗的患者，禁用甲氧氯普胺。对于未能诊断出的嗜铬细胞瘤患者，误用甲氧氯普胺可引起高血压危象。

（2）西咪替丁：属于 H_2 受体阻滞剂，通过抑制胃壁细胞泌酸功能实现胃液调控。术前 1 ~ 1.5 h 口服或肠外给予西咪替丁 150 ~ 300 mg 可以使 80% 患者胃液 pH 值升高超过 2.5，其作用时间可维持 3 ~ 4 h。西咪替丁的不良反应较少，但应注意它对肝功能有一定影响，可延长许多药物的半衰期。在危重患者中注射速度过快可能引起严重心律失常、低血压甚至心搏骤停，对于哮喘患者可能引起呼吸道阻力增加。

（3）奥美拉唑：属于质子泵抑制剂，通过不可逆性抑制胃黏膜壁细胞 H^+-K^+-ATP 酶活性，抑制胃酸分泌。它作用于胃酸分泌的最后通路，对各种原因引起的胃酸分泌均有显著的抑制作用。诱导前 30 min 静脉注射奥美拉唑 40 mg，可使胃液 pH 值升高维持 24 h。

5. 止吐药

恶心和呕吐是许多麻醉药的不良反应，如哌替啶、芬太尼等阿片类药物可兴奋呕吐中枢，引起术中、术后较为严重的恶心、呕吐，这不利于术中操作和患者术后康复，还可能导致反流、误吸等严重并发症。因此，在术中使用该类药物时，常与一定剂量的止吐药复合使用。对于术后恶心、呕吐的处理，目前临床上最常使用的是 5-羟色胺（5-hydroxy tryptamine，5-HT）受体拮抗剂，其代表药物有昂丹司琼、托烷司琼、阿扎司琼、格拉司琼和多拉司琼。昂丹司琼是最常用也是研究最为广泛的 5-HT$_3$ 受体拮抗剂，止吐的作用强于抗恶心的作用，相较于其他抗恶心呕吐药物是"金标准"。多拉司琼是一种高度特异性和选择性 5-HT$_3$ 受体拮抗剂，成人于麻醉结束前 15 min 静脉注射 12.5 mg 多拉司琼与静脉注射 4 mg 昂丹司琼效果相当。其他止吐药还包括 NK1-受体拮抗剂（如阿瑞匹坦）、皮质类固醇（如地塞米松）、抗多巴胺药物（如氟哌利多、氟哌啶醇）、抗组胺药（如茶苯海明）等。也可以采用其他非药物治疗方法预防恶心呕吐，如充足补液、香薰疗法、咀嚼口香糖或术前饮用碳水化合物饮料等。推荐联合使用 2 种或 2 种以上止吐药预防术后恶心呕吐（postoperative nausea and vomiting，PONV），联合用药方案优于单一药物治疗。

6. 抗过敏药物

通常选用糖皮质激素，如地塞米松作为抗过敏药物。糖皮质激素具有抗炎、抗过敏、抗休克、非特异性抑制免疫及退热等多种作用，能够有效抑制免疫性炎症反应和病理性免疫反应的发生。在麻醉前准备中，尤其是小儿麻醉前，地塞米松有着非常重要的地位。地塞米松不仅能预防术后恶心呕吐，还能增强麻醉药物的镇痛效果，帮助维持气道的稳定性。麻醉前或麻醉诱导时静脉注射地塞米松 5~10 mg，有助于预防术后恶心和呕吐的发生。

7. 其他

可乐定和右美托咪定为中枢性 α 肾上腺素受体激动剂，可有效降低交感神经系统的活性，广泛用于麻醉前准备。右美托咪定是一种选择性 α$_2$ 肾上腺素受体激动剂，具有镇静作用。与美托咪定相比，右美托咪定对中枢 α$_2$ 肾上腺素受体激动的选择性更强，对 α$_2$ 肾上腺素受体的作用是可乐定的 8 倍。右美托咪定的镇静作用呈剂量依赖性，有效缓解麻醉前有创操作时患者的紧张情绪；可减弱外科手术和其他应激产生的交感反应，有效抑制气管插管及手术应激引起的血流动力学波动，维持血流动力学的平稳；有一定程度的镇痛作用，可减少诱导麻醉所需的麻醉药物用量。有研究证实与口服咪达唑仑相比，右美托咪定的镇静效果更好。对于小儿患者，右美托咪定可提高术前依从性，缓解与父母的分离焦虑，并降低先天性心脏病患儿发生室性及室上性心动过速的概率。术后患儿更安静，更易唤醒。

（四）既往治疗药物的准备

对于一些并存内科疾病的患者，术前可能服用各类药物，如抗高血压药物、抗心律失常药物及内分泌用药等。对于大部分维持患者病情稳定的药物，麻醉前通常不建议停用。

1. 抗血小板及抗凝药物

抗血小板及抗凝药物目前已成为心血管疾病及血栓性疾病的常规治疗手段。阿司匹林是一种血小板抑制剂，常用于冠心病、糖尿病、血脂异常、高血压、心肌梗死、卒中等患者。由于阿司匹林不可逆地持续抑制血小板的激活，停药后 5~7 天待新生的血小板足够多时才能发挥正常的凝血功能。对于那些服用小剂量阿司匹林作为心血管病一级预防的患者，如果要进行低风险的手术，可在围手术期间继续服用阿司匹林；但如果是进行高风险手术，应停药 5~7 天。氯吡格雷能抑制血小板聚集，临床上用于急性冠脉综合征（如经皮冠脉介入术后置入支架）和心肌梗死。这类患者如需要进行择期手术，则建议在术前停用氯吡格雷 5～7 天。

抗凝药如华法林、利伐沙班、达比加群、普通肝素与低分子肝素，具体根据手术种类、麻醉方式、病人情况、检验结果决定是否停药及是否替代治疗。一般来说，华法林术前停药 3～5 天；利伐沙班、达比加群术前停药 24～48 h；普通肝素术前 6 h 停用，低分子肝素术前 24 h 停用，肝素可用于围术期替代其他药物进行抗凝桥接治疗。

2. 抗高血压药物

对于已经使用抗高血压药物的患者，通常不建议在麻醉前停用钙通道阻滞剂和 β 肾上腺素受体阻滞剂。突然停用 β 受体阻滞剂会出现撤药综合征，并可伴随高肾上腺素能状态，从而增加心肌耗氧量，严重时可危及生命。对于利尿剂，这类药物排尿的同时排钠、排钾，易引起人体电解质紊乱，手术麻醉过程中易诱发心律失常，甚至心跳骤停。一般主张在麻醉前 2～3 天内停用（慢性心衰患者可术晨服用一次），或根据需要调整药物并补钾。研究表明，对于 ACEI/ARB 类药物，术前可以选择继续使用或者停药。利血平为肾上腺素能神经抑制药，可阻止肾上腺素能神经末梢内介质的储存，将介质耗竭。如果术中出现大出血或低血压，药物难以有效提高血压，可能导致严重后果。服用利血平的患者应术前停药 1 周，改用其他抗血压药物。

3. 抗心律失常药物

抗心律失常药物如胺碘酮、地高辛、奎尼丁、β 受体阻滞剂，一般建议患者可正常服用至术晨。除胺碘酮外，抗心律失常药发生心脏抑制和神经-肌肉阻滞作用延长的程度均较轻，且较容易处理，因此术前不主张停药。胺碘酮具有非竞争性 α、β 肾上腺素受体阻滞作用，同时还产生与受体阻滞无关的进行性心动过缓的症状，可能在麻醉状态下减弱心血管功能，但胺碘酮多用于治疗严重心律失常，根据目前研究不支持术前停用。

4. 硝酸脂类药物

硝酸脂类药物如硝酸甘油、异山梨酯等，多用于冠心病及慢性心力衰竭的治疗。术前停药可导致病情加重，因此不建议术前停药，术晨正常服用药物。

5. 降脂药物

阿托伐他汀、辛伐他汀、普伐他汀建议正常服用至手术当天。

6. 降糖药物

长期服用口服降糖药（二甲双胍、吡格列酮、格列本脲、罗格列酮等）、中长效胰岛素的糖尿病患者，术前 1～3 天应该切换为短效胰岛素治疗，手术当日应停用所有降糖药物，以免引起低血糖。

7. 中枢神经系统药物

抗癫痫药物如苯妥英钠、卡马西平，是重要的酶诱导剂，长期使用可能导致肝功能损害，术中易发生全麻药蓄积，有些还能影响神经肌肉传递功能。但术前如果停药，可能诱发癫痫发作，因此麻醉前需适当调整用量，用至术晨；术后应尽快恢复用药。新型抗癫痫药物如加巴喷丁和托吡酯所产生的药物相互作用较小，术前可继续原药量至术晨。

抗精神病药如氟哌啶醇、利培酮、奥氮平，应继续使用至手术当日。长期应用此类药物者停药时需逐渐减量，骤然停药可出现迟发性运动障碍、恶心、呕吐、头痛、心率加快以及促使抑郁复发的风险。

抗帕金森药物如左旋多巴，应继续使用至手术当日。术前如停用可引起症状显著加重，甚至诱发神经安定药恶性综合征。

单胺氧化酶抑制药如苯乙肼、溴法罗明、托洛沙酮、异唑肼、苯环丙胺等，在麻醉中可能出现多种严重的药物相互作用，且与阿片类合用可能发生呼吸抑制、嗜睡、低血压和昏迷，术前至少停用 2 周。

（五）麻醉前用药的基本原则和注意事项

目前，临床上可作为麻醉前用药的药物种类很多，但每种药物都不可避免地存在一定的不良反应。因此，麻醉前用药的选择应根据疾病的性质、患者的身体状况、拟行手术的种类以及药物的药理学特点来进行综合考虑。用药后还要对患者进行相应的监护，这是麻醉前用药必须遵循的基本原则。

在大多数情况下，缓解患者紧张、焦虑情绪的药物和抗胆碱能药应常规应用。但对于呼吸中枢发育尚不完善的婴幼儿或存在中枢性、外周性呼吸功能障碍的老年患者，地西泮、咪达唑仑等药物的用量应减少或避免使用；而对于术前已存在高热、心率增快、甲状腺功能亢进等病理情况的患者，抗胆碱能药应减量，或在应用的同时采取其他措施来对抗其不良反应，如物理降温、使用减慢心率的药物等。

麻醉性镇痛药的应用应有明确的指征，而不应作为常规术前用药。一般可作为心脏、大血管手术的术前用药，或者患者术前存在剧烈的疼痛，在缓解疼痛的同时，可以有效消除或减轻疼痛伴随的情绪反应和神经-内分泌异常。但对于已经神志不清或呼吸功能受损、呼吸道不能维持通畅的严重创伤患者，则应禁忌使用。

一般择期手术患者，只要严格执行术前禁食、禁饮，就可以有效地防止反流、误吸的发生，就无常规应用促进胃排空或提高胃液 pH 值药物的必要，以免发生不必要的不良反应。急诊患者常处于饱胃状态，而且机体的应激状态可明显延迟胃排空，因此，对这类患者，在进行常规术前准备的同时，应考虑使用药物促进胃排空或提高胃液 pH 值。对于其他药物如止吐药、α_2 肾上腺素受体激动剂、β 肾上腺素受体阻滞剂等，医生也应根据具体情况决定是否使用。

二、麻醉前准备

麻醉前准备是指根据手术需要准备好麻醉药物、相关急救药品、耗材以及与麻醉和急救相关的仪器设备。在患者相关准备方面，麻醉医师需要重视并理解整形手术患者术前常见的特有心理反应，包括期待心理与恐惧心理。麻醉医师应确保患者对麻醉过程及其相关风险有充分的理解。麻醉前准备的核心是按照预定的麻醉方案，逐步完善术前麻醉药物和麻醉设备的准备，以保障围手术期患者的安全。

麻醉设备的准备与检查是麻醉前准备的重要内容，在麻醉前必须确保各种麻醉仪器、设备处于良好状态，备齐各类麻醉药品和抢救药品，才能确保患者术中生命安全。全身麻醉的各项用具除用于全身麻醉外，也用于出现麻醉意外时对患者进行抢救的过程中，尤其是对患者进行有效的呼吸功能支持。同时，在其他麻醉方法效果欠佳时常常要改行全身麻醉。因此，即使是施行局部麻醉，术前也应按照全身麻醉的要求准备麻醉设备。

全身麻醉的设备和用具包括：气源、麻醉机及其附件（气囊、螺纹管等）、负压吸引系统、监测设备、穿刺设备以及各种麻醉药物和抢救药物。为避免术前准备不充分而导致处于术中被动状态，麻醉前麻醉医师应按顺序对各种设备进行仔细检查。通常按以下几个部分进行检查。

（一）气源的检查

无论施行何种麻醉，可靠的氧气供应是麻醉过程中患者的最基本保障。手术室中有两种形式的氧气气源：中心供氧和高压氧气瓶。采用中心供氧时，应注意管道是否通畅，连接管道有无破损或漏气。若采用高压气瓶供氧，应防止接错气源。医用气体管道及附件的颜色应符合**表3-6**的规定。

表 3-6　医用气体管道及附件的颜色

	ISO国际标准	中国（GB50751—2012）
氧气	白色	浅蓝
氧化亚氮	蓝	银灰
二氧化碳	灰	铝白
氦气	棕	银灰
氮气	黑	黑
空气	黑/白	黑

此外，要确定高压气瓶内气体的存量。氧气瓶压力表上的读数可代表瓶内氧气压力，压力越大，气体存量越多。但 N_2O 瓶上的压力表只能代表液态 N_2O 挥发产生的压力，而不能代表瓶内液态 N_2O 的含量。只有当瓶内没有液态 N_2O 时（N_2O 已接近耗竭），压力表的读数才会逐渐下降，此时应立刻更换气瓶。中心供气时，氧压应始终恒定在 $3.5\ kg/cm^2$；N_2O 压力应始终恒定在 $52\ kg/cm^2$，不足此值时，表示供气即将中断，不能再用，应换用压缩 N_2O 筒源。确认气源准确无误后，连接麻醉机。

（二）麻醉机的检查

麻醉机的结构复杂，包括供气装置、流量计、挥发罐、通气系统、麻醉呼吸机、监测和报警装置、麻醉残气清除系统和各种附件与接头等。对麻醉机的检查应按步骤进行，以免遗漏。

1.整体功能

麻醉医师应根据手术种类、大小、患者的年龄、体重和身体状况，选择并准备合适的麻醉机及其配件。如进行小儿麻醉，应更换专用的小容量气囊和通气管道；而对于身体情况较差、预计手术时间长者，应尽量准备功能完备的麻醉机。在进行麻醉前，应该仔细检查吸收二氧化碳的碱石灰是否失效。不同指示剂的碱石灰吸收二氧化碳后颜色的变化各异，需特别留意。若麻醉机具有自检模式，应启动该模式，确保电路、气体通路和报警系统正常。

2. 流量表及流量控制钮

流量表及其控制钮是麻醉机的关键部件，必须严格检查后再使用：① 开启控制钮后，浮子的升降应灵活、恒定，表示流量表及控制钮的工作基本正常；② 控制钮为易损部件，若出现浮子升降过度灵敏，且呈飘忽不能恒定的状态，或出现输出口关闭不全现象，则提示流量表的输出口已磨损，或针栓阀损坏，应更换后再使用。

3. 快速充气阀

在关闭流量计并堵住螺纹管接口的状态下，按下快速充气阀，如果贮气囊能迅速膨胀，表明充气阀功能正常。

4. 麻醉机的密闭性

包括麻醉机与气源之间的连接部分和呼吸环路的密闭性。

（1）气源与麻醉机的连接部分：将气源与麻醉机正确连接，关闭麻醉机的流量计，开启氧气瓶的减压阀，可见减压阀的指针立刻指示出瓶内氧气存量。然后关闭减压阀，此时减压阀的指针应保持不动。若指针逐渐回落，提示气源与麻醉机连接部分管道内压力不能维持，存在漏气，应立即寻找原因或更换设备。检查其他高压气瓶气源与麻醉机之间管道密闭性的方法与此类似。但若采用中心供气系统，则这一步检查无法实现。只好通过仔细观察管道有无破损，接头部位有无漏气声音和气流来判断。

（2）呼吸环路的密闭性：① 关闭所有气体流量表，关闭 APL 阀，堵住螺纹管 Y 型接口，使用快速充气按钮使麻醉机充气并使压力达到 $30 \sim 40 \, cmH_2O$。然后停止充气，压力维持在 $30 \, cmH_2O$ 至少 $10 \, s$ 以上，打开 APL 阀见环路内压力降低至正常，则表明回路无漏气。② 在 Y 形接管上接上另一个呼吸囊，调整合适的通气参数。氧流量升至 $250 \, ml/min$，其他气流关闭。启动机械通气，检查容量监测仪指示容量与通气参数能否保持一致。将开关转向手控通气，确定模拟肺的充气与排气、顺应性有无异常。测毕从 Y 形接管上卸下呼吸囊。

5. 吸气与呼气导向活瓣

在上述检查麻醉机密闭性的步骤中，挤压气囊时，吸气活瓣开放，呼吸活瓣关闭，且活动自如。若活瓣内有异物或水滴残留，应及时清除。

6. 氧浓度探头

将探头置于空气中，应显示读数为 21%。麻醉机通氧后，探头连接于螺纹管内应显示读数 100%。若读数不符合要求，则可能表示氧传感器电池耗竭或探头已损坏。

（三）气管插管用具的检查

术前应检查各大小型号面罩、成人和小儿喉镜、各型号导管、导管芯、口咽鼻咽通气道、润滑剂、注射器、听诊器等。在检查插管用具时，应确认气管插管套囊不漏气。如果本次麻醉拟行经鼻气管插管，则应准备好石蜡润滑油、特殊固定胶布、插管钳等。对于可能存在困难气道的患者，应准备好视频喉镜、喉罩、光棒、特殊喉镜、可视软镜或纤维支气管镜等用具。

（四）监测仪器的检查

目前，大多数监护仪已经整合手术中的常规监测项目，如血压、SpO_2、心电图、呼气末二氧化碳、呼吸频率、体温等。术前检查时主要应注意电源连接是否安全可靠、监护仪的导线是否损坏、各种电极是否齐备等，并尽量先将无创血压、体温、SpO_2等检查功能进行预先测试，确保其功能完好。对于复杂手术，为了精确监测患者血流动力学相关指标，需要采用直接动脉测压、中心静脉压、肺动脉楔压（pulmonary arterial wedge pressure，PAWP）、心输出量等介入性监测手段。在麻醉前，应仔细检查备件是否齐全、是否达到消毒要求、是否在使用有效期内。

（五）相关药物及抢救药物的准备及检查

根据麻醉方式的选择，麻醉医师应提前准备好相关药物，例如，进行椎管内麻醉时，则应备好相关局麻药；全身麻醉时则应备好足量的吸入麻醉药及静脉麻醉药。另外，麻醉医师也应常规准备及检查术中可能会用到的药品，如抗组胺药、血管活性药物（如肾上腺素、阿托品、去甲肾上腺素等）以及抗心律失常药物等抢救药品，并核对其是否在有效期内。必要时，应提前抽取并标明标签，确保药品的正确使用。

（六）其他

麻醉医师应检查吸引装置是否完善，吸痰管是否齐全，并保证吸引装置的吸力正常，可以在麻醉过程中使用。在检查过程中，可以将吸痰管与吸引器相连接，并保证其随时可用。麻醉医师还需要检查微量泵及输液泵是否正常工作，动静脉穿刺针、椎管内麻醉穿刺等一次性耗材是否完备，且必须确保其在有效期内。

第三节　整形外科的麻醉方式选择

一、概述

整形外科手术的常用麻醉方法包括局麻、静脉麻醉、椎管内麻醉及全麻。选择麻醉时应基于患者的接受度、手术要求、手术安全性、减轻疼痛、术后快速恢复为原则。麻醉医师应根据患者的年龄、营养状况、精神状况，手术的位置、范围、手术时长等综合考虑，选择最适合的麻醉方式，以确保手术的顺利进行和患者的安全。

二、常用麻醉方法

（一）局部麻醉

局部麻醉是指用局麻药使机体某一部分的感觉神经传导功能暂时被阻滞的状态。这种阻滞应完全可逆，不会造成组织损伤。

1. 局麻的特点

（1）患者神志清晰，可在手术过程中配合术者完成一些指令动作（如睁眼、闭眼等），有助于其整形手术获得满意的效果。

（2）局麻简便易行，通常由术者自行完成。麻醉过程安全可逆，对患者生理干扰小。局麻不仅可以单独使用，也可以联合静脉麻醉、全麻等麻醉方式。局麻联合其他麻醉方式可以提供满意的术中和术后镇痛，减少围手术期恶心、呕吐，有利于患者术后快速恢复。

（3）局麻技术的实施必须在熟悉周围神经解剖和局麻药药理特性的基础上进行，从而避免局麻药不良反应（如变态反应、全身毒性反应、局部神经毒性反应等）的发生。

（4）局麻药应与肾上腺素配伍使用（手指、脚趾，以及阴茎等部位除外）。利用肾上腺素使血管收缩的特点，延缓局麻药的吸收，延长麻醉效果的持续时间，减少所需局麻药剂量，从而达到降低局麻药中毒反应的发生风险，并减轻手术区域的组织出血。

2. 常用的局麻方法

（1）表面麻醉：将穿透力强的麻醉药（如丁卡因等）用于局部黏膜表面，使其透过黏膜作用于浅表的神经末梢而产生局麻效应，因此表面麻醉只在刺激来源于上皮组织时才有效。表面麻醉有多种给药方式，如眼部滴入法、鼻腔涂敷法、咽喉气管喷雾法和尿道灌入法。表面麻醉广泛用于皮肤、眼、唇、鼻腔等部位的浅表手术或有创操作，如微整形注射及激光操作等。此外，冷冻麻醉也属于表面麻醉范畴，通常在皮肤上放置冰块、表面冷冻剂或气雾冷却剂等方式。冷冻麻醉在医学整形美容手术中可有效地减轻皮肤的疼痛，为局部注射或表浅外科操作提供足够的麻醉效果，适用于多种激光治疗中。不同部位的黏膜吸收局麻药的速度不同，应严格控制局麻药用量，警惕局麻药中毒反应的发生。

（2）局部浸润麻醉：将局麻药沿手术切口分层注射于手术部位的组织内，阻滞组织中的神经末梢而产生麻醉效果，是整形美容外科手术操作中应用最多的麻醉方式。根据手术持续时间长短，可选择短效局麻药（如普鲁卡因、氯普鲁卡因）、中效局麻药（如利多卡因）或长效局麻药（如罗哌卡因、布比卡因）。

常用的注射方法包括：

① 一点式浸润：从病灶旁进针，直达病灶中央下方真皮下层，缓慢推注局麻药。常用细针在切口一端做皮丘，并在拔针后轻轻按摩，使药液弥散，到达局部阻滞的目的，以此皮丘点进针。常用于 1.0 cm 以内的良性病灶切除，如黑痣切除术。

② 线形浸润：做皮丘浸润后，沿切口线进针，均匀推注局麻药形成线形皮丘。另于皮丘线末端进针，重复以上操作，完成整条切口线的局麻药注射。若前进注药时不均匀，可在退针过程中补充推注局麻药。此方法常用于重睑术。

③ 深部浸润：在皮下浸润麻醉的基础上，切开皮肤后，边做浸润边进一步切开深部组织，常用于眼袋切除术。

④ 肿胀麻醉：是一种专用于吸脂手术的局部浸润麻醉方法。它是将超低浓度、大剂量、大容积含有局麻药与肾上腺素的肿胀液灌注到皮下，使皮下组织及其结构产生水肿，细胞组织间隙分离，压迫微小血管，由此达到局麻止痛、止血及分离组织的作用。

局部浸润麻醉的注意事项：

① 进行穿刺时，应缓慢、逐层、多次、少量注入局麻药。每次注药前应常规回抽注射器，防止局麻药误入血管内，警惕局麻药中毒反应的发生。若穿刺部位有感染或肿瘤，则不宜使用局部浸润麻醉。

② 局麻手术过程中，往往容易忽视患者的全身状态，应备有常规监测设备、吸氧以及抢救药物和设备。术中应与患者多交流沟通，观察其意识变化，及时安抚患者的紧张情绪。

③ 多部位、大面积的吸脂手术应该分次进行，肿胀麻醉后应该注意输液量，防止液体过多引发肺水肿。同时应警惕脂肪栓塞综合征和深静脉血栓的发生。

（3）区域阻滞麻醉技术。

区域阻滞麻醉是一种通过在手术区域的四周及底部注射局麻药，从而包围术区皮肤末梢神经的阻滞技术。可通过环绕被切除的组织（如小囊肿、肿块活组织等）进行包围注射，或在悬雍垂、舌、阴茎或有蒂肿瘤等部位环绕其基底部注射。区域阻滞的操作要点与局部浸润法相同。主要优点在于避免穿刺病理组织，适用于门诊小手术。此外，区域阻滞麻醉也适于健康情况差的虚弱病人或高龄病人。区域阻滞麻醉技术也是整形手术麻醉中常用的麻醉方法之一。该种麻醉技术常用的局麻药包括 2% 利多卡因、0.25% 或 0.5% 布比卡因、0.75% 罗哌卡因，可加入 1：200 000 肾上腺素。常用的区域阻滞麻醉技术如下。

① 头部区域阻滞：主要用于面部拉皮除皱术、头部瘢痕整形手术等的麻醉。首先在眉心和枕部分别做皮丘，然后从这两点开始，沿着皮肤至颅骨外的各层进行浸润注射，围绕整个头皮每隔几厘米注入局麻药。在操作过程中，应时刻警惕穿刺并发症的发生，如局麻药误入血管、注射部位定位错误、神经损伤、面神经阻滞等。应熟悉解剖结构，避免损伤神经。同时严格保持无菌观念，避免术后发生感染。

② 乳房区域阻滞：主要应用于隆胸术等乳房整形手术。先在乳房外围皮肤下做多个皮丘，然后自皮丘处进针，用手将乳房拉向对侧，使针更易达乳腺底部（注意避免刺入胸腔及乳腺组织），边进针边注射局麻药，以阻滞胸大神经穿出支。各进针方向在乳房底中心汇集，使整个乳房底部均有局麻药浸润。最后皮内和皮下注射局麻药，连接各皮丘，以阻滞胸脊神经前外侧皮支和颈丛分支。

（二）神经阻滞麻醉

将局麻药注射至躯干或四肢的神经干、神经丛或神经节旁，暂时阻断该神经的传导功能，使该神经支配的区域产生麻醉作用。随着神经定位技术的不断革新，神经阻滞在整形外科麻醉中的应用也越来越广泛，神经阻滞可为患者提供满意的术中和术后镇痛，有利于早期恢复。

1. 头面部神经阻滞

由于大量美容手术在面部操作，因此掌握头面部神经阻滞将有助于手术的进行。

（1）额神经阻滞（眶上和滑车上神经）：额神经在眶上裂进入眶内，分为眶上神经和滑车上神经。眶上神经自眶上切迹穿出。滑车上神经伴随同名血管走行，滑车下神经在滑车下方穿出眶壁。眶上神经阻滞可能导致眼眶周围出现一定程度的瘀斑，应提前告知患者。

直接阻滞法：由于眶上神经和滑车上神经的解剖位置非常相近，所以可用同一方法阻滞。患者取仰卧头正中位，于眶上缘内 1/3 处至眉中间触及眶上切迹，进针方向朝向顶端，并用一手按住眶缘保护眼球，注射局麻药即可阻滞眶上神经，在眶上切迹旁 1～1.5 cm 处沿鼻根部与眉弓部交点或眶内上缘刺入眶内，沿眶壁上缘紧贴骨壁进针，进针深度 1.5～2 cm 可阻滞滑车上神经。

超声引导法：探头平行置于眶上缘，查扫确认呈高回声骨皮质现象的眉弓，缓慢向外侧或内侧移动探头直至图像连续的高回声出现中断缺口，即眶上孔或眶上切迹。针尖至眶上切迹或眶上孔入口处，回抽无血即可注药。避免穿刺过深损伤神经。

麻醉范围：可麻醉从颞线到近中线的前额、额顶骨头皮及上眼睑皮肤的中半部。

适应证：额神经阻滞可用于前额和上眼睑手术、头皮前色素痣或皮样囊肿切除术。

（2）眶下神经阻滞：眶下神经是三叉神经第二支上颌神经的终支，通过眶下裂进入眼眶，走行于眶下沟内，与眶下动脉伴行穿出眶下孔，该孔多位于眶下缘中点下方 1 cm 处。

直接阻滞法：患者目视前方时，眶下孔位于矢状面内缘的眼眶下缘内侧 5～9 mm 处，开口向下、向内。也可从口内完成这一阻滞：触诊切牙和第一前磨牙，穿刺针插入尖牙或第一前磨牙水平沟下沟的颊黏膜，向上和向外进入尖牙窝，直接进入眶下孔或碰到骨质时停止进针，发现眶下孔后在此点注射局麻药。

超声引导法：将超声探头平行置于眼眶下方 1～2 cm 处，向头侧小幅移动探头直至找到上颌骨表面高回声不连续的缺口，即为眶下孔。以多普勒模式扫描大多可见搏动的眶下动脉，眶下神经多伴随眶下动脉从眶下孔穿出，但超声下不易显示。超声下显示针尖至眶下孔处，回抽无血即可注药，穿刺时应避免针尖过深进入眶下孔造成神经和血管损伤。

麻醉范围：几乎整个鼻侧壁、全部鼻翼、鼻小柱基底部、整个上唇及口裂外侧 1～1.5 mm、眼睑内侧下方的颊区，下眶部也会有麻木感。

适应证：眶下神经阻滞常用于婴幼儿进行唇裂修复术的术后镇痛，以及下眼睑、上唇、脸颊正中、内窥镜鼻窦手术、鼻整形术或鼻中隔修复术。

（3）颏神经阻滞：颏神经为下颌神经分支下牙槽神经的末梢支，经颏孔穿出下颌骨，并向上折返。颏孔通常位于下颌第二前磨牙根部下方，下颌体上下缘连线中点，距正中线约 2.5 cm 处。颏神经与下牙槽动脉分支颏动脉伴行，经由此孔通过，支配下颌和颊部皮肤黏膜。

直接阻滞法：一种是口内法，牵开口角，在下颌第二前磨牙根尖相应的口腔前庭沟进针，向前、下方寻找颏孔，刺入孔内后注射麻药 0.5～1 ml。另外一种是口外法，从下颌第二磨牙根尖部稍后处皮肤进针，先注入少量麻药做一皮丘，然后推进到骨面，再用针尖向前、下、内方寻找颏孔，感到阻力顿减时，即表示进入颏孔，注入麻药 0.5～1 ml。在无牙的患者中，颏孔的位置往往更高，有时可以摸到。局麻药无须注入颏孔内，仅注射至颏孔附近区域即有效。

超声引导法：探头置于下颌体表面、下颌第二磨牙中线旁开 2.5 cm 左右处，扫查确认表现为高回声的下颌骨超声图像，缓慢从尾端向头端移动探头，直至找到超声影像中断处，此处即为颏孔，颏孔处可探寻到搏动的颏动脉。可采用彩色多普勒超声予以鉴别，颏神经多与颏动脉伴行，但超声下不易显影。扫查到颏孔并确认颏动脉搏动，针尖到达颏孔但需避免穿刺针进入颏孔，回抽无血方可注药。

麻醉范围：可麻醉下唇和下颌，但颏神经的下支和下颌舌骨肌神经的感觉支走行较深，因此通常不能完全阻滞下颌。为完善下颌阻滞，应在退针后，与面部下颌骨前缘平行重新进针，直至超过下颌角下缘，注射 2~3 ml 局麻药，即可麻醉下颌。

适应证：涉及下唇、下颌皮肤黑色素痣、血管瘤、损伤修复等手术。

（4）上颌神经阻滞：上颌神经出圆孔在翼腭窝内分支前行。

直接阻滞法：上颌神经阻滞麻醉多采用颧下翼突注射法。颧弓、下颌切迹及翼外板为注射标志。选用 7.5 cm 长的 25 号针头，置一消毒橡皮片于距针尖 5 cm 处，作为进针的限制深度。在颧弓下缘与下颌切迹中点进针。针头垂直于皮肤插入，于皮下注射少许麻药，再垂直进针直抵翼外板。移动橡皮片至距皮肤约 1 cm 处，然后退针至皮下，注射针向上 10°、向前 15° 重新进针，直至橡皮片标记处，此时针尖已达翼腭窝，回抽无血时注入麻药 2~3 ml。

超声引导法：取患侧朝上侧卧位，操作者位于患侧。探头置于颧弓下，查扫确认下颌骨髁突及冠突后，向内侧缓慢移动探头，以清晰显示上颌骨声像，在上颌骨和下颌骨冠突之间浅层可显示咬肌声像，深层为翼外肌声像。在翼外肌的深层可显示高回声的翼突外侧板声像。翼突外侧板的浅层、翼外肌的深部即为阻滞位点。采用平面内进针技术，从探头内侧端或外侧端进针均可。也可采用平面外入路技术，于冠突与上颌骨之间进针，针尖进入翼突外侧板的浅层，回抽无血、无气方可注药。

麻醉范围：同侧整个上颌及同侧鼻、下睑、上唇和软硬腭。

适应证：适用于范围较广泛的上颌骨手术，如上颌骨畸形矫正术等。

（5）下颌神经阻滞：下颌神经出卵圆孔向下行。下颌神经阻滞麻醉是将局麻药注射入卵圆孔周围，因此又称卵圆孔注射法。

直接阻滞法：该项麻醉与上颌神经阻滞麻醉颧下翼突法相似。注射针头套上消毒橡皮片，以颧弓下缘与下颌切迹中点为刺入点，垂直进针，至针尖抵翼突外侧板后，将橡皮片移至距皮肤 1 cm 处。将注射针退至皮下，使其向后、上，向内偏斜 15° 进针至标记的深度，针尖即达卵圆孔附近。回抽无血时注射麻药 3~4 ml。

超声引导法：患者取侧卧位，患侧朝上。由于解剖特点与进针角度的限制，需操作者位于患侧。探头置于颧弓下，确认下颌骨髁突及冠突后缓慢移动探头，显示两者之间的间隙至最清晰程度。在翼外肌的浅层可探寻到搏动的上颌动脉，翼外肌的深部还可显示高回声的翼突外侧板等声像，翼外肌的深部、翼突外侧板的浅层即为目标位点。多采用平面外入路技术，于下颌骨髁突及冠突之间进针，针尖穿过翼外肌，回抽无血、无气即可注药。

麻醉范围：同侧下颌骨、下颌至中线、颊侧和舌侧软硬组织、舌前三分之二、口底、外耳道和耳廓的麻醉。

适应证：适用于范围较广的下颌骨手术。

（6）耳颞神经阻滞：耳颞神经是三叉神经第三支下颌神经的分支，为感觉神经。以两根起源自下颌神经后干，于下颌颈内侧转向上行，自腮腺上缘穿出，在颞下颌关节和外耳道之间穿行并发出耳支和颞支，向上攀升穿过颧弓根部，与颞浅动、静脉伴行。

直接阻滞法：患者取仰卧位，头转向对侧。在耳屏前 1.5 cm 处摸到颞浅动脉搏动，避开动脉进针注射。注意进针深度，一般刺入 0.5 cm，若过深，可能引起面神经阻滞。

超声引导法：超声探头平行颧弓置于其上方，在耳屏前颧弓根部上方 1 cm 处寻找到颞浅动脉，超声引导下平面内技术从前向后进针，在颞浅动脉深面注入 2 ~ 3 ml 局麻药。

麻醉范围：颞下颌关节、鼓膜、颞部、外耳道及耳前面的皮肤。

适应证：涉及到耳部或面部区域的手术，如面部除皱手术、耳部整形手术、颧骨整形术等。

（7）鼻部神经阻滞：外鼻的感觉受三叉神经，尤其是眼神经和上颌神经的支配；眼神经来自滑车神经；上颌神经的分支眶下神经支配鼻的下外侧部分、鼻小柱及外侧鼻前。对于鼻部整形手术来说，一般做眶下神经阻滞、滑车神经阻滞，然后在打开鼻腔前进行鼻小柱以及鼻腔位置的局部浸润麻醉。

（8）枕大神经阻滞：枕大神经由 C_2 后支和 C_3 小支构成。

直接阻滞法：枕骨隆突与乳突连线内侧 1/3 处垂直进针，注入局麻药 2 ~ 3 ml。

超声引导法：患者头右侧位轻度前屈，高频线阵探头与棘突垂直放置，沿颈后脊柱中线探测枕骨隆凸，平行下移探头定位 C_2 棘突，探头向左侧平移定位头下斜肌。头下斜肌一端附着于 C_2 棘突，另一端附着于 C_1 横突，其下方为 C_2 椎板，上方为头半棘肌，枕大神经于此处浅出，走行于头下斜肌和头半棘肌之间，此时稍旋转探头呈外上内下（下端对着 C_2 棘突）斜行放置（探头与头下斜肌长轴走形平行），平面内由外向内进针到该筋膜层，注入 3 ~ 4 ml 局麻药。

麻醉范围：支配头部后内侧靠中线的皮肤。

适应证：用于涉及头部的整形手术，如面部拉皮除皱手术等。

（9）枕小神经阻滞：枕小神经由 C_2、C_3 前支构成，沿胸锁乳突肌后缘上行。

直接阻滞法：枕骨隆突与乳突连线外侧 1/3 处或枕大神经阻滞点外侧 2.5 cm 垂直进针，注入局麻药 2 ~ 3 ml。

超声引导法：在高分辨率超声下可见枕小神经（直径 1.1 ± 0.3 mm）。由于超声探头分辨率的限制，可采用定位颈浅丛阻滞枕小神经。患者呈仰卧，头偏向对侧，定位同侧颈浅丛阻滞，由内向外平面内穿刺，颈浅丛（含枕小神经）位于胸锁乳突肌外侧缘深面间隙内，于环状软骨水平将穿刺针置入胸锁乳突肌外侧缘深面，注入 3 ~ 4 ml 局麻药，可见药液在胸锁乳突肌下方的间隙内扩散。

麻醉范围：枕外侧、耳郭背部及乳突的皮肤。

适应证：适用于颈部、头皮及耳后区域的整形手术，如耳部整形、颈部脂肪去除术等。

2. 颈丛神经阻滞

适用于颈部整形美容手术的麻醉。颈丛由 $C_{1~4}$ 脊神经的前支组成，第 1 颈神经主要是运动神经，支配枕骨下角区肌肉，后 3 对颈神经均为感觉神经，出椎间孔后，从后面横过椎动脉及椎静脉，向外延伸，到达横突尖端时分为升支及降支，这些分支与上下相邻的颈神经分支在胸锁乳突肌之后连接成网状，称为颈神经丛。颈丛神经离开横突尖端后分为浅丛和深丛。浅支在胸锁乳突肌后缘中点穿出致筋膜，向前、上和下方走行，支配枕部、颈外侧区、肩部前侧和外侧的皮肤。深支支配颈部肌肉和深层结构，并参与形成膈神经。颈深丛非常靠近颈交感神经链，误阻滞该结构可引发 Horner 综合征，因此颈深丛阻滞应注意避免药物向内侧扩散。

直接阻滞法：① 浅丛。患者仰卧，去枕，头偏向对侧。取胸锁乳突肌后缘中点为穿刺点，常规消毒皮肤，使用穿刺针垂直缓慢进针直至出现落空感，注射 10 ml 局麻药即完成浅丛阻滞。② 深丛。患者仰卧，去枕，头偏向对侧，从乳突尖至锁骨中点做一连线，此连线中点即为 C_4 横突位置（相当于成年男性喉结上缘）。乳突尖下方 1～1.5 cm 处为 C_2 横突，C_2、C_4 横突之间为 C_3 横突，在 C_2、C_3、C_4 横突处分别做标记。常规消毒皮肤，使用 22G 穿刺针垂直进针直至抵达颈椎横突，回抽无血及脑脊液，即可注射局麻药 3～5 ml。深丛阻滞一般只需阻滞 1～2 点。也可应用改良颈丛阻滞法，即以 C_4 横突为穿刺点，当针尖抵达 C_4 横突，回抽无血及脑脊液后，一次注入局麻药 10～15 ml。

超声引导法：患者取仰卧位，头偏向健侧。① 浅丛：探头横向倾斜置于胸锁乳突肌后缘中点，大致平环状软骨上缘水平可见颈浅丛位于胸锁乳突肌深部，此为阻滞部位；同时可见绕过胸锁乳突肌后缘出现在该肌肉浅部的耳大神经。② 深丛：探头横向倾斜置于胸锁乳突肌后缘平甲状软骨上缘（相当于 C_4 水平），与胸锁乳突肌后缘基本垂直缓慢向中线移动探头，神经位于颈动静脉之间，回抽无气、无血后注入局麻药。

3. 肋间神经阻滞

肋间神经阻滞是医学整形美容手术常用的麻醉方法之一，肋间神经是胸神经的前支，主要分布于胸壁和腹壁的肌肉和皮肤。肋间神经自椎旁发出后走行于相应的肋沟内，并与肋间血管相伴行。在整个走行中，肋间神经大部分位于肋间内肌和肋间最内肌之间。

直接阻滞法：双侧阻滞可采用俯卧位，前胸处垫枕，单侧阻滞或俯卧位困难者可采用健侧卧位或卧位，屈颈弓背以增大后肋间隙。

（1）肋角处肋间神经阻滞术：用左手拇指、示指固定进针点，先做一皮丘，随后用 3.5 cm 长的 6～7 号短针头连一个注射器，右手持注射器垂直进针至肋骨外侧面，然后使针尖滑至肋骨下缘，再稍进针 0.2～0.3 cm，当有阻力消失时，回吸无血、无气，注入局麻药。

（2）腋后线和腋前线处肋间神经阻滞术：先在标记部位做皮丘，然后更换短斜面 4 cm 长的穿刺针，连接注射器，进针时针尖斜面与肋骨平行，触及肋骨下缘骨面后针尖稍下滑，继续进针 0.2～0.3 cm，有阻力消失感时，针尖即进入肋间内外肌之间。回抽无血液和气体，注入局麻药。穿刺时一定要确定骨性标志，禁忌盲目进针。操作时应严格掌握进针深度，以防刺破胸膜，发生气胸。

超声引导法：最常阻滞的部位是肋角附近，该部位肋间神经尚未发出分支或为分支起始部，阻滞范围较广。把探头放置于所需阻滞的肋骨水平上，探头与肋骨垂直，距离脊柱中线 4～6 cm。调整探头超声下可清晰显示肋骨、胸膜、肋间肌、竖脊肌等声像。目标肋骨的下缘即为肋间神经走行部位。多采用平面内进针技术。穿刺针从探头尾侧端垂直皮肤进针，调整进针角度，针尖穿过背部浅层肌肉、肋间外肌、肋间内肌等至目标肋骨的下缘，回抽无血即可注射局麻药。

4. 臂丛神经阻滞

适用于肩部以下的上肢整容手术的麻醉，以手部及前臂的手术效果最佳。臂丛由 $C_{5\sim8}$ 及 T_1 脊神经根前支组成，有时亦接受 C_4 及 T_2 脊神经前支发出的小分支。组成臂丛的脊神经出椎间孔后在锁骨上部，前、中斜角肌的肌间沟分为上、中、下干。上干由 $C_{5\sim6}$ 前支，中干由 C_7 前支，下干由 C_8 和 $T_{1\sim2}$ 脊神经前支构成。三支神经干从前中斜角肌间隙下缘穿出，伴锁骨下动脉向前、向外、向下方延伸，至锁骨后第 1 肋骨中外缘每个神经干分为前、后两股，通过第一肋和锁骨中点，经腋窝顶进入腋窝。在腋窝各股神经重新组合成束，三个后股在腋动脉后方合成后束，延续为腋神经及桡神经；上干和中干的前股在腋动脉的外侧合成外侧束，延续为肌皮神经和正中神经外侧根；下干的前股延伸为内侧束，延续为尺神经、前臂内侧皮神经、臂内侧皮神经和正中神经内侧根。臂丛有肌间沟、锁骨上及腋窝内等多种入路方法，但以肌间沟法应用最多，以腋路法最安全。

（1）肌间沟入路。

直接阻滞法：患者去枕平卧，头偏向对侧，患侧肩下垫薄枕，上肢紧贴身旁。在锁骨上方胸锁乳突肌后缘触及前、中斜角肌与肩胛舌骨肌共同形成的一个三角形间隙，三角形底边处可触及锁骨下动脉搏动，穿刺点即相当于环状软骨边缘 C_6 水平。消毒铺巾，左手示指固定皮肤，右手持 7 G 注射针头，垂直皮肤刺入此沟，略向下向后方（约 C_5 横突）推进，穿过浅筋膜后有脱空感。若同时患者有异感，则为较可靠的标志，若无异感，亦可缓慢进针，直达 C_6 横突，稍稍退针，接局麻药液注射器，回抽无血液，无脑脊液，无大量气体，即可注入局麻药 15～25 ml（成人）。不宜同时进行两侧阻滞。

超声引导法：超声探头以锁骨上窝为起点辨认臂丛神经结构，再将探头向头侧移动，直至能够清晰地看到包绕神经丛的斜角肌。神经干呈暗的低回声结节状结构，位于前、中斜角肌之间。将该神经干结构显示于屏幕中央，选择紧邻探头外侧作为进针点。常规皮肤消毒和局部浸润麻醉后，使用 50 mm 阻滞针进针至目标神经干，采用平面内技术保持针体在超声束平面内。回抽注射器确认无血及脑脊液后，缓慢注射 15～20 ml 局麻药。根据局麻药的扩散情况微调阻滞针，必要时结合神经电刺激定位技术共同完成神经阻滞。

（2）锁骨上入路：适用于前臂外侧及手部的整容外科手术。

直接阻滞法：患侧肩下垫薄枕，头转向对侧，消毒铺巾，在锁骨中点上约 1 cm 处用局麻药做皮丘，3.5 cm 注射针头向内、后、下方向进针寻找第一肋骨，进针 1～3 cm 可刺中该肋，沿肋骨找到异感。无异感出现可沿肋骨扇形注药。

超声引导法：将超声探头放置在锁骨上窝，并呈斜冠状位放置。以搏动的锁骨下动脉作为解剖标志，在锁骨下动脉后外侧是呈低回声的臂丛神经。皮肤消毒和局部浸润麻醉后，使用 50 mm 阻滞针进针至目标神经干，采用平面内技术进针。回抽注射器确认无血及气体后，缓慢注射 15～20 ml 局麻药。根据局麻药的扩散情况微调阻滞针，必要时结合神经电刺激定位技术提高阻滞成功率。

（3）腋窝入路：适用于上臂下 1/3 以下部位手术，为手、腕和前臂尺侧部手术的首选。

直接阻滞法：患者仰卧，术侧上肢肩部外展 90°，肘部外旋屈曲，在腋窝下扪及腋动脉搏动。取 22 G 穿刺针在腋动脉搏动最高点与动脉呈 10°～20° 夹角刺入皮肤，然后缓慢进针直至出现刺破鞘膜的落空感。松开持针手指，针随动脉搏动而摆动，即认为针已入腋鞘内。此时病人若有异感可更明确，但不必强求异感。注射器回抽无血后可注入 30～35 ml 局麻药。

超声引导法：嘱患者手臂外展并屈肘，将探头放置在腋窝褶皱处，并与上臂长轴垂直。将腋动脉图像置于显示屏中间，在血管周围可见高回声的神经结构。由于此处臂丛神经解剖变异较常见，可联合使用神经电刺激定位技术，用来判断目标神经。肌皮神经位于喙肱肌和肱二头肌之间，呈高回声的椭圆形或三角形结构。常规消毒和局部浸润麻醉后，使用 50 mm 阻滞针采用平面内或平面外技术进针至目标神经束。回抽注射器确认无血后，缓慢注射 20～25 ml 局麻药。

（三）椎管内麻醉技术

椎管内麻醉系将局麻药注入椎管内的不同腔隙，使脊神经支配的相应区域产生麻醉作用，包括蛛网膜下腔阻滞麻醉和硬膜外阻滞麻醉两种方法，后者还包括骶管阻滞。局麻药注入蛛网膜下腔，主要作用于脊神经根引起的阻滞称为蛛网膜下腔阻滞，通称为脊麻；局麻药在硬膜外间隙作用于脊神经的麻醉方法称为硬膜外阻滞；腰硬联合麻醉则可取两者的优点，在临床麻醉中应用日趋广泛；将局麻药经骶裂孔注入骶管腔内以阻滞骶神经的方法，叫作骶管麻醉，又称骶部硬膜外麻醉，简称骶麻。

1. 蛛网膜下腔麻醉技术

其优点是简单、用药量小、麻醉效果确实、止痛完善、肌肉松弛好，为医学整形美容手术创造了良好的条件。

1）适应证

下腹部、下肢及会阴部位医学整形手术。

2）禁忌证

绝对禁忌证：局麻药过敏、患者本人强烈拒绝、穿刺部位皮肤感染、脓毒血症或菌血症、凝血功能异常、颅内压增高等。

相对禁忌证：低血容量、接受抗凝药物治疗、慢性腰腿痛、体位摆放受限制。

3）操作方法

蛛网膜下腔穿刺一般取侧卧位。采用重比重溶液时，手术侧向下；采用轻比重溶液时，手术侧向上；鞍区麻醉一般取坐位。蛛网膜下腔穿刺常选用 $L_{3\sim4}$ 或 $L_{2\sim3}$ 棘突间隙，此处的蛛网膜下腔最宽，脊髓至此形成终丝，无损伤脊髓的危险。首先在穿刺点做皮内、皮下和棘间韧带逐层浸润。常用的穿刺方法有以下两种。

（1）正中穿刺法：用左手拇、示两指固定穿刺点皮肤，将穿刺针在棘突间隙中点与患者背部垂直，针尖稍向头侧缓慢刺入，并感觉针尖处的阻力变化。当针尖穿过黄韧带时，会有阻力突然消失即"落空"感觉，继续推进时常有第二个"落空"感，这就提示已穿破硬脊膜与蛛网膜而进入蛛网膜下腔。如果进针较快，常将黄韧带和硬脊膜一并刺穿，此时只有一次"落空"感觉。

（2）侧路穿刺法：本法可避开棘上韧带和棘间韧带，适用于韧带钙化的老年患者、脊椎畸形的患者及棘突间隙不清晰的肥胖患者。于棘突间隙中点旁 1.5 cm 做局部浸润，穿刺针与皮肤成 75° 夹角对准棘突间孔刺入，经黄韧带及硬脊膜而达蛛网膜下腔。当正中法穿刺未能成功时，也可改用侧入法。

阻滞平面的调节：影响蛛网膜下腔阻滞平面的因素很多，不同类型整形手术所需蛛网膜下腔阻滞平面也不同，其中局麻药的剂量是决定蛛网膜下腔阻滞平面的主要因素。如麻药的配制方法和剂量已经确定，则穿刺部位、患者体位、注药速度和针口斜面方向就成为影响麻醉平面重要因素。

4）麻醉期间的管理

蛛网膜下腔麻醉后，可引起一系列生理改变，其程度与阻滞平面密切相关，平面越高越明显。所以，麻醉中要密切观察，并及时处理。

（1）血压下降和心率减慢：血压下降的程度，主要取决于阻滞平面的高低，也与患者心血管功能代偿以及术前是否伴有高血压、血容量不足或酸中毒等病情密切相关。处理时，应首先考虑补充患者的血容量，可先进行快速补液 200 ~ 400 ml；如果无效，可静脉注射麻黄碱 5 ~ 10 mg，对于心率缓慢的患者可静脉注射阿托品 0.25 ~ 0.5 mg，必要时可以重复注射。若仍然效果不好，可考虑静脉滴注间羟胺等血管活性药物，直至心率及血压回升至满意水平。

（2）呼吸抑制：胸段脊神经阻滞后可引起肋间肌麻痹，表现为胸式呼吸减弱，腹式呼吸增强；严重时患者可能会出现潮气量明显降低、呼吸困难、无法说话、发绀等情况。出现呼吸抑制时，应立即进行吸氧，或行辅助呼吸，直至肋间肌张力恢复为止。如果发生全脊髓麻醉（以下简称"全脊麻"），从而导致呼吸停止、血压骤降、心脏停搏，应立即实施气管插管，进行机械通气，同时进行胸外心脏按压等抢救措施。

（3）恶心、呕吐：① 血压下降，脑供血减少，导致呕吐中枢兴奋；② 迷走神经功能亢进，胃肠蠕动增加；③ 手术操作牵拉内脏。一旦出现恶心、呕吐，应先检查是否有麻醉平面过高及血压下降，并采取相应治疗措施。

5）并发症

（1）蛛网膜下腔麻醉后头痛：头痛是蛛网膜下腔麻醉后最常见的并发症。头痛的主要原因包括脑脊液漏出引起的颅内低压和颅内血管扩张等。治疗方法包括：采用细针穿刺；硬膜外注入 5% 葡萄糖液 10 ~ 25 ml，输液以增加脑脊液的生成；对症治疗，如平卧、针灸疗法及镇痛药。

（2）尿潴留：发生尿潴留的原因包括膀胱麻痹、手术刺激、不习惯卧位排尿等。治疗方法包括：去除手术刺激，改变排尿体位；较长时间手术应术前放留置导尿管，以避免发生膀胱逼尿肌无力；发生膀胱逼尿肌无力时，可留置尿管，一周后膀胱收缩功能恢复再拔除尿管。

（3）神经并发症。① 脑神经受累：蛛网膜下腔麻醉后可发生脑神经受累的神经并发症。

累及滑车神经较为多见，其次为面神经。发生原因与蛛网膜下腔麻醉后头痛较为类似。多发生于术后 2～21 天，脑神经受累的神经并发症主要表现为剧烈头痛、畏光、眩晕、复视、斜视等。治疗除了对症治疗外，还可以补充维生素 B_1。② 假性脑脊膜炎：临床表现为颈项强直、Kernig 征阳性，可伴有复视、眩晕、呕吐等症状。治疗方式与蛛网膜下腔麻醉后头痛相似。③ 粘连性蛛网膜炎：一般先出现运动障碍，后来可逐步发展至完全性肢体瘫痪。该并发症多由药物化学刺激导致，治疗主要是给予促进神经功能恢复的措施。④ 马尾神经综合征：患者于蛛网膜下腔麻醉后下肢感觉及运动功能长时间未见恢复，神经系统检查发现骶尾神经受累，大小便失禁。

2. 硬膜外麻醉技术

1）适应证

因硬膜外穿刺上至颈段、下至腰段，通过给药可阻滞这些脊神经支配的相应区域。颈部、上肢及胸部虽可应用，但管理复杂，从安全角度考虑，硬膜外阻滞主要用于手术时间较长或（和）术后进行硬膜外镇痛的中下腹部、下肢、肛门会阴部位整形手术。上胸部硬膜外麻醉用于乳房的医学整形美容手术，阻滞平面以 $T_{2～8}$ 为宜；腹部硬膜外麻醉用于腹部、腰部及臀部、大腿吸脂术或腹部脂肪切除术，阻滞平面达 $T_4～L_1$，麻醉效果好，腹肌松弛；会阴和下肢的医学整形美容手术也可经 L_4 间隙穿刺。高位硬膜外麻醉现已不作为单一麻醉方法常规使用，而是主要用于术后镇痛或全麻复合硬膜外麻醉，以减少全麻药的用量，方便术后镇痛。

2）禁忌证

绝对禁忌证：局麻药过敏、患者本人强烈拒绝接受、穿刺部位皮肤感染、脓毒血症或菌血症、凝血功能异常、颅内压增高。

相对禁忌证：低血容量、接受抗凝药物治疗、慢性腰腿痛、体位摆放受限制。

3）操作方法

穿刺点应根据手术部位选定，一般取支配手术范围中央的脊神经相应棘突间隙。方法有以下两种。

（1）直入法：在选定靠近棘突间隙靠近下棘突的上缘处做一皮丘，然后在皮丘上做深层浸润。可先用 15 G 针刺破皮肤和韧带（针尖斜口宜与韧带走向平行），再将硬膜外穿刺针沿针眼刺入。针的刺入位置必须在脊柱的正中矢状线上，穿透黄韧带时有阻力骤然消失感，提示进入硬膜外隙。

（2）侧入法：侧入法是在棘突间隙中点旁开 1.5 cm 处进针，避开棘上韧带和棘间韧带进入硬膜外隙。在选定的棘突间隙靠近上棘突旁开 1.5 cm 处做皮丘、皮下及肌肉浸润。在皮丘处用 15 G 锐针刺一小孔，穿刺针与皮肤成 75° 角对准棘突间孔刺入，经棘突间孔刺破黄韧带进入硬膜外隙。

4）注药方法

① 试验剂量：穿刺置管成功后一般可先注入试验剂量 3～5 ml，从而排除意外进入蛛网膜下腔的可能。如果在注入药物 5 min 内出现下肢痛觉和运动消失，以及血压下降等症状，则提示穿刺进入了蛛网膜下腔，严重者可发生全脊麻，需要立即进行抢救。此外，通过试验剂量，麻醉医师可以通过患者出现的阻滞范围及血压波动情况，侧面了解患者的药物耐受性，进而对

追加剂量及维持剂量进行调整。② 追加剂量：在注入试验剂量 5 min 后，如果无蛛网膜下腔麻醉症状，才能继续注入追加剂量。可每隔 5 min 注入 3～5 ml 麻药，直至阻滞范围满足手术要求为止。③ 维持量：术中患者由无痛转而出现有痛，肌肉由松弛转为紧张，可追加维持量，一般为初量（试验剂量＋追加剂量）的 1/3～1/2。

5）阻滞平面的调节

穿刺间隙的高低、置管方向和置入管长度，局麻药的浓度、剂量和注药速度，体位，身高，年龄和肥胖的程度，都会影响阻滞平面；也偶有患者有硬膜外麻醉史，硬膜外隙内多由于组织粘连及瘢痕形成影响再次麻醉时局麻药的扩散，导致阻滞效果不完全满意，甚至麻醉失败。

6）麻醉中的管理

硬膜外隙注入局麻药 5～10 min 内，在穿刺部位的上下各两三个节段的皮肤支配区可出现感觉迟钝，20 min 内阻滞范围可扩大到预期的范围。由此也可引起一系列生理变化，最常见的是血压下降、呼吸抑制和恶心、呕吐。

（1）血压下降：多发生于胸段硬膜外麻醉，由于内脏神经麻痹，导致腹内血管扩张，回心血量减少而血压下降，副交感神经功能相对亢进，也可出现脉缓。应先行输液补充血容量，必要时静脉注射麻黄碱 10～15 mg 或去氧肾上腺素 25～50 μg，血压一般均可回升。

（2）呼吸抑制：颈部及上胸部硬膜外麻醉时，由于肋间肌和膈肌不同程度的麻痹，可出现呼吸抑制，严重时可致呼吸停止。术中必须仔细观察患者呼吸，并做好辅助通气和气管插管的准备。

（3）恶心、呕吐：硬膜外麻醉并不能消除牵拉内脏所引起的牵拉痛或牵拉反射，患者常出现胸闷不适，甚至烦躁、恶心、呕吐，需及时静脉注射辅助药物加以控制；对用药后无效者，可施行迷走神经和腹腔神经丛封闭，必要时可考虑改用全麻，或静脉注射小剂量氯胺酮。

7）并发症

（1）穿破硬膜：硬膜穿破可能会导致脑脊液漏出，脑脊液外渗使得颅内压降低，从而导致患者术后出现头痛，还可能出现恶心、呕吐等胃肠道反应。术中一旦硬膜被穿破，最好更换其他麻醉方式，术后患者绝对卧床休息。

（2）硬膜外血肿：硬膜外隙存在丰富的静脉丛，如患者本身存在凝血机制障碍，穿刺损伤血管会形成血肿，严重情况下可导致下肢瘫痪。

（3）全脊麻：如硬膜外麻醉药大部分注入了蛛网膜下腔，则会导致患者全脊麻，出现呼吸障碍、意识消失、血压下降等症状，严重时可危及生命。应行气管插管和机械通气，加速输液，必要时给予血管活性药物。若出现心搏骤停，应立即行心肺复苏。

（4）脊神经根或脊髓损伤：腰硬联合麻醉或硬膜外麻醉时，操作不当将麻醉针穿刺误入蛛网膜下腔，可能会扎伤脊髓或损伤脊神经根，出现下肢无力、二便失禁、下肢感觉异常等不良后果。脊髓损伤后果严重，应强调预防为主，遇异感或疼痛，应退针观察，严禁注入局麻药或立即插管，避免扩大损伤范围。

（5）穿刺针或导管误入血管：如果局麻药误入血管，或机体短时间内吸收的局麻药剂量过大，可引起毒性反应，主要表现为神经系统毒性反应和心血管功能障碍等症状。

（6）导管折断：在进行硬膜外麻醉时，可由于操作失误、椎板及韧带卡压、导管折叠等原因，导致导管折断。发生导管折断时，一般不主张马上取出。残留的导管一般不引起并发症，同时应予以密切的观察和随访。

（7）感染：如在进行硬膜外麻醉穿刺时，无菌操作不严格，外界病菌则容易感染硬膜外隙，严重时可导致硬膜外隙脓肿。

3. 骶管麻醉技术

1）适应证

肛门、阴道、会阴部及尿道的医学整形美容手术，以及婴幼儿、学龄前儿童的腹部整形美容手术的麻醉及术后镇痛。

2）禁忌证

局部有感染、凝血功能障碍及骶裂孔解剖标志不清晰等。

3）操作方法

骶裂孔和骶角是骶管穿刺点的重要解剖标志。先摸清尾骨尖，沿中线向头方向摸至 4 cm 处（成人），可触及一个有弹性的凹陷，即为骶裂孔。在孔的两旁可触到蚕豆大的骨质隆起，即为骶角，骶角连线的中点即为穿刺点。髂后上棘连线处在 S_2 平面，是硬脊膜囊的终止部位，骶管穿刺针如越过此连线，即有误入蛛网膜下腔发生全脊麻的危险。将穿刺针垂直刺进皮肤，当刺破骶尾韧带时可有阻力消失感。此时将针干向尾侧倾斜，与皮肤呈 30°～45° 顺势推进 2 cm 即可达到骶管腔。接上注射器，抽吸无脑脊液，注射生理盐水和空气全无阻力，也无皮肤隆起，证实针尖确在骶管腔内，即可注入试验剂量。观察 5 min 内无蛛网膜下腔麻醉现象，即可分次注入其余药液。

4）麻醉管理

（1）有一定的失败率：骶裂孔变异较多，易造成穿刺困难或局麻药未注入骶管腔而失败。

（2）骶管反应：当注入诱导量局麻药后，立即出现头昏脑胀、昏迷、牙关紧闭，或肌张力高度增加、惊厥、抽搐，甚至发绀、憋气等反应，称为骶管反应。数分钟后不处理可自行缓解、意识恢复。如果出现骶管反应后，可予以吸氧、静脉注射咪达唑仑 2.5～5.0 mg 等。预防措施为缓慢注药，注药中发现问题立即停止注药。

（3）蛛网膜下腔麻醉征象：药物穿破硬脊膜进入蛛网膜下腔，注药后出现蛛网膜下腔麻醉征象。即使穿刺针刺入不深，但因解剖异常，硬脊膜囊的解剖终止部位较低，也可发生蛛网膜下腔麻醉征象。故注药时先用试验量，再注入诱导量，以防发生全脊麻。

5）并发症

骶管腔内有丰富的静脉丛，穿刺时容易出血，对局麻药的吸收也快，容易产生局麻药毒性反应。注药过快，也可能导致眩晕和头痛。由于骶神经阻滞时间较长，术后尿潴留较多。此外，当抽吸有较多回血时，应放弃骶管麻醉，改用其他麻醉方式。

4. 腰硬联合麻醉技术

1）优点

腰硬联合麻醉，既有蛛网膜下腔麻醉穿刺起效快、镇痛与肌松完善的优点，又便于调节麻醉平面，防止麻醉平面过高。经硬膜外导管按需追加局麻药也可以弥补蛛网膜下腔阻滞平面或阻滞时间不够的情况，从而完成长时间手术，局麻药用量通常为单纯硬膜外麻醉的1/3，并且可以进行术后镇痛。

2）适应证

腰硬联合麻醉是医学整形美容手术安全、可靠的麻醉方法之一，适用于手术时间可能较长的下腹部、下肢、肛门会阴部位整形手术以及术后需要镇痛的患者。

3）禁忌证

绝对禁忌证：局麻药过敏、患者本人强烈拒绝、穿刺部位皮肤感染、脓毒血症或菌血症、凝血功能异常、颅内压增高等。

相对禁忌证：低血容量、接受抗凝药物治疗、慢性腰腿痛、体位摆放受限制。

4）麻醉操作

（1）两点法穿刺：先根据手术部位选择合适的穿刺间隙行硬膜外穿刺，留置硬膜外导管备用；然后行蛛网膜下腔穿刺，注局麻药行蛛网膜下腔麻醉。

（2）一点穿刺法：应用特制的联合穿刺针经 $L_{2\sim3}$ 间隙穿刺。当硬膜外穿刺成功后，用25 G 蛛网膜下腔麻醉穿刺针经硬膜外穿刺针管腔内行蛛网膜下腔穿刺；当脑脊液流出后，将所需局麻药注入蛛网膜下腔（蛛网膜下腔麻醉）；然后退出蛛网膜下腔麻醉穿刺针，再经硬膜外穿刺针向头端置入硬膜外导管 3~5 cm，置管成功后将硬膜外穿刺针退出，并将硬膜外导管固定。

5）麻醉管理

术中应加强监测，重点关注心率、血压、心电图和 SpO_2。根据手术要求，调节麻醉平面。在患者入室后，首先进行静脉输液扩容。同时，在手术过程中维持血压稳定和呼吸平稳。

（四）静脉麻醉技术

静脉全身麻醉是指将静脉全麻药注入静脉，使药物通过血液循环作用于中枢神经系统而产生全身麻醉作用的方法。

1. 优点

（1）静脉麻醉起效快且效能强。

（2）患者依从性好，静脉全麻不刺激呼吸道，实施相对简单。

（3）药物种类齐全，可以根据不同的病情和患者的身体状况选择合适的药物搭配，可通过对应的拮抗药逆转麻醉效果。

2. 缺点

（1）可控性差：药物静的消除依赖于患者的肝肾功能及内环境状态，术后可能会发生苏醒延迟等麻醉并发症。

（2）麻醉效应难预测：静脉全麻主要采用复合给药的方法，药物之间的相互作用有可能引起药动学和药效学发生变化，可能会出现意外效应。

（3）循环和呼吸抑制：给药速率、药物剂量增加以及复合用药会对循环和呼吸系统产生一定程度的抑制作用，应用时应高度重视。

3. 监护麻醉

监护麻醉是由麻醉医师为接受诊断、治疗性操作的患者提供的特别医疗服务，是目前医学整形美容手术最常用的麻醉方法之一。局麻、区域麻醉和肿胀麻醉等与监护麻醉联合应用，增加了医学整形美容手术麻醉的灵活性，复合监护麻醉也增加了麻醉的完整性和安全性。麻醉医师在监护麻醉过程中的工作内容主要包括但不限于以下几个方面：① 监测重要生命体征，维持呼吸道通畅和评估其功能；② 诊断和处理监护麻醉中的临床问题；③ 根据临床情况给予镇静药、镇痛药、麻醉药以及其他合适药物，以确保患者安全、舒适；④ 其他所需医疗服务措施。

4. 清醒镇静

清醒镇静通过使用镇静药物，使患者在保持意识的同时，感到放松、舒适并降低对手术的焦虑和不适。清醒镇静通常用于快速且简单的手术，药物的作用在术后很快消退。清醒镇静和监护麻醉存在区别，清醒镇静麻醉最显著的特点是患者始终处于意识清醒状态并能和他人交流。

5. 静脉麻醉药物选择

（1）丙泊酚：是目前临床上应用最为广泛的静脉麻醉药。静脉注射后起效快，作用时间短，对肝肾功能正常的患者单次静脉给药后麻醉作用可维持 5 ~ 10 min。① 优点：小剂量应用时，对心血管和呼吸的抑制作用较轻，有镇吐作用，术后较少发生恶心、呕吐；可控性强、苏醒迅速、围手术期不良反应发生率低，且有欣快感。② 缺点：注射痛最常见，一般可选择粗大静脉或中心静脉给药或预先给镇痛药；对呼吸和循环的抑制作用呈现剂量相关性；可能引起过敏反应等。

（2）芬太尼及其衍生物：① 芬太尼，常用于手术刺激小、维持时间短的手术，如痣切除或复合清醒镇静和监护麻醉的手术等。体重正常的成年人芬太尼剂量为 0.1 mg 左右，可复合应用丙泊酚或咪达唑仑。使用时应注意呼吸抑制和肌肉僵硬等不良反应。② 舒芬太尼，是目前为止临床上镇痛效应最强的阿片类药物，其镇痛效果是芬太尼的 5 ~ 10 倍。与芬太尼相比，舒芬太尼的消除半衰期短，但与阿片类受体的亲和力较强。另外代谢物去甲舒芬太尼有药理活性，效价约为舒芬太尼的 1/10。因此，舒芬太尼的镇痛作用持续时间较长，为芬太尼的 2 倍。舒芬太尼麻醉时对呼吸系统的影响呈剂量依赖性，抑制应激反应的效果优于芬太尼，但恶心、呕吐和胸壁僵硬等不良反应与芬太尼相似。其可用于门诊手术和医学整形美容手术，剂量为 0.16 ~ 1 μg/kg 静脉注射。舒芬太尼亲脂性较高，易产生蓄积，有迟发的术后呼吸抑制风险，大剂量或反复用药时应注意。③ 瑞芬太尼，为超短时强效阿片类镇痛药，有起效快、镇痛作用强、作用时间短、恢复迅速、无蓄积等优点。消除半衰期为 8 ~ 20 min，瑞芬太尼通过非特异性血液和组织酯酶水解代谢，清除迅速且彻底。但其也有呼吸抑制及肌肉强直的风险。静脉注射 1.0 ~ 2.0 μg/kg 诱导或辅助于局麻，或用于监护麻醉，或 0.025 ~ 0.05 μg/（kg·min）输注作为监护麻醉维持。

（3）氯胺酮：是唯一具有镇静作用的麻醉镇痛药，适用于监护麻醉，也是目前临床上小儿静脉复合麻醉最常用的药物。其能够产生适度的镇静、很强的镇痛和遗忘作用。成人应用氯胺酮后精神不良反应发生率高，因此一般作为辅助成分，减少其他麻醉性镇痛药的剂量和不良反应。适应证：① 小儿麻醉，短小手术中单纯氯胺酮肌内或静脉注射下即可完成；小儿麻醉前，还可采用氯胺酮肌内注射，以使其合作、避免哭闹。② 在医学整形美容手术中辅助肿胀麻醉，以氯胺酮 0.26 ～ 0.75 mg/kg 静脉注射，可获得非常满意的镇痛效果，是脂肪抽吸术等医学美容手术最常用的麻醉药物之一。③ 各种短小手术、体表手术，硬膜外麻醉和神经阻滞镇痛效果不佳时，也可以用亚麻醉剂量（＜ 0.4 mg/kg）氯胺酮辅助。但氯胺酮用于成人时应复合使用其他中枢性镇静药，以避免或减轻精神不良反应。此外，氯胺酮引起心率增快、血压升高和颅内压升高；同时可引起分泌物增多，从而导致喉痉挛。大剂量应用氯胺酮可引起不完全呕吐反射、深度镇静或全身麻醉。其缺点还包括术中出现不自主运动、躁动、谵语和术后意识混乱等不良反应。

（4）咪达唑仑：是唯一的水溶性苯二氮䓬类药物。咪达唑仑刺激性小，作用时间短，效能强，对呼吸和循环功能抑制较轻。在短暂手术后患者能迅速苏醒，且可以产生顺行性遗忘。静脉麻醉时使用 0.05 ～ 0.15 mg/kg 静脉注射，较大剂量（＞ 0.2 mg/kg）可导致术后镇静作用延长。咪达唑仑与镇痛药合用可致轻微呼吸抑制，与其他静脉麻醉药合用时可引起严重的呼吸抑制，使用时应注意。可使用氟马西尼（0.1 mg/kg 静脉注射）拮抗咪达唑仑。

（5）右美托咪定：为美托咪定的活性右旋异构体，具有抗交感、镇静和镇痛的作用。其镇静催眠和抗焦虑作用主要通过与脑内蓝斑的 α_2 肾上腺素受体作用，抑制去甲肾上腺素的分泌。右美托咪定有"清醒镇静"的独特优势，尤其适用于整形外科。在此类手术中，右美托咪定可以同时发挥镇静镇痛、没有呼吸抑制、容易唤醒的优点。它也可用于局麻、神经阻滞和椎管内麻醉的辅助镇静，有效控制患者紧张和焦虑，剂量范围为 0.2 ～ 0.7 μg/（kg·h）。

（五）全身麻醉

全身麻醉是指麻醉药通过吸入、静脉或肌内注射等方法进入患者体内，使中枢神经系统受到抑制，患者意识消失而无疼痛感觉的一种状态。

1. 全麻诱导期

全麻诱导期是指将患者从清醒状态转为麻醉状态的过程。诱导是全麻过程中风险较大的阶段，可能出现某些并发症，甚至威胁生命危险的情况，例如血压剧降、心律失常、心肌缺血、心脏停搏、呼吸道梗阻、呕吐反流、严重支气管痉挛、气管插管的并发症等。此外，全麻药物大多具有抑制作用，且在诱导时所用剂量均较大，对机体的影响较为显著。患者的耐受能力亦不相同，少数患者甚至可能出现对麻醉药高度敏感（hyper susceptibility）的现象。因此，在全麻诱导时必须充分估计患者的耐受能力，严谨实施麻醉的同时尽力预防可能发生的不良事件。

1）诱导注意事项

（1）集中注意力于患者，避免手术室的喧嚣对患者的情绪产生不良刺激。

（2）诱导前建立静脉通路，适当输液，在连续监测的情况下进行诱导。

（3）插管前控制呼吸时，给予的潮气量不宜过大，以免引起反流误吸。

（4）根据对患者耐受情况的估计，按体重计算所需剂量，最好采用分次注入的方式，边观察边注射，酌定所需剂量。对危重患者也可用静脉滴注的方式。对吸入麻醉药，不能一开始就用高浓度吸入，以减轻高浓度吸入导致的应激反应。

（5）在全麻诱导过程中，可以根据情况使用口咽通气管、鼻咽通气管、喉罩或气管插管维持气道通畅。同时要1尽量减少气管插管引起的心血管反应。

2）常用诱导方法

（1）静脉快速诱导：目前最常用的诱导方式。一般首先使用镇静催眠药使患者意识丧失，随即扣紧面罩，注意呼吸管理。可供选择的药物有硫喷妥钠、依托咪酯、地西泮、咪达唑仑、氯胺酮、丙泊酚等，对咪达唑仑现均主张小剂量使用，氯胺酮则主要适用于心脏有右向左分流或休克等循环不稳定者。接着给予镇痛药物，如芬太尼或舒芬太尼等。随后推注肌松药，常用的肌松药有琥珀酰胆碱、维库溴铵、泮库溴铵、阿曲库铵、米库氯铵、罗库溴铵等。最后进行气管插管。在完成气管插管并确认插管深度及位置后进行固定，将气管导管末端与麻醉机连接，可选择合适的吸入麻醉药物及静脉麻醉药维持麻醉深度。

（2）吸入麻醉诱导：当只使用吸入麻醉药诱导时，必须保持患者的自主呼吸。目前临床应用较少，主要用于不宜用静脉麻醉及不易保持静脉开放的小儿或某些特殊情况如重症肌无力患者。用于小儿麻醉时一般用刺激性小、带甜味的强效吸入麻醉药，如氟烷、七氟烷。用于重症肌无力患者则采用具有肌松作用的强效吸入麻醉药，如恩氟烷、异氟烷，可以避免肌松药的使用。

吸入麻醉诱导又可分为慢诱导法和高浓度诱导法，慢诱导法是用左手将面罩固定于口鼻部，右手轻握贮气囊（或点滴麻醉药），将蒸发器打开，让患者稍深呼吸，逐渐增加麻醉药浓度，至外科麻醉期；高浓度诱导法是先用面罩吸纯氧 6 L/min 去氮 3 min，然后吸入高浓度麻醉药，让患者深呼吸 1~2 次后改吸中等浓度，至外科麻醉期。诱导中应注意保持呼吸道通畅，否则可致胃胀气，影响呼吸，并可引起误吸。

（3）保持自主呼吸的诱导：也称为慢诱导，主要用于困难气道患者。一般在保持自主呼吸的条件下辅以表面麻醉，静脉注射对呼吸无明显抑制的药物进行镇静镇痛，然后进行气管插管。

2. 全麻维持期

在全麻诱导完成后即进入全麻的维持阶段，诱导与维持这两个阶段之间并没有明显的界限，维持阶段持续至停用麻醉药为止。需注意以下几个方面：① 全麻维持应与诱导密切衔接，避免脱节致麻醉变浅，造成血压、脉搏等指标的明显波动。在诱导完成后，应尽快加用吸入麻醉药或追加静脉麻醉药，使麻醉深度维持稳定。② 了解和关注手术操作的进程，使麻醉深度与手术刺激的强弱相适应，以满足手术要求。③ 在维持过程中要注意避免麻醉过深引起苏醒延迟，掌握适宜的麻醉剂量和停药时机。④ 保持气道通畅，做好呼吸管理，维持良好的肺通气和换气。⑤ 最好使用肌松监测仪指导用药，以免肌松药物剂量过大或不足，且减少或避免术后拮抗药的应用。⑥ 注意及时处理术中可能出现的各种情况，如失血性休克、过敏性休克、心律失常等，尽可能保持内环境的稳定和脏器功能的正常。⑦ 无论在全麻的诱导或维持中，均应维持适当的麻醉深度，以防止出现术中知晓，可利用仪器监测麻醉深度。

1）吸入麻醉

麻醉药经呼吸道吸入，产生中枢神经系统抑制，使患者意识消失而不感到疼痛，称为吸入全身麻醉，简称吸入麻醉。

吸入麻醉药优点：吸入麻醉药在体内代谢、分解少，大部分以原形从肺排出体外，因此吸入麻醉容易控制、安全、有效，是麻醉中常用的一种方法。① 可控性强：吸入麻醉的深浅与血液中的药物浓度有关，可以通过控制吸入麻醉药的浓度来控制麻醉深浅。② 安全性高：吸入麻醉药在体内分解代谢少，大多数可以原形经气道排除，临床应用较安全；且吸入麻醉必须行气管插管，呼吸管理方便。

吸入麻醉药的主要理化特性：① 麻醉药在空气、血液、组织中的相对溶解度用分配系数表示。每个值都是麻醉药在两种介质中达到平衡时两个浓度的比值。血/气分配系数指血中药物浓度与吸入气中药物浓度达到平衡时的比值。血/气分布系数大的药物在血中溶解度大，血中药物分压升高较慢，即达到血/气分压平衡状态较慢，故麻醉诱导时间长。② 最低肺泡有效浓度（minimum alveolar concentration，MAC），指在一个大气压下，能使 50% 患者痛觉消失的肺泡药物浓度。MAC 越低，药物的麻醉作用越强。

2）全静脉麻醉

全静脉麻醉是指完全采用静脉麻醉药及静脉麻醉辅助药的一种麻醉方法。由于单一的静脉麻醉药很难满足手术需要，临床上常常采用多种静脉麻醉药或安定镇静药、麻醉性镇痛药和肌松药复合使用。全凭静脉麻醉的种类很多，使用的方法也多样。根据其药物组合的不同，临床上常用的全静脉麻醉方法主要有丙泊酚静脉复合麻醉、氯胺酮静脉复合麻醉等。

（1）丙泊酚静脉复合麻醉：丙泊酚是目前广泛应用于临床的静脉麻醉药物，具有作用时间短、恢复快且完全、麻醉深度易于控制等优点，目前普遍用于麻醉诱导、麻醉维持，也常用于麻醉中、手术后与 ICU 患者的镇静以及手术室以外的麻醉。① 麻醉诱导：采用丙泊酚-麻醉性镇痛药-肌松药复合的模式。丙泊酚用于静脉全麻诱导的剂量，成人一般为 1.5～2.5 mg/kg，30～45 s 内注射完。如果术前给予阿片类或镇静类药物以及合用芬太尼等麻醉性镇痛药诱导，丙泊酚用药量可酌情减少。年老、体弱、心功能不全以及心脏传导阻滞患者应减量、缓慢推注。② 麻醉维持：麻醉维持阶段可采用丙泊酚微量泵连续静脉输注，目前丙泊酚靶控输注（target-controlled infusion，TCI）技术为一种安全可控的麻醉方法，已在临床上广泛应用。TCI 是静脉麻醉给药方法的重要改进，以药动学和药效学为基础，通过调节目标药物血浆或效应室浓度来控制麻醉深度，使静脉麻醉的调控更为方便精准。丙泊酚靶控输注不仅可以保证呼吸循环稳定，且苏醒迅速，无宿醉感。丙泊酚复合瑞芬太尼麻醉的患者苏醒平稳，极少出现躁动，术后恶心、呕吐发生率低。丙泊酚没有镇痛作用，在丙泊酚麻醉维持过程中应复合应用阿片类麻醉性镇痛药如芬太尼及瑞芬太尼等，丙泊酚所用剂量因复合药物的不同而有所差异。复合麻醉性镇痛药时，丙泊酚维持麻醉的输注速度为 50～200 μg/（kg·min），或血浆靶浓度为 3～8 μg/ml；单独应用丙泊酚时用量相对较大。保持血浆靶浓度在 5 μg/ml 时，大部分患者不易出现心血管和呼吸系统抑制的不良反应。低剂量的丙泊酚也可用作镇静，其镇静常规的输注速度为 25～75 μg/（kg·min），或血浆靶浓度为 0.5～1 μg/ml。

（2）氯胺酮静脉复合麻醉：氯胺酮属于苯环哌啶类衍生物，具有起效快、苏醒迅速、镇痛作用强，对呼吸和循环影响较轻等特点，目前在临床上应用仍十分广泛。氯胺酮产生一种独特的麻醉状态，表现为木僵、镇静、遗忘和显著镇痛，此种状态被称为"分离麻醉"。低剂量

（0.5 mg/kg）氯胺酮可单独或与咪达唑仑合用作为局麻和监护麻醉的补充。临床剂量的氯胺酮如果注射缓慢，对呼吸影响轻微，恢复快，如注射过快或量过大，尤其与镇痛药配伍使用时，可引起显著的呼吸抑制甚至呼吸暂停。氯胺酮主要不良反应是苏醒期产生幻觉、噩梦等精神运动性反应，成人较儿童更易发生。个别患者可出现复视、视物变形，甚至一过性失明。氯胺酮还会引起血压升高、心率增快，但对失代偿的休克患者或心功能不全患者可引起血压剧降，甚至心搏骤停。呼吸抑制、呼吸暂停、恶心、呕吐、误吸等并发症也常常发生。

3）静吸复合麻醉

静吸复合麻醉是指将静脉全麻和吸入麻醉同时或先后应用于同一次麻醉过程。其方法多种多样，如静脉麻醉诱导，吸入麻醉维持；吸入麻醉诱导，静脉麻醉维持；还有静吸复合麻醉诱导，静吸复合麻醉维持等。静脉麻醉和吸入麻醉两种方法的复合使用，具有适用范围广、麻醉平稳性和安全性在一定程度上有所提高等优点。

以下几点值得注意：

（1）静吸复合麻醉时应充分掌握各种麻醉药的药理特点，根据患者的不同情况和手术的需要，选择不同的静吸麻醉药的组合和配伍，并尽可能减轻各种麻醉药的不良反应。牢记"最小有效量"这一基本原则，在满足手术要求的前提下，用药的种类应尽可能简单，不能盲目扩大药物的适应证，应做到合理、安全用药。

（2）所有静脉麻醉和吸入麻醉可能引起的并发症，都可能出现在静吸复合麻醉中。

（3）为确保患者安全，实施静吸复合麻醉时须进行气道管理。

（4）药物的相互作用可能使苏醒期的临床表现更为复杂，要严格掌握拔管指征，警惕由于多种药物残留作用的叠加而致患者出现呼吸再抑制现象。

3. 全麻苏醒期

全麻苏醒是指停止应用麻醉药到患者完全清醒这一时期。除某些情况术后需要继续进行一段时间的机械通气支持外，全身麻醉后尽早苏醒拔管有利于患者重要器官自主调节能力的恢复，有利于患者的康复和术后护理。吸入麻醉药绝大部分经肺排出，为加速苏醒，可用较大通气量促使吸入麻醉药加快经肺排出，迅速降低其在血中及脑内的浓度。静脉麻醉药则按各药的药动学代谢排出，需掌握用药技巧以免苏醒时间延迟，必要时应用拮抗药加速苏醒。全麻后拔除气管内导管是一项具有风险的操作，必须根据患者病情、苏醒情况来决定拔管与否并掌握好拔管的指征，过早或不恰当的拔管会造成严重后果。

（严佳　沈晓敏　王菁菁　吕碧霄　唐珊）

参考文献

［1］　BIERLE D M, RASLAU D, REGAN D W, et al. Preoperative evaluation before noncardiac surgery［J］. Mayo Clin Proc, 2020, 95(4): 807-822.

［2］ DE HERT S, STAENDER S, FRITSCH G, et al. Pre-operative evaluation of adults undergoing elective noncardiac surgery: updated guideline from the European Society of Anaesthesiology［J］. Eur J Anaesthesiol, 2018, 35(6): 407-465.

［3］ COHN S L. Preoperative evaluation for noncardiac surgery［J］. Ann Intern Med, 2016, 165(11): ITC81-ITC96.

［4］ HEIDEGGER T. Management of the difficult airway［J］. N Engl J Med, 2021, 384(19): 1836-1847.

［5］ 周德华. 实用麻醉科药物手册［M］. 北京:人民军医出版社, 2000.

［6］ 沈文生. 异丙酚伍用麻醉性镇痛药在门诊手术中的应用［J］. 浙江临床医学, 2004, 6(5): 431.

［7］ 王炜. 中国整形美容外科的历史和发展［J］. 中华医学美学美容杂志, 2007, 13(1): 50-52.

［8］ 巴特沃斯. 摩根临床麻醉学［M］. 王天龙, 刘进, 熊利泽, 译. 6版. 北京:北京大学医学出版社, 2020.

［9］ 孙增勤. 医学整形美容麻醉［M］. 北京:科学技术文献出版社, 2009.

［10］ 阿斯顿, 施坦布里希, 瓦尔登. 美容整形外科学［M］. 李健宁, 代金荣, 仇侃敏, 译. 北京: 北京大学医学出版社, 2012.

［11］ 弗里德伯格. 美容外科麻醉学［M］. 丑维斌, 费剑春, 译. 沈阳: 辽宁科学技术出版社, 2015.

［12］ ELAHI F, MANOLITSIS N, RANGANATH Y S, et al. Mental nerve neuropathy following dental extraction［J］. Pain Physician, 2014, 17(3): E375-380.

［13］ ALLAM A E, KHALIL A A F, ELTAWAB B A, et al. Ultrasound-guided intervention for treatment of trigeminal neuralgia: an updated review of anatomy and techniques［J/OL］. Pain Res Manag, 2018, 2018: 5480728.

［14］ 王爱忠, 范坤, 赵达强. 超声引导下的神经阻滞技术［M］. 上海: 上海交通大学出版社, 2019.

［15］ TIJSSEN C, SCHOEMAKER K, VISSER L. Supraorbital neuralgia caused by nerve entrapment visualized on ultrasonography［J］. Headache, 2013, 53(2): 376-377.

［16］ LONE P A, SINGH R K, PAL U S. Treatment of traumatic infra orbital nerve paresthesia［J］. Natl J Maxillofac Surg, 2012, 3(2): 218-219.

第四章
整形外科麻醉的术中精确管理

第一节　整形外科麻醉术中管理概论

整形外科手术的范围涉及全身的各个部位，手术种类也复杂多样，其中头颈颌面部手术较多。患者的年龄跨度大，涉及婴幼儿到老年人的各个年龄段，其中儿童比例较高。这些患者困难气道的发生率高，围手术期气道管理较为复杂，对麻醉科医师提出了新的挑战。麻醉科医师需要根据手术的特点和患者的特点来制订个体化的麻醉实施方案，从而在保证患者安全的大前提下，使患者最大限度上在手术麻醉中获益，减少并发症的发生。

一、整形外科术中麻醉管理

（一）气道管理

整形外科手术患者可因先天性颌面部畸形和头颈部瘢痕等原因，致使困难气道的发生率较一般患者高。由于此类患者均可从外观上判断为明显的困难气道，因此在全身麻醉前，需做好万全的气道应对策略方可实施麻醉。对于整形外科手术患者，需重点关注围手术期的气道管理。

1. 困难气道的定义

困难气道的定义为具有 5 年以上临床麻醉经验的麻醉科医师在面罩通气时遇到困难，或在气管插管时遇到困难，或者两者兼有的一种临床情况。面罩通气困难是指麻醉医师在无他人帮助的情况下，不能维持患者正常氧合，使用面罩纯氧正压通气无法维持 SpO_2 在 90% 以上。在整形外科患者中，面部瘢痕可造成面罩与面部无法紧密贴合而导致面罩通气困难。气管插管困难又可分为声门暴露困难和喉镜片置入困难。前者多见于先天性颅颌面畸形患者，该类患者常存在气道解剖生理变异，后者多见于小口畸形、巨舌、口周瘢痕等患者。

2. 困难气道的处理工具

（1）可视喉镜：可视喉镜作为新型的视频插管系统在临床工作中得到了广泛应用。其结构与普通喉镜相似，但在镜片前端安装一个高清防雾摄像头，并通过光缆将图像传送至显示屏上，操作者可清晰地看到咽喉部结构。与普通喉镜相比，可视喉镜具有以下优点：① 结构与普通喉镜相似，熟悉普通喉镜操作的医师在简单培训后可快速熟练掌握；② 操作者与患者之间可保持一定安全距离，减少呼吸道分泌物、呕吐物、血液的喷溅；③ 可改善声门暴露分级；④ 气管插管时间更短，成功率更高，误入食管的概率更低；⑤ 操作力量更轻，损伤更小，血流动力学更加稳定，可在清醒或麻醉下使用。充分的表面麻醉可大幅减轻患者在置入喉镜片时的不适感。

（2）盲探经鼻插管：经鼻盲探技术在存在困难气道的口腔、颌面手术患者中起到一定作用。这一技术失败率较高，气管导管误入食管的概率也较高，需要操作者具有丰富的临床插管经验，有时需借助旋转导管、喉镜辅助、持管钳等才能成功插管。

具体操作方法如下：检查双侧鼻腔是否通畅，选择一侧呼吸较通畅的鼻腔，滴入呋麻滴鼻液3～5滴，使黏膜血管收缩；2% 利多卡因喷雾进行充分表面麻醉；环甲膜穿刺，并注入 1% 利多卡因注射液 2～3 ml；静脉注射咪达唑仑 0.04 mg/kg，丙泊酚 1 mg/kg，舒芬太尼 0.2～0.4 μg/kg，保留患者自主呼吸，面罩供氧，采用头部后仰、肩部垫高的体位。气管导管润滑后插入前鼻孔，轻柔缓慢送入导管出后鼻孔，导管深度至 14 cm 左右时，可从导管口听到呼吸气流声，随即套囊充气 15 ml，并继续推进导管，遇阻力回弹且气流声较强时，提示导管前端进入声门。此时快速抽出套囊空气，并趁患者吸气时推进导管。连接呼吸机观察呼气末二氧化碳，听诊双肺呼吸音确认插管成功并妥善固定气管导管。

（3）纤维支气管镜引导插管：随着内镜技术的不断发展和完善，纤维支气管镜辅助下气管插管在临床的应用越来越广泛，在头面部畸形、张口受限、颈活动度受限等患者中尤为适用。其具有插管损伤小、可视范围广、插管成功率高等优点，目前已成为困难气道管理的"金标准"。纤维支气管镜可经鼻或经口操作，适用于清醒非紧急状态，结合喉罩、逆行引导插管等技术时更为有效。纤维支气管镜的操作受操作者技术熟练程度、气道出血和分泌物等因素的影响。

（4）逆行引导插管：该方法适用于有严重颌面创伤、颞颌关节强直和上呼吸道肿块、出血的患者。其成功率高，但可有环甲膜撕裂、出血、声带损伤等严重并发症。具体操作方法如下：① 患者进行充分表面麻醉，鼻腔内予以呋麻滴鼻液，减少鼻黏膜出血。② 静脉给予适量镇静镇痛药物，保持患者自主呼吸。③ 患者取仰卧位，垫肩，头后仰。颈前区消毒，穿刺针斜面朝向头部于环甲膜处进行穿刺，确认穿刺针进入气管后，将穿刺针向尾侧倾斜呈 45°，插入导丝，直至导丝从口腔或鼻腔穿出，将二级引导管套在导丝上，沿导丝送入气管内，拔出导丝，将二级引导管再推进 2～4 cm，然后把气管导管套在二级引导管上，推入气管导管至气管，拔出二级引导管，完成气管插管。在穿刺时，也可在环状软骨水平下方进行气管穿刺，使得气管导管更易被牵拉进入气管，还可避免出血、声带损伤等并发症的发生。

（5）喉罩：作为常用的声门上通气工具，具有操作简单、不损伤声带及气管黏膜、术后并发症较少等优点。喉罩置入咽喉部，充气后在喉周围形成一个密封圈，可以满足机械通气，也可让患者进行自主呼吸。喉罩可在紧急或非紧急情况下使用。新型的插管型喉罩可经过通气孔插入气管导管，为困难气道提供另一种解决方案。

（6）食管气管联合导管：是一种新型的紧急通气道，具有封闭食管通气和类似气管插管的联合功能。食管气管联合导管的氧合、通气功能与气管导管相似，但它具有较高的失败率和并发症发生率。

（7）气管切开术：在预计困难气道严重，难以经口或经鼻建立人工气道，或者预计术后拔管困难，需要预防性气管切开的患者中，可在术前实施经皮气管切开术。目前有成套的微创经皮气管切开包，方便麻醉医师施行微创气管切开术，即不切开气管软骨环，仅在上下软骨环之间做穿刺、引导、横向扩张以置入气管切开导管。这种方法简便易学，定位准确迅速，损伤小且不留颈部凹陷性瘢痕。

（8）体外膜肺氧合（extracorporeal membrane oxygenation，ECMO）技术：对于极端困难气道患者，并预计气管切开难度较大、风险较高的情况下，可使用 ECMO 技术。通过股静脉与颈内静脉置管并连接 ECMO 仪器，维持患者氧合。在此情况下再进行人工气道建立，或者直接进行手术。ECMO 技术可作为困难气道患者的最后一层保护屏障。

3. 小儿困难气道

在整形外科患者中，有一部分患者为先天性颌面部畸形儿童或者头面颈部烧伤瘢痕儿童，术前评估为已预料的困难气道，但患者常因焦虑、哭闹不能配合麻醉操作，无法进行清醒气管插管，加之小儿的高代谢率和低氧储备，缩短了建立人工气道时的无通气时间，对气道管理提出了挑战。

（1）喉罩：喉罩易于置入，可自主通气或机械通气，能较为安全有效地运用到小儿困难气道的处理中，避免反复多次尝试插管造成的损伤。另外，喉罩还能辅助气管插管，在使用喉罩建立人工气道后，应用纤维支气管镜引导气管插管，可在保证氧供的条件下，准确定位插管位置，减少软组织损伤。小儿喉罩型号的选择如**表 4-1** 所示。

表 4-1　小儿喉罩型号的选择

适合小儿	喉罩型号
新生儿（＜4 kg）	1.0 号
婴儿（5～10 kg）	1.5 号
儿童（10～20 kg）	2.0 号
儿童（20～30 kg）	2.5 号
儿童（30～50 kg）	3.0 号
儿童（50～70 kg）	4.0 号

（2）视频喉镜：视频喉镜是一类可实现"拐角视野"的新型插管工具，通过安装在镜片上的镜头或光导纤维束在屏幕上显示气道图像。目前有适用于小儿的数种视频喉镜设备，如 Glidescope 视频喉镜、Storz 视频喉镜、UE 视频喉镜等，不同工具镜片的弯曲度和形状、成像质量、使用模式和价格方面存在明显差异。

（3）纤维支气管镜：纤维支气管镜自20世纪70年代中期被引入临床以来，已经成为困难气道管理的"金标准"。其优点在于：① 能够经口和经鼻插入；② 能获得较大视野；③ 能够与喉罩、视频喉镜、气道交换导管等多种工具联合使用；④ 具有检查、定位、封堵、冲洗吸引等多种用途。与成人相比，小儿纤维支气管镜直径更细（外径为2.2 mm或2.8 mm），操作技术要求更高，难度更大，更容易受到出血及分泌物等影响。

4. 注意事项

处理困难气道最重要的原则是保留患者自主呼吸，在未能确保人工气道成功建立前，禁用肌松药物。镇静镇痛药物亦可抑制呼吸，在给药时应酌情减量。充分的表面麻醉是成功实施清醒插管的关键，能减少舌根、会厌、声门的刺激反射，为气管插管创造有利条件。小儿无法配合清醒插管，可先予以氯胺酮肌内注射，待患儿意识消失后再实施表面麻醉及选择合适的气道工具建立人工气道。需要注意的是，氯胺酮可使唾液分泌增多，影响口内视野，故术前需给予阿托品。

（二）循环管理

在整形外科手术中，部分手术往往出血较多，例如涉及截骨的各类手术，包括LeFort Ⅰ型和Ⅲ型截骨术、下颌角截骨术、眶距增宽矫正术等；部分手术创面较大，手术渗血较多，如各类皮瓣修复手术；还有部分手术因与血管关系密切，术中可能出现短时间内大量出血，如巨大血管瘤切除术、神经纤维瘤切除术等。在这些重大手术中，循环管理尤为重要。

1. 控制性降压

控制性降压是指通过降压药物及麻醉药物，将收缩压降低至80～90 mmHg或者平均动脉压降低至50～65 mmHg，可使降压期间患者出血减少，改善手术视野，缩短手术时间，减少血制品使用量。在重要操作结束后可将血压恢复至正常水平，避免因长时间低血压而导致重要脏器缺血缺氧。

通常采用加深麻醉或者应用血管活性药物来达到控制性降压的目的。常用的静脉麻醉药，如丙泊酚具有抑制心肌收缩力和扩张血管的作用，而吸入麻醉药可通过降低交感神经活性、扩张动静脉血管以及抑制心肌收缩力等方面实现降低血压。一般不推荐单一使用高浓度吸入麻醉药加深麻醉来进行控制性降压，因其对心肌的抑制使血压难以掌控，在撤药后血压的恢复也需较长的时间。另一种方法为使用血管活性药物，不同的药物在机制、用法用量和效果上均有不同。

（1）硝普钠：可直接舒张血管平滑肌，同时扩张动脉、静脉，引起血压下降，具有起效快、持续时间短、不良反应小等特点。通常推荐的初始剂量为0.5～1.0 μg/(kg·min)，根据血压缓慢增加用量，最大输注速度为10 μg/(kg·min)。需要注意的是，大剂量或长时间使用硝普钠可导致氰化物中毒，使用时需警惕。

（2）硝酸甘油：一种平滑肌松弛药，可引起静脉容量血管扩张，降低前负荷，对动脉平滑肌也有一定作用。硝酸甘油具有起效快、持续时间短、无快速耐药性的特点。推荐给予的初始剂量为1 μg/(kg·min)，然后缓慢增加用量，直至目标血压水平或者单次静脉注射

50～100 μg。硝酸甘油可扩张脑血管，引起颅内压升高，对颅内高压患者慎用。单纯硝酸甘油有时难以达到目标血压，往往需要联合用药。

（3）肾上腺素受体阻滞剂：① 乌拉地尔，可以阻滞外周 α_1 肾上腺素受体以及脑内 5-羟色胺受体，从而从中枢和外周两种途径达到降低血压的目的。通常可缓慢静脉注射 10～50 mg，注射后 5 min 内即可显现降压效果，若效果不满意可重复给药。亦可持续静脉注射，推荐初始速度为 2 mg/min，维持给药速度为 9 mg/h。② 艾司洛尔，是一种超短效 β 肾上腺素受体阻滞剂，能选择性地阻滞 β_1 肾上腺素受体，用于治疗心动过速及围手术期高血压。推荐初始剂量为 0.5～1 mg/kg 静脉注射，维持剂量为 0.15～0.3 mg/(kg·min)。③ 尼卡地平，是常用的钙通道阻滞剂，作用于血管平滑肌，起到扩张血管的作用，临床用于治疗原发性高血压。推荐以 2～10 μg/(kg·min) 的速度开始输注，根据血压调整速度。④ 酚妥拉明，能竞争性地阻断 α 肾上腺素受体，降低平均动脉压。通常给予 2～5 mg 静脉注射，若有需要可重复注射，同时需要监测血压变化。需要注意的是，停药后亦可有高血压反跳现象。

2. 自体血回输

自体血回输分为 3 种方法：预存式自体血回输，急性等容血液稀释（acute normovolemic hemodilution，ANH）及回收式自体血回输。

预存式自体血回输是在术前一定时间采集患者自身血液进行保存，并在手术期间回输给患者。要求患者无严重心脑血管疾病，血红蛋白 > 110 g/L 或红细胞压积 > 0.33。可进行多次采血，每次采血不超过 400 ml，两次采血之间间隔不少于 7 天，一般最晚在术前 3 天完成最后一次血液采集。采血前后可给予铁剂、叶酸、促红细胞生成素等治疗提升血红蛋白。

急性等容血液稀释是指在麻醉后，手术重要步骤开始前，抽取患者一定血液保存，同时输入胶体液或晶体液补充血容量，使得血液稀释，红细胞压积降低，手术出血时丢失的有形成分减少。通常需要患者血红蛋白 > 110 g/L 或红细胞压积 > 0.33，血液稀释后一般红细胞压积不低于 0.2。

回收式自体血回输是指利用血液回收装置，对患者手术中失血进行回收、抗凝、滤过、洗涤等处理，然后回输给患者。当怀疑血液中包含癌细胞或者血液被细菌、粪便、羊水等污染时，应当弃用回收血液。

（三）呼吸管理

部分整形外科手术时间较长，如皮瓣修复手术往往需要 20 h 以上，长时间机械通气会造成机械通气相关的肺损伤，并且术后肺不张风险显著增高。

研究证实，采用肺保护性通气策略（lung-protective ventilation，LPV），有助于降低术后肺部并发症的发生，其主要措施有：① 吸氧浓度 ≤ 60%；② 潮气量 6～8 ml/kg（预测体重）；③ 调节呼吸频率，维持 $PetCO_2$ 35～45 mmHg；④ 常规呼气末正压通气（positive end-expiratory pressure，PEEP）为 5～8 cmH_2O；⑤ 当手术时间 > 3 h，行腔镜或机器人手术，或体重指数 > 35 kg/m² 时，应根据实际情况调整 PEEP 水平；⑥ 采用间断肺复张术；⑦ 术中改变潮气量或调整 PEEP 时，应观察肺静态顺应性和驱动压的变化，尽量保证驱动压 < 13 cmH_2O。

（四）液体管理

液体管理的主要目的是维持有效循环血容量，保证重要器官和组织的氧供，维持水、电解质和酸碱平衡，血液稀释和节约用血以及维持正常凝血功能，总体原则是目标导向液体管理。麻醉期间的补液主要包括每日正常生理需要量、术前禁食后液体缺少量、第三间隙丢失量，以及手术期间液体在体内的再分布与创面蒸发、失血量。

1. 目标导向液体治疗

目标导向液体治疗旨在通过动态监测能够反映患者前负荷的指标，按照有效的标准治疗流程，获得理想的前负荷和氧输送，以改善患者微循环和组织氧供。传统上反映前负荷的指标为中心静脉压和肺动脉楔压，但两者反映前负荷的准确性和敏感性较弱。随着临床监测技术的进步，近年来开始将每搏变异率或脉压变异率作为目标来指导术中的液体治疗。

每搏变异率的监测应在正压机械通气状态下，且潮气量设定大于 8 ml/kg，呼吸频率恒定，另外患者不能有心律失常。监测过程中，若每搏变异率大于 13%，则提示患者循环系统内有效循环血容量不足，需要补液；若每搏变异率低于 13%，则以 $1 \sim 2$ ml/(kg·h) 的速度补充生理需要量即可；若手术过程中有明显的血容量丢失，连续实时监测的每搏变异率会出现增大，此刻需要快速补液，直至将其降低至 13% 以下。脉压变异率也可作为目标导向液体治疗的指标，其临床治疗的控制标准为 15%，高于 15% 则提示前负荷不足，低于 15% 是液体治疗的目标。

2. 小儿输液

婴幼儿围手术期液体治疗的主要目的在于提供基础代谢的需要，补充术前禁食和手术中的丢失量，维持容量和电解质平衡，维持心血管系统的稳定、组织灌注及氧合。

小儿的血容量占体重的比重与成人不同，同样容量的失血对小儿影响明显高于成人。各年龄段患者血容量情况如**表 4-2**所示。

表 4-2　各年龄段患者血容量情况

年龄	血容量/体重 (ml/kg)
早产儿	90 ~ 100
足月新生儿	80 ~ 90
小于 1 岁	75 ~ 80
1 ~ 6 岁	70 ~ 75
大于 6 岁和成人	65 ~ 70

小儿液体生理需要量遵循 4∶2∶1 原则，术中补液需计算累计丢失量、生理需要量和术中丢失血容量（**表 4-3**）。

小儿输液的安全范围小，婴幼儿更为明显，即液体最小必需量与最大允许量之比较小，两者绝对值的差更小。手术期间的液体管理需注意输液量和输液速度的控制，特别是单位时间内的输液速度及输液量。建议对小于 10 kg 的婴幼儿术中补液使用微泵控制，或选用带有标记的输液器，精确输液，避免过量、过快。在小儿麻醉期间应加强监测，常规监测心电图、血压和体温。根据外科手术的性质和时间长短、预估失血量、有无严重的心脏和呼吸变化等，必要时可选择有创监测。尿量能较好地提示输液是否合宜，至少应能维持 1 ml/（kg·h）的尿量。必要时还应测定血气分析、血糖和红细胞压积等。

表 4-3　小儿术中补液每小时液体需要量

体重	每小时液体需要量
0 ~ 10 kg	4 ml/kg
10 ~ 20 kg	40 ml+2 ml/kg
>20 kg	60 ml+1 ml/kg

（五）输血管理

输血可补充血容量，改善循环，提高血液携氧能力，增强凝血功能。当手术失血过多或因原发疾病而导致低血红蛋白血症时，应进行输血治疗。一般认为，若失血量小于全身血容量的 10%，无需输血；若失血量超过血容量的 20% ~ 30%，可输注乳酸钠林格注射液、血浆代用品，必要时输红细胞及血浆；若失血量超过血容量的 30%，应输全血；若失血量达血容量的 50%，可加用白蛋白；若达 80%，则需输注凝血因子及血小板来改善凝血机制。

（六）体温管理

整形手术患者常有低体温风险，较长时间的手术、较大范围的术区暴露、脂肪抽吸手术大量低温肿胀液注入皮下、颌面部手术大量低温冲洗液、大面积烧伤患者皮肤完整性受损、热量丢失增加等因素均易引起患者体温降低，从而导致麻醉药物代谢和排泄减慢，苏醒延迟。低温时，组织血流量下降，灌注不足，无氧酵解增加，从而产生过多酸性代谢产物，引起酸中毒；严重低温（低于 34℃）甚至可诱发恶性心律失常和心搏骤停。因此，麻醉期间要采取保温措施，如尽量减少裸露的体表面积、适当提高室温、吸入温湿气体等，对输血输液和冲洗体腔的生理盐水进行预先加温。

1. 手术室温度

维持一定的手术室温度是预防患者低体温的有效方法，但温度过高会引起手术室内医护人员的不适。目前主张将室温控制在 22 ~ 24℃。

2. 加温毯

目前有充气式以及循环水域式两种加温毯，均可调节目标温度，并根据患者体温情况及时调节，加温毯的使用可改善患者术中体温丢失，减少低体温带来的不良并发症。

3. 温液仪

大量输入未经加温的液体可明显降低体温，成人静脉每输入 1 L 室温下液体或 200 ml 4℃血制品，均可降低体温约 0.25℃。液体加热装置可以改善这种情况，通常将液体或血制品通过温液仪加热至 40℃左右再输入体内。

二、整形外科术中监测

（一）心电图监测

可持续显示心电活动及心率变化，有助于麻醉科医师发现及诊断心律失常、心肌缺血、电解质紊乱等改变，及时对症处理。心电图监测对于术前心电图已存在异常的患者尤为重要，因手术、麻醉的刺激可能诱发潜在的心脏疾病。

心电图由一系列相同的波群组成，一个典型的心电图包括以下几个成分。

（1）P波：代表左右心房除极的电位变化。心脏激动的起源为窦房结，最先传导至心房，所以在心电图的中首先出现的是P波。形态可以为单向（正向和负向）、双向。

（2）PR段：继P波之后，心脏激动沿心房肌（结间束）、经房室交界区下传至心室，产生PR段。由于激动经过这段传导组织时所产生的电位影响极为微弱，在体表心电图上表现为一段平直的线。

（3）T波：代表心房复极。位于PR段（P波结束至QRS波开始），并延伸至QRS波中。通常T波不易观察到。房室阻滞或心房梗死时，T波可变得明显。

（4）QRS波：代表左右心室除极电位变化。QRS波群可由一个或多个成分组成。确定QRS波成分时，应以QRS波起始部作为参考水平线。第一个在参考水平线以上的QRS波成分称为R波，R波之前向下的波称为Q波，S波是继R波之后第一个向下的波。R′波是继S波之后向上的波，如R′波后有第二个向下的波，则称为S′波，依次类推R″、S″波等。如QRS波只有向下的波，则称为QS波。QRS波结束点称为J点或ST连接点。

（5）ST段和T波：ST段是指J点与T波起点之间的一段，ST段和T波代表左右心室复极过程。ST段常呈水平或平缓倾斜，并逐渐过渡为T波，因此在大多数情况下，不可能将ST段与T波截然分开。T波形态可以为单向（正向或负向）、双向（正负双向或负正双向）。

（6）QT间期：从QRS波群开始至T波结束的时间，反映心室肌从开始除极至复极完毕的时间。

（7）U波：位于T波之后的小波，其产生机制尚不清楚。正常U波极性常与T波相同，以V_2、V_3、V_4导联U波较显著。

（二）动脉血压监测

动脉血压是反映心脏后负荷、心肌氧耗、做功，以及脏器灌注、周围循环的重要指标。监测方法有无创血压测量法与有创血压测量法。

目前临床工作中常用自动无创血压计监测血压，其工作原理是振荡法。在对血压计袖带进行充气-放气的过程中，血管内的血液流动会产生一定频率的震荡波，监护仪测得的震荡波峰值时的血压，为该次心动周期的平均动脉压，然后根据各生产厂家特定的算法推算出收缩压和舒张压。相比有创动脉测压，自动无创法会低估收缩压，同时高估舒张压，脉压差会减小。在高血压患者中，自动无创法的测量值偏低；而在低血压患者中，其测量值偏高。

动脉血管内置管行有创血压监测可以提供持续实时、准确的血压数据，被广泛应用于外科手术中。桡动脉由于位置表浅，穿刺置管成功率高，且因手掌接受桡动脉和尺动脉双重血供，故置管后并发症少，成为临床上最常用的穿刺置管部位，其次为足背动脉、股动脉、肱动脉和胫后动脉。动脉穿刺的并发症包括：动脉远端缺血、假性动脉瘤、动静脉瘘、出血、动脉内血栓形成、感染、周围神经损伤等。近年来，随着超声可视化技术在临床麻醉工作中的推广使用，超声引导动脉穿刺置管大大提高了置管的成功率和安全性。

动脉置管除了可以测量动脉血压外，动脉脉搏波形还可反映心肌收缩力、外周血管阻力和每搏量情况。动脉脉搏波形的升支斜率与心肌收缩力相关，降支形态以及降中波和降中峡的位置与外周阻力相关，而曲线下面积与每搏量相关。

（三）中心静脉压监测

中心静脉压（CVP）是指右心房或者上下腔静脉近右心房处的压力。临床上，中心静脉压可评估血容量、心脏前负荷及右心功能，指导液体治疗。一般通过颈内静脉、锁骨下静脉或股静脉置管测得上下腔静脉处的压力。正常的中心静脉压在 $5 \sim 12\ cmH_2O$，通过对 CVP 及血压的监测可以针对病因做出诊断（**表 4-4**）。

表 4-4　通过中心静脉压及血压诊断病因

中心静脉压	血压	原因	处理原则
低	低	血容量严重不足	充分补液
低	正常	血容量不足	适当补液
高	低	心功能不全/血容量相对过多	强心、利尿、扩血管
高	正常	容量血管过度收缩	扩血管
正常	低	血容量不足/心功能不全	

（四）麻醉深度监测

麻醉深度主要取决于麻醉镇痛药的效能以及手术刺激强度两者之间的平衡，是麻醉药物的抑制与伤害性刺激之间相互作用的一种中枢神经系统状态。术中伤害性刺激所致的强烈应激反应可引起术后严重的并发症，增加病死率。麻醉过深可造成术后苏醒延迟、术后认知功能损害、并发症增多以及住院时间延长等；麻醉过浅则可能发生体动、剧烈血流动力学波动、术中知晓等不良反应。术中知晓指在全身麻醉过程中发生意识恢复，患者对周围环境或声音存在着一定程度的感知与记忆，全麻后患者能回忆术中发生的事情，常主诉术中能够听到声音，或感到疼痛但无法呼吸或移动肢体等。报道最多的术后症状包括睡眠障碍、噩梦、创伤性记忆和焦虑。术中知晓属于全麻严重并发症之一，会对患者造成严重的心理和精神障碍。大部分术中知晓的患者未遗留后遗症，但一些患者可能发展为创伤后应激障碍（post-traumatic stress disorder，PTSD）。

1. 脑电双频指数

脑电双频指数（bispectral index，BIS）是在脑电图频谱和功率谱的基础上，增加对相位和谐波的非线性分析得出的混合信息拟合的数字。BIS 能反映大脑皮层的抑制水平，可以较好地监测大脑皮层的功能状态及其变化。BIS 监测可减少主要麻醉药物的剂量，缩短苏醒和恢复时间，提高患者的舒适度，减少术中知晓的发生率。

BIS 通过前额集成的四导联电极采集脑电信号，通过 BIS 的运算法接近实时地对脑电图进行处理，并运算成介于 0～100 的数值，用以表示患者的意识水平。最低值 0 为等电位脑电，代表患者处于深昏迷或深度意识消失的状态；最高值 100 则对应患者完全清醒（表 4-5）。监测 BIS 需要仪器进行大量的运算，所以其数值与对应的脑电图之间有 20～30 s 的滞后情况。目前认为，BIS 值在 40～60 之间代表麻醉达到了合适的深度。BIS 监测具有方便、无创、连续、直观等优势。

表 4-5 BIS 值与对应意识状态

BIS值	意识状态
100	清醒
85～100	正常
65～85	镇静
40～65	麻醉抑制
低于40	暴发性抑制
0	完全无脑电活动

2. 听觉诱发电位

听觉诱发电位（AEP）是指听觉系统在接受声音刺激后，从耳蜗至各级听觉中枢产生的相应电活动。其包括三个部分：脑干听觉诱发电位（brainstem auditory evoked potential，BAEP），中潜伏期听觉诱发电位（middle latency auditory evoked potential，MLAEP），长潜伏期听觉诱发电位（long latency auditory evoked potential，LLAEP）。MLAEP 与大多数麻醉药成剂量依赖性变化，监测麻醉镇静深度更为敏感。临床上根据 MLAEP 得出听觉诱发电位指数（A-line ARX index，AAI），AAI 值 60～100 代表清醒状态，40～60 代表嗜睡状态，30～40 代表浅麻醉状态，小于 30 代表临床麻醉状态，小于 10 代表深麻醉状态。

3. 熵指数

熵指数监测是采集原始脑电图和肌电图的信号，通过熵运算公式和频谱熵运算程序计算得出。临床采用的 S/5 TM 监测仪模块，分为反应熵（response entropy，RE）和状态熵（state entropy，SE）。RE 值、SE 值 85～100 代表正常清醒状态，40～60 代表麻醉状态。在全麻期间，如果麻醉深度适当，RE 值与 SE 值相等，如果疼痛刺激使面部肌肉出现高频活动，RE 值则迅速发生变化。

4. Narcotrend 指数

Narcotrend 指数已用于临床，是一个基于定量脑电图模式识别的新指数，将原始的脑电图时间点分为从 A（清醒）到 F（渐增的对等电位的暴发抑制）6 个阶段（A，B，C，D，E，F），重新形成从 0（清醒）到 100（等电位）的指数。在屏幕显示波的功率变化情况，形象化指示麻醉深度，适宜的麻醉深度宜维持在 D～E 阶段。Narcotrend 指数和预测的丙泊酚效应室浓度之间密切相关。Narcotrend 指数和 BIS 在预测麻醉诱导时从有意识到无意识或者麻醉恢复时从无意识到有意识的效能是相似的，Narcotrend 指数和熵指数呈直线相关。

（五）脉搏氧饱和度监测

脉搏氧饱和度（SpO_2）通过对动脉脉搏波动的分析，测定出血液在一定的氧分压下，氧合血红蛋白占全部血红蛋白的百分比值。成人 SpO_2 正常值为 ≥95%，新生儿第一天 SpO_2 最低为91%，2～7 天 SpO_2 为 92%～94%。当吸入氧浓度（FiO_2）为 0.21 时，成人 SpO_2 90%～94% 为氧失饱和状态，＜90% 为低氧血症。

监测 SpO_2 有助于了解机体的氧合功能，为早期发现低氧血症提供了有价值的信息，提高了麻醉和呼吸治疗的安全性。当气管导管不慎滑出、呼吸梗阻、呼吸管理不当造成通气不足，致使 SpO_2 降至低于预定标准下限时，应及时查找原因，尽快处理。

（六）呼气末二氧化碳监测

呼气末二氧化碳指呼气终末期呼出的混合肺泡气含有的二氧化碳分压（$PetCO_2$）或二氧化碳浓度（concentration of end-tidal carbon dioxide，$CetCO_2$）值。正常情况下，$PetCO_2$ 为35～45 mmHg，$CetCO_2$ 为 5%（4.6%～6.0%）。影响 $PetCO_2$ 的因素包括二氧化碳产量、肺换气量、肺血流灌注及机械故障四个方面。

$PetCO_2$ 监测可用来评价肺泡通气、整个气道和呼吸回路的通畅情况、通气功能、循环功能、肺血流及细微的重复吸入情况。

1. 监测通气功能

无明显心肺疾病的患者通气血流比例（ventilation perfusion ratio，V/Q）正常，一定程度上 $PetCO_2$ 可以反映血二氧化碳分压，当通气功能有改变时，$PetCO_2$ 即可发生变化。

2. 指导机械通气参数调节

全麻期间或呼吸功能不全患者使用呼吸机时，可根据 $PetCO_2$ 来调节通气量，避免发生通气不足或过度，造成高或低碳酸血症。

3. 确定气管导管位置

目前，证实气管导管在气管内的方法有三种：① 肯定看到气管导管进入声门；② 看到二氧化碳波形；③ 看到正常的顺应性环（压力容量环）。单纯依靠听呼吸音、手控呼吸时呼吸囊张缩以及胸廓的活动来判断气管导管是否在气管内，有时不完全可靠。

4. 及时发现呼吸机的机械故障

当发生呼吸回路接头脱落、回路漏气、导管扭曲、气道阻塞、活瓣失灵以及其他机械故障时，$PetCO_2$ 波形可发生改变，应积极寻找原因。

5. 监测体内二氧化碳产量的变化

当发生体温升高、静脉注入大量碳酸氢钠、突然放松止血带以及恶性高热时，二氧化碳产量增多，$PetCO_2$ 升高。

6. 了解肺泡无效腔量及肺血流量的变化

若 $PetCO_2$ 显著低于 $PaCO_2$，二氧化碳波形上升呈斜形，说明肺血流量减少或肺泡无效腔量增加。

7. 监测循环功能

若发生休克、心搏骤停及肺梗死，血流减少或停止，二氧化碳浓度迅速下降，甚至降至零，二氧化碳波形消失。$PetCO_2$ 还有助于判断胸外心脏按压是否有效，心肺复苏是否成功。若 $PetCO_2 > 10\ mmHg$，表示肺已有较好的血流灌注。

临床上，除注意 $PetCO_2$ 外，还应密切观察二氧化碳波形。正常的二氧化碳波型可分四段：Ⅰ相，吸气基线，应处于零位，是呼气的开始部分；Ⅱ相，呼气上升支，较陡直，为肺泡和无效腔的混合气；Ⅲ相，呼气平台，呈水平形，是混合肺泡气；Ⅳ相，呼气下降支，迅速而陡直下降至基线，新鲜气体进入气道。α 角为Ⅱ相和Ⅲ相的夹角，与肺通气血流比例有关。β 角为Ⅲ相和Ⅳ相的夹角，通常为90°，用以评估重复呼吸（**图4-1**）。

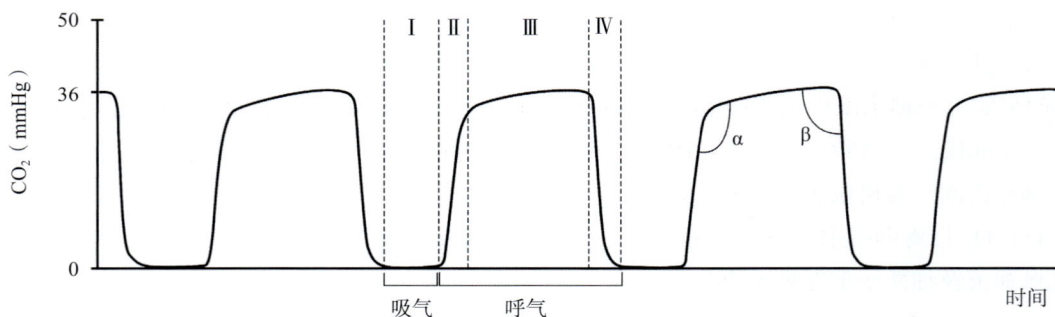

图 4-1　二氧化碳波形描记图

第二节　瘢痕、烧伤整形麻醉的术中精确管理

一、瘢痕、烧伤整形患者的特点

瘢痕是伤口修复过程中不可避免的结果。瘢痕增生的记录可以追溯到公元前1700年—公元前1806年，Alibert 第一次用"癌样肿块"来形容瘢痕，之后改名为"瘢痕疙瘩"，这个词来源于希腊文"chele"，意思是"蟹足肿"。Mancini（1962年）和 Peacock（1970年）将局部增生限制在病变区域的瘢痕称为增生性瘢痕，而超过原来病变范围的就是瘢痕疙瘩。

皮肤瘢痕是创伤愈合过程中的产物，皮肤的瘢痕愈合是人体防御的一个组成部分。由于全身或局部因素的不利影响，可形成各种不同特点的瘢痕，如增生瘢痕、瘢痕疙瘩、萎缩瘢痕、凹陷瘢痕、蹼状瘢痕、挛缩瘢痕等。瘢痕表面较牢固、不易破损者称为稳定瘢痕，脆弱而易于破损者称为不稳定瘢痕。不稳定瘢痕形成慢性溃疡后可恶变，从而形成瘢痕癌。以上各种皮肤瘢痕疾病，往往伴有轻重不等的外观影响或功能障碍，需要进行瘢痕整形手术。伤口愈合后会出现红肿、瘙痒等症状，这是瘢痕增生的开端，随着时间的推移，瘢痕的生长速度会加快，甚至超过 2 cm。瘢痕增生有一定的规律性，分为炎症反应期、组织增生期、组织重构的消退期3 个时期，整个过程一般要 6～12 个月。瘢痕疙瘩没有固定的时间，有的时候会伴随一生，有的时候会出现瘙痒、疼痛、失眠、痛苦等症状，这种情况多发生在女性身上，这是由于女性性激素调节肿瘤细胞的生长和神经肽类物质的分泌。

烧伤一般系指热力，如热液（热水、热油、热汤）、火焰、炽热金属（溶化的液体或炽热的固体）、蒸汽或高温气体等所致的组织损伤，主要是皮肤损害。严重者可伤及皮下组织、肌肉、骨骼、关节、神经、血管，甚至内脏。由电能、化学物质、放射线、微波等造成的组织损伤，其病理过程与一般的热力作用病理过程相近，故临床上也称其为"烧伤"。应该强调的是，烧伤并不只是局部组织的伤害，还可以在某种程度上造成全身的损害，特别是在大面积的烧伤中，这就是所谓的"烧伤病"。临床或生活中习惯所称的"烫伤"，系指热液（沸水、沸汤、沸油）、蒸汽等所引起的组织损伤，是热力烧伤的一种。其临床早期表现与火焰、炽热金属等所引起的烧伤也不尽相同。

瘢痕、烧伤整形患者由于明显的外观变化，尤其是面部及其他暴露部位的瘢痕，会对自身外观形象不满意。同时，瘢痕性疾病会导致一些功能性障碍，从而影响日常生活及日常工作能力。另外，很多瘢痕疾病的患者常常伴有瘙痒、灼痛等症状，严重时甚至影响日常睡眠休息，对身心健康造成了极大的损害。因此，很多瘢痕疾病的患者在日常生活中承受了巨大的痛苦，从而产生一系列的心理健康障碍。

二、瘢痕、烧伤整形手术的特点

瘢痕、烧伤整形治疗方式繁多，具体实施方案需要根据患者的瘢痕大小、瘢痕性质、瘢痕部位以及临床症状等综合因素考虑。具体可分非手术治疗及手术治疗。非手术治疗包括弹力压迫疗法、放射疗法、药物疗法等。一般情况下，当较为局限的瘢痕采用非手术治疗时，无需麻醉或者仅需要局部麻醉即可满足治疗要求。若患者为婴幼儿、瘢痕范围过大、对治疗刺激过于敏感或其他情况需要麻醉干预，可在麻醉医师进行术前评估后，做出相应的充分准备，再实施合适的麻醉方案。

手术治疗只适用于有显著功能损害或者形态损害者，当患者本人对自身外观有相应需求时，也可进行手术。在某些特殊部位，如眶周、口周、鼻部等位置，为保护患者自身的生理功能（视力、进食及呼吸功能），因尽早将手术时机提前。如出现了睑外翻，就要及时纠正，以免造成角膜的暴露；早期手术治疗指端关节挛缩，避免出现关节僵直和半脱位；口周瘢痕引起的小口畸形要及早进行口角扩大手术，以便于进食；婴幼儿瘢痕挛缩应尽快松解，以免影响其生长发育。一般情况下，在非手术治疗和积极的功能锻炼相互配合的基础上，需要待瘢痕成熟，停止增生后，方可行手术治疗。手术的原则是切除必要的瘢痕组织，充分松解，矫正畸形，恢复功能，修复创面。

根据瘢痕的位置及大小，需要选择不同的术式。对于瘢痕面积较大的手术，需要进行皮片或皮瓣的移植术。对于瘢痕面积较大且皮源缺乏的病例，可只切开或部分切除瘢痕，进行挛缩松解，再以皮片修复缺损。

三、麻醉选择

根据瘢痕部位、患者全身状况、手术范围，可以采用以下几种麻醉方式。

（1）由于瘢痕局限，手术时间短，患者的身体状况较好，所以大多数手术采用局部麻醉和神经阻滞。

（2）对于头颈部及胸部瘢痕手术，手术范围大，手术时间长，患者的身体状况不佳，需采用全身麻醉。对于没有明显挛缩或仅有轻微限制的颈部瘢痕，可以采用经口或经鼻明视下进行插管。对于颈部瘢痕挛缩较重、后仰受限、张口困难、面部瘢痕较重的患者，应在纤维支气管镜引导下进行清醒气管插管。如果是严重瘢痕所致的鼻孔畸形或鼻内孔过小而不能进行气管插管的患者，应先进行气管切开，然后进行全身麻醉；也可以在局部麻醉下切开瘢痕，让其头部稍微向后倾斜，然后进行气管插管全身麻醉。对于婴幼儿和不配合的患儿，可以采用局部麻醉、臂丛神经阻滞、硬膜外麻醉、骶管麻醉等麻醉方式，减少手术时间，减少瘢痕面积。

（3）如果瘢痕仅限于胸腔以下，且患者身体状况良好，可以采用椎管内或复合麻醉来完成手术。

四、瘢痕、烧伤整形手术的麻醉注意事项

（一）头颈胸部瘢痕、烧伤整形手术的麻醉

如果手术区域很小，不会对呼吸道造成任何影响，可以选择在局部麻醉下进行手术。应用 $0.5\% \sim 1\%$ 普鲁卡因加 $1：200\ 000$ 肾上腺素（以降低手术中出血）进行局部浸润，普鲁卡因用量为 1 g。对普鲁卡因过敏的患者，可以选择 $0.25\% \sim 0.5\%$ 的利多卡因（成年人的最大剂量是 400 mg），或者 0.25% 的布比卡因（通常不大于 2 ml/kg），均可完成局部麻醉。

对于瘢痕面积大、手术时间长、对呼吸道有影响的患者，可以采用全身麻醉。由于头颈胸部瘢痕的患者常因瘢痕增生、挛缩等问题，发生头颈部活动度、张口程度受限，甚至会出现张口度为 0 的情况，因此，麻醉医师对头颈胸部瘢痕的患者，需要提前做好术前访视工作，重视该类患者的困难插管及术中气道管理，避免发生气道风险及气道相关并发症。尽可能对所有患者进行评估非常重要。首先，气道评估时应确定可导致困难气道的解剖学因素，在很大程度上，这将为最安全的气道管理方案提供信息。其次，麻醉医师需要确定在气道管理过程中可能会对患者造成危险或加重患者危险的重大生理问题，这些问题可能会影响或改变原本选择的方案。最后，麻醉医师需要确认一些相关问题，如临床医生和团队的技能和经验、是否有经验丰富的

助手、设备是否齐全，如同生理问题一样，相关因素也可能改变原本拟订的方案。具体的术前访视内容详见第三章第一节。

对于一般状况的头颈胸部瘢痕患者，如果临床症状不伴有张口受限等情况，不影响气管插管，则可以采用传统的麻醉方式，采用快速诱导法进行气管插管，一般应用 2 mg/kg 的丙泊酚、1～2 mg/kg 的芬太尼、0.1 mg/kg 的维库溴铵，如果联合使用 0.2 mg/kg 的咪达唑仑，丙泊酚的剂量可以降低到 1.3～1.5 mg/kg。对有小口畸形、张口受限、口咽部外科手术史的患者，可以采用经鼻气管插管。在气管插管之前，应先了解鼻腔的状况，看是否有鼻中隔偏曲、损伤，以便选择合适的鼻孔进行气管插管。在气管插管之前，用呋麻合剂滴鼻，可收缩鼻黏膜血管，降低鼻内出血。如果有轻微的张口受限，可以采用快速诱导法进行气管插管，在插管困难的情况下，可以使用 0.6～1.2 mg/kg 的罗库溴铵作为肌松药，一般在 2 min 内就能为插管提供较好的条件。若有小口畸形或严重的张口限制，应采用清醒纤维支气管镜引导下气管插管。在插管之前，可以使用 2% 的利多卡因或 1% 的丁卡因进行气道局部黏膜喷洒。鼻腔、咽喉黏膜特别是声门区应给予足够的麻醉，对经鼻置入气管导管的成功与否至关重要。正常成人可以选择内径 7.0～7.5 mm 的气管导管，女性可选择内径 6.5～7.0 mm 的气管导管。患者可以选择普通的气管导管或加强型气管导管。插管操作时动作应尽量轻柔，特别是对儿童患者，应避免伤到气管，引起声门和喉头黏膜水肿。盲探插入气管导管的定位要依据气流的大小来确定。气流最明显的时候，就是气管导管靠近声门的时候，此时，患者应尽量深呼吸，并迅速将导管送进气管。如果多次插管不成功，可采用纤维支气管镜或逆行气管插管。逆行气管插管操作难度大、损伤大、患者疼痛明显，只有当其他的插管方式都不成功的时候才可以使用。如果面部、口周、鼻孔部位有瘢痕，不能进行口腔、鼻腔气管插管，可以先进行气管切开，条件许可的话可以在局麻下进行口角扩大，然后进行气管插管。

一般来说，最多尝试三次，如果三次后仍未能成功进行气管插管，尤其是在使用了两种性质不同的装置（如直接喉镜和超角度可视喉镜）的情况下，需要口头宣布"插管失败"。只要患者的氧合仍能通过面罩通气或声门上气道装置轻松维持，就可以从容地制订下一步计划。大多数已发表的气道指南都主张以这种方式限制初始插管尝试次数，以避免"固定错误"。这种错误可能导致多次徒劳且危险的插管尝试，尤其是重复使用一种设备时。

在如今的临床工作中，在三次插管尝试次数限制内仍不能成功插管的情况不常见，一旦出现，应视为情况十分困难的指征，并立即寻求他人帮助。

宣布插管失败后，一些指南将放置声门上气道装置作为下一步，也有指南将放置声门上气道装置作为一种临时过渡。但头颈胸部烧伤瘢痕患者常因张口受限，无法置入声门上气道装置。无论如何，在插管失败的情况下，只要氧合没有问题，大多数指南都主张"停下来思考"，为下一步如何进行提出多条建议，选择如下。

1. 让患者从全身麻醉中苏醒过来

虽然目前没有研究报道这种方法的最终益处，但已发布的指南普遍支持这种方法。一旦清醒，患者可以推迟手术，或立即进行清醒气管插管、区域麻醉，或极少情况下选择颈前气道（front-of-neck airway，FONA）。以下是一些注意事项。

（1）对于大多数危重患者来说，不建议使其苏醒。

（2）如果其他麻醉药仍在起作用，神经肌肉阻滞失效或逆转后，不一定能恢复自主通气。

（3）严重氧饱和度降低可能会阻碍意识的恢复或自主通气。

2. 放置声门上气道装置，随后可进行以下步骤之一

（1）在放置好声门上气道装置的情况下，可以允许患者从全身麻醉中苏醒。

（2）气管插管失败后，在声门上气道装置通气的情况下继续手术，这种做法仅在极少数情况下实施。指南认为这样做可能会导致术后并发症发病率较高，需要进行谨慎的风险-获益评估，并制订术中经声门上气道装置通气失败的计划。

（3）声门上气道装置可用作临时过渡，直到新的人员或设备到位，进行另一次明确的气管插管尝试。

（4）经声门上气道装置的气管插管。

3. 在以下几种情况下，继续尝试气管插管

（1）继续保持供氧，并且考虑"更全面"的问题，如维持镇静、最佳的神经肌肉阻滞和避免胃内容物误吸。

（2）选择的技术应与已经失败的技术不同，最好能解决导致之前插管失败的解剖或设备限制，并且应该在不造成更多气道创伤的情况下提高成功概率。

（3）进一步的尝试只能在有必要的设备和专业知识的情况下进行。使用纤维支气管镜，无论是单独使用还是与其他设备结合使用，都可能有帮助。

4. 对于氧合正常但插管失败的患者，气管切开也是一种选择

择期手术中通常不选择这一方式，但在急诊手术或抢救过程中，可能有进行气管切开的指征。

尽管对面罩通气、放置声门上气道装置和气管插管进行了最佳尝试，但仍不能给呼吸暂停的患者供氧（或通气），这种情形就是"不能插管、不能供氧"（cannot intubate, cannot oxygenate，CICO）。遇到 CICO 时，默认的操作是快速建立颈前气道。关于 CICO 情况下颈前气道位置和技术的建议各不相同。大多数指南建议经环甲膜建立气道，并对成年患者使用基于手术刀的环甲膜切开术。喷射（高压）通气的针刺环甲膜切开术在急诊 CICO 情况下有很高的失败率和并发症发病率。

许多指南支持在 CICO 情况下最后尝试面罩通气或放置声门上气道装置，但指导原则是对仍有生存能力的患者及时进行气管切开。因此，作为"最后一搏"的声门上气道装置放置或面罩通气尝试应与气管切开的准备工作同时进行，不应延误颈前气道的快速进行。尽管如此，在进行气管切开之前，应先尝试放置声门上气道装置。如果尚未给予神经肌肉阻滞剂或神经肌肉阻滞剂失效，应首先或重新给予该药。

如果气管切开实施得太晚，则无法将患者从脑损伤或死亡中拯救回来，因此一些指南提出了一种"启动"原则，针对昏迷患者遇到气道管理困难的情况。如果主要技术不成功（如气管插管），应开始呼救，如果可行的话，也应考虑唤醒患者。如果第二种方式（如面罩通气）也失败了，则应获取执行气管切开的设备，并向团队宣布可能需要气管切开。如果第三种气道管理方式（如使用声门上气道装置）也失败了，则宣布 CICO 情况并开始气管切开。

在紧急气管切开成功后，此时重新供氧的患者面临不同选择，包括：继续从容地尝试经口或经鼻气管插管，待患者苏醒后拔管；如果预期需要长期气管切开，则进行外科会诊，评估是否需要从环甲膜切开术转为气管切开术。

（二）四肢及下腹部瘢痕、烧伤整形手术的麻醉

对于瘢痕范围较小，手术时间较短的患者，可采用局部浸润麻醉或区域阻滞麻醉技术。对于瘢痕手术范围局限于某一或某些神经丛（干）所支配的范围，并阻滞时间能满足手术需要者，可选用神经阻滞。当穿刺部位有感染、肿瘤以及对局麻药过敏时，禁忌使用以上技术。常用的神经阻滞技术包括颈丛神经阻滞、臂丛神经阻滞、腰丛神经阻滞和坐骨神经阻滞技术。实施神经丛阻滞技术时，麻醉医师应熟悉各神经丛（干）的体表定位及解剖结构，并熟悉各种神经丛（干）阻滞技术的标准实施流程。进行颈丛神经阻滞时，应避免药液误入硬膜外隙或蛛网膜下腔，注意局麻药毒性反应，避免膈神经、喉返神经阻滞及椎动脉损伤。进行臂丛神经阻滞时，应避免发生气胸、出血及血肿等并发症，避免发生膈神经阻滞。进行腰丛神经阻滞时，应避免局麻药误入血管造成局麻药中毒，避免局麻药误入硬膜外隙及鞘内造成椎管内麻醉。进行坐骨神经阻滞时，应避免发生坐骨神经损伤。

大部分胸部以下的外科治疗可以采用硬膜外麻醉、蛛网膜下腔麻醉、腰硬联合麻醉或骶管麻醉。手术部位的穿刺点如**表 4-6** 所示。硬膜外麻醉、蛛网膜下腔麻醉、腰硬联合麻醉、骶管麻醉的应用与普通患者相同，但如果同时存在面部瘢痕畸形，对呼吸有影响，则要格外小心，避免辅助和控制呼吸困难。

表 4-6　各部位瘢痕手术麻醉的脊椎间隙选择表

手术部位	穿刺点选择
上腹部	$T_{8\sim11}$
下腹部	$T_{11\sim12}$
会阴部	$L_{1\sim4}$
双下肢	$L_{2\sim4}$

若存在手术时间过长、患者有椎管内麻醉禁忌证、手术范围过大等情况，肢体及胸腹部的瘢痕手术也常选用全身麻醉。

（三）小儿瘢痕、烧伤整形手术的麻醉

可通过吸入、静脉、肌内或直肠给药进行麻醉诱导。目前面罩吸入七氟烷麻醉诱导在小儿麻醉中最常用。合作的患儿在入手术室后面罩吸入氧气（1~2 L/min）加七氟烷，逐步升高七氟烷的吸入浓度（最大浓度为 8%），直至患儿睫毛反射消失，维持浓度控制在 4% 以下。紧张或不合作患儿可采用坐位或抱着进行面罩吸入，开始即吸入高浓度的麻醉药（6~8 L/min 的氧气 + 8% 七氟烷），一旦意识消失即可改平卧位进行静脉通路开放和完成麻醉诱导。诱导期间，患儿

常有屏气行为，在进行加压辅助通气之前，须明确有无气道阻塞及喉痉挛存在。若患儿吸入麻醉诱导期间出现了严重的呛咳和喉痉挛，应给予肌松药。

静脉诱导是最可靠、最快速的方法，通常适用于年龄较大、已开放静脉通道或因饱胃须行快速诱导的患儿。静脉诱导的最大问题是静脉通道开放和维持困难，尤其是对于年龄较小和不合作的患儿。可先肌内注射氯胺酮、咪达唑仑等药物，待患儿入睡后再开放静脉通道。

由于头面部及呼吸道解剖结构的特殊性，小儿困难气管插管的发生率较高。对伴有严重困难气道的小儿瘢痕手术患者，可选择可视软镜辅助插管，也可使用喉罩通气或经喉罩插管。会厌炎、气管支气管炎、喉内异物常表现为吸气喘鸣，激惹或哭闹时可能发生气道塌陷，从而加重气道梗阻，导致低氧血症及呼吸衰竭。对此类患儿，在麻醉诱导时应尽量减少刺激，经面罩吸入七氟烷是比较安全的麻醉诱导方法。诱导期间，尽量维持患儿自主呼吸，待患儿入睡后再行静脉穿刺。诱导期间，一旦喘鸣加重或发生喉痉挛，应立即关闭逸气活瓣，适当增加气道压力。如患儿有气管支气管炎或会厌炎，通常选择无气囊的导管，导管的内径也要相应减少 $0.5 \sim 1$ mm，使用导管芯有助于气管插管。如气道完全堵塞、面罩通气困难或气管插管困难，需紧急行气管切开术。

大部分儿童可以在各种麻醉方法和基础麻醉下完成该类整形手术，但对于头面部、手术范围较大、手术时间较长的患儿，可以选择气管插管全身麻醉完成手术。儿童气管插管经常由于插管不牢固，发生脱落或滑落，如不能及时发现，可能引起严重后果，甚至危及生命，因此，手术中的麻醉管理应格外注意。根据儿童年龄选择导管型号（**表4-7**）。临床上还有简易判断方法。儿童外鼻孔直径或儿童小指末节关节的粗细与气管导管外径基本一致，可据此选用导管。

表4-7　呼吸参数和导管置放长度

年龄	体重(kg)	呼吸频率(次/min)	经口放管长度(cm)	经鼻放管长度(cm)
新生儿	1～2	40～50	5.5～8.5	7～10.5
新生儿	3.5	40～50	9	11
3个月	6	30～50	10	12
1岁	10	20～30	11	14
2岁	12	20～30	12	15
3岁	14	20～30	13	16
4岁	16	15～25	14	17
6岁	20	15～25	15	19
8岁	24	10～20	16	20
10岁	30	10～20	17	21
12岁	38	10～20	18	22

整形外科精确麻醉

由于独特的解剖学和生理学，儿童在围手术期发生并发症的风险特别高。牢记 DOPES 口诀，有助于麻醉医师系统地评估插管患儿围手术期的血氧饱和度和（或）高气道压。

（1）移位（displacement）：气管导管移位的情况非常严重，发生时必须立即确认，不得延迟。拔管会导致二氧化碳监测痕迹丢失。导管插入支气管会导致压力控制通气时潮气量减少，或容积控制通气时气道压升高。

（2）阻塞（obstruction）：必须清除分泌物。Boyle-Davis 开口器可能因扭结造成压迫或阻塞。在热风暖气装置下，气管导管的软塑料变暖变软，也可能发生扭结。

（3）气胸（pneumothorax）：气胸可能会使新生儿复苏变得复杂，但在小儿创伤中很少见。应尽早诊断（超声评估寻找肺部偏移可能有益），尽快减压。

（4）设备（equipment）：如果怀疑麻醉装置故障，必须使用辅助设备进行通气，以便立即缓解紧急情况，安全解决问题。

（5）胃（stomach）：困难面罩通气会造成胃内大量积气。建议常规进行胃部减压，如果忘记，则可能导致困难通气，应立即进行减压。

另外，在合理应用基础麻醉后，小儿也可在区域麻醉下进行手术。区域麻醉包括椎管内麻醉及各种神经阻滞，常用药物有利多卡因、丁卡因、布比卡因及罗哌卡因。施行小儿区域阻滞时，应准备麻醉机、氧气及急救用品。

术中最简单也是最重要的监测就是麻醉医师的密切观察。麻醉期间应持续观察患儿的皮肤、黏膜颜色是否发绀或苍白，以及呼吸深度、呼吸节律、脉搏强弱等。听诊器是最简单、最有价值的监测仪，应在诱导前置于胸前，可持续监测心率、心音、心律。婴儿心音的强弱与每搏量有关，可间接反映心输出量。另外，听诊器可通过双肺呼吸音的比较来证实气管导管的位置。必要时可放置食管听诊器。心电图可反映有无心律失常、传导阻滞及心肌缺血，是麻醉中不可缺少的监测项目。麻醉期间均应监测血压，袖带宽度应为患儿上臂长度的 2/3。直接动脉测压仅用于大手术或预计出血量较多的手术，动脉内置管引起的并发症发生率在婴幼儿中较高，主要为缺血损伤及血栓形成。可通过颈内静脉或锁骨下静脉置管监测 CVP，操作时应避免损伤邻近组织。小儿锁骨下静脉穿刺的气胸发生率较成人高。麻醉期间应连续监测体温，长时间手术应监测中心温度，可选择鼻咽部、直肠、食管或鼓膜等部位。SpO_2 和 $PetCO_2$ 已成为小儿麻醉中常用的监测手段。

（四）大面积瘢痕、烧伤整形手术的麻醉

大面积瘢痕、烧伤整形手术的麻醉特点是手术时间长、创面大（出血以渗血为主）、拔管恢复要求高，因此麻醉药物选择和麻醉技术要求较高。为避免手术时间较长引起的麻醉消耗增加、苏醒延迟以及手术躁动等情况，麻醉维持应选择静脉和吸入麻醉复合应用，低流量吸入麻醉在减少麻醉消耗和空气污染方面有显著的优点。此外，麻醉维持要求有一定的深度，血压稳定且较低以减少出血、保持术野清晰。麻醉维持用药所需时间较长，因此应使用毒性小、不易蓄积、恢复快且平稳的麻醉药物和方法。颌面手术后口腔内易有积血或水肿影响呼吸，拔管恢复要求高，通常当咳嗽及吞咽反射存在，肌力恢复，呼吸平稳，而且意识基本恢复、呼之能应时才可安全拔管。

除常规监测心电图、SpO_2、体温外，还应持续监测 CVP、有创动脉血压以及血糖。由于一般手术时间长，术中患者易出现低体温的情况，术中应做好保温工作，如应用加温毯、加温补液及输血液体、加强术中体温监测等。低温时麻醉药物在体内的分布和结合速度降低，且低温影响麻醉药的分解和排泄，麻醉药物的代谢降低，进而导致术后苏醒期明显延长。

另外，长时间手术及全身麻醉，增加了压疮、眼部并发症及神经损伤并发症的风险，术中应注意对患者的保护措施。在患者手术麻醉期间，应尽量增加患者翻身的频率；避免斜坡卧位，减轻骶尾部和臀部的压力；避免局部潮湿和大小便浸渍；应用一些辅助性设备，如气垫床、减压坐垫、压疮贴等手段，避免压疮并发症的发生。在麻醉期间，手术操作刺激、无菌敷料纤维屑脱落或消毒液、血液刺激，均会损伤暴露的角膜。术中应注意患者眼部的保护措施。麻醉医师可以通过局部给予红霉素眼膏保护患者眼部，并加强眼部护理；使用蘸有生理盐水的纱布遮盖眼部，并定时更换纱布；避免消毒液、血液渗入双眼，减少眼部损伤并发症发生的概率。在长时间手术操作时，尤其是上肢瘢痕手术，手术医生为了便于操作，常将患者上肢外展仰卧超过 90°，或者是术中医生推挤上肢造成过度外展，使上肢处于不恰当的位置，极易拉伤臂丛神经。麻醉医师需要充分认识体位合理摆放的重要性，重点注意患者躯体负重点和支点，着力点摆放不当可使软组织、神经或血管受压和牵拉。

（五）瘢痕、烧伤整形患者的术后拔管

对于瘢痕、烧伤整形患者来说，拔管是一个关键步骤。在拔管期间和拔管后，维持患者氧合是首要任务。很多头面部瘢痕、烧伤整形的患者，一方面由于其本身存在困难气道，拔管时发生气道并发症的风险大幅增加；另一方面由于其术后头面部敷料极为厚重，且常伴有头面部肿胀等情况，进一步增加了术后拔管的风险。因此，很少有麻醉医师能够完全保证拔管后的患者安全。与拔管相关的并发症经常被忽略。发生咳嗽和屏气等小问题较常见；一些严重的并发症则罕见，但一般可以通过适当的计划来预防。在拔管期间和拔管后，维持患者肺部氧合是首要任务。导致拔管后并发症的常见原因如下。

1. 气道张力降低和气道反射障碍

许多因素可能导致咽部张力降低，造成塌陷和气道阻塞。该问题在肥胖患者中尤为突出，尤其是在伴有 OSA 且对阿片类药物和残留麻醉药的敏感性增加的情况下。拔管数小时后，保护性喉气管反射受损，此时呕吐或反流可能导致误吸。气道中的血液，尤其是当其隐藏在鼻咽中时，会增加风险，因为吸入血块会导致呼吸道完全阻塞。

2. 神经肌肉阻滞逆转不充分

神经肌肉阻滞逆转不充分会增加术后呼吸系统并发症的发生率。小于 0.9 的四个成串刺激（train-of-four stimulation，TOF）比值与不良呼吸事件有关。新斯的明逆转后 TOF 恢复的临床试验和定性评估不可靠，可能导致神经肌肉恢复不完全。由于临床医生不能在 TOF 比值 > 0.7 时检测到衰退，临床上也无法对 0.4 ~ 0.7 之间的 TOF 系数进行区分，因此，强烈建议无论何时使用神经肌肉阻滞剂，常规使用定量神经肌肉监测以确保充分逆转。舒更葡糖能够快速有效地逆转神经肌肉阻滞。

整形外科精确麻醉

3. 误吸

胃容量增加、胃肠动力降低、食管括约肌张力降低或反射受损的患者发生误吸的风险更大。误吸是引起呼吸系统并发症的主要原因。

4. 气道刺激

全身麻醉苏醒期间出现的任何有害刺激都可能引发喉痉挛，即声带、前庭襞和（或）杓状会厌襞的持续内收。喉痉挛是正常声门闭合反射的一种夸张表现，通常是由气道刺激引起的。动物研究表明缺氧和高碳酸血症可能对喉痉挛有抑制作用，而在脑损伤或死亡发生前声带会打开的说法是不正确的。

5. 阻塞后肺水肿

阻塞后肺水肿发生在 0.1% 的全身麻醉后，多见于肌肉发达的年轻成年男性。对阻塞的气道用力吸气会产生较高的胸内负压，从而导致肺水肿。最常见的原因是喉痉挛，但如果患者强行咬住气管导管或声门上气道工具，使其内腔堵塞，也可能发生这种情况。它表现为呼吸困难、烦躁、咳嗽、粉红色泡沫样痰和低氧饱和度。胸部 X 线片可显示弥漫性双侧肺泡混浊，与肺水肿一致。及时识别和管理通常可以快速解决问题。出现死亡的情况很少见，死亡通常由缺氧性脑损伤引起。

麻醉诱导前应考虑拔管计划，并根据患者的具体病史及情况制订方案。考虑的因素包括预先存在的气道困难（气道解剖结构异常、肥胖、OSA 和误吸风险等）、气道是否存在恶化风险（由麻醉或手术引起的解剖结构变形、出血和肿胀等），以及术后气道是否受限（头颈部外固定、头面部敷料包裹、头面部皮瓣及颈椎不稳定等）。另外还需要考虑患者的生理因素，包括心肺储备受限、神经或神经肌肉损伤、体温过低或过高、酸碱或电解质紊乱等情况。麻醉医师还应该根据具体情况制订拔管策略，包括受限的医疗资源，缺乏有经验的人员或备用设备等。

在进行拔管前，需要做好相关准备工作，包括对气道因素、一般因素和后勤因素的最终优化，以确保成功拔管的最佳条件。神经肌肉阻滞的逆转应该用神经刺激仪定量确认。麻醉医师应检查患者的总体状况，包括体温、酸碱平衡、循环稳定性和镇痛充分性。值得注意的是，在紧急情况下，病情恶化的患者可能会给操作者带来压力，从而影响操作者的表现。安全拔管需要有与诱导和插管同等水平的监测和警觉。与手术团队的良好沟通有助于避免麻醉科医师分心，并确保能在需要时得到帮助。

拔管时机首先要考虑的是安全，而不是速度。对于解剖结构层面上的困难气道患者，深麻醉下拔管是不合适的，只有在对避免拔管刺激的益处超过气道阻塞、屏气和误吸风险时才考虑使用。大多数成年患者在清醒后拔管，患者能遵守指示并显示出充分的自主通气和氧合。拔管应在患者处于深度麻醉或清醒状态时进行，而不是在这两种状态之间时进行。当计划清醒拔管时，明智的做法是术前告知患者并解释拔管过程。这有利于患者配合，避免患者之后可回忆起清醒拔管并报告其"意识状态"的罕见情况发生。

在某些情况下，最安全的方法是将拔管时间推迟，并在重症监护室接受几小时甚至几天的治疗。考虑因素包括气道肿胀的可能性、其他生理损伤的风险、短期内返回手术室的预期需求，以及立即提供熟练援助的需求。

第三节　颅颌面整形麻醉的术中精确管理

一、唇腭裂

神唇腭裂是口腔颌面部较常见的先天性发育畸形，其发病率达 1.86%。先天性唇腭裂的发病率在不同种族之间存在差异。一般来说，日本人和印第安人的发病率为 1/500；白人的发病率为 1/800，其中加拿大、美国地区的发病率为 1/1000～1/750；黑人的发病率为 1/2000。在我国，唇腭裂的发病率为 1.82‰，根据这一发病率，我国每年新生的唇腭裂患儿在 2.5 万人左右。唇腭裂的病因尚不清楚，可能包括环境和遗传因素，这些因素结合在一起导致在妊娠前三个月腭部生长出现缺陷。唇裂/腭裂多发于男性，通常为左侧。尽管近几十年来手术方法不断完善，但是由于术后瘢痕挛缩、异常肌力以及唇腭裂本身的缺陷，患者仍会产生较严重的牙、颌、面继发畸形，严重影响他们的生活质量。

唇腭裂，包括唇裂、腭裂或两者兼有，对患者及其家庭的生活有着巨大的影响。先天性唇腭裂的处理往往需要一个多学科团队的合作（包括外科医生、麻醉科医生、正畸医生、儿科医生、语言治疗师、专科护士和心理治疗师）。外科手术的目的是修复解剖缺陷和恢复正常功能。唇腭裂手术分为初次手术和二期整复。唇腭裂首次修复手术是对原发性唇腭裂缺损进行修复。成年后可能需要二次外科修复，例如改善嘴唇的美观、闭合残余的腭部缺损、骨移植、纠正牙槽骨和牙齿缺损。

（一）唇裂的病因和分类

唇裂是口腔颌面部最常见的先天性畸形之一，在胚胎发育过程中，受遗传和环境因素的影响，上颌突与球状突未融合或融合不全，导致唇部出现不同程度的裂隙，多伴发鼻畸形，常合并腭裂及牙槽突裂。

1. 先天性唇裂的病因

（1）营养缺乏：在怀孕前 3 个月的营养缺乏，特别是维生素的缺乏目前被认为是引起先天性唇裂畸形的一个重要原因。

（2）药物影响：多种药物进入母体后可通过胎盘进入胚胎，沙利度胺、阿司匹林、某些抗生素及皮质类固醇等药物可使胎儿畸形的发生率增加。

（3）感染和损伤：母亲怀孕早期患风疹等疾病，常易致胎儿畸形。

（4）遗传因素：在临床上，常有家族中多成员患先天性唇裂的病例，遗传学研究认为唇裂属于多基因遗传性疾病。

（5）其他：孕妇情绪、抽烟、酗酒及放射线等因素也能够引起胎儿发生先天性唇裂。

2. 先天性唇裂的分类

（1）单侧唇裂：包括单侧完全性唇裂（裂隙累及整个上唇全层直至鼻底）和单侧不完全性

唇裂（裂隙未至鼻底）。

（2）双侧唇裂：包括双侧完全性唇裂（双侧裂隙均累及整个上唇全层直至鼻底）、双侧不完全性唇裂（双侧裂隙均未至鼻底）和双侧混合性唇裂（一侧为完全性唇裂，另一侧为不完全性唇裂）。

（3）正中裂：上唇正中全层裂开。

（4）隐裂：上唇皮肤无裂隙，但口轮匝肌不连续。

3. 先天性唇裂的主要临床表现

（1）单侧唇裂畸形的临床表现：① 唇部裂隙畸形，出现不同程度的患侧上唇裂隙，可累及红唇、白唇及鼻底，常伴有腭裂、牙槽突裂。② 鼻部畸形，患侧鼻孔扁平宽大，鼻翼塌陷并向下外侧移位，鼻尖偏向健侧，鼻中隔偏曲。③ 上颌骨畸形，患侧上颌骨发育不足，骨段错位。

（2）双侧唇裂畸形的临床表现：① 两侧上唇不同程度的裂隙，可累及红唇、白唇及鼻底，常伴有腭裂、牙槽突裂。② 伴有牙槽突裂者，前唇大多仅与鼻小柱相连，鼻小柱非常短小或消失，双侧鼻翼扁平塌陷并向后下移位。③ 伴有牙槽突裂和腭裂者，前颌骨前突并偏向一侧，也可以出现旋转或垂直向上移位。

4. 唇裂修复术的目的及原则

（1）唇裂修复术的目的：恢复上唇及鼻部的正常形态和生理功能。

（2）唇裂修复术的原则：① 使移位的组织回复并保持在正常的位置。② 用与缺损组织相同的组织修复缺损。③ 注意上唇细微解剖结构，如人中嵴、红唇缘、唇珠的重建。④ 应强调上唇的功能性重建。⑤ 同期考虑纠正并恢复两侧鼻翼位置对称性。⑥ 避免对上颌骨的不良损伤。

5. 唇裂修复术后并发症及处理

（1）误吸、窒息：患儿麻醉未醒时，可能因麻醉反应出现呕吐，从而引起误吸、窒息，严重者危及生命。预防措施：应在术后将患儿头偏向一侧，严密观察，保持呼吸道通畅。

（2）肺炎：年幼患儿抵抗力较差，加之手术创伤，术后容易合并肺炎，重者危及生命。一旦出现高热等症状，必须高度重视，予以对症抗炎及支持治疗，必要时请儿科医生会诊。预防措施：术前必须详细了解患儿全身状态，选择患儿最佳手术时机。

（3）切口感染：术后切口一旦出现感染，应给予局部消毒处理，全身应用抗生素。可能原因为合并全身感染、鼻腔分泌物污染、切口张力过大、切口外物污染等。预防措施：加强术前准备，术中严格无菌操作，术后给予抗生素预防感染，术后保持切口清洁。

（4）切口裂开：可能原因为切口感染、切口张力过、术后患儿哭闹、拆线过早、患儿早期吸吮等。

（二）腭裂的病因和分类

腭裂是一种较为常见的口腔颌面部畸形，可单独发生，也可并发唇裂。腭裂不仅有软组织畸形，大部分腭裂患者还可伴有不同程度的骨组织缺损和畸形，在吮吸、进食及语言等生理功能障碍方面远比唇裂严重。由于颌骨生长发育障碍，还常导致面中部塌陷，严重者呈碟形脸，咬合错乱。

1. 先天性腭裂的分类

（1）软腭裂：仅软腭裂开，有时只限于悬雍垂。

（2）不完全性腭裂：软腭完全裂开伴有部分硬腭裂。

（3）单侧完全性腭裂：裂隙自悬雍垂至切牙孔完全裂开，并斜向外侧直抵牙槽突，与牙槽裂相连。

（4）双侧完全性腭裂：常与双侧唇裂同时发生，裂隙在前颌骨部分，各向两侧斜裂，直达牙槽突；鼻中隔、前颌突及前唇部分孤立于中央。

2. 先天性腭裂的主要临床表现

（1）吸吮功能障碍：由于患儿口鼻相通，口腔内不能产生负压，因此患儿无力吸吮母乳或者乳汁从鼻孔溢出。

（2）腭裂语音：这种语音特点是发元音时气流进入鼻腔，产生鼻腔共鸣，发出的元音很不响亮而带有浓重的鼻音（过度鼻音）；发辅音时，气流从鼻腔漏出，发出的辅音很不清晰而且软弱（鼻漏气）。

（3）口鼻腔卫生不良：由于口鼻腔直接相通，鼻内分泌物可流入口腔，口腔内食物也可反流到鼻腔和鼻咽腔。

（4）牙列错乱：完全性腭裂往往伴发完全性唇裂，牙槽裂隙较宽，唇裂修复后，患侧牙槽骨向内塌陷，牙弓异常，同时，裂隙两侧牙萌出时缺乏应有的骨架支持而错位萌出，由此而导致患者牙列紊乱。

（5）听力降低：腭裂造成的肌性损害，使咽鼓管开放能力较差，易患非化脓性中耳炎。同时由于不能形成腭咽闭合，进食时吞咽常有食物反流，易引起咽鼓管及中耳的感染，因此腭裂患儿非化脓性中耳炎的发生率较高，部分患儿常有听力降低。

（6）上颌骨发育不良：有相当数量的腭裂患者常有上颌骨发育不足，随年龄增长而越来越明显，导致反颌或开颌及面中部凹陷畸形。其原因包括：① 唇腭裂本身伴有先天性上颌骨发育不足；② 腭裂手术对上颌骨发育的影响，手术年龄越小，手术损伤对上颌骨发育影响越大。

3. 腭裂的治疗原则

腭裂的治疗原则是应采取综合序列治疗来恢复腭部的解剖形态和生理功能，重建良好腭咽闭合和获得正常语音；对面中部有塌陷畸形、牙列不齐和咬合紊乱者也应予以纠正，改善他们的面容并恢复正常的咀嚼功能；对有鼻耳疾患的患者应及时治疗，以防听力障碍。对有心理障碍的患者更不应忽视精神心理治疗，从而使腭裂患者达到身心健康。为此，治疗方法除外科手术以外，还包括一些非手术治疗，如正畸治疗、缺牙修复、语音训练以及心理治疗等。

4. 腭裂的手术治疗

（1）手术的目的及要求：腭裂手术修复是序列治疗措施中的关键，其目的主要是整复腭部的解剖形态；恢复腭部的生理功能，重建良好的"腭咽闭合"。为了达到上述目的，对于所选用的手术要求应是：封闭裂隙；将移位的组织结构复位；将分裂的肌纤维复位后准确对位缝合；减少手术创伤；要妥善保留与腭部的营养和运动有关的血管、神经和肌肉附着点；术后的软腭要有适当长度、相当高度以及灵活的动度；手术方法简便，以及确保患儿的安全。

（2）手术年龄：关于施行腭裂修复术最合适的年龄问题，目前国内外尚有争议，其焦点是手术后的语音效果和手术对上颌骨发育的影响。目前，多数学者主张早期进行手术，在8~18个月手术为宜。

（3）手术方式：腭咽成形术。目前普遍应用的仍是简单的改良兰氏腭裂修复术，其手术原理是制作裂隙两侧的双蒂瓣，使其向中间移位，将两瓣在中线缝合后封闭腭部的裂隙。

5. 腭裂修复术后并发症

（1）咽喉部水肿：气管插管的创伤或压迫，以及手术对咽部的损伤，都可能导致咽喉部水肿，造成呼吸和吞咽困难，甚至发生窒息。

（2）出血：术后24~48 h内注意早期出血，术后1周左右注意继发出血。

（3）感染：严重感染机会较少，多为局部感染。因此术后除全身应用抗生素外，术前要清洁口腔和鼻腔，术后早期漱口，不断清洁口腔、鼻腔等。

（4）伤口裂开：缝合后张力过大、感染、咳嗽、较早吃硬的食物等都可引起伤口裂开，因此术中要无张力缝合，术后预防感染发生，注意围手术期护理。

（三）唇腭裂患者特点

与其他先天性异常一样，唇腭裂常常伴发其他先天性疾病，尤其需要检查心脏及肾脏方面的疾病。此外有许多综合征都与唇腭裂有关（表4-8），这些疾病会给唇腭裂患儿的麻醉带来诸多不利影响，包括潜在的困难气道问题。然而这种情况很少见，其中比较特征的综合征包括：① Pierre Robin 综合征（由慢性上呼吸道阻塞所致的肺源性心脏病，喉镜检查和插管困难，喂养困难）；② Treacher Collins 综合征（OSA，困难面罩通气和困难插管）；③ Goldenhar 综合征（面罩通气困难，喉镜检查困难，颈椎 $C_{1~2}$ 半脱位）。其他有 Klippel-Feil 综合征（颈椎异常）等。

表4-8　与唇腭裂相关的常见综合征

与唇腭裂相关的综合征	临床表现
Pierre Robin综合征	小颌畸形；舌体下垂；房间隔缺损；室间隔缺损；动脉导管未闭
Treacher Collins综合征	上颌、颧骨和下颌骨发育不全；下颌后缩；鼻咽腔狭窄；颅底部后凸畸形；听力障碍
Goldenhar综合征	半面短小；小下颌；脊椎发育不良；心脏异常

（四）唇腭裂手术麻醉

唇腭裂患儿通常需要进行唇腭裂初次修复。初次唇裂修复是在患儿3个月大的时候进行。患儿在这个年龄才会发现存在的先天性缺陷，并且解剖和生理趋于成熟。然而，在一些医院，新生儿唇裂修复是基于早期修复可以改善母婴关系，并能维持婴儿正常认知发展的论点进行的。初次腭裂修复通常在患儿9~12个月时进行，因为进一步延迟可能会导致儿童出现语言障碍。然而，由于患儿存在其他问题或困难气道（如 Pierre Robin 综合征患者），手术可能推迟到18个月。

所有唇腭裂患儿在手术前需要进行详细的病史记录和临床检查，以排查任何相关的问题。

术前氧饱和度以及超声心动图是评估儿童心功能很重要的检查。医生需要记录术前患儿的体重，一些患者可能需要鼻胃管进行喂养。由于患儿喂养时可能会出现鼻部的反流，因此腭裂患儿常有上呼吸道感染，如果出现活动性感染，则手术需要延期。患儿气管插管前 2~4 周如患有病毒感染，会使围手术期肺部并发症，如哮喘、喉痉挛、低氧血症和肺不张等风险增加。

术前评估插管困难程度并不容易，因为婴儿并不能配合医生的检查。对于患儿的气道管理，麻醉科医师可能需要使用持续气道正压，甚至行临时气管造口术以保证围手术期的气道安全。

1.术前检查

大部分实验室检查对小儿手术意义不大。对于唇腭裂患儿，需要行超声心动图排除先天性心脏病。室间隔缺损自然闭合多在患儿出生后的 7~12 个月，大部分在 3 岁前闭合。房间隔缺损的婴儿 3 月龄以前 3 mm 以下缺损在 1 岁半内 100% 可自然闭合，缺损在 8 mm 以上者很少能够自然闭合。

患儿比成年人更容易脱水，故小儿术前禁食禁饮时间可适当放宽（**表 4-9**）。

表 4-9 儿童禁食禁饮时长

食物种类	禁食时间(h)
清饮料	2
母乳	4
婴儿配方奶粉	6
牛奶等液体乳制品	6
淀粉类固体食物	6
油炸、脂肪及肉类食物	8

2.麻醉诱导

患儿入手术室前可考虑使用镇静药。8 月至 6 岁的儿童可口服咪达唑仑糖浆 0.5~0.75 mg/kg，常在 20 min 内起效；也可口服氯胺酮 5 mg/kg，10~15 min 起效，产生镇静作用，但可能使苏醒时间变长。术前可以使用阿托品 0.02 mg/kg 来减少口腔分泌物。

在诱导开始前监测心电图和 SpO_2。使用吸入诱导时，七氟烷浓度逐渐增大，待角膜反射消失后可扣紧面罩。纯氧时使用七氟烷吸入诱导可保留自主呼吸，当面罩不能紧密贴合患者面部时，面罩通气可能会有困难，此时保留自主呼吸对患者更安全。配合度高的儿童可以使用静脉诱导，丙泊酚（2~3 mg/kg）后给予非去极化肌松药或琥珀胆碱。使用琥珀胆碱前常规给予阿托品。

需要注意的是，唇腭裂患儿在生长发育过程中，由于上颌骨及腭骨连续性中断，组织缺损，相关肌肉牵拉和推压作用导致颌骨形态结构明显异常，不仅存在牙、颌面骨骼及软组织形态结构畸形，而且咀嚼、吞咽、语音等口腔功能都遭受很大的损害。因而经口气管插管时喉镜放置及定位困难，喉镜片易落入裂缝处，暴露气管难度大，前突的前颌骨常会挡住声门裂视线，遇到单侧大的牙槽裂伴唇腭裂者喉镜易滑入齿槽裂中，使镜片导向对侧扁桃体，给插管造成一定困难。只有在确认有效的气囊和面罩通气后，才可以静脉给予肌松药。存在困难气道的患者需要用多种方法进行插管，包括在喉部施压协助喉镜暴露声门进行插管，也可以使用直接喉镜片、纤维支气管镜辅助插管。诱导时给予地塞米松 0.1 mg/kg 可预防患儿喉水肿和喉痉挛发生，同时预防术后呕吐的发生。

3. 麻醉维持

手术室的标准监护包括心电图、氧饱和度、无创血压、呼气末二氧化碳、药物监测、体温监测和呼吸机报警。唇腭裂手术多选用经口气管插管，气管导管和手术共用通道，因此麻醉医师需要格外小心，避免气管导管脱出或插管过深，特别是在需要颈部伸展的头位摆放过程中要注意导管位置。外科医生置入张口器后，气管导管可能会受到挤压形变或位置深度发生改变，需要麻醉医师再次确认导管的位置和畅通情况。目前在小儿先天性唇腭裂修复术也有应用异形管进行呼吸道管理的病例报道，异形管具有易于固定、不易移位、折管、脱管、被压迫、不遮挡手术视野等优点，在临床中也可以作为优化气道管理的选择。

麻醉过程可使用七氟烷吸入维持或使用丙泊酚静吸复合维持。镇痛可静脉注射阿片类药物如芬太尼（1~2 μg/kg）、吗啡（0.05~0.1 mg/kg），也可使用对乙酰氨基酚静脉注射，剂量为 10 mg/kg，或直肠给予双氯芬酸 1~1.5 mg/kg、吗啡 100 mg/kg。对于单纯唇裂，可以行眶下神经阻滞。氨甲环酸 10 mg/kg 有时用于减少出血。

对于体重小于 10 kg 的儿童，合适潮气量下的吸气峰压为 15~18 cmH₂O，较大的儿童可使用 6~8 ml/kg 的潮气量设置。

婴幼儿的围手术期液体管理与成人不同，婴儿体液量占体重的比例比成人大，主要是细胞外液所占的比例较大，故血容量相对较大，随年龄增长而逐渐减少。小儿体液量占体重比例逐渐改变（**表 4-10**）。一般的小儿择期或限期手术，如择期腹股沟疝疝囊高位结扎术及普通的非腹部手术等，术前可不补液。但对于新生儿、婴儿，较长时间的术前禁食就可能引起脱水，应在术前适量补给生理需要量的液体。可以根据体重按 4:2:1 原则进行补液，补液多选择乳酸钠林格注射液。术中失血量可用吸引瓶和纱布称重来计算，失血量用等量胶体液补充。如果失血量超过 10% 时，可考虑输血。

表 4-10　体液量占体重百分比

	体液总量(%)	细胞内液(%)	细胞外液(%)
新生儿	80	35	45
1岁	70	40	30
1~10岁	65	40	25
成人	60	40	20

儿童患者由于发育不完全，皮肤薄，脂肪储备少，体表面积大，容易出现体温丢失，因此环境温度硬保持在 22~24℃，将热损失降至最低。

4. 术后并发症及处理

唇腭裂患者术后可能出现气道阻塞、喉痉挛、呕吐、舌体肿胀、OSA、出血、低氧血症、低血容量等并发症。术后重点是确保患者氧合良好并保持气道畅通。对有气道问题的患者，在麻醉苏醒期间可以放置鼻咽通气道以保证安全。因此术后应进行氧饱和度、呼吸频率、血压和呼吸监测。

小儿拔管后呼吸道梗阻十分常见。多数为轻度梗阻，表现为胸骨上凹轻度下陷。其中，部分小儿是深麻醉拔管后上呼吸道软组织塌陷所致，部分患儿可能为口腔分泌物部分阻塞呼吸道所致；另有部分小儿是轻中度喉痉挛所致。处理的原则是先清除口腔分泌物，然后可将呼吸囊充气并维持呼气末压力在 5 ~ 10 cmH_2O，这样可以在一定程度上防止上呼吸道软组织塌陷。放置口咽通气道的做法用于深麻醉的患者或者在给予丙泊酚之后，否则可能诱发更加严重的喉痉挛。一般认为，全侧卧位拔管可在一定程度上减少深麻醉拔管后呼吸道梗阻，并保持侧卧位至患儿清醒。

喉痉挛是喉上神经受刺激后喉部肌肉组织发生的强烈非自主痉挛。小儿喉痉挛的发生比成人更常见，在 1 ~ 3 个月的婴儿中更常见。小儿喉痉挛的临床表现一般与成人不一样，成人可见严重三凹征，小儿尤其是婴儿表现为没有呼吸动作，而面罩加压给氧胸廓无起伏。当发生喉痉挛时，应立刻使用纯氧进行持续气道正压通气（continuous positive airway pressure，CPAP），静脉注射小剂量丙泊酚也可起到作用，并且通常不需要再次气管插管，避免对喉部的再次刺激，若喉痉挛仍然无法解除，可选择静脉注射琥珀胆碱。

另外，气管拔管后反流并不少见，据报道，误吸的发生率接近 1/1000，可能是由于麻醉诱导时消化道进气过多以及患儿因消化系统外科疾患在术前就有呕吐症状。为了防止气管拔管后反流，对麻醉诱导后腹胀比较明显者，可经鼻使用吸痰管或胃管吸出胃中的气体。对反流高危的病儿，需等待清醒后再拔管。拔管时如果发生反流，应立即抬高患儿的肩部，使患儿处于头低位，并立即口腔吸引。对怀疑有误吸者，不要面罩通气，立即气管插管并吸引。

小儿拔管后呼吸抑制可能是各种各样的原因所致，其中较常见的原因是阿片类药物和肌松药的残留作用。短小手术由于麻醉诱导用药较多，手术结束后这些药物的残余作用也更明显。在一些国家，小儿使用肌松药后，拔管前常规使用肌松拮抗剂。因此，患儿术后需要常规在麻醉恢复室（postanesthesia care unit，PACU）充分观察，确保患儿安全后才可送回病房。

二、Crouzon 综合征

Crouzon 综合征是一种由多发性颅骨骨缝和面部骨缝早闭而引起的颌面部畸形罕见病，属于常染色体显性遗传病，由成纤维细胞生长因子受体 2（fibroblast growth factor receptor 2，*FGFR2*）基因突变引起。全世界每 25 000 名新生儿中约有 1 名患有 Crouzon 综合征。美国的患病率为 1/60 000。

（一）临床特点

1. 颅缝早闭

刚出生的婴幼儿颅骨之间由少量结缔组织连接而形成颅缝，恰恰是这些未闭合的颅缝为发育中的大脑提供了可塑性很强的颅腔。如果颅缝过早地闭合，颅腔将会变得狭小、封闭，这会极大地限制大脑的发育，引起颅内压增高和神经发育迟缓等症状。外貌异常是 Crouzon 综合征的典型表现之一，但是临床表现有所差异。大多数患者会出现颅缝早闭。头部的形状取决于所涉及的骨缝和过早融合的时间，颅缝早闭可以发生在冠状缝、矢状缝或人字缝，从而造成各种头颅畸形，如塔头、舟状头、三角头等。另外，眼球突出呈脱臼状、额部和下颌骨突起引起的面中部凹陷、额部后倾及鹦鹉嘴样鼻也是该病常见的颅面部畸形表现。此外，部分患病宝宝还会出现上颌缩小、下颌突出以及上下齿反咬（俗称"地包天"）等症状。无颅缝早闭的婴儿在出生后可能有正常的面部特征，但颅面部特征通常在一到两年内进展。面部特征在受影响的家庭成员之间可能存在高度差异。

2. 呼吸系统

患者从无气道问题到多级气道阻塞，包括后鼻孔狭窄、舌根气道阻塞和气管异常。

3. 神经系统

结构性脑畸形不常见；Chiari 畸形 I 型、进行性脑积水（30%）常伴有小脑扁桃体疝的情况已被报道。大部分患者智力正常，但存在发育迟缓的风险，尤其是脑积水和颅内压升高的患者。

4. 皮肤

在具有致病性变异 c.Ser267Pro 和 c.Val274_Glu275delinsLeu 的个体中报告了线性皮肤皱褶、深皱纹和多余头皮皮肤的情况（类似于 Beare-Stevenson 皮肤旋纹综合征）。

5. 其他

约 25% 的患者有椎体融合，最常见的是 $C_{2\sim3}$。

（二）诊断

Crouzon 综合征的诊断主要依据患者的临床症状。通过体格检查，医生可以判断患者是否存在颅骨和面部形态的异常及其具体表现形式，患者颅骨及面部骨缝闭合及缺损情况，有无脑膜-脑膨出，有无颅内压增高表现，患者眼距、眼球形态及视力是否正常，有无智力发育迟缓等情况，这些有助于 Crouzon 综合征的初步诊断。另外，影像学检查如 X 线、CT 和 MRI，尤其是头颅三维影像重建技术对 Crouzon 综合征的正确诊断提供了极大的帮助。此外，由于 Crouzon 综合征是由 FGFR2 基因突变引起的常染色体显性遗传病，因此基因检测技术也可以辅助该疾病的确诊。Crouzon 综合征是一种表型可变的遗传病，详细的病史、家族史和对患者及其父母的体格检查是进行临床诊断的重要步骤。对于不典型表现的患者或希望进行产前诊断的父母，可以对先证者进行基因检测。

Crouzon 综合征约占所有颅缝早闭病例的 4.8%，不存在已知的种族或性别偏好。Crouzon 综合征的鉴别诊断包括单纯性颅缝早闭以及 Apert 综合征、Carpenters 综合征、Saethre-Chotzen 综合征、Pfeiffer 综合征。

（三）治疗

Crouzon 综合征患者的早期和准确诊断在管理中至关重要。Crouzon 综合征患儿的表现复杂，需要多学科早期管理。团队应包括颅面外科、口腔颌面外科、神经外科、整形外科、耳鼻喉科、正畸科、眼科医师，以及牙科技术人员、麻醉医师、护士、言语学家、心理学家、遗传学家、儿科医师、放射科医师。

1. 急性期处理

严重的颅缝早闭使患儿颅内压升高，出现脑积水、呼吸苦难、严重凸眼，需立刻对症治疗。脑积水者可行脑室分流，呼吸困难者需气管切开术或持续气道正压通气（CPAP），具体取决于解剖学阻塞和严重程度，颅内压明显升高时可导致小脑扁桃体疝，需急行枕骨大孔减压术抢救生命。

2. 颅面区域的手术干预

目前手术仍然是 Crouzon 综合征的主要治疗手段。手术主要是纠正面中部畸形和眼眶发育不良，防止大脑和眼眶发育受限从而引起失明和智力残疾。另外，三维打印、模型外科、Mimics 软件模拟设计预测以及导航等先进技术也为 Crouzon 综合征手术的开展提供了更大的可操作性和便利性。目前手术修复的时机依旧是讨论的热点。值得注意的是，尽管 Crouzon 综合征的成年患者也可以通过手术治疗进行头面部畸形的矫正，但是医生还是建议患者一经确诊即应在 1~5 岁内尽早进行手术治疗，以减少神经发育障碍的发生。大多数颅面外科医师认为，单颅缝早闭患儿仅需 1 次手术即可修复，而多颅缝早闭患儿需要分阶段进行以适应面部生长。如果颅骨畸形得到纠正，Crouzon 综合征患儿将具有正常的认知功能、视力、听力、寿命。幸运的是，并非所有患儿都需要手术，因此有必要采取多学科团队的方法来监测与该综合征相关的并发症，同时进行干预。

在 McCarthy 等提出的指南中，手术干预分 6 个治疗阶段。第一阶段（出生至 6 个月）常见的外科手术包括颅骨切除术、前后颅扩张成型术、内窥镜下带状颅骨切除术、弹簧或牵张成骨术、开放颅顶手术，旨在颅顶减压和颅缝松解。同时，强烈建议进行气道和眼科治疗，尤其在严重 OSA、严重眼球突出时。第二阶段（6 个月至 4 年）外科手术包括颅穹隆重塑、带状颅骨切除术、中面或整块牵张成骨，旨在使额眶前移和重塑。在第三至第四阶段（4~12 岁）矫正中脸畸形，为了获得理想的结果，需要结合 LeFort Ⅲ 型截骨术或 Monobloc 牵张成骨术。第五阶段（13~17 岁）辅助手术，例如外眦固定术、鼻整形术、颅骨成形术，以及后续补充的手术。最后一个阶段在 17 岁后，包括正畸外科手术治疗颅面畸形或骨骼发育不良患者的错𬌗畸形。值得注意的是，医生需要根据每例患者的具体情况，跟进美学和心理治疗，可在不同时期内进行上述几种外科手术。总的来说，颅面外科手术的目的是提供足够的颅内容积，以使大脑发育并创造出美学上正常的颅骨形状和面部外观。

3. 其他治疗

由于 Crouzon 综合征具有发展成斜视性弱视倾向，需要斜视手术，因此长期随访以监测眼部发育尤为关键。同时医生需监测视神经水肿，以防止颅内压升高。针对明显的突眼、眼睑闭合不全而导致的暴露性角膜炎，可予暂时性睑缘缝合术。呼吸道的变化如睡眠呼吸暂停也值得关注，急性期出现的呼吸困难还需紧急手术。前面提到的基于多学科合作的方法有助于监测视力和威胁生命的并发症。

（四）麻醉

1. 麻醉前准备

术前查体应重点检查颌面、口腔及颈部结构。患者可能有上颌缩小、下颌突出以及上下齿反咬等问题。口腔内检查时应注意张口度（成人正常为 4～6 cm）的大小、牙齿咬合和缺牙修复情况，口咽部软组织检查时应注意检查扁桃体和悬雍垂的位置、颈部有无肿块、气管和喉的位置和甲状腺的大小等。

麻醉科医生需查明患者的气道情况、呼吸储备，决定是否需要进一步的实验室检查。术前需了解是否有气道阻塞，颈部、下颌活动是否受限，头颈面部畸形是否影响通气功能，是否有哮喘、睡眠呼吸暂停病史。通过临床体检和胸部影像检查也可发现相关体征。

患者应常规进行系列术前实验室检查，包括血常规检查，肝、肾功能及电解质检查，凝血功能检查，血糖检查，乙肝病毒、人类免疫缺陷病毒（human immunodeficiency virus，HIV）、梅毒、丙肝病毒检查和大小便常规检查等，根据检查结果排除手术禁忌证，同时能有针对性地采取措施，提高患者的手术耐受力，减少术后并发症。

2. 麻醉的实施与管理

1）术前用药

术前可常规给予镇静剂和抗胆碱药，用药目的在于镇静、抑制腺体分泌、阻滞迷走反射。

（1）镇静剂：大多数患者术前可能有不同程度的焦虑或心情紧张，术前晚可使用镇静剂以保证良好的睡眠，如口服地西泮 5 mg。目前国内外使用最多的是咪达唑仑，可产生良好的镇静、抗焦虑和部分顺行性遗忘作用。

（2）抗胆碱药：抗胆碱药主要用于减少气道和口腔分泌物，便于气管插管和手术操作，常见的有阿托品、东莨菪碱、戊乙奎醚等。前两者为经典的抗胆碱药，能非选择性地拮抗 M 受体；戊乙奎醚对 M_1、M_3 受体的选择性作用较强，抗腺体分泌的效果强于阿托品，对心脏和神经元突触前膜的 M_2 受体作用不明显，发生心率增快、术后尿潴留等副作用少。

2）麻醉诱导

麻醉诱导应以安全、舒适、平稳为原则，根据患者的全身情况、是否存在插管困难以及现有的麻醉设备、药物、技术来选择合适的诱导方法。常用方法如下。

（1）快诱导法：快诱导法即静脉给予镇静药、镇痛药、催眠药、肌松药或吸入麻醉药进行诱导、插管。快诱导法宜在患者全身情况尚可、估计面罩通气和插管无困难、麻醉设施完善和有熟练的麻醉科医生在场的情况下采用。

（2）慢诱导法：慢诱导法是保持自主呼吸的诱导，通常诱导前静脉给予适量的镇静、镇痛药物，在完善咽喉、气管内黏膜表面麻醉，保留自主呼吸的条件下采用盲探、光棒、视频喉镜或纤维支气管镜等技术施行气管插管。慢诱导法主要用于麻醉前评估气管插管可能存在困难、无法用面罩加压通气的患者，因不使用肌松药、一直保留自主呼吸而相对安全。

3）气管插管

（1）插管前器具及药物的准备：插管前应按常规准备好所需的插管器具和麻醉诱导药物，检查氧气供源、麻醉机或简易呼吸器、急救药品和器械以及监护仪器等，以防意外发生。常用的插管器具有喉镜、导管芯、插管钳、牙垫、胶布、衔接管、喷雾器、面罩、通气道、吸引管和吸引器等。麻醉药品的准备包括吸入麻醉药、静脉麻醉药、麻醉镇痛药及肌松药等。

（2）气管插管：Crouzon 综合征行手术时由于频繁移动头部，为了便于固定气管导管，利于手术操作，常选择鼻腔插管。插管前可用呋麻滴鼻液收缩鼻腔血管，预防出血。气管插管导管选用异形气管导管（Ring-Adair-Elwyn tube，RAE 气管导管），如无该种气管导管，可用带钢丝气管导管代替。使用 RAE 气管导管便于紧贴面部，固定于所需位置，最大限度地暴露手术区域，方便手术操作。若遇困难，可用插管钳夹持导管前端协助送入声门。同时，外端使用胶带妥善固定，以防止术中不断改变头位及手术操作导致导管从气管内脱出。对术前估计可能会出现插管困难者，使用清醒插管时应在完善的上气道黏膜表面麻醉后实施盲探插管或纤维支气管镜引导插管等其他插管方法。

4）麻醉维持

（1）静吸复合麻醉：气管插管完成后，可继续采用静吸复合方法以维持麻醉。临床上常用静吸复合麻醉的方法，非去极化肌松药和麻醉性镇痛药静脉注射。使用肌松药并不是单纯为了有足够的肌肉松弛效果，而是为了便于施行机械通气以加强术中呼吸管理，并减少麻醉药的用量，降低药物不良反应。吸入麻醉药有较好的中枢性肌松效应，可与非去极化肌松药产生协同作用，复合应用时能减少肌松药的用量。吸入 N_2O 可获得良好的镇痛效果，从而减少术中麻醉性镇痛药的用量。

（2）全凭静脉麻醉：全凭静脉麻醉的优点在于能有效避免吸入麻醉药的不良反应和环境污染，全凭静脉麻醉的主要缺点是无法精确调整用药的剂量和时间，易造成术中知晓、恢复期苏醒和肌松逆转延迟。

（3）全身麻醉期间的监测：① 呼吸监测，气道压力监测、SpO_2 监测、呼气末二氧化碳监测、血气分析。② 循环功能监测，心电图、血压监测。血压可反映心肌收缩力、血容量、外周血管阻力及器官的灌注情况。Crouzon 综合征手术时需要进行颅骨或上颌骨的截断，出血较多，可以采用有创动脉压监测（可使用桡动脉、足背动脉穿刺）、中心静脉压监测、尿量监测，一般术中尿量不低于 0.5 ~ 1 ml/（kg·h）。③ 体温监测，围手术期由于长时间的暴露、大量补液及麻醉药对机体体温调节功能的影响等因素，可造成体温的变化。一般选择腋温、肛温或食管温度进行监测。

（4）术中失血量的估计与血液保护：当失血量超过 20% 的血容量时，代偿功能不易维持，易出现低血容量性休克。麻醉科医生可以通过观察心率、血压变化和尿量的测定，以及敷料浸血程度粗略估计失血量，决定输血时机和输血量；也可以通过测定血细胞压积（Hct）精确算出失血量，其公式为：失血量（ml）=（手术前 Hct － 失血后 Hct）/手术前 Hct × 体重（g）× 5%。

临床用血时最好根据血红蛋白或血细胞压积的值来精确计算输血量，血红蛋白 < 70 g/L 时

整形外科精确麻醉

可输浓缩红细胞，避免不必要的输血或过量输血，增加输血并发症的风险。减少术中输血的方法包括合理使用血浆代用品、急性血液稀释技术、控制性降压技术。

5）麻醉苏醒

行颅骨切除术、前后颅扩张成型术、LeFort Ⅲ 型截骨术等手术治疗儿童多发颅缝早闭时，由于手术创伤大，时间长，且患者可能有后鼻孔狭窄、舌根气道阻塞和气管异常等气道问题，术后可能需要带气管插管维持气道通畅。将患者转往 PACU 或 ICU 监护前，患者应有稳定的气道通路，能够进行充分的氧合，血流动力学稳定，然后由一名熟知其病情的麻醉科医生将患者送往 PACU。转运过程中应有便携式监护仪监护和持续供氧支持治疗。患者到达 PACU 或 ICU 后，应迅速连接监护，判断气道情况、生命指征和氧合情况。

6）拔管的注意事项

PACU 或 ICU 收入患者后，应严密观察患者的全身情况，直到患者达到比较清醒的状态，肌力恢复，吞咽反射活跃，并有足够的潮气量，SpO_2 正常，血流动力学稳定，才可以考虑拔除气管导管。拔管前应吸除口、咽、鼻、气管导管和胃管内的分泌物和内容物。在患者吸气末予以正压通气，同时将套囊放气，轻柔地抽出气管导管。导管拔出后，应立即吸除口腔分泌物，继续经面罩或鼻导管给氧。拔管后鼓励患者深呼吸，观察有无喉痉挛或呼吸道梗阻，同时应备好建立通气道的各种准备，包括可能的应对措施和设备。

三、Apert 综合征

Apert 综合征是一种遗传性综合征，其特征是颅缝早闭（冠状缝过早融合）导致的颅骨和面部畸形及并指畸形。Apert 综合征是一种罕见的疾病，男性和女性的发病率相同。Apert 综合征的估计出生患病率为 1/160 000 到 1/80 000。该病的发病率随着父系年龄的增长而显著增加，并被认为在男性精原细胞内具有选择性优势。该综合征具有完全的外显率，但表现形式多变，导致同一家系内的表型不受畸形严重程度的影响。

（一）病理生理学

三分之二的 Apert 综合征病例是由于 FGFR2 基因 755 位的一种特定半胱氨酸到鸟嘌呤的突变，导致父系衍生等位基因上的丝氨酸变为色氨酸。疾病的发生率随着父亲的年龄增加而增加。

（二）临床特点

Apert 综合征与其他 FGFR2 相关颅缝早闭综合征（例如颅缝早闭、中面后缩、椎体融合）的临床特征有很大重叠。在大多数个体中，由于并指的存在，很容易把 Apert 综合征与其他颅缝早闭综合征（例如 Crouzon 综合征、Pfeiffer 综合征、Jackson-Weiss 综合征、Beare-Stevenson 皮肤旋纹综合征）在出生时或出生前区分开来。此外，其他几个重要的区别特征对监测和医疗管理也有影响。

1. 颅缝早闭

颅缝早闭是 Apert 综合征个体中最普遍的特征，但也有研究人员报道了一些没有颅缝早闭而具有其他典型表现（例如中面后缩和并指）的受影响个体。大多数患有 Apert 综合征的婴儿出生时有一条或多条颅缝融合，但可能会发生其他缝线的进行性颅缝早闭。由于在 Apert 综合征中骨融合通常是进行性的，并且大多数主要颅缝直到成年才融合，因此尚不清楚在诊断时报告患有 Apert 综合征但没有颅缝早闭的儿童是否会在以后发展为颅缝早闭。

根据所涉及的颅缝，Apert 综合征常见的颅缝早闭类型如下：冠状缝早闭（接近 100%）；矢状缝早闭（约 85%）；人字缝早闭（81%）。

2. 面中后缩

与面中正常形成但后缩的 Crouzon 综合征不同，Apert 综合征的面中发育不全且后缩。垂直嵌塞程度更大，导致上颌骨较短，与 Pfeiffer 综合征的相似性高于 Crouzon 综合征。面中发育不全导致浅眼眶和下倾的眼睑。不发达的上颌结构导致咬合不正和下颌前突的出现。

3. 腭部异常

可能会出现高度拱起的腭或腭裂。Apert 综合征中经常出现腭裂，但在 Crouzon 综合征中很少发现。

4. 喂养问题

喂养问题在患有 Apert 综合征的儿童中很常见，并且有多种原因。腭部异常会导致难以产生吸力，因此难以摄入足够的量。后鼻孔或鼻甲缩小会导致呼吸窘迫，这可能会被误认为是主要的喂养问题。在这种情况下，婴儿通常会吸吮几次，然后松开嘴巴以张开嘴呼吸。以呼吸系统为主要病因的喂养困难婴儿通常难以通过鼻子呼吸，并有其他上呼吸道阻塞的迹象。患有 Apert 综合征的儿童有胃肠道问题的风险，这些问题可能会导致呕吐，但通常不会影响从奶瓶或乳房中摄入乳汁。许多有喂养问题的 Apert 综合征儿童需要手术干预（例如修复后鼻孔闭锁或狭窄、胃造口术）。应对所有婴儿进行临床喂养评估和（或）电视透视吞咽检查以确定误吸。如果有误吸，应采取预防措施（例如增稠食物、限制经口摄入）以预防吸入性肺炎和慢性肺病。

5. 牙齿异常

患有 Apert 综合征的儿童通常有牙齿异常，需要通过正畸和（或）口腔颌面外科手术进行管理。超过 40% 的 Apert 综合征儿童出现牙齿发育不全（通常为上颌尖牙）和牙釉质混浊。上颌第一磨牙异位萌出和侧腭肿胀也很常见。其他正畸差异包括牙萌出延迟、牙齿缺失、牙齿拥挤和咬合关系异常，也可能存在乳牙和恒牙的异常。

6. 眼部异常

Apert 综合征中眼睛的特征性外观为睑裂向下倾斜。眼睛的突出通常是双侧冠状缝早闭和上颌骨发育不足共同导致的。其他原发性眼部异常包括斜视（60%）、屈光不正（34%）和屈光参差（19%）等。

随着时间的推移可能出现的继发性眼部异常包括暴露性角膜病和角膜瘢痕（8%）以及视神经萎缩（8%）。通过积极监测和治疗眼睑闭合不全和颅内压升高，这些继发异常可能是可以预防的。

7. 听力损失 / 内耳异常

听力损失在 Apert 综合征中很常见（80%），通常是传导性的，由中耳疾病、听骨异常和外耳道狭窄或闭锁引起。70% 的受累个体存在半规管异常。

8. 多级气道阻塞

患有 Apert 综合征的个体可能在多个部位出现异常。鼻道或后鼻孔变窄会导致上呼吸道阻塞，并可能导致呼吸窘迫和喂养困难。患者也可能发生基于舌头的气道阻塞。在患有腭裂的儿童中，修复腭裂可能会暴露咽部水平的阻塞并导致 OSA 恶化。许多研究人员报道了气管异常，包括融合环和气管软骨套。

患者的严重程度存在显著差异，从需要很少干预的轻度呼吸道症状到需要进行气管切开术的严重阻塞都有可能发生。一些需要进行气管切开术的儿童需要在睡眠期间使用呼吸机以提供气道正压。

9. 并指

Apert 综合征患者的手常出现中间三指的融合，拇指和小指也可能受累。示指、中指、环指的指甲通常融合形成单个指甲。脚趾并指可能涉及外侧三趾、第 2 ~ 5 趾或所有趾。一般来说，上肢比下肢受影响更严重。在脚趾中没有报道过并甲。

在 Apert 综合征患者中发生频率较低的其他肢体异常包括：桡骨和肱骨骨融合、手和（或）脚的轴前和（或）轴后多指（趾）畸形、拇指（跗趾）远端指（趾）骨较宽。

10. 脊柱融合

68% 的 Apert 综合征患者存在颈椎融合，最常涉及 $C_{5~6}$。在那些有融合的患者中，约 50% 的患者有一个单一的融合，约 50% 有多个融合。椎体融合的发生率和位置与 Crouzon 综合征不同，后者只有 25% 有椎体融合，最常涉及 $C_{2~3}$。如果发生脊柱融合或脊柱融合异常，可能会导致脊柱侧凸。其他颈椎异常包括寰枢椎半脱位（7%）和 C_1 隐性脊柱裂（7%）。

11. 进行性骨融合

患者可能会发生几块骨头的逐渐融合，包括头骨、手、脚、腕骨、跗骨和颈椎骨。由于盂肱关节发育不良而限制涉及肩部的运动可导致功能障碍，随着上臂向前屈曲和外展的角度变小，这种限制趋于进行性，从而限制了 Apert 综合征患者执行"在头上方"任务的能力。

患有 Apert 综合征的儿童可能会出现进行性足部畸形，导致疼痛和步态困难。随着时间的推移，其第一跖骨变得相对较短，导致第一跖骨的承重功能向第二跖骨转移，跗趾变得越来越短并成角度。愈伤组织形成，随着体重横向重新分布而发展，导致疼痛和日常活动受限。受影响的患者很难找到合适的鞋子。

12. 神经系统受累

93% 的受累个体存在颈静脉孔狭窄。大约 60% 的 Apert 综合征患者有非进行性脑室扩大，6% ~ 13% 有脑积水。稳定的脑室扩大不一定需要手术干预。进行性脑室扩大表明可能存在脑积水，需要评估后进行内镜下第三脑室造口术和（或）脑室腹腔分流术。

Apert 综合征中的结构性脑畸形包括：① 胼胝体异常（23%）；② 无透明隔（17%）；③ Chiari 畸形 I 型和（或）低位小脑扁桃体（17%），其中，只有 2% 的 Apert 综合征患者被发现患有慢性扁桃体突出症，而 73% 的 Crouzon 综合征患者存在这种情况；④ 后颅窝蛛网膜囊肿（7%）；⑤ 边缘畸形。

大多数 Apert 综合征患者智力正常或存在轻度智力障碍，但有些患者存在中度至重度智力障碍。在家庭中抚养的 Apert 综合征儿童比在机构中抚养的儿童具有更好的认知能力。目前出生时诊断 Apert 综合征的儿童神经发育结果可能比那些早期报告中的患者更有希望，因为外科和医疗管理已经变得更加先进，儿童获得早期干预的机会也有所增加。与智力残疾风险较高的相关因素包括将第一次去骨切除术推迟到 1 岁以后，以及存在结构性脑畸形。

13. 心血管

大约 10% 的 Apert 综合征患者存在结构性心脏异常。最常见的畸形包括室间隔缺损和主动脉骑跨；一些患有复杂先天性心脏病的儿童已有报道。与心脏结构正常的儿童相比，患有复杂先天性心脏病的儿童早逝的风险更大。

14. 肠胃问题

由于多种原因，Apert 综合征可能出现喂养困难，需要放置鼻胃管或胃管。在一项研究的 15 名 Apert 综合征患者中，有一名患肠道旋转不良，但尚不清楚其余受影响的个体是否接受过正式的旋转不良放射学评估（上消化道），因此，真实的患病率可能高于报道。Apert 综合征中报告的其他胃肠道畸形包括远端食管狭窄、幽门狭窄、食管闭锁和异位肛门等。

15. 泌尿生殖系统

9.6% 的 Apert 综合征患儿存在泌尿生殖道异常，最常见的是肾积水或隐睾症。一名因生殖系 *FGFR2* 致病性变异而患有 Apert 综合征的儿童患有低级别的膀胱乳头状尿路上皮癌，但未检测到 *FGFR3* 体细胞变异（可能与此类癌症有关）。由于仅报告了一个病例，尚不清楚这是否是 Apert 综合征表型的一部分。

16. 皮肤变化

多汗症是 Apert 综合征的特征之一。受影响的成年人通常会在青春期出现油性皮肤和广泛的痤疮样病变，包括面部、胸部、背部和上臂。一些受影响的患者会出现前额皮肤过度起皱。指甲营养不良也很常见。

（三）鉴别诊断

大多数患有颅缝融合的儿童会有一种综合征形式的颅缝早闭。在大多数情况下，特定颅面特征和手足异常的存在允许临床诊断 Apert 综合征。建立准确的诊断对筛查、监测、管理和咨询具有重要意义。在 Apert 综合征的鉴别诊断中要考虑的综合征包括 *FGFR2* 相关的 Antley-Bixler 综合征，Beare-Stevenson 皮肤旋纹综合征，Crouzon 综合征，Jackson-Weiss 综合征，Pfeiffer 综合征 1、2 和 3 型，以及 *FGFR2* 相关的 Saethre-Chotzen 综合征。

（四）管理

1. 初步诊断后的评估

为了确定被诊断 Apert 综合征的个体的疾病程度和需求，建议进行**表 4–11** 中总结的评估。

表 4-11　Apert 综合征患者初步诊断后的推荐评估

系统	评估	处理
颅面	体格检查以评估腭裂、耳朵异常、面部形状、囟门和颅底对称性	评估上颌发育不全的程度对确定气道受损的风险很重要
眼	与眼科医生会诊	包括对眼表、眼睛对齐和视神经的评估
耳	耳朵特异性听力评估	
呼吸	评估气道症状（打鼾、喘鸣、呼吸暂停、呼吸窘迫）	
	夜间多导睡眠图（睡眠研究）	识别和量化睡眠呼吸暂停的程度
	考虑咨询耳鼻喉科医生和睡眠医学科医生	气道内窥镜检查（灵活的床边内窥镜检查和诊断性喉镜、支气管镜检查）可能有助于识别气道狭窄的类型和程度
心血管	心脏评估	如果存在杂音或存在临床心脏问题，则进行超声心动图检查
胃肠道	如果有症状或在胃造口管术前评估期间，则进行上消化道和小肠随访	评估是否存在肠道旋转不良
泌尿生殖	男性隐睾症的评估	转诊给泌尿科医生
	肾脏超声	评估是否存在肾积水
肌肉骨骼	头部/颅骨/颅缝的CT扫描	3D重建CT可描绘颅缝的闭合程度并帮助制订术前计划。
	颈椎成像以评估椎体融合和不稳定性	颅脑手术前完善颈椎CT；或2岁后进行X线检查（当椎骨骨化时）
	手部X线片以评估并指的程度，通常包括骨融合	与手外科医生会诊
神经	头颅CT或MRI以评估是否存在脑积水和中枢神经系统异常	如果担心脑积水或Chiari畸形，需考虑头颅MRI
其他	发育障碍评估	考虑转诊给神经发育专家/早期干预服务
	咨询临床遗传学家	包括复发风险咨询

2. 治疗

Apert 综合征个体表现的治疗如**表 4-12** 所示。

表 4-12　Apert 综合征个体表现的治疗

临床表现	治疗	注意事项
颅缝早闭	一般来说，多缝线颅缝早闭应在1岁时进行手术修复	根据儿童的解剖结构、颅内压升高的风险和呼吸状态安排具体时间
面中回缩	下颌手术以推进面中	通常在童年或青春期
腭裂	上腭手术通常在压力辅音出现之前进行	提高语音生成和可理解性

临床表现	治疗	注意事项
喂食/吞咽困难	喂养疗法有助于评估吞咽安全性并支持经口进食	
牙齿异常	正畸相关的儿童牙科护理和评估是颅面团队合作护理的一部分	正畸医生在确定口腔干预的类型和时间方面起着重要作用
斜视	对于患有颅缝早闭的儿童，斜视应由具有斜视专业知识的眼科医生进行治疗	弱视是视力障碍的主要原因
听力损失	鼓室造口管的放置	如果存在慢性中耳积液
	助听器、骨传导声音处理器、鼓室成形术和听觉闭锁/狭窄修复	优化听力可促进语言和交流的发展
气道阻塞	意识到潜在的气道损害和积极的气道管理对婴儿和儿童至关重要。	Apert综合征的具体气道管理取决于阻塞的严重程度
	绕过气道阻塞的临时措施：放置鼻支架、气管插管、气管切开术	需要气管切开术的婴儿和儿童可能需要正压通气，以使气体交换正常化并实现正常的睡眠和生长
睡眠呼吸暂停	手术干预（腺样体切除术、鼻气道手术、气管切开术）通常很有帮助	尽可能避免使用持续气道正压通气/双水平气道正压通气长期治疗睡眠呼吸暂停，因为对面中的压力会加剧面中后缩
	通过鼻导管补充氧气有时是有益的	减少睡眠呼吸暂停和改善睡眠质量有可能改善学习、认知和行为
先天性心脏病	心外科标准诊疗	
肠道旋转不良	外科标准诊疗	
男性隐睾症或肾积水	泌尿外科标准诊疗	
并指	手术的类型和时间取决于拇指并指的存在和软组织缺损的程度	目标是以最少的手术次数改善手足功能
	治疗可分为早期（并指释放）和晚期（功能性截骨术）	大多数人在整个童年时期都需要多次手术
脊柱侧弯	手外科标准诊疗	
言语异常	由具有颅面专业知识的言语语言病理学家进行言语评估，以指导言语治疗建议	考虑咨询发育儿科医生或神经发育专家
发育迟缓	早期干预	
痤疮	对于那些对标准疗法无反应的难治性痤疮患者，可以考虑口服异维A酸	异维A酸是一种已知的人类致畸剂，除非制订了2种独立形式的避孕措施并每月进行妊娠试验，否则不应向育龄女性开处方
情绪和行为调整	整个童年时期的心理社会评估和心理健康支持	

3. 麻醉管理

一般来说，患者在儿童早期就诊并进行颅面重建手术。麻醉影响包括困难气道、气道高反应性，同时不应忽视颅内压升高的可能性，尤其是在为颅缝早闭和相关先天性心脏病患者进行手术时。

此类患者的围手术期问题包括潜在的气道困难、静脉通路建立困难、支气管痉挛风险、眼睛相关风险、体温过低、失血、静脉空气栓塞和手术时间长。

Apert 综合征患者的主要担忧之一是潜在的困难气道。OSA 在 Apert 综合征患者中很常见，这可能与鼻咽畸形有关，在婴儿中多由下呼吸道改变引起，在成人中主要由上呼吸道，尤其是咽部引起。33% 的 Apert 综合征患者可出现呼吸系统并发症，上呼吸道和下呼吸道感染是由潜在疾病引起的呼吸道并发症。大部分患者存在颈椎异常，主要包括 $C_{5\sim6}$ 水平的复杂脊柱融合。然而，这对这些患者的插管影响不大，因为插管的定位仅涉及上颈椎水平的运动。由于面部特征异常，可能难以实现良好的面罩密封，因此应提供不同尺寸和类型的面罩。

与其他人群相比，Apert 综合征患者的支气管痉挛更常见。与正常患者相比，对其进行气管吸引需要更加注意，在插管过程中需要更深的麻醉。在这些儿童中，气道并发症的发生率较高，可能与他们患有气管异常（表现为完全或部分软骨异常）有关，气管异常可能造成分泌物积聚、支气管痉挛、气管缺乏扩张性、吸力增加导致气管损伤等。此外，麻醉科医生应准备好支气管扩张剂，并持续观察气道压力，以捕捉气道压力的任何升高。术前应评估以下关键特征：① Mallampati 评分；② 缩短的甲颏距离；③ 缩短的胸骨距离；④ 寰枕关节运动受限；⑤ 颞下颌关节功能受限；⑥ 张口受限。术前必须提供插管辅助设备，例如可视喉镜、纤维支气管镜、喉罩和紧急气管切开装置。对于之前没有插管过的患者，可使用吸入麻醉药保留自主呼吸，并避免使用神经肌肉阻滞剂。

颅缝早闭修复术中遇到的麻醉风险包括严重失血、静脉空气栓塞等。如果预计失血较多，则监测中应包括有创动脉血压监测和中心静脉压监测，可以通过施行控制性降压和血液回收来进行血液保护，避免不必要的异体输血。

由于 Apert 综合征患者术中暴露在空气中的体表面积较大，可能导致过多的热量损失，因此其存在体温过低的风险，麻醉科医生可通过使用温液仪和加温毯来保持患者的体温。

Apert 综合征患者存在并指，静脉通路建立较困难。这些患者还存在眼睑闭合不足，应进行润滑和适当的眼部护理。

麻醉医师可根据手术部位与类型进行全麻复合神经阻滞，发挥围手术期区域麻醉的优势。区域麻醉为外科医生提供了良好的工作条件，并减少了围手术期阿片类药物的需求。区域麻醉还能降低阿片类药物不良反应的发生率，如深度镇静、呼吸抑制、恶心和呕吐、瘙痒等。在有经验的麻醉医师手中，使用超声引导可提高区域阻滞的成功率和质量，增加感觉阻滞的持续时间。此外，超声引导可降低并发症的风险，例如血管穿刺和直接神经损伤。使用超声引导时，使用较少量的局麻药即可实现长时间的感觉阻滞。

四、Pierre-Robin综合征

Pierre-Robin综合征，又称小下颌舌后坠综合征、小颌大舌畸形综合征、小颌畸形综合征、吸气性气道阻塞综合征、Robin综合征等。本病以新生儿、婴儿时期的先天性小颌畸形、舌下垂、腭裂及吸气性呼吸道阻塞为特征，本病引起的呼吸道阻塞造成病死率较高。

Pierre-Robin综合征的典型表现为小下颌、舌后坠及腭裂等口面部畸形三联征，同时可伴有呼吸困难、喂养困难、吸入性肺炎、肌肉骨骼畸形、心血管畸形等情况发生。小下颌或下颌后缩是Pierre-Robin综合征最常见的临床表现。舌后坠入咽下间隙会影响会厌运动，造成吸气困难。先天性腭裂在该类患者中的发生率为90%。

（一）治疗策略

Pierre-Robin综合征的治疗主要包括呼吸困难与喂养困难的治疗以及腭裂的手术修复。

1. 呼吸困难的治疗

（1）非手术治疗：身体前倾或采取侧卧体位是改善患儿呼吸困难的首选方法，建立人工气道是治疗Pierre-Robin综合征的常用方法。

（2）手术治疗：气管造口术是解决呼吸困难的金标准。20世纪90年代初诞生了下颌牵引成骨术，该方法现已成为改善Pierre-Robin综合征呼吸困难的有效方法。牵引成骨术的应用可避免气管切开。

2. 喂养困难的治疗

患儿呼吸困难解决后，尝试经口腔喂养，最终拔除鼻饲管。

3. 腭裂的修复

腭裂的修复是Pierre-Robin综合征治疗中的重要步骤。腭裂修复集中在两方面：术中、术后并发症的预防和患者的语音预后。

（二）麻醉特点

Pierre-Robin综合征患儿存在可以预见的困难气道，对已预料的困难气道患者，最重要的是维持患者的自主呼吸（氧合），预防发生紧急气道。在成人，对于已预料的明确困难气道，处理方法包括清醒镇静表面麻醉下实施气管插管，推荐使用可视插管软镜（如纤维支气管镜和电子软镜）等可视工具。但儿童无法配合并耐受清醒气管插管，除了偶尔有在新生儿和成熟青少年成功实施清醒气管插管的病例报道之外，大多数小儿困难气道是在麻醉诱导后或深度镇静下进行处理的。如果选择维持自主呼吸，气管插管前气道表面喷洒利多卡因可有效麻醉气道，降低喉痉挛风险；应用止涎药物可减少分泌物，改善气道喷洒利多卡因的表面麻醉效果；在小儿，虽然鼻腔应用羟甲唑啉不是明确的指征，但可降低经鼻气管插管中鼻腔出血的危险。除气管插管外，也可以术前经由外科医生直接进行气管切开，建立稳定气道。其余同前Apert综合征患者的麻醉处理。

五、Treacher Collins综合征

Treacher Collins综合征，又称下颌-面发育不良征，是一种累及面中下部的先天性颅面复合畸形，主要表现为眶外下缘骨的裂隙或缺损，外眦角下移，中外1/3睑缘和睫毛缺失等。

Treacher Collins综合征的诊断需要结合症状和影像学检查，并根据患者的年龄和畸形程度选择手术方式。术前需要准备充分，包括困难气道插管、供骨部位和数量及术中固定方法的选择。

（一）临床表现

1. 眼部

外眦下移，下眼睑中外1/3睑板缺失，无睫毛。

2. 眶颧部发育不良

眶外壁和眶下壁发育不良甚至可延伸至后方的蝶骨大翼，呈楔形骨裂；颧骨很小，甚至缺失，仅留有颞骨颧突。整个眼眶骨架呈向外下倾斜的卵圆形。

3. 上颌骨畸形

狭小和前突，腭盖高拱而狭窄。

4. 下颌骨畸形

下颌骨升支发育不良，颏部长而后缩。

5. 其他畸形

小耳畸形、听力丧失、咽腔狭窄、鹰钩鼻畸形等。

（二）疾病分型

Ⅰ型：具有完整的眶颧复合体，但存在着发育不良。

Ⅱ型：颧骨体发育不良，仅留有颞骨颧突，眶外侧壁发育不良（Ⅱa）或缺失（Ⅱb）。

Ⅲ型：颧骨体和眶外侧壁发育不良，颞骨颧突完全缺失。

Ⅳ型：眶颧复合体完全缺失。

（三）治疗

Treacher Collins综合征涉及多个部位和器官的畸形，而且畸形程度不一，在治疗中需要进行个性化修复重建。

1. 下睑发育不良

睑缘的修复可以在1岁以内进行，下眼睑再造可以在4～10岁进行。下睑由于是全层缺损，最好采用上睑皮瓣以外眦为蒂转移修复下睑，同时重新固定外眦。

2. 眶颧部骨缺损

眶颧部重建可以在4～10岁进行。一般采用自体骨移植的方法，供骨部位为肋骨、髂骨和颅骨外板。

3. 上颌前突和下颌发育不良

手术可在 6 ~ 10 岁进行，也可等到发育完成后进行。上颌骨轻度前突可行类似驼峰鼻矫正手术的方法，严重者可行上颌骨截骨法。下颌骨轻度畸形可行植骨增加下颌骨骨骼体积，或颏部水平截骨前移。严重者可行下颌骨升支矢状劈开术，或"T"形、倒"L"形截骨术，以重建咬合关系、扩大咽腔和改善容貌。骨牵引延长术也可以有效地增加下颌骨长度。

4. 外耳畸形

小耳畸形的修复一般在 6 岁以后，以获得足够的肋软骨。

（四）麻醉特点

麻醉特点同 Apert 综合征患者麻醉。

六、头皮撕脱伤

头皮大片自帽状腱膜下撕脱称为头皮撕脱伤。头皮撕脱伤多发生于长发女性，头发被绞缠撕拉所致，常见于操作电动机械的女工；也可发生于交通事故或猛兽撕咬伤。撕裂范围视暴力的大小与速度而异。可为部分头皮撕脱，也可为全头皮撕脱。一般多自帽状腱膜下撕脱，但也有五层软组织完全被撕脱者。头皮撕脱的边界可为帽状腱膜附着处，即前可至眼睑及鼻根，后可至上项线及发际，两侧达颞部甚至累及耳郭上部。严重者额肌、枕肌或耳上肌可一并被撕脱，甚至累及一侧或两侧部分或全部外耳、眉毛或上、下眼睑。由于头皮血液丰富，伤后大量失血，易引起休克；或伴有颅脑损伤，接诊时应仔细检查。头皮撕脱后如未得到妥善处理，可造成严重感染，甚至败血症，后果严重；或造成慢性溃疡，长期不愈，最后发生严重挛缩，可导致上睑外部及面部其他畸形。

（一）诊断依据

（1）头发被机器卷入等外伤史。

（2）头皮从帽状腱膜下或骨膜下撕脱，范围常较大，出血多，有时可合并休克，少数情况下可由皮下层小片撕脱。

（3）头皮整层缺损，颅骨外露，日久可并发颅骨感染或坏死。

（二）治疗

大多数患者在相对危急的情况下有多处受伤。因此，对于头皮撕脱/缺损患者，应首先对全身损伤和并发症进行综合检查和评估，以挽救生命，减少创伤影响。患者常因疼痛及大量失血而发生休克，故首先应测定其血压、脉搏、呼吸，并同时检查颅骨有无骨折与脑损伤的症状与体征，如神志、瞳孔对光反射等。急救应给予镇痛剂，立即止血，预防及治疗休克，注射破伤风抗霉素，给予抗菌药。严重者一般宜在全麻下清创，术时给予输血，静脉滴注抗菌药。急救时首先要考虑的是尽可能使用撕脱的头皮，以减少颅骨的暴露，从而降低再次受伤的风险，挽救患者的生命。为了做出更合理的临床决策，还需要确定头皮缺损的位置、大小、深度、颅骨骨膜的损伤区域、血管或其他邻近器官的损伤、头皮是否可以重复使用，以及是否伴有血管（如浅表动脉和静脉）、耳郭、泪管或眼球损伤，同时应排除眼睑、鼻骨和颅底骨折。对于全头皮撕脱，还需要根据生命体征和身体状况评估患者是否能够耐受长时间的吻合手术。

（1）急救时用无菌敷料包扎止血，同时保留撕脱的头皮备用。

（2）撕脱头皮挫伤不严重者，可试行头皮血管吻合与头皮再植，或将撕脱的头皮作成中厚皮片再植。头皮小块撕脱可行头皮转移与缝合。

（3）大面积头皮缺损、伴颅骨与硬脑膜缺损者，清创时需修补硬脑膜与头皮；也可用带血管蒂的大网膜覆盖创面，同时一期植皮或待肉芽生长后再植皮。

（4）对头皮缺损大又未及时处理，或因伤口污染或植皮失败致颅骨裸露者，可在骨面每隔1 cm作深达板障的多处钻孔或将颅骨外板凿除，待肉芽组织形成后再行植皮。

（5）全身使用有效的抗生素以预防感染。

（三）麻醉特点

当发生头皮撕脱时，由于头颈部扭动较大，应注意观察患者是否合并颈椎骨折，如有颈椎损伤，在进行气管插管操作及搬运患者的过程中应动作轻柔，保持颈椎的稳定，以免导致位移或损伤加重。

患者拟行头皮血管吻合术时，需要进行显微镜下血管吻合，手术时间长，头皮暴露面积大，尤其需要注意手术患者的液体管理及体温监测。

第四节　手外科麻醉的术中精确管理

不论是从外观形态方面还是功能结构方面，手都是人体不可或缺的重要器官。先天的手部畸形、手部瘢痕挛缩、外伤缺损等因素都有可能引起手部外观欠佳和功能缺失。整形外科包括缺损修复、功能重建、外形改观等方面，在结构、功能以及外观上都有一定的要求。因此，手外科的整形手术不仅要改善手的外形结构，更要注意手的功能重建，使手的形态和功能达到统一重塑。我国手外科的主要研究方向包含断指再植、手指再造、先天畸形、创伤修复等方面。许多医生在其中某一研究或多个研究中具有鲜明特色，并处于国内外领先的水平。

目前手外科手术以显微技术和微创技术为优势，尽可能地减少患者创伤，尽量恢复患者手部功能和外观。手外科整形手术患者年龄跨度大，手术方式多，因此麻醉的选择也多样化，包括局部麻醉、全身麻醉和区域麻醉。本节将以先天性手畸形和断指再植为例介绍手外科整形麻醉。

一、先天性手畸形的麻醉管理

1. 先天性手畸形的特点

常见的先天性手畸形包括先天性并指畸形、先天性多拇畸形、先天性桡骨缺如、短指粘连畸形、先天性扣拇畸形等。手先天性畸形有明显的遗传因素，如裂手、多指、指间关节融合等畸形常有家族发病倾向，可见在同一部族中较普遍存在的一种或几种手部先天性畸形。环境因素的影响也很明显，比如在 20 世纪 50 年代末至 60 年代初，西欧在早期妊娠中广泛使用名为沙利度胺的药物，导致新生儿无肢或无臂畸形的"流行"。虽然如此，但多数手先天性畸形病例难以追溯遗传或环境因素的存在。导致手异常发育的因素还常同时影响其他部位的发生和发育，如手先天性畸形者，常见伴有胸大肌发育不全或缺如，或足的畸形，或中枢神经系统、心血管系统、泌尿生殖系统等的畸形，或智力低下等情况。同时有些手的畸形即为某些先天性综合征的组成部分。

手先天性畸形，根据畸形表现的特点可以分为几类：① 发育障碍类，比如无肢、无臂、前臂骨缺如、少指、裂手、短指、小手等；② 过度发育类，如多指、一腕双手畸形、拇指三指节、巨指；③ 分离分节不全类，如尺骨骨性融合、并指、指间关节融合；④ 分化不良类，比如五指畸形、浮动拇指、手指弯曲、先天性关节挛缩等；⑤ 继发损毁类，如因羊膜索条缠绕束缚所致的肢指缩窄环、子宫内断肢、断指畸形等。有些畸形较为复杂，呈几类特点的综合表现，如短指、缺指畸形常与并指畸形同时存在，兼有发育障碍和分离分节不全两类的特点。虽然手先天性畸形表现为多种形态，但其中以多指、并指为最常见，其他则较为少见。

必须进行术前影像学检查：手部正位片是为了评估骨骼受累情况以及部位，检查邻近骨和关节是否合并异常，是否存在不完全骨化、三节指骨、复指畸形、骨性融合等；双侧 X 线对比检查可以明确发育异常的程度；动脉造影在复杂病例中很有用（例如 Apert 综合征），动脉造影以及磁共振可以排除血管畸形。

小儿先天性手畸形手术时机的选择非常关键。可在出生后 3～6 个月内进行的手先天性畸形整形包括下列情况：① 严重的手畸形影响手功能或者危及存活的患儿，如有严重的环状狭窄，不尽早予以手术矫正可能造成患儿狭窄远端的严重淋巴水肿，甚至因并发症而产生坏疽；② 手及上肢先天性畸形病情很轻，只需进行简易小手术，即能矫正畸形、改善功能。

2 岁内是手先天性畸形整形手术治疗的主要时机，许多先天性畸形都可争取在这一阶段进行第一次整形手术，或者完成整个畸形的矫正，其中包括拇指发育不良的整形，拇指再造，拇内收畸形的肌腱转移修复矫正，复杂复拇指畸形的修复，复杂的并指畸形、多指畸形、镜影手的手术治疗，棒球手或尺侧球棒手的整形，复杂分裂手的整形，较轻的肢体环状狭窄整形，以及部分风吹手的整形等。但如果是可能导致骨髓破坏或者影响其血供的手术，则宜推迟整形手术的时间。

适合 2 岁以后进行的手先天性畸形整形包括骨、关节融合的畸形、巨指畸形、风吹手畸形、指屈曲或者侧屈畸形、复杂的赘生手畸形、短指畸形等。先天性腱鞘狭窄也应在 2 岁以后进行，因为很多先天性腱鞘狭窄在 2～3 岁前有自愈的可能。手的大小在最初的 2～2.5 年内会增大1倍，这对任何一个显微外科手术来说都十分重要。同时还要考虑到儿童的成熟情况（例如需要考虑到儿童的康复以及对夹板疗法的配合情况），这类手术常安排在幼儿上学前（4~5岁）。

2. 先天性手畸形患儿的麻醉术前访视

尽管成人病史和体格检查对儿童的术前评估同样适用，但小儿手外科患者术前麻醉评估仍有一些问题需要额外重视。患儿是否是早产儿非常重要，因为早产的后遗症会影响患儿的麻醉管理和一些可预期的并发症发生。术前需详细检查患者的神经发育、气道异常，询问手术史、插管史和一般医学健康资料（心脏、肺、内分泌、肾脏疾病等）。对患有遗传性畸形或畸形综合征的患儿，应进行细致深入的评估，如颅颌面畸形等可显著影响麻醉气道管理。

虽然呼吸道感染很常见，但其会使围手术期呼吸道并发症的风险增加2~7倍。呼吸道并发症包括喉痉挛、支气管痉挛、肺不张、拔管后喉炎及术后肺炎等。儿童的年龄与呼吸道感染引起肺部并发症的风险有关，与5岁以上的儿童相比，5岁以下的儿童面临的风险会显著增加。

此外，先天性并指及指侧曲有可能是Apert综合征的一个表现，患儿常合并头颅骨缝早闭导致的颅骨畸形（短头、尖头、前囟突出）、眼部畸形（眼距过远、眼球突出）、口腭部畸形（软腭或者悬雍垂裂开），术前访视应注意患儿有无困难插管风险，有无青光眼、视力障碍、智力障碍及听力障碍等。

对血小板减少伴桡骨缺失（thrombocytopenia and absent radii，TAR）综合征患者，术前应关注其血常规检查。心手综合征（Holt-Oram syndrome）的典型表现是双侧桡骨发育不全合并先天性心脏病（主要是房间隔缺损），术前应关注患者的心超结果，判断是否需要优先处理心脏疾病。

并指患者也可能是Fanconi综合征的表现，这是一种常染色体隐性遗传病，患者由于近端小管功能障碍，导致低磷血症、代谢性酸中毒、佝偻病等一系列表现。术前应关注患儿的肾功能、电解质、血常规、营养状态、有无多发病理性骨折等一系列相关问题。

3. 先天性手畸形患儿的术中精确管理

考虑到先天性手畸形患儿的特点，手部先天性畸形手术中的麻醉实施面临着诸多挑战，需要精确管理。麻醉方式取决于各种因素，如手术的范围、部位和预期时间，患者的焦虑程度和对镇静剂的需求，患者的身体状况，以及患者和麻醉医师的个人喜好等。一般采用全身麻醉、静脉复合麻醉，或同臂丛神经阻滞联合起来应用。

七氟烷发生心血管抑制、心动过缓和心律失常的概率要明显低于氟烷。七氟烷诱导时刺激气道，导致屏气或喉痉挛的可能性不大，呼吸抑制相关性不大。使用挥发剂诱导时，青春期前的儿童比成人肝功能不全的发生率低，目前也无报道会导致儿童肾毒性。总之，七氟烷比氟烷的治疗指数强，已成为儿童麻醉中较为完善的诱导剂。地氟烷和七氟烷的起效时间最快，但术后容易发生躁狂和谵语，因而许多医生使用七氟烷诱导后改用异氟烷维持麻醉。

丙泊酚在婴儿和幼儿中的药物分布容积比成人大，需要相对较大的剂量。同时小儿的丙泊酚半衰期短、血浆清除率更高，所以总的来说，单次静脉给药后的恢复和成人差异不大。如果持续静脉泵入丙泊酚，小儿恢复会快于成人，因此需要更高的持续泵入量来维持麻醉。

相对于成年人，新生儿对阿片类药物的药效更强，可能是由于阿片类药物容易进入血-脑屏障、新生儿代谢能力低而且呼吸中枢敏感性高。此外，新生儿肝脏结合和肾脏代谢清除吗啡的能力低，需慎用吗啡。新生儿和婴儿可能更加耐受氯胺酮的催眠作用，需要的剂量略多于成年人。

儿童使用琥珀胆碱后比成人更容易发生心律失常、高钾血症、横纹肌溶解、肌红蛋白血症、咬肌痉挛以及恶性高热等。因此，儿童和青少年选择性手术中最好避免使用琥珀胆碱。罗库溴铵是非去极化神经肌肉阻滞剂中起效时间最快的，可将其作为患儿插管常规用药（静脉用药剂量为 0.6 mg/kg）。

儿童所允许的误差范围小，通气不足造起的缺氧是造成围手术期并发症和死亡的主要原因，因而 SpO_2 和呼气末二氧化碳监测非常重要。通常使用静脉或者吸入七氟烷诱导，如果患儿极度不配合，也可肌内注射氯胺酮（5～10 mg/kg）诱导。

麻醉医师可以通过增加挥发性麻醉剂的浓度来加深麻醉。短小手术可放置喉罩。长时程的手术也可行气管插管，气管插管的直径可以根据年龄用公式估算，导管直径（mm）=4+年龄/4；插管深度的估算公式为插管深度（cm）=12+年龄/2，该公式仅供参考，必须靠听诊双肺呼吸音并结合临床来判断深度是否合适。为了防止导管进入支气管，气管导管一般应仅超过声门 1～2 cm。对于体重小于 10 kg 的儿童，在合适的潮气量下峰值压为 15～18 cmH_2O。对于较大的未成年人，可以使用容量控制通气，潮气量参数设置为 8～10 ml/kg。

4. 先天性手畸形患儿的术后精确管理

手畸形患儿术后镇痛一般采用阿片类非肠道给药，比如使用芬太尼 1～2 μg/kg、哌替啶 0.5 mg/kg、吗啡 0.05～0.1 mg/kg 或氢吗啡酮 0.015 mg/kg。此外，使用对乙酰氨基酚（40 mg/kg）灌肠也可以达到镇痛作用。如果患儿比较配合，自控型镇痛泵同样能成功地应用。最常用的阿片类药物是吗啡和氢吗啡酮，镇痛泵推荐的用药量为吗啡 20 μg/kg 或氢吗啡酮 5 μg/kg。但持续泵入镇痛药同样增加了呼吸抑制的风险，持续泵入的推荐量为吗啡 0～12 μg/(kg·h) 或氢吗啡酮 0～3 μg/(kg·h)。

喉痉挛是手畸形整形手术最常见的并发症，是由于喉上神经受刺激后喉肌发生非自主性痉挛。它可以发生在诱导时、暴露声门时或其他任何没有气管导管的时候，在 1～3 个月的婴儿中发生率最高。在清醒到深麻醉状态的过渡期间拔管通常很危险。喉痉挛的处理措施包括正压通气、抬下颌、静脉注射利多卡因（1～1.5 mg/kg），以及静脉注射琥珀胆碱（0.5～1 mg/kg）或者罗库溴铵（0.4 mg/kg）等肌松药后进行插管控制通气。没有静脉通路的患儿，可使用肌内注射琥珀胆碱（4～6 mg/kg）。喉痉挛通常于术后立即发作，有的是在 PACU 发生喉痉挛，此时患儿一般已苏醒并且咽部有分泌物阻塞。所以，应将患儿置于侧卧位，这样口内的分泌物可以聚集在口腔的一侧，便于引流，防止阻塞咽部。

此外，手指血运的观察非常重要，尤其是对复杂或复合性并指畸形。因多指、并指、末节骨融合的分离手术容易造成血管损伤，术后指腹张力和色泽、毛细血管充盈时间、指温测定是观察的重点。缝合张力较大的患者可能会出现静脉回流障碍，72 h 内减除张力（比如部分拆线、指端放血等）可挽救手指。

二、断指再植手术的麻醉管理

1. 断指再植手术的特点

手外伤甚为常见，有切割、热压、挤压、撕脱、爆炸、烧伤等。外伤后，早期、及时、正确的处置十分重要，无论伤情轻重，都必须给予高度重视，以求达到创口的如期愈合，最大限度保留功能，或为后期修复奠定良好的基础。手开放性外伤的治疗，包括现场急救、清创术和深部组织的修复、闭合创口，以及术后的制动和功能锻炼。

深部组织损伤处置的基本原则是对于骨、关节、肌腱、神经等的损伤，只要条件许可，均应争取即时复位对合或缝合修复。肌腱断裂近端回缩者，通常可用绷带由前臂近端向远端缠绕，或用手从近端向远端压迫，将断端挤出。如必须行附加切口寻找近端，在创口污染较重的情况下以留待后期修复为妥。

用湿纱布包裹离断部分，放入小盒子或标本瓶内，置于冰块中（4℃），预防热缺血。尽量在伤后 6 h 内手术，超过 12 h 的手指再植成活率降低，对热缺血的敏感度取决于离断部分所含肌肉组织的比例（例如，前臂离断对缺血耐受时间比断指短，最多 4 ~ 6 h）。冷缺血时情况会乐观些，冷缺血的再植时限可延长至 24 h。

对于指伸肌腱的断裂，应争取一期修复。神经断裂缝合后须避免张力，可使邻近各关节保持屈曲位减张。当肌腱神经断裂并有缺损，不宜即行组织移植手术修复时，可将远近侧各断端按解剖位置与邻近组织间以黑丝线缝合固定，以便于后期修复时的寻找辨视和防止回缩。

微动脉吻合需要良好的显微外科操作技术，动脉短缩至正常血管内膜，为了保证良好的动脉结构，可局部应用 4% 利多卡因和（或）罂粟碱溶液以解除血管痉挛。微静脉吻合时，需吻合至少 2 根静脉以避免静脉充血，背侧静脉通常较粗大且不干扰掌侧结构的修复，于动脉吻合前吻合静脉，若不吻合静脉，约 80% 的再植会失败。吻合术毕，离开手术室前经直肠给予 325 mg 阿司匹林，此剂量的阿司匹林有抑制血小板聚集的作用。动脉吻合后，在取下血管夹之前可以给予 1500 ~ 2500 U 肝素钠。

血管危象泛指吻合血管后发生的血流障碍，可危及移植物的成活。造成血流障碍的原因有时是多方面的，最常见的原因是血管吻合技术的差异、外源性的压力和血肿。临床上外科医生用于缓解血管危象的常用药物如下。

（1）罂粟碱：本药属吗啡类药物，是一种非特异性解痉药。它对血管平滑肌，尤其是大动脉平滑肌有显著的松弛作用，且有一定的降压作用，能使全身血管床呈扩张状态。一般成人剂量为 30 ~ 60 mg，皮下或肌内注射，每 6 h 一次。手术中如发现血管痉挛，可用 3% 罂粟碱滴入或注射于血管外膜之下，几分钟后即可解除痉挛。用药过量可引起恶心、呕吐、嗜睡等症状，还可引起房室传导阻滞。静脉注射剂量过大或速度过快，可造成心室颤动。

（2）肝素：其抗凝作用主要是通过抗凝血酶Ⅲ来抑制凝血酶及凝血因子Ⅱ、Ⅸ、Ⅹ、Ⅺ和Ⅻ的活性来发挥。在显微手术过程中，肝素一般作为一种冲洗液体被用于从吻合血管的准备到吻合完成之间的过程。在这个过程中，肝素是用来冲去血管管腔内在残余物，避免血管黏附任何可能形成栓子的物质。同时，肝素最大的应用之处是能够预防血栓的形成。全身使用肝素仍

4

有争议。使用肝素需综合考虑出血与术后血肿的风险，极端情况下可导致并发症的发生。

（3）右旋糖酐：右旋糖酐是一种由蔗糖合成的多糖，有低分子量（右旋糖酐40）和高分子量（右旋糖酐70）两种聚合物。根据 Conrad 的研究，其作用机制包括以下5个方面：① 增加血小板和血管内皮的负电荷，从而防止血小板聚集；② 调整纤维蛋白结构，使其更易降解；③ 抑制 α_2 抗纤溶蛋白酶，继而活化纤溶蛋白酶原；④ 减少Ⅷ因子和 VWF 因子，进而抑制血小板功能；⑤ 改变血流动力学并扩充血容量。尽管有文献支持右旋糖酐有助于保持早期血管吻合口通畅，但其于显微手术中的使用仍有争议，此外，越来越多显微手术及整形手术文献证据显示右旋糖酐并非如以前认为的无害。一项关于是否使用右旋糖酐的定量研究指出了右旋糖酐相关的不良反应如肺水肿、出血、过敏等，已被许多外科医生所关注。

2. 断指再植手术的麻醉要求

因断指而需施行急诊手术的患者，存在急性创伤后失血和饱胃的问题。术前应注意预估其创伤后失血量，询问最后进食时间，检查是否合并其他外伤。为了达到麻醉过程平稳，减少患者精神紧张，消除焦虑、恐惧的心情，增强镇静、镇痛和抑制分泌物的效果，在麻醉前可使用适当的药物。

断指再植手术一般需采用显微外科技术，显微手术的特点是操作精细，手术时间冗长。手术过程中要求麻醉平稳、镇痛完全，麻醉方式需要根据年龄、体质、精神状况、时间长短等综合考虑并确定。长时间的显微手术要求麻醉舒适、安全、绝对制动，同时维持患者的循环功能稳定。

单指再植术麻醉也可选用臂丛神经阻滞；显微手术历时较长，部位阻滞麻醉时，术中常需辅助应用适量的镇静药以保持患者安静。麻醉科医师也需加强监测，注意呼吸道管理，维持水电解质及酸碱平衡。患者病情危重和精神紧张或不合作时，以选用全身麻醉为宜。

全身麻醉还可复合神经阻滞，阻滞交感神经而使血管扩张，增加手术肢体的血流灌注，还可根据需要做术后镇痛。显微手术要求维持较高的有效循环血量，以利吻合后的微血管通畅，保证移植组织有足够的血流灌注。

围手术期需防止吻合血管栓塞和痉挛，方法有：① 可输注平衡液和低分子右旋糖酐以降低血液黏滞度；② 避免各种致血管痉挛的因素，如疼痛、寒冷、应用血管收缩药和输血输液反应等；③ 术后应尽可能让患者平稳地苏醒，不宜延迟拔管；④ 麻醉恢复期内即可开始实施镇痛。

3. 断肢再植手术的术中精确管理

术中常规监测包括：心电图、无创血压监测、血氧饱和度以及体温。大多数断肢再植病例采取无创监测即可，然而必须强调的是，术中采用有创动脉监测可以同时提供患者血气及酸碱平衡状态，中心静脉置入可以让药物更快地注入右心，迅速起效。这些监测都是为了预防患者出现一些并发症，如脱水、肺水肿、胸腔积液、凝血障碍等。同时医生可以使用弹力袜、间歇性小腿压迫装置甚至皮下肝素等措施来预防深静脉血栓。

臂丛神经阻滞根据入路不同，分为肌间沟入路、腋窝入路和锁骨下入路。

肌间沟入路臂丛神经阻滞是肩部、上臂和前臂手术的最佳麻醉方法。在肌间沟水平注入局麻药，C_5 到 C_7 皮区的阻滞效果最强，而 C_8 到 T_1 皮区的阻滞效果较弱。腋窝入路臂丛神经阻滞是肘部到手部手术的最佳麻醉方法，在 C_7 至 T_1（尺神经）皮区阻滞效果最强。锁骨下入路的臂丛神经阻滞可以获得同样良好的麻醉效果，可用于手部、前臂、肘部和上肢的手术，且特别适宜留置导管进行术后镇痛。断指再植手术大多需要止血带，多采用超声引导下的腋窝入路加肌间沟入路臂丛神经阻滞。

进行神经阻滞时可能需要复合镇静，目的是减轻患者的焦虑和痛苦，能够及时与患者沟通，了解区域麻醉可能潜在的不良反应。镇静通常使用静脉制剂：苯二氮䓬类药物有抗焦虑及顺行性遗忘作用，可以提高癫痫发作阈值，适合大剂量使用局麻药时。咪达唑仑起效快，半衰期较短，无活性代谢物，是经常使用的镇静药物。补充阿片类药物可增强镇痛和镇静的效果，如短效、强效镇痛药芬太尼。苯二氮䓬类及阿片类药物都可以用特异性拮抗剂来逆转，这增加了其在围手术期镇静方面的安全性。但是拮抗剂的半衰期较短，药物可能再次发挥镇静作用，依赖拮抗剂会造成安全的错觉。氯胺酮能替代阿片类药物提供镇痛作用，而阿片类药物相关的副作用，如恶心、呕吐、呼吸抑制和瘙痒的发生率较低，但是氯胺酮引起的精神副作用限制了它的使用。丙泊酚起效快，并在停药后觉醒迅速，使其非常适合通过连续泵入的方式用于镇静，也可有效地降低术后恶心呕吐的发生率，但其呼吸抑制的风险高。超短效的强效阿片类药物如瑞芬太尼专用于连续输注，可以提供镇静和镇痛效果。右美托咪定是可用于连续泵注的短效 α_2 肾上腺素受体激动剂，与丙泊酚相比，其增强了术后镇痛的作用，减少了阿片类相关不良反应，但它起效慢，停药后持续时间比较长，术后低血压和镇静的发生率较高。

对于全麻患者，麻醉诱导一般采用全凭静脉诱导，可以常规注射 $1 \sim 2$ mg 咪达唑仑。术中维持可以选择吸入性全麻药加瑞芬太尼输注，或靶控输注丙泊酚加靶控输注瑞芬太尼的方式。瑞芬太尼的优点是可以减少机控呼吸需要的肌松药量，而且代谢迅速，但如果泵入瑞芬太尼，则应在手术结束前给予中长效阿片类药物止痛，以避免长时间应用瑞芬太尼导致的痛觉敏感，疼痛可引起儿茶酚胺释放，从而造成血管收缩，影响再通血管的血供。

麻醉科医师可以通过 BIS 监测全麻患者的意识水平。最低值 0 为等电位脑电，代表患者处于深昏迷或深度意识消失的状态；最高值 100 则对应患者完全清醒。因为需要仪器进行大量的运算来获得 BIS 指数，所以其数值与对应的脑电图之间有 $20 \sim 30$ s 的滞后。目前认为，BIS 值在 $40 \sim 60$ 之间代表麻醉达到了合适的深度。一般来说，BIS 值会随着患者的意识水平变化而变化。对于大多数麻醉药而言，当患者进入较深的麻醉状态后，脑电图开始出现低频高幅振荡。但有三种麻醉药不在此列，分别为右美托咪定、N_2O 和氯胺酮。右美托咪定镇静时有明显的慢波振荡，尽管此时的 BIS 值已达到相当于意识消失的水平，但右美托咪定不会引起深度意识消失，患者仍随时可被语言指令或者轻微摇晃唤醒。N_2O 可增加高频脑电图的波幅并降低低频脑电图的波幅，但它对 BIS 值几乎无影响。氯胺酮分离麻醉期间出现的是高频振荡而非慢波振荡，因此当氯胺酮麻醉患者意识消失时，BIS 值仍较高。当长时程手术患者静脉麻醉时，可采用 BIS 监测联合靶控输注系统，设定适合每个患者的个体化用药剂量，避免麻醉过深。

4. 断肢再植手术的术后精确管理

（1）臂丛神经阻滞后呼吸困难的可能原因有焦虑、同侧膈神经阻滞、气胸、颈段的硬膜外麻醉和蛛网膜鞘内注射所致的全脊麻等，应排除与焦虑有关的呼吸困难。阻滞以后立即发生呼吸困难提示可能发生了全脊麻，其他原因所导致的呼吸困难一般发生较慢，并随时间而加重。

气胸和膈神经阻滞通常没有症状，但动脉氧饱和度可能下降，胸部 X 线检查有助于明确诊断。精神萎靡、呼吸暂停、低血压和心动过缓是高位蛛网膜下腔麻醉和意外颈段硬膜外麻醉的特征。临床研究表明，膈神经阻滞是肌间沟阻滞无法避免的并发症。异常焦虑和既往肺功能受损的患者更容易发生呼吸困难。

（2）很多患者对术后恶心呕吐（PONV）的恐惧大于对术后疼痛和其他麻醉药不良反应的恐惧。如可选择，大多数人宁愿忍受疼痛，也不希望发生 PONV。当患者在麻醉医师的直接监护下不会发生 PONV，患者在手术后应用阿片类药物于术后镇痛时，则有发生 PONV 的风险。为了避免 PONV，必须有一个合理有序的 PONV 预防和治疗方案。

"鸡尾酒"方法已在临床上被用于众多美容手术的患者。麻醉诱导后即刻给予低剂量氟哌利多（一般成人 0.625 mg）和地塞米松（一般成人 10 mg），手术结束时给予低剂量昂丹司琼（一般成人 1 mg）。这一方案对治疗和预防即时 PONV 的有效率达 99%，而且价格低廉。PACU 中发生 PONV 比较罕见，追加昂丹司琼 1 ~ 4 mg，或口服肠溶片也有效。另一种有效的方法是肌内注射麻黄碱 50 mg，血压正常的患者也可以用这种方法，其通过中枢神经系统介导，在给药后 10 ~ 15 min 起效。当这些患者开始活动、站立、穿衣、步行时，需密切关注。只要患者没有额外引起迟发 PONV 的危险因素，则不需要后续治疗。

（3）长时程的手术容易发生术后低体温，机体为保持恒温而发生应激反应，以交感神经兴奋为主，出现机体耗氧量剧增的现象，具体表现为血压升高、心率增快、呼吸急促、寒战等。由于低温时肝细胞的代谢率降低，内脏血流减少，静脉麻醉用药代谢时间明显延长。低温还会降低凝血酶的活性与血小板的功能，造成出血时间延长。同时低温也会造成血液黏稠度增高，影响组织灌注，使得氧解离曲线左移，抑制心肌的收缩力。因此，麻醉科医师术中应加热输注液体，应用加温毯，术后使用暖风机，以尽量预防术后低温的发生。

第五节　显微整形外科麻醉的术中精确管理

一、显微外科概述

显微外科是一种全新的技术，也是一门新兴的学科，它不仅涉及各个临床手术的技术问题，还涉及解剖、生理、生物化学、病理和诊断等方面的基础理论。显微外科技术是指在手术显微镜下，借助精细的器械进行手术操作的一种外科技术。在手术显微镜下操作，可以超越人类视力的自然限制，从而提高对各种正常组织和病理组织的鉴别能力，使外科手术更为精确，而且可以进行微血管、神经甚至淋巴管的吻接，以完成过去无法完成的各种外科手术，为发展和提高外科医疗技术开辟新的领域。因此，目前国内外把显微外科作为一门独立的学科，称之为"显微外科学"或"显微修复外科学"。

20 世纪是一个科技大发展的世纪，显微外科技术在外科领域取得了巨大的进展。由于再植外科、移植外科、显微外科和麻醉技术的迅猛发展，以及相应的外科设备不断涌现和改进，显微外科得到了快速的发展。显微外科技术起源于 1921 年，当时 Nylen 将显微镜应用于耳部手术操作中，但是直到发明出能够吻合小血管的器械（1960 年，Jacobson 和 Suarez 首次使用），显微外科手术才开始被应用起来。中国显微外科的迅速发展，以陈中伟（1963 年）断肢再植成功，以及杨东岳足趾移植成功（1966 年）和游离皮瓣移植成功（1973 年）为起点。这些成就大大促进了显微外科技术在整形外科和创伤修复外科领域内的发展。

近年来出现了神经内镜外科、神经导航外科、眼神经外科、颅底外科和脑血管内介入与放射外科等。在数十年的发展中，显微外科技术已经得到了普及，在淋巴外科、小导管外科、小气管移植、妇科、泌尿外科等领域得到了广泛的应用，极大地提高了外科手术的质量和效果。

显微外科是研究利用光学放大设备和显微外科器材，进行精细手术的一门学科。它的主要特点是在光学放大装置下进行。从广义上讲，显微外科并不是某一种特殊的外科技术，它可以被其他外科的各个专业所使用，包括妇科显微镜、泌尿显微镜、神经显微镜等。但从狭义上讲，微观手术的发展需要自身的理论研究，例如小血管吻合与大、中血管吻合有很多原则上的不同。早期，因为没有专门的血管吻合技术，所以只能采用中动脉吻合，术后的通畅率并不高。我国是第一个开展断肢再植的国家，而采用二指吻合血管移植、前臂皮瓣等均属国内首例，无论是在数量上还是质量上，国内均处于领先地位。

二、显微外科手术特点

显微外科手术有以下特征。

（1）由于显微镜的视野较窄，手术工具和针线经常超出视野范围，难以发现。

（2）由于景深的限制，轻微的上下运动会使术野变得模糊。

（3）在显微镜下，肉眼观察不到的颤动会非常明显，因此微小的颤动会影响手术的进行。

（4）由于眼肌在不同的焦点之间有一定的调整，因此当眼镜从目镜中移开又回到原位时，就无法立刻看到微小的结构。

显微外科手术操作精细复杂，手术时间长，手术中要求循环、呼吸稳定，出血少。游离组织移植需要保持较高的循环血量，以便使吻合后的微细血管畅通，并使移植部位有充分的血液循环。静脉移植在显微手术中是一种常见的治疗手段，它具有供区多、材料简单、管径可供选择、供区损伤少、血管痉挛容易消除等特点。临床上常见的血管痉挛因素有疼痛、寒冷、血管收缩药物、输血、输液等。在脊柱外科手术中，需要保持患者的自主呼吸，以方便术后对脊髓功能进行监控。手术显微镜的应用扩大了手术视野，局部照明好，可以清楚地识别血管、神经和微小组织等局部结构，避免了术中损伤，使手术死亡率从以往肉眼手术的 10%～20% 下降到 0～3%，显著减少了术后并发症。

显微手术在再植、移植和修复重建外科领域主要应用于以下情况：① 断肢（指）再植；② 吻合血管的组织移植，包括吻合血管的皮瓣和肌皮瓣移植、吻合血管神经的肌移植、吻合血管的骨和骨膜移植、吻合血管的大网膜移植、复合组织移植和组合组织移植等；③ 吻合血管的足趾移植再造拇指或手指；④ 吻合血管的空肠移植重建食管；⑤ 周围神经显微修复；⑥ 显微淋巴管外科；⑦ 小管道显微外科；⑧ 吻合血管的小器官移植等。在现代手术技术发展中，显微手术是一个新的里程碑。从宏观到微观，外科手术技术得到了极大的发展，包括肢体移植、游离皮瓣移植、游离肌肉移植、游离骨移植、游离脂肪移植、游离神经移植、游离肌腱移植等，其不仅能够立即修复，而且治疗效果也比传统的方法好。应用显微外科的游离组织移植方法，抢救了无数肢体及生命。显微外科不仅为创伤、畸形、肿瘤等损伤的修复和重建开辟了新思路，也为相关基础学科的发展提供了新思路。

显微手术中，有皮瓣、肌肉、骨骼等多种组织，每个组织都有几十个不同的供体。所以，在显微外科领域，单就组织移植技术，就有数以百计的手术方式，对外科历史产生了前所未有的影响和推动。

在显微外科技术出现以前，由外伤、先天畸形、肿瘤切除或其他后天因素所致的器官缺陷，其修复或重建的手段相对较少，且受许多条件的制约，手术效果也不理想。在显微手术中，利用血管神经进行器官移植，为修复、替代、再造开辟了一个新的领域，真正实现了伤而不残或残而不废的治疗目标。目前利用显微手术修复缺损的方法有运动器官缺损的修复和再造、呼吸及消化器官的修复和再造、泌尿生殖器官缺损的修复和再造，以及五官和头皮缺损的修复和再造。

显微外科的手术可以极大地提高手术的准确度，将病变组织完全切除，同时也能最大限度地保留正常的组织，尤其对面部和四肢血管瘤的切除更是如此。另外，对于肿瘤切除后的局部组织或器官缺损，目前显微外科技术已有许多不同的修复与重建方式，使得手术医师可以更彻底地清除肿瘤，而不必对手术后的局部缺损进行修补。

显微外科学的发展产生了巨大的影响，它不仅推动了外科学的发展，也推动了手术相关学科的发展。在早期应用显微外科技术的基础上，研究者致力于寻找可供移植的组织和器官供体，从而将手术解剖推向了微观层面。20 世纪 70 和 80 年代，数百种可以移植的组织和器官的微观解剖学已经被确定。自 20 世纪 80 年代以来，学术界对显微外科的研究推动了显微外科的进一步发展：在生理学方面，探讨显微外科组织和器官移植后微循环的变化规律，运用各种方法来控制和促进组织微循环向良性的方向转变；在生物化学和病理生理学方面，阐述组织损伤后的新陈代谢和细胞的生化变化，以预防和治疗组织内毒素对移植组织的伤害；在医学和生物学方面，运用电子技术和其他物理学方法，通过新型试剂和仪器检测移植组织、器官术后 pH 值、血流动力学、氧吸收和使用，以及毒性浓度的变化等。显微手术是一种新的技术，它对外科技术的发展起到了巨大的推动作用，也为微观领域的研究开拓了新的视野。

三、皮瓣手术的术中精确管理

下文将以皮瓣手术为切入点，讲述显微整形外科麻醉的术中精确管理。

（一）皮瓣手术概述

皮肤软组织缺损（tissue defect）是整形外科的常见疾病。显微外科技术的出现，使整形外科医生可以通过吻合血管，将一皮瓣由供区游离移植到皮肤软组织缺损区域（即受区）。这一技术显著提高了组织缺损修复和体表器官再造的成功率，促进了整形外科的发展。在不同的手术领域，也需要进行不同的组织移植来修补缺损、恢复功能、改善外形。皮肤移植是目前应用最广泛的一种组织移植。自19世纪末，采用游离皮瓣修复创伤的方法就被广泛采用。至今，皮瓣移植仍是一种常见的修复创面方式。然而，由于皮瓣没有供血，仅靠受区伤口的微量养分维持，因此，游离皮瓣有其局限性。在很多时候，如果创面有骨、关节、肌腱、神经等裸露，或者创面深处需要修复骨、关节、肌腱、神经、血管等，则不能使用游离皮瓣进行修复。20世纪初期出现了一种皮瓣移植技术，即在一定比例的条件下，将整个皮层和皮下组织全部切除，以实现局部的移位。移位皮瓣有一定的厚度，可以保留足够的血供，从而极大地改善组织的缺损和功能重建。

皮瓣由皮肤和皮下组织组成，在皮瓣的形成和转移中必须有一小段与真皮（供区皮瓣）连接，这个连接的部位叫作蒂部，用于维持供血，其余的在表面和深层皮肤上都与身体分开，转移到受皮瓣区后，继续通过蒂部供血，当受皮瓣区伤口处的血管进入皮瓣，建立新的血供后，再切掉蒂部，就可以完成整个皮瓣的转移，因此皮瓣也被称作带蒂皮瓣。皮瓣的血液运输和营养在早期完全依靠蒂部供应，当皮瓣在移植处愈合后3周左右，又逐渐建立起新的血液循环系统，这时就可以切断蒂部，皮瓣移植过程也就结束了。有的皮瓣也可以不断蒂，比如局部旋转皮瓣、推进皮瓣、岛状皮瓣等。

皮瓣在移植后，因其具有完整的皮肤及丰富的脂肪，其收缩能力远远小于游离移植，且能承受外力的摩擦，并能维持皮瓣在移植之前的颜色。皮瓣可以覆盖较深的伤口，对深层组织有保护作用，是一种很好的美容整形方法，对鼻再造整形、矫正唇部畸形、矫正眼睑外翻、耳再造整形、乳房再造、阴茎再造等都特别适用。在头面部整形中，皮瓣移植，特别是局部旋转皮瓣转移对瘢痕切除后的修复、头皮缺损修复整形等也是不可缺少的。

面部皮瓣的供体面积很小，不适合大面积的整容，大面积的血管瘤切除、大面积的色素痣切除、大面积的瘢痕切除后都可以通过远位皮瓣、颈部皮瓣等进行整形。远位皮瓣取自距缺损较远部位的皮瓣，包括直接远位皮瓣、间接远位皮瓣、游离皮瓣，适用于肢体远端皮肤及皮下组织受损，无法用游离植皮修复或预计植皮术后肌腱活动、远侧肢体生长发育会受限制，需用皮瓣修复，而邻近部位又无适合的组织可利用时，可从躯干或对侧肢体形成皮瓣来修复；面部、颈部修复需较大皮瓣时，可用前臂作为中转站从胸腹部携带大面积皮瓣到面颈部。该皮瓣在脸部美容整形手术中具有以下优势：① 修复面积大；② 供皮瓣区隐藏，术后瘢痕不易暴露；③ 供皮瓣区和脸部皮肤的颜色相近。但远端皮瓣的整形手术较为复杂、费时，术后外观有些臃肿，有时还要进行第二次去脂肪修整术。

在皮瓣成形过程中，应重视皮瓣的血液循环，在皮瓣形成初期，需要通过蒂部的血液循环来提供营养，以保持其生命活动。任意皮瓣长与宽的比例一般不宜超过2∶1，在面颈部由于血液循环良好，长宽比例可略微增至2.5∶1~3∶1，超过一定的比例时皮瓣远端即可出现血运障碍或坏死，设计皮瓣时还应使蒂部略宽，并沿主要血管的走行方向，以保证血液循环。随着对皮肤血管构造的研究逐渐深入，在皮瓣形成过程中，皮肤血管构造可以作为分层的依据。血管的供给非常重要，但是血管的回流也不容忽视，血管回流不良会导致皮瓣肿胀或起泡，变成深紫色。

滋养皮瓣的主要血管在皮瓣深层组织中，大型皮瓣分离时须包括深筋膜，以保护在皮下脂肪深面的血管网。如果感到皮瓣太厚，影响修复后的局部功能或外貌，可在皮瓣转移成活 3 ~ 6 月后再分次将脂肪切除（即去脂术）。

（二）常见皮瓣手术

1. 前臂皮瓣移植

前臂皮瓣由杨果凡于 1981 年首次报道。该皮瓣主要由桡动脉或尺动脉通过丰富的血管网和吻合支滋养整个前臂皮肤。其皮肤色泽与质地良好，皮下脂肪少，厚薄均匀，血管口径大，血管蒂可调节，吻合率高，故而可游离移植修复远处重要部位（颌面部、颈部）的皮肤缺损，亦可以桡动脉或尺动脉为蒂逆行转移修复手部创面。但缺点是该皮瓣需要舍弃前臂的一条重要血管，并且在前臂留下明显的瘢痕。

（1）手术指征：在显微外科手术中，仅以小部分的组织作为供体，对重要的受体进行移植，并对其进行修复；在考虑到受区的功能和外形形态的前提下，尽量减小供体功能和外形的丧失。前臂皮瓣的供区不隐蔽，创面不能直接缝合，需要厚断层皮片移植覆盖，遗留瘢痕，有损外观形态，同时还要牺牲一条主要动脉，因此该皮瓣不应用于修复除手部以外的四肢其他部位皮肤缺损，尤其不应用于修复小腿或足部皮肤缺损。

（2）麻醉和体位：一般采用全麻插管。取头后仰位，前臂皮瓣切取侧上肢外展。

2. 胸大肌肌皮瓣移植

以往采用胸大肌转移术重建肱二头肌功能。1973 年，陈中伟在显微手术技术发展后，应用血管神经吻合的胸大肌移植手术，恢复了前臂的屈肌力。1978 年，杨东岳报道了应用血管神经胸大肌肌皮瓣修复前臂屈肌的临床效果。1979 年，Ariyan 报道了一种带有血管的胸大肌肌皮瓣在头颈肿瘤手术中的应用。1980 年，刘树滋用胸大肌、肋骨皮瓣进行上臂骨、肌肉等软组织缺损的手术治疗。国内应用胸大肌肌皮瓣进行组织缺损的治疗较多。

（1）手术指征：胸大肌的主要功能是使臂内收和内旋。另外，锁骨可以帮助三角肌使手臂向前弯曲。在臂上举后，它与背阔肌共同拉臂向下，当上举的上肢固定时，它与背阔肌一起牵引身体向上。由于臂的前屈和后伸主要依靠三角肌的前、后部，使臂内收的肌尚有背阔肌、冈下肌、小圆肌、大圆肌、喙肱肌等，且背阔肌和三角肌前部也有内旋臂的作用，因此切取胸大肌全部或一部后，在众多协同肌的作用下，对上肢的正常活动不至于造成明显影响。胸大肌肌皮瓣移植术可用于重建三角肌、肱二头肌及前臂的伸屈肌功能，还可用其移植修复上肢、面、颈及四肢的组织缺损。

（2）麻醉和体位：患者取仰卧位，在全麻下切取肌皮瓣。为受区操作方便，可在切取肌皮瓣后调整体位。

3. 背阔肌肌皮瓣移植

1955 年，Schottstaedt 等报告了以背阔肌腱完全移位替代同侧肱头肌或肱三头肌来进行屈肘和肘部功能的研究。1976 年，Olivari 等报道了一种利用背阔肌肌皮瓣和血管神经蒂皮瓣移植治疗同侧胸肌皮瓣的方法。1977 年 12 月，Maxwell 等成功地用吻合血管的背阔肌肌皮瓣移植以修复头部皮肤缺损。1979 年 7 月，他们发表了 13 例修复组织缺损的经验，但未有重建肌肉功能的病例。他们通过对新鲜尸体的研究，分别于 1978 年 5 月和 1979 年 1 月采用吻合血管、神经的背阔肌肌皮瓣移植修复 2 例前臂大范围的皮肤、肌肉缺损，重建屈肘屈指功能并获得成功。目前国内外许多学者已将此法应用于临床。

（1）手术指征：因为背阔肌肌皮瓣有更长更粗的营养血管、适当长度的运动神经，以及广泛的肌肉皮瓣，可以应用于下列领域。① 修复较大面积的外伤性皮肤、肌肉缺损影响肢体功能者；② 肿瘤切除后，肢体皮肤、肌肉皆缺损，肢体肌肉需修复者；③ 外伤、骨髓炎（瘢痕溃疡）及肿瘤切除而导致皮肤、肌肉及骨骼缺陷；④ 需进行组织填充修复外形者。

在一些特殊的患者中，背阔肌是唯一健康的肌肉。切取该肌可能使脊柱两侧的肌力失去平衡，引起或加重原有的脊柱侧弯，特别是在儿童期。因此对此类特定患者采取该手术要慎重考虑。

（2）麻醉和体位：在全麻或高位硬膜外麻醉下切取肌皮瓣。患者侧卧，供区侧向上，同侧上肢用支架固定。肌皮瓣切取后，可根据受区和操作方便而适当调整体位。

4. 股外侧肌肌皮瓣移植

股外侧肌位于大腿前外侧，肌肉肥厚，血管丰富。股外侧肌肌皮瓣以旋股外侧动脉为主要的营养血管，通过游离移植或局部转移来填充死腔，并覆盖伤口。

（1）手术指征：① 游离移植可用以填塞巨大死腔，修复创面，治疗慢性骨髓炎病灶清除后的残留创面；② 局部移位可修复粗隆部巨大褥疮。

（2）麻醉和体位：采用硬膜外或蛛网膜下腔麻醉，小儿用全麻。患者取平仰卧位，术侧臀部垫高 30°便于手术操作。

显微外科整形手术的麻醉方法因手术部位不同而不同，在术中需要关注血压、体温、体液、通气等相关内容。

四、显微手术外科患者的术前评估与临床决策

所有显微手术外科患者必须在麻醉前进行彻底的临床评估和调查，外科和麻醉团队需要在同一天对患者进行联合的临床评估。外科医生可以用手持多普勒探头对皮瓣血管进行评估并设计好皮瓣手术方案。手术的独立危险因素包括吸烟、肥胖、糖尿病，以及既往放化疗病史。头颈部肿瘤患者通常是老年人，营养状况差，可能存在吸烟、酗酒等情况，而且可能有严重的循环及呼吸系统并发症。

应用游离组织移植时，患者必须身体健康，能够承受长时间的显微外科手术。当患者健康状况可承受手术时，年龄并不一定是限制因素。游离组织移植手术已经成功应用于儿童以及老年患者，但是为了安全考虑，必须遵循术前手术评估的基本标准和原则。

尽管一些研究显示吸烟患者的血管通畅性、皮瓣成活率以及再手术率，与不吸烟患者相比

无明显差异，吸烟仍然是供区创面和皮瓣与受区接触面发生并发症的主要危险因素。因此，大多数的外科医生仍将吸烟视为显微外科手术的一个相对禁忌证。外科医生必须清楚地向手术患者解释说明吸烟的风险和潜在的并发症。

当某一皮瓣被选择用于重建手术时，医生需要在术前进行周密的准备工作。术前需明确供、受区的血管解剖、走行、定位，甚至是血管健康情况，医生可以借助彩色多普勒超声、CT 血管成像和磁共振血管成像来完成，并于术前标记血管位置及走行等解剖学信息。在很多情况下，术前定位标记能方便皮瓣切取，增加手术成功率，并减少手术时间。

在头颈部大手术之前，一些患者可能需要提前置入胃造瘘管，以改善其营养状况。由于头颈部肿瘤的存在以及术前放化疗的病史，患者的气道可能存在畸形。麻醉科医生必须术前预估可能存在的困难气道，术前应向患者提前解释清醒气管插管的必要性。常规术前检查包括血常规、尿常规、电解质、凝血功能、胸部 X 线片、心电图等；对于有心肺功能障碍的患者，应该术前考虑动脉血气、心超及肺功能等检查。对于手术范围较大、术前预估出血较多的患者，应该术前备血，必要时备用自体血回输设备。

术前应向患者提前解释可能的麻醉方式，包括可能出现的长时间麻醉及手术时间、创伤性操作及监测、术后导尿管留置，以及可能的术中输血及术后护理，焦虑的患者可以术前服用苯二氮䓬类镇静药。

术中常规监测包括心动图、无创血压监测、SpO_2 以及体温。有条件的可以予以心输出量、每搏变异度及食道超声监测，不过这些监测在头颈部肿瘤行游离皮瓣手术的患者中可能不太实用，因为他们放置了股静脉及足背动脉导管。大多数腹壁下动脉穿支皮瓣病例采取无创监测即可，然而必须强调的是，食道超声并非有创侵入性的监测手段，术中采用有创动脉监测同时还可以提供患者血气及酸碱代谢状态，中心静脉导管置入可以让药物更快地注入右心，迅速起效。此外，关于中心静脉压能否有效地反映体内液体缺失状态一直存在争议。

这些监测都是为了预防患者出现一些并发症，如脱水、肺水肿、胸腔积液、凝血障碍等。同时，医生可以使用弹力袜、间歇性小腿压迫装置，甚至皮下注射肝素等措施来预防深静脉血栓。

BIS 通过前额集成的四导联电极采集脑电信号，并能够通过 BIS 的运算方法接近实时地对脑电图进行处理，得出介于 0 ~ 100 的数值，用以表示患者的意识水平。

目前，靶控输注泵已在临床广泛应用，可通过计算机辅助药动学输注算法自动控制镇静药物的剂量。当长时程手术患者静脉麻醉时，采用 BIS 监测联合靶控输注系统，设定适合每个患者的个体化用药剂量，可避免麻醉过深。

五、显微外科手术的麻醉方法选择

显微外科的首要目标是修复、移植或重建组织，其成功与否取决于血管是否能够重建和维持组织的存活。移植的组织常经历不完全缺血、循环阻断和重建灌流后的高流量灌注过程，必然会受到不同程度缺氧和代谢紊乱所带来的影响。在缺氧的原发障碍之外，还要加上重建灌注后高压灌注的继发损害。外伤、外科手术所致的应激反应与外科手术结果有很大的关系。手术中，最关键的是要保护机体的主要器官、修复或参与功能重建的组织，尽可能地减少原发性的缺氧损伤，防止微血管栓塞、水肿，甚至导致细胞坏死。微循环的进行性病变，常常会造成不可逆的细胞变化。

对疑难患者进行麻醉要有一个具体的计划，其中包括各种情况的预防和应急处理。麻醉科医生不仅要明确麻醉的方式，还要考虑药物的搭配、剂量、给药方式和顺序。在需要的时候，需要多学科的合作来确保患者的安全。

根据手术部位的不同，麻醉方式也会有所不同。神经阻滞是肢体外科常用的麻醉手段，它具有良好的止痛作用，能抑制交感神经和扩张血管，对组织的灌注有利，也可作为手术后的止痛。臂丛神经阻滞可以用于单纯的上肢外科手术。若双上肢同时进行手术，可以采用持续的高位硬膜外阻滞，但是这种方法的安全性和操作难度较大，所以对手术时间较长的患者最好采用全麻。连续硬膜外阻滞可以用于下肢外科。若上下肢同时手术，如足趾移植重建手指，可应用臂丛神经阻滞和硬膜外麻醉，但要注意给药的剂量，避免局麻药过量。对于需要长期手术的患者，可以选择使用罗哌卡因，它是一种能在显微手术中使用的长效局麻药物，具有快速、低毒等优点。长期的被动姿势会使患者产生不适，所以需要使用镇静剂。对于手术时间过长、手术范围广泛、病情严重、精神极度紧张和不合作的患者，均可应用全麻。

对于头皮撕脱后行再植术或口腔、颅颌面部显微外科手术的患者，宜做气管插管、静吸复合全麻。全麻不但可以有效地控制患者的身体反应，而且可以为某些特定的降压、低温等技术的应用创造有利的条件。此外，由于部分显微外科手术位置在头部，麻醉人员又远离手术视野，因此人工气道的选取与维护尤为重要。经鼻腔气管插管可避免经口明视插管的刺激，降低插管的心血管反应，使诱导过程中呼吸、循环平稳。经鼻腔气管导管较经口腔气管导管易于固定，避免了手术中的滑落。此外，为了避免导管扭曲、压扁，应选择有钢丝的导管。

六、显微外科手术的术中精确管理

1.血压管理

在手术过程中，所有患者都有因血压而导致组织损伤的风险，这一点在长时间的手术中尤为明显。标准的手术台床垫不适合长时间的手术，在床垫上面使用厚的棉垫（7.5～10 cm）会有所帮助。所有悬空部位，如脚跟、肘部和枕部，应另外用棉垫或枕头保护。对所有位于骨头表面部位的神经，都应进行检查和保护。在定位过程中，防止患者在手术台上移动的束缚物也应该用棉垫垫起来，也有学者建议术中应时常移动患者的四肢。

面对各种手术类型以及手术相关事件（例如位置变化、动脉夹紧、出血），麻醉科医生都应在给定时间内确定个体患者的最佳血压。例如，对于沙滩椅位进行手术的患者，应该考虑心脏水平和大脑水平之间的静水压力差异。由于围手术期低血压有多种原因，治疗应关注潜在的病因机制，以便能够对因治疗，如减少血管舒张麻醉剂的剂量，使用血管升压药治疗血管舒张，使用正性肌力药物增加血流量，使用阿托品增加心率，或使用晶体、胶体或血液制品治疗低血容量。围手术期低血压的非药物治疗包括腿部充气加压和头低足高位。治疗干预的选择仍存在争议，因为目前尚不清楚哪些升压治疗能显著改善预后，以及治疗干预如何影响自动调节机制和微循环功能。

2. 体温管理

术中维持患者体温正常，可有效减少围手术期不良事件的发生。体温下降 0.4℃ 会使红细胞压积增加 7%，血液黏度增加 25%。在整个手术期间，测量核心温度和多部位外周温度是非常重要的。对于特殊患者群体（如烧伤、儿童等）和特殊手术类型（如心脏手术），可能需要特殊体温保护。

全麻诱导前测量和记录患者体温，随后每 15～30 min 测量并记录一次，直至手术结束。术中做好被动隔离以保存热量；维持环境温度不低于 21℃，建立主动加温后方可下调环境温度；患者核心体温 ≥36℃ 方可进行麻醉诱导，除非病情紧急，需立刻手术（如大出血或其他急诊手术），即使手术时间 < 30 min，对于围手术期高危低体温患者，同样建议在麻醉诱导前使用压力暖风毯等加温设备进行体温保护；对于手术时间 ≥30 min 的患者，均建议在麻醉诱导前使用压力暖风毯等加温设备进行体温保护；输注超过 500 ml 的液体以及冷藏血制品需使用输液加温仪加温至 37℃ 再输注。

核心温度的下降必须得到有效的处理。在移植和再植过程中，应避免皮肤/核心温度的梯度，以确保移植的最佳循环状态。

3. 通气管理

患者在麻醉科医生进行麻醉诱导之后，在气道建立之前有可能出现缺氧的现象，尤其是在遇到困难气道的情况下。这就需要在麻醉诱导之前使氧储备达到最大化，也就是进行"预冲氧"。在麻醉诱导之前麻醉医师会让患者在密闭的面罩之下进行深呼吸，这样即使在手术的过程中遇到了困难气道，也能在一定限度上推迟发生缺氧的时间。

在手术的过程中，麻醉科医生可以依据手术的类型以及患者的实际情况选择不同方式来保证供氧，一般选择经鼻或者经口气管插管，对于头面部存在严重创伤和瘢痕而无法气管插管者，可行气管切开。

4. 仪器监测

仪器监测虽可早期发现病情改变，但仍需要医生做出准确的诊断。监测并不是越多越好，只能根据条件选择必要者使用。任何良好的监测都无法教会医生如何做好麻醉，也没有足够的证据证明监测可以杜绝麻醉的错误。

特殊体位和某些操作有时会严重影响循环和呼吸，如事先缺乏足够警惕，没有防范，就可能导致意外。有针对性的监测方法，往往能在紧急情况下发出预警。在采用机械式呼吸时，气道压、潮气量监测、气源切断、连接脱落报警是非常重要的，而手动式呼吸机则是靠熟练的感觉来代替以上仪器。若手术体位或操作造成难以忍受的不适，而不能用神经阻滞和少量辅助药来解除，则最好改用能安全保证循环、呼吸功能的全身麻醉。对切割、牵拉等强烈刺激所造成的应激反应，手术医生要加以抑制，操作动作应轻柔，勿超出耐受限度。如果循环系统处于代偿边缘，或已出现衰竭，则需进行中心血液动态监测以进行后续治疗。监测主要包括动脉压、中心静脉压、肺毛细血管楔压、混合静脉血氧饱和度（mixed venous oxygen saturation，SvO_2）、心输出量、每搏量（SV）等，并通过持续的观察来判断心肌缺血、血容量不足、外周循环阻力异常、镇痛不足、心力衰竭等。由于损伤性监测本身有可能导致严重并发症，因此在低风险患者中有不同的观点，但是一旦发现有严重的异常且治疗无效，应该立即进行监测。

5. 移植组织的供血

在游离组织移植时，输注平衡液、羟乙基淀粉，适当稀释血液，减少血液黏度，有助于组织血运的恢复，肝素化治疗可以预防吻合口的血管栓塞。肢体损伤、断肢再植、血栓形成、组织移植、长期使用止血带等都会造成肢体缺血，血液循环不畅会导致缺血再灌注（ischemia reperfusion，IR）损伤。腺苷、尼可地尔等药物能显著减轻骨骼肌的 IR 损伤。基因转染可以有针对性地提高或减少某些酶、蛋白和细胞因子的表达，从而减轻 IR 损伤。目前，口腔颌面外科的手术大多是在恶性肿瘤根治术后立即进行，往往需要在同一时间进行多个部位的手术，创伤大，时间长，术后失血、渗液多，所以要密切监测心电图、血压、脉搏、尿量，并及时补充血容量，以防止出现低血压。由于输血有传染疾病和发生输血反应的风险，传统的输血观念已在改变，手术中减少输血或不输血将成为今后的发展趋势。疼痛、低温、滥用血管收缩药物、输血等都会导致血管痉挛，从而影响移植组织的供血。另外，麻醉科医生还需要对水、电解液、酸碱的平衡进行调整。

七、显微外科手术的术后精确管理

在一般情况下，显微外科患者术后需要 7～10 天的严密观察和重点护理。在此期间应建立一个舒适、安静、温暖、卫生的环境和一套完整、严密的护理制度。

1. 全身情况观察和处理

术后需密切观察患者的生命体征，维持生命体征平稳。术后还需要维持充足的血容量，因为血容量不足可使心输出量减少，血流迟缓，周围血管收缩。严重的血容量不足可致血压下降，出现休克状态。即使是轻度血容量不足，也会影响移植组织的血供，引起组织缺血性改变。为了保证血流通畅，防止栓塞，术后常需要使用一些抗凝和扩血管药物，因此需密切观察患者可能的出血倾向，并进行对症处理。

2. 局部的观察和护理

（1）体位的安置原则：① 保证移植物的血供；② 防止受压；③ 防止移植物血管蒂部的扭曲和张力；④ 有利于局部的引流；⑤ 遵守各种麻醉后护理的要求。

（2）局部的保温措施：移植物的血液循环仅靠吻合后的血管蒂相通，对寒冷的刺激非常敏感。一旦发生痉挛，势必造成移植物的缺血，也是术后血管栓塞和移植组织坏死的常见原因，因此需加强全身和局部的保温。保温方法，除了要求室温保持在 25～28℃外，患处可用 60 W 普通点灯照射烘烤，照射距离 30～40 cm 为宜。

（3）移植物的血液循环监测：临床监测游离皮瓣的指标包括皮瓣颜色、肿胀度、毛细血管充盈反应、表面温度等。这些临床指标是目前监测皮瓣的金标准，也是术后即刻就应该开始监测的指标。然而即使经过训练，人工观察仍存在误差和不足，因此使用其他手段客观评估术后血管情况也很重要。这些方法包括多普勒技术、皮温监测、氧分压测量、组织 pH 值、荧光染料标记、近红外监测技术等。最终选择的皮瓣监测手段取决于手术医生的习惯和医院的硬件条件。但无论选择哪种方法，术后至少 72 h 内密切的皮瓣监测都应该是一个标准的术后护理流程。

血管危象泛指因吻合血管而发生的血流障碍，可危及移植物的成活。造成血流障碍最常见的原因是血管吻合技术的差异、外源性的压力和血肿，此外还需要考虑患者的全身情况。

临床上外科医生用于缓解血管危象的方法参见本章第四节。

第六节　美容整形外科麻醉的术中精确管理

"沉鱼落雁鸟惊喧，羞花闭月花愁颤"，可见对容貌美及身姿美的共鸣和追求观念亘古不变。伴随国家经济持续增长，国民健康意识和生活质量意识大幅提升，由此伴生的对美容整形外科的需求不断升级，手术数量也日益增多，手术种类更加复杂多样。与此同时，美容整形外科的麻醉管理直接关系到围手术期受术者的舒适与安全和手术的进展与转归。美容整形手术涉及范围广，其多样性、复杂性、精细性以及医生和受术者追求美的极致性与舒适性，对麻醉科医师提出了更高层次的要求。本节主要介绍除皱术、胸部整形术、脂肪抽吸术、下颌角切除术和注射美容等常见美容整形外科手术的麻醉管理。

一、除皱术

随着年龄增长，机体组织结构形态变化及功能减退（俗称老化）会引起皮肤、皮下组织松弛及萎缩等组织学及解剖学的改变，出现包括眶周、面颈部、乳房、腹部及四肢等部位的皱纹及皮肤松弛脱垂，尤以面颈部皮肤老化突出。

皮肤老化与遗传、紫外线照射（光老化）、自然老化过程、外伤、吸烟、机体营养状态、代谢、饮食习惯、环境、情绪等变化密切相关。研究发现，遗传和日光曝晒是导致皮肤衰老最重要的两个因素。遗传因素导致细胞程序性老化，组织发生退行性变。细胞组织形态变化是指丧失既往已有的分化能力，表现为脱分化，或称单纯化。体积变小和功能减退合称萎缩。皮肤的日光性老化表现为真皮浅部胶原纤维嗜碱性变，弹性纤维分解，染色体基因发生改变；临床表现为皮肤松弛，皱纹变深加粗。

对于正常皮肤和轻度损伤性皮肤延缓皮肤衰老和除皱，多采用药物及生物活性物质对皮肤细胞进行生物活性的调控。对于中度皮肤损伤，由于皮肤组织已发生了不可逆性损伤，而且常合并皮肤、筋膜、肌肉和骨膜的松弛，以及脂肪减少等现象，保守药物治疗效果常不满意，只有通过其他方法才能取得较好的效果。常用的方法有冷冻治疗、化学剥脱、皮肤磨削、皮下胶原注射、脂肪注射、种植体植入及面部皮肤上提术等。其中手术除皱仍是目前治疗皮肤明显衰老的最佳办法。

此类受术者常合并复杂的精神状态和心理情况，手术时较易出现紧张；部分除皱术手术范围大、层次复杂，因此麻醉科医师的临床技能和麻醉方式的选择就显得非常重要。

（一）除皱术常见手术类型

面部老化常见类型包括上睑赘皮兼有鱼尾纹，上睑松垂同时有脂肪疝出，下睑赘皮兼有鱼尾纹，睑袋，上下睑赘皮、睑袋和鱼尾纹同时存在，全面部包括额部和颈部皱纹，面颈部皱纹，眉间皱纹，以及鼻根部皱纹等。

按手术部位分，常见的手术方式包括：① 皮肤瓣分离除皱术；② 额部除皱术；③ 经下睑缘入路的面中部除皱术；④颈阔肌成形术；⑤ 全面颈部浅表肌腱膜系统（superficial musculoaponeurotic system，SMAS）除皱术及改良 SMAS 技术等。

（二）面颈部除皱美容术简介及适应证

面颈部除皱术是将面颈部皮肤与其下方的组织潜行分离后向上提升和（或）将局部多余的皮肤切除后缝合，借以展平皱纹的一种手术，是一种较成熟和可靠的治疗手段。借助药物及生物活性物质、冷冻治疗、化学剥脱、皮肤磨削、皮下注射等其他非手术治疗方法无法缓解者，都有进行除皱术的指征。

面颈部除皱美容术的适应证包括：存在面颈部衰老现象，通常适用于年龄在 40~60 岁之间、全身状况良好的患者，且患者的心理状态基本正常。排除以下患者：一是心理状态异常的患者，如对手术效果期望过高者；二是将手术作为解决个人问题的手段，如解决爱情、婚姻或事业上的困扰者。

（三）除皱术的麻醉管理

1. 术前评估与准备

（1）询问病史：了解有无手术麻醉史及其他相关家族史（如家庭出血倾向、恶性高热），有无术后恶心呕吐病史，有无瘀伤、经期过多或频繁鼻出血等出血性症状或体征，有无过敏史，以及有无阿司匹林等药物服用史等情况；建议患者术前禁烟 1～2 周；对于女性患者，应确认是否处于非月经期。

（2）实验室及其他相关检查：按常规麻醉评估张口度、牙齿等气道条件，同时完善实验室检查及其他辅助检查。所有患者都必须在术前 30 天内进行血常规、凝血功能、肝肾功能、血糖及尿常规检查；服用任何形式利尿剂的患者，还需要完善术前电解质检查；所有绝经前女性需要被询问是否存在怀孕，必要时完善术前尿妊娠试验。所有患者需要完善心电图及胸部 X 线片检查。合并慢性、稳定性心血管疾病的患者需要由内科医生或心内科医生进行术前检查和病情评估。

（3）麻醉前一般准备：患者常存在复杂的心理精神状态，另外考虑接受面部整形手术者可能存在对麻醉方法和过程未知的焦虑，因而手术前一天晚上可常规给患者服用镇静安定类药物，如口服地西泮 5 mg，使其精神处于安静状态，身体得到充分休息。

目前不建议严格规定在手术前午夜后禁止进食或饮水，最好避免将脱水、低血容量的患者带到手术室。所有患者可术前 8 h 禁食，至少 2 h 禁饮清液体，对于需服用药物者，可允许其于手术日晨起少量饮水送服。

（4）备皮：术前三天分别用肥皂及 1∶5000 的新洁尔灭溶液清洗及浸泡头发 10 min，每日 2 次。术前一天剪除手术切口周围 2～3 cm 的头发，其余头发扎成小辫。

2. 麻醉方法的选择

除皱术可选用局部浸润麻醉、肿胀麻醉、静脉麻醉、神经阻滞、全身麻醉等麻醉方式。具体麻醉方法的选择，应综合患者情况、手术情况（术式、范围等）和麻醉科医师的技能水平等因素进行考虑。

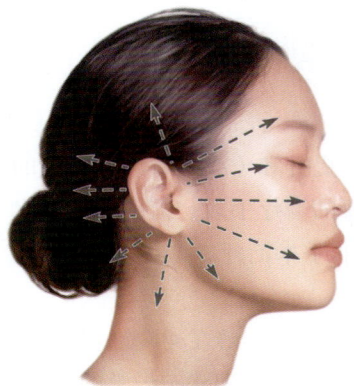

图 4-2　面颊部局麻方法

（1）局部浸润麻醉：适用于情绪安定、愿意积极配合的患者。局麻药常以 1% 利多卡因 + 肾上腺素液作为配方，切口沿线可采用 0.5% 利多卡因 + 肾上腺素液实施麻醉。面颊常用的局麻方法如图 4-2 所示。

局麻药是面部整形手术的基石。了解它们的优点和缺点对患者麻醉管理的成功至关重要。局麻药通过可逆性抑制可兴奋细胞膜上的钠离子通道来阻断神经兴奋的信号传导。这些药物可以通过局部浸润或局部神经阻滞的方法作为镇痛 / 麻醉的唯一形式。

局麻药分为两类：酯类局麻药和酰胺类局麻药。常用的酯类局麻药有普鲁卡因和丁卡因等，常用的酰胺类局麻药有利多卡因、布比卡因、罗哌卡因等。目前在除皱术中临床常用的局麻药有利多卡因和布比卡因。

利多卡因是一种酰胺类局麻药，是面部整形手术中使用最广泛的麻醉剂之一。它由肝脏代谢，半衰期为 1.5～2 h。静脉注射时，利多卡因具有抗心律失常作用和中枢神经作用，如健忘症和嗜睡。静脉注射利多卡因对心脏和中枢神经系统的潜在毒性是毋庸置疑的，但与血管内注射时不同，皮下注射时其毒性剂量存在一些争议。不含肾上腺素的利多卡因毒性剂量为 3～5 mg/kg，含肾上腺素的利多卡因毒性剂量为 5～7 mg/kg。较常使用的配制为利多卡因和 1∶100 000 肾上腺素，肾上腺素引起的局部血管收缩可以延长麻醉作用时间。1% 的利多卡因配比为 10 mg/ml。因此，对于 70 kg 的健康人，1% 利多卡因与 1∶100 000 肾上腺素的毒性剂量为 490 mg 或 49 ml（使用毒性等级的最大值）。如果很有可能出现血管内注射的情况，就需要按照毒性等级的最小值使用。在使用大量局麻药的情况下，使用表 4-13 中的配方稀释利多卡因，可以避免出现毒性问题。

布比卡因是一种稳定、长效、高蛋白结合、高脂溶性、酰胺类的局麻药。其主要由肝脏代谢，半衰期为 3.5～4 h。布比卡因的毒性剂量为 2～2.5 mg/kg，或 24 h 内 400 mg。70 kg 健康人的毒性剂量为 175 mg 或 70 ml 0.25% 布比卡因。布比卡因的毒性（完全性房室传导阻滞、癫痫发作）难以逆转，可能致命。因此，应特别注意确保使用安全剂量的布比卡因。临床上布比卡因仅用于较长时间手术的病例和特定稀释（表 4-13）。

表 4-13　常用局麻药复合 1：100 000 肾上腺素配方

局麻药配方 1	局麻药配方 2
25 ml 1% 利多卡因溶液（250 mg 利多卡因）	10 ml 1% 利多卡因溶液（100 mg 利多卡因）
10 ml 0.25% 布比卡因溶液（25 mg 布比卡因）	10 ml 0.25% 布比卡因溶液（25 mg 布比卡因）
15 ml 无菌生理盐水溶液	30 ml 无菌生理盐水溶液
0.5 ml 1 mg/ml 肾上腺素注射液（1：1000）	0.5 ml 1 mg/ml 肾上腺素注射液（1：1000）

手术中需注意以下几点：① 根据静脉注射研究，含肾上腺素的利多卡因毒性剂量为 7 mg/kg（对于体重为 70 kg 的健康人，一次最大剂量为 490 mg 或 49 ml 1% 利多卡因）。注射后 4 h，大部分利多卡因（$t_{1/2}$ 为 1.5 h）将被代谢。② 不含肾上腺素的布比卡因（$t_{1/2}$ 为 4～6 h）毒性剂量为 175 mg（70 ml 0.25% 布比卡因）或 24 h 400 mg（160 ml 0.25% 布比卡因）。含肾上腺素的布比卡因一次最大剂量为 225 mg（90 ml 0.25% 布比卡因）。③ 布比卡因的毒性比利多卡因严重得多，应尽可能降低布比卡因的剂量。

局麻药的全身毒性表现包括头痛、耳鸣、口周和舌尖麻痹、烦躁不安，以及在晚期阶段的惊厥、呼吸和循环抑制。

局部浸润麻醉的具体操作如下：① 消毒范围。以手术部位为中心，周围直径 15 cm 的范围内消毒三遍。② 局部浸润步骤。穿刺针要逐层浸润手术可能涉及的层次，包括皮下、浅肌层、深肌层等。操作过程中需反复回抽，避免药物注入血管，同时要注意穿刺部位是否有皮肤感染或肿瘤。此外，还需避免药物超量。

（2）肿胀麻醉：利多卡因浓度 0.1%～0.5%，局麻药用量可增至 35 mg/kg。配制的肿胀麻醉药麻醉效果好，还可延长局麻药利多卡因的吸收，便于皮下组织的分离。

（3）静脉镇静麻醉复合肿胀麻醉：适于精神紧张或有要求静脉全麻者。

静脉镇静麻醉技术：临床进行的大多数相关手术都是在使用快速代谢药物的深度镇静下进行的。用于深度镇静的常用麻醉药物有咪达唑仑、右美托咪定和丙泊酚，偶尔也会使用小剂量（25～50 mg）氯胺酮或芬太尼复合镇痛。

患者术前 0.5～1 h 喝小口水服用抗焦虑药（如地西泮 4～8 mg）和止吐药（如阿瑞匹坦 40 mg）。进入手术室后使用 20 G 或 22 G 静脉套管针开放外周静脉，并给予 0.2 mg 格隆溴铵以减少分泌物。可采用滴定法给予咪达唑仑，60 岁以下成年患者的初始剂量为 0.03～0.05 mg/kg（不宜超过 3 mg，主要用于顺行性遗忘）。操作开始前 5～10 min 给药，静脉注射后 2 min 起效，逐渐达到中度镇静的程度，在操作 30～40 min 内一般无需再次追加。咪达唑仑静脉给药时应缓慢，约为 1 mg/30 s；若操作时间延长，必要时可追加 1 mg，但使用总量不宜超过 5 mg。年龄超过 60 岁及合并多种慢性疾病的患者，咪达唑仑用量应酌情减量。新型静脉麻醉药瑞马唑仑起效和失效迅速，对呼吸及心血管系统抑制作用较轻，也可尝试用于除皱术的镇静。

静脉给药前进行 SpO_2、无创血压、心电监测、呼气末二氧化碳监测，并通过鼻导管或其他无

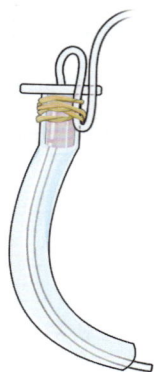

图 4-3　口腔无创气道供氧装置制作完成图

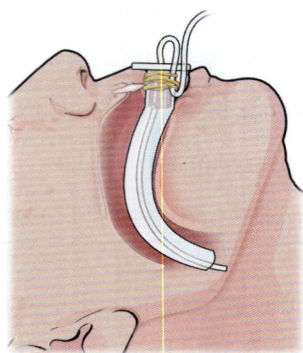

图 4-4　放置好的口腔无创气道供氧装置

创供氧装置（可以参考图 4-3、图 4-4）保证患者 2～3 L/min 的氧气供给。麻醉期间需注意保护患者的手臂，避免压迫性损伤，角膜用眼膏润滑。当外科医生准备好注射局麻药时，给予小剂量芬太尼。成人患者分次给予芬太尼 1～2 μg/kg，可明显提高患者耐受程度。先缓慢静脉注射芬太尼 50～75 μg，再静脉注射瑞马唑仑 5.0～7.5 mg，当达到中度镇静时即可开始手术操作，必要时可追加瑞马唑仑 2.5 mg，但追加次数不宜超过 5 次。芬太尼起效迅速，可维持 30～60 min；给予阿片类药物时应缓慢给药，以避免产生呼吸抑制及胸壁强直。

右美托咪定的使用方法为手术开始前 10～15 min 内静脉泵注 0.2～1 μg/kg，随后以 0.2～0.8 μg/（kg·h）维持，同时密切监测心率。

非糖尿病患者常规静脉注射 6～10 mg 地塞米松，以减少围手术期水肿和控制术后恶心呕吐。静脉麻醉使用丙泊酚时，可以先静脉注射丙泊酚 1～1.5 mg/kg，后以 1.5～4.5 mg/（kg·h）维持麻醉深度，并根据患者生命体征变化向下滴定。应谨慎使用静脉输液，以避免膀胱过度充盈。一般手术时间 5 h 左右的患者需要 600～850 ml 静脉补液（如乳酸钠林格注射液）。同时也要注意地塞米松可引起利尿和促进膀胱充盈。在更长时间手术的患者中，膀胱充盈的可能性更大，可能需要放置导尿管。

（4）面部神经阻滞：神经阻滞复合镇静或浅全身麻醉具有生理影响小、恢复迅速、术后不需要呼吸支持、围术期镇痛满意等优点，对除皱术患者具有独特的优势。常用的 8 条面部神经分别为颏神经、眶下神经、鼻背神经、眶上神经束、颧颞神经、额面神经、三叉神经的分支下颌神经和耳大神经（图 4-5、图 4-6）。

施行神经阻滞须注意以下几点：① 麻醉药（常用药物为 1% 利多卡因）常规加 1∶200 000 的肾上腺素，可维持麻醉效果 3.5 h；② 如果需要进行多条神经全面部阻滞时，为避免局麻药超过限量，可分部位先后阻滞，以避免在短时间内注射过量局麻药；③ 注药前保证回抽无血；④ 熟悉解剖结构和轻柔操作是决定阻滞效果的关键因素。

神经阻滞的具体操作如下：① 消毒范围。以穿刺点为中心，周围直径 15 cm 的范围内消毒三遍。② 阻滞药物选择。利多卡因、布比卡因、甲哌卡因、罗哌卡因等。③ 阻滞步骤。可使用

整形外科精确麻醉

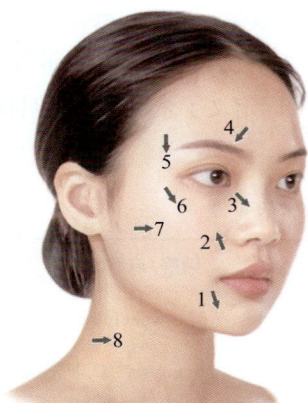

图 4-5　8 条神经阻滞点的侧面观

1.颏神经　2.眶下神经　3.鼻背神经　4.眶上神经　5.颧颊神经　6.颧面神经　7.三叉神经的下颌神经　8.耳大神经

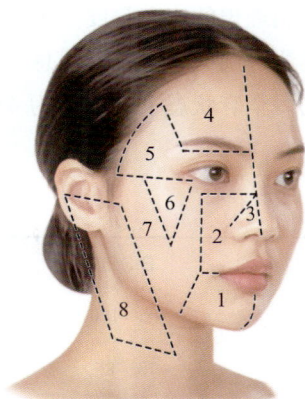

图 4-6　8 条神经阻滞后的麻醉范围

1 ~ 8 分别为图 1 中 8 条神经的麻醉范围

解剖结构定位、超声定位或神经刺激仪定位并完成神经阻滞。积极创造条件，尽可能采用超声定位的可视化技术来增加神经阻滞的安全性。

（5）全身麻醉：适于精神过度紧张和（或）手术时间长、范围广、层次复杂的患者。

常用的全麻药物包括吸入麻醉药和静脉麻醉药。目前使用的大多数吸入麻醉药是卤化类麻醉药物，这类药物包括异氟烷、地氟烷和七氟烷等。最常用的吸入药是七氟烷，因其诱导速度快、恢复快、麻醉深度易于控制。七氟烷在诱导期间对气道的刺激性较小。然而，七氟烷比其他吸入麻醉药更昂贵，并且它可以产生一种被称为"化合物 A"的活性代谢物（在闭环麻醉和低流量时更常见），具有潜在的肾毒性。地氟烷具有七氟烷的一些优点，但往往对气道更具刺激性，且喉痉挛的发生率更高。

丙泊酚可用于麻醉的诱导和维持，其通过肝脏代谢并通过尿液排泄，半衰期为 3 ~ 12 h。丙泊酚的优点包括起效迅速、可持续输注以维持麻醉，并且通常不会引起恶心或药物宿醉。然而，对于对卵磷脂敏感的患者，使用丙泊酚需谨慎。苯二氮䓬类药物广泛应用于抗焦虑和麻醉诱导的辅助治疗，其中静脉注射咪达唑仑是最常用的药物。它具有快速起效和诱导顺行性遗忘的特点，且通过肝脏代谢和尿液排泄。临床中，芬太尼作为一种合成的阿片类镇痛药，常用于麻醉镇痛，其由肝脏代谢并通过尿液排泄。然而，麻醉镇痛药使用过程中可能引起如恶心、排尿困难等副作用，近年来临床上提倡减少阿片类药物使用或推动"去阿片类药物"的治疗理念。

3. 术中管理

1）术中监测

常规监测包括心电图、无创血压、SpO_2 和呼气末二氧化碳监测。对手术范围大，操作比较复杂，可能出现大量失血的患者，建议另外监测有创动脉压、动脉血气、体温、尿量。全麻患者监测血气并调整通气参数，维持 $PaCO_2$ 在 35 ~ 45 mmHg，维持血红蛋白水平 ≥ 90 g/L。

术中镇静或全麻时，有条件的单位可监测麻醉深度，如脑电双频指数（BIS），以做到精准用药和控制理想的麻醉深度。BIS 监测有助于量化表示镇静效果。BIS 监测提供了其他临床生命体征无法得到的患者重要信息。BIS 值范围是 0～100，100 代表清醒，0 表示等电位或零电位脑活动。全麻状态下 BIS 值为 45～60，其与全身镇痛共同定义了全身麻醉，具体如**表 4–14** 所示。

表 4–14　BIS 值水平与镇静/麻醉水平

BIS值	镇静/麻醉水平
98～100	清醒（wakefulness）
78～85	轻度镇静（anxiolysis）或非常浅的麻醉
70～78	中等镇静（conscious）[a]
60～70	深麻醉或深度镇静（deep sedation）[b]
45～60＋系统镇痛	全麻
＜45，＞1 h	过度麻醉（overanesthetized）

a. 中等镇静时，适当垫高肩部，使头部被动后仰来维持气道通畅是非常必要的；b. 深度镇静时，需要采用主动措施，例如放置鼻咽导管或者喉罩来维持气道通畅。

　　静脉麻醉期间给药速度过快或者剂量过大，可导致心血管功能或呼吸功能抑制，严重时可发生心搏骤停、呼吸停止，因而需要在严密监护下进行，同时防止麻醉过深，避免麻醉意外。

　　手术间常规备有心搏骤停所需药物和发生心律失常、恶性高热等意外情况时的麻醉救治药物及除颤器等设备。

　　2）循环管理

　　面颈部组织血供丰富，手术时出血较多。全面部除皱术术式复杂，手术时间较长（4～5 h），因而全身麻醉期间目标导向血流动力学管理和血容量优化措施可应用在除皱手术过程中。血流动力学优化应涵盖术前、术中及术后三个时期。

　　建议采用新型微创/无创血流动力学监测技术监测心输出量和每搏变异率，联合有创血流动力学监测（动脉压监测）及尿量监测，根据目标导向液体管理原则精确管理液体平衡，实时评估术中出入液体量及循环变化，维持理想的血流动力学状态。及时补充调整晶体液和胶体液的入量，若失血过多则需要补充血液制品。为提供清晰手术野，术中可酌情使用控制性降压技术来减少术野渗血。由于组织器官的血流灌注对体循环血压有显著依赖性，建议手术后期预防性或治疗性给予 α_1 肾上腺素受体激动剂（如去甲肾上腺素）维持合适血压。

　　3）气道管理

　　保持气道通畅和充足的呼吸氧合对患者生命安全至关重要。麻醉诱导后的气道管理问题在发生心搏骤停的外科病例中占据很大比例（50%～75%）。

　　静脉麻醉期间，舌后坠、气道分泌物或误吸等易造成呼吸道梗阻。静脉麻醉药、镇静催眠药及麻醉性镇痛药过量或给药速度过快，均可能发生呼吸抑制，甚至呼吸停止。因而恰当的气道管理对预防缺氧非常重要，可以使用经独特修改后的口咽通气道：① 首先从吸痰管上选取部分导管；② 将选取的导管末端沿口腔通气道侧孔螺旋顺序缠绕直至氧气输送管的末端位于口腔气道的远端；③ 最后将管子用橡胶固定在近端口腔气道上，并如图 4-3、图 4-4 放置。该设备可以保证充分的气道开放并促进氧合。

深度镇静麻醉期间另一个维持气道的选择是使用喉罩。但喉罩在面部手术实施中显得不够小巧，因而在此类手术中较少使用。若遇到紧急气道，则可能需要进行气管切开术，因此手术室需要配备专用的气管切开术套装。

全身麻醉期间，经口或经鼻气管插管可以满足气道供氧的需要。除皱术一般要求麻醉诱导后、手术开始前再次加强固定气管导管，并借助外科缝线固定于口周软组织。术中头位变动时须严密观测，防止导管滑出或脱出。拔管前再将缝线拆除。

4）并发症及其防治

（1）术中高血压。

麻醉期间血压升高超过基础血压的 20% 或超过麻醉前 30 mmHg 即为术中高血压。常见原因有：① 患者因素，如患者持续性精神紧张、出现恶心呕吐等；② 手术因素，如首次注射局麻药、手术部位局麻不充分等；③ 麻醉因素，如插管刺激、镇痛不足、麻醉深度不够、缺氧及二氧化碳蓄积早期等。血压升高容易合并心动过速，这种情况一般是暂时的，特别是局麻联合静脉麻醉期间，此时避免过度积极地治疗这种血流动力学峰值是非常重要的。如果持续存在，则需要进行对因、对症治疗。

首先纠正病因，同时可以按以下流程处理：① 如果心率也升高，可以首先给予小剂量 β 肾上腺素受体阻滞剂，如艾司洛尔。静脉注射初始剂量为 0.3 mg/kg，如果初始剂量不能纠正这种情况，几分钟后再重复一次。②如果血压没有反应或单纯血压增高，可静脉注射 5 mg 乌拉地尔。如果需要，可在 5 min 内重复该剂量。目前不推荐使用拉贝洛尔因为它持续时间较短，而且可能出现直立性低血压。如果使用拉贝洛尔，建议从小剂量（静脉注射 2 mg）开始并评估患者的初始反应，后续根据患者生命体征变化滴定调节使用剂量。

（2）术中低血压。

关于面部整形外科手术期间最合适的血压管理方法，麻醉科医生有各种各样的观点。尽管各种管理方法一定程度上取决于患者的生理状况，但医生们一致认为，血压应保持在或接近正常血压的低值。术中、术后出现低血压的最常见原因是血容量不足和（或）麻醉过深。如果患者日常生活中的血压为收缩压 115～120 mmHg，推荐麻醉期间的血压控制为收缩压 90～100 mmHg（或比术前起点低 15%～20%）。然而，初始收缩压为 85～90 mmHg 的患者最好保持在基础范围内。仔细监测心率至关重要，低血压伴心动过速可能是低血容量的信号。一旦出现低血压，应加快输液、输血速度，必要时给予麻黄碱 5～10 mg；麻醉过深时适当减浅麻醉，以维持血压在合适范围。

（3）局麻药中毒。

① 临床表现：注射局麻药后患者意识突然消失，伴或不伴抽搐、低血压、心动过缓、传导阻滞、室性心律失常以及心搏骤停。② 处理：停止局麻药使用，头偏向一侧，保持气道通

畅。必要时实施气管插管，保证气道通气良好。给予纯氧通气。控制抽搐发作，可以给予苯二氮䓬类药物、硫喷妥钠或小剂量丙泊酚。心脏停搏者立即开始实施心肺复苏。针对性静脉注射 20% 脂肪乳剂，负荷剂量为 1.5 ml/kg（最大负荷剂量 100 ml），静脉注射时间 > 1 min，随后按 0.25 ml/（kg·min）持续静脉输注，可重复负荷剂量，直到循环恢复稳定，总剂量不超过 12 ml/kg。

（4）低体温。

麻醉低体温是指手术麻醉期间，出现非控制性体温下降，患者核心温度小于 36℃，是除皱手术期间常见的并发症之一。可能原因有：① 患者年龄较大，皮下脂肪组织含量低；② 术中大量输液输血；③ 手术时间比较长，手术创面暴露，反复使用低体温液体冲洗创面等，都会将体内热量带走，进而出现低体温现象；④ 手术室温度过低，容易导致体热丢失；⑤ 全身麻醉期间，各脏器代谢率下降，产热减少，中枢对体温变化的敏感性下降。

处理措施有：① 适当提高室内温度，一般将室温维持在 22 ~ 26℃，可有效防止体温过度下降；② 术中加强体温监测，根据体温变化及时调整相应措施；③ 对输注的液体和血制品进行加温，使液体或血制品温度维持在 36℃ 左右；④ 麻醉期间使用加温毯或增加手术敷料或被单，通过热传导或减少散热提高患者的体温。

（5）低氧血症。

临床表现为 SpO_2 持续下降，SpO_2 < 90%，监护仪持续显示低血氧饱和度报警；全麻受术者插管期间同时出现麻醉机风箱无法正常回位，气体呼出量低于潮气量设定值，并呈渐进性下降趋势，麻醉机持续显示低通气量报警。可能原因有：① 手术因素，手术单被动牵拉致呼吸回路松动脱开或气管导管脱出。② 麻醉因素，静脉麻醉期间镇静镇痛药物剂量过大或输注速度过快导致呼吸抑制；全身麻醉期间通气参数设置不当；螺纹管脱落或打折；导管脱出；痰痂或其他分泌物堵塞气管导管等；镇静镇痛药物剂量过大，出现拔管后呼吸抑制；肌松恢复不完全等。

低氧血症的防治：① 加强术前准备，控制呼吸道感染，增加腹式呼吸锻炼；② 选择合适的麻醉方式，全麻患者手术前加强对气管导管的固定，清理干净气道及口腔内分泌物，加强通气管理；③ 完善适当的镇痛；④ 及时发现并纠正低通气的病因，如呼吸回路脱落、气管导管脱出等；⑤ 氧疗，术后 2 ~ 4 h 给予鼻导管或面罩吸氧。

（6）静脉淤滞和深静脉血栓形成。

除皱术最常见的严重并发症之一是与静脉淤滞和出血有关的深静脉血栓形成。个人长期处于平卧状态会增加深静脉血栓形成的风险，服用口服避孕药的女性、吸烟者和高凝状态者危险系数更高。深静脉血栓形成的危险主要在于其可能导致肺栓塞，从而危及生命。因此，静脉淤滞的预防在围手术期外科治疗方案中格外重要。

预防静脉淤滞的可行措施包括在进入手术室前佩戴膝盖高的压缩长袜，并要求受术者自行走到手术室来保持静脉回流；或者麻醉诱导前在下肢放置顺序压缩设备（sequential compression device，SCD），以促进下肢血液循环，避免静脉淤滞，为了确保在最需要的时候可以使用压缩功能，最好在手术室开放外周静脉输液前完成 SCD 的放置。

（7）术后恶心呕吐（PONV）。

经历过 PONV 的患者更有可能出现术后问题，如除皱术后血肿或眼睑成形术后长期水肿、瘀斑。因此，积极预防和管理 PONV 在除皱术围手术期管理中格外重要。术前可以预防性口服 40 mg 阿瑞匹坦或者 8 mg 昂丹司琼片剂/胶囊。术中可以静脉注射 4～8 mg 地塞米松来减少水肿和止吐；静脉注射 4～8 mg 昂丹司琼或静脉给予 10～20 mg 甲氧氯普胺（多巴胺受体拮抗剂）也可以起到预防或治疗 PONV 的作用；大多数面部整形手术并不伴有剧烈疼痛，可以适量减少阿片类药物的使用以减轻相关不良反应。在 PACU 中，患者可以静脉注射昂丹司琼 4 mg；如果有恶心，30 min 内可以重复此量。若合并偏头痛病史的患者出现 PONV，可以给予 25 mg 丙氯拉嗪栓剂（多巴胺 D_2 受体拮抗剂），因为发生 PONV 的患者可能无法口服药物。

（8）围手术期疼痛。

全面部除皱术后 48 h 存在明显疼痛。为提高患者的舒适度、促进患者的早期下床活动等，应积极行术后镇痛，并遵循自愿和知情同意原则。麻醉医师应根据受术者的病情、手术、基础疾病等采取个体化、多模式术后镇痛措施。术后镇痛时应积极预防、处理恶心呕吐等不良反应，注意加强监测，预防呼吸抑制。采用患者自控镇痛（patient-controlled analgesia，PCA）时，需充分告知镇痛泵使用的相关操作流程、注意事项等。指定专门的疼痛治疗医护人员随访记录患者镇痛前后的生命体征变化、镇痛效果、不良反应及处理方法和结果，并对治疗效果进行评估和记录。

4. 麻醉恢复期管理

在麻醉恢复期，患者生理功能尚未恢复正常，加之手术创伤、麻醉药物的残留作用以及部分整形手术后特殊的包扎方式等其他潜在危险因素的存在，使得整形手术早期恢复情况高危多变，因而保障患者安全快速地从麻醉状态中恢复是围手术期管理的关键环节之一。

PACU 是镇静/麻醉结束后继续观察病情、防治镇静/麻醉后早期并发症、保障患者安全的重要场所。凡镇静/麻醉结束后尚未清醒，或虽已清醒但肌张力恢复不满意的患者，均应进入 PACU 观察。

1）静脉镇静麻醉恢复期管理

（1）观察指标包括患者血压、心率、呼吸、SpO_2、神志状态，以及有无恶心呕吐等并发症。及时处理恶心呕吐、循环不稳、呼吸抑制等并发症，根据情况延长观察时间，直至患者情况改善，脱离危险期，最后待麻醉医师评估后方可离开 PACU。

（2）常规进行鼻导管/面罩吸氧。严密监护，确保不发生坠床等意外情况。

（3）离室标准：在门诊接受一般镇静/麻醉的患者可以用表 4-15 中的评分系统来评估是否可以离院。一般情况下，如果评分 ≥ 9 分，手术者可由亲友陪同离院。如为住院患者，则按 PACU 常规管理。

（4）局麻结束 2 h 后或静脉麻醉结束 4 h 后方可饮水、进食。嘱咐患者当日不可驾车、签署法律文件或操作机械设备，同时给予书面指导意见书，并提供紧急情况联系电话。

表 4-15 镇静/麻醉后离院评分量表

项目	评分
生命体征（血压和心率）	
术前数值变化在20%内	2
术前数值变化在21%～40%之间	1
变化超出术前值的41%及以上	0
疼痛	
轻微	2
中等	1
严重	0
运动功能	
步态稳定/没有头晕	2
需要帮助	1
不能行走/头晕	0
手术出血	
轻微	2
中等	1
严重	0
恶心呕吐	
轻微	2
中等	1
严重	0

2）全身麻醉恢复期管理

（1）观察指标：包括患者血压、心率、呼吸、SpO_2、呼气末二氧化碳、手术部位肿胀程度等。对于自主呼吸恢复者，可借助呼吸球囊连接供氧装置与上呼吸道通气装置，从而保证合适的 SpO_2；对于自主呼吸未恢复者，常规连接呼吸机辅助支持通气功能。

（2）气管导管拔管指征：拔管前应分析麻醉期间镇静、镇痛、肌松药物使用情况，包括应用次数、总量及距离手术结束的时间。拔管指征包括患者自主呼吸恢复，潮气量、分钟通气量基本恢复至术前基础值；循环稳定，SpO_2 等生命体征保持正常范围；咳嗽反射、吞咽反射恢复正常；呼唤睁眼，能完成指令性动作，必要时参考动脉血气分析结果。

对于合并术前困难气道的患者以及术后可能出现气道安全潜在状况的患者（如组织水肿压迫气道），应根据他们的术后气道情况和手术深度等因素综合考虑是否需要保留气管导管，一切以气道安全为首要准则。

（3）拔管方法：经口或鼻径路插管的除皱术拔管前，建议准备好紧急插管的抢救措施，并放置胃管，将进入消化道的血液及口腔内分泌物吸出，以防出现拔管后误吸。拔管时再次将气管内、口腔、鼻咽喉部存留的分泌物或血液吸引干净。气管内吸引的时间一般不宜超过 15 s/次。吸引管放入后可与气管导管一同缓慢拔出。期间尽量避免诱发患者的呛咳反射。

（4）拔管后监测与处理：气管导管拔除后吸尽咽腔内的分泌物，并将头部转向一侧，以防止呕吐误吸。拔管后仍应持续监测生命体征。特别注意患者是否出现拔管后上呼吸道梗阻的体征或表现，必要时重新插管。目前国内常用评估患者是否可转出 PACU 的工具量表为 Steward 苏醒评分。符合离开 PACU 标准后方可出室。

（5）全身麻醉结束 6 h 后方可饮水、进食。

二、胸部整形术

常见的胸部整形包括乳房整形及前胸壁畸形矫正等。随着现代精神文明和经济的发展，胸部整形的手术量逐渐增多。

女性乳房除有哺乳功能外，还兼有显示女性身姿意象美的功能。女性常见的乳房形态有 L 半球形、圆锥形、圆盘形和下垂形。一般认为女性乳房的美学数据如下：① 乳房应位于胸前第 2～6 肋间，附着于两侧胸大肌筋膜上的胸骨缘与腋前线之间，组织丰满、匀称并且柔韧有弹性；② 乳头突出，略向外偏，位于第 4～5 肋间水平。

乳房相关血供、神经支配、周围肌肉系统及淋巴回流的部分结构如下。

（1）乳房血液供应：乳房皮肤血液由皮下动脉血管网供应，并与其下方供应乳房实质的血管通过穿支交通；乳房实质由胸廓内动脉、胸上动脉、胸肩峰动脉、胸外侧动脉和胸背动脉供血；乳头乳晕复合体同时接受乳房实质和皮下组织血液供给。静脉引流与动脉供应基本一致。具体如**图 4-7**。

（2）神经分布：来自颈丛下部纤维的锁骨上神经提供乳房上方和外侧部分的神经分布。乳头–乳晕区域的感觉支配源自于 $T_{3\sim6}$ 肋间神经的前皮支和外侧皮支（**图 4-8**）。

（3）乳房后肌肉系统由胸大肌、胸小肌、前锯肌、腹外斜肌、腹直肌组成（**图 4-9**）。

（4）乳房淋巴回流系统：乳房淋巴回流系统包括浅、深淋巴引流。浅层淋巴回流起自乳晕周围淋巴丛，伴静脉血管走形。深层淋巴引流从单个输乳管和小叶引流的淋巴通道开始，后经下方肌肉系统穿过深筋膜。外上 1/4 淋巴沿胸大肌周边引流到胸部深淋巴结或直接到肩胛下肌淋巴结。乳房的淋巴输出走行到腋窝中央淋巴结，然后到腋窝顶部淋巴结和锁骨上淋巴结。内侧淋巴通道与乳内穿支血管伴行，引流到胸骨旁淋巴结。大部分乳房体液引流入腋窝淋巴结，一般划为 3 个识别等级。水平 Ⅰ：胸小肌外侧到外侧缘水平；水平 Ⅱ：胸小肌后和腋静脉下水平；水平 Ⅲ：胸小肌内侧到内侧缘。

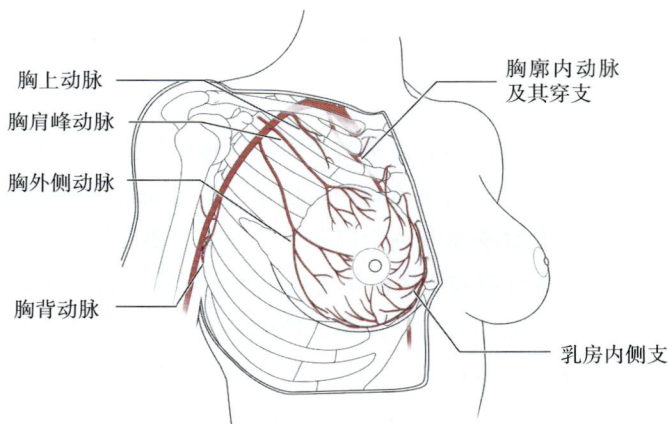

胸上动脉
胸肩峰动脉
胸外侧动脉
胸背动脉
胸廓内动脉及其穿支
乳房内侧支

图 4-7　乳房血液供应

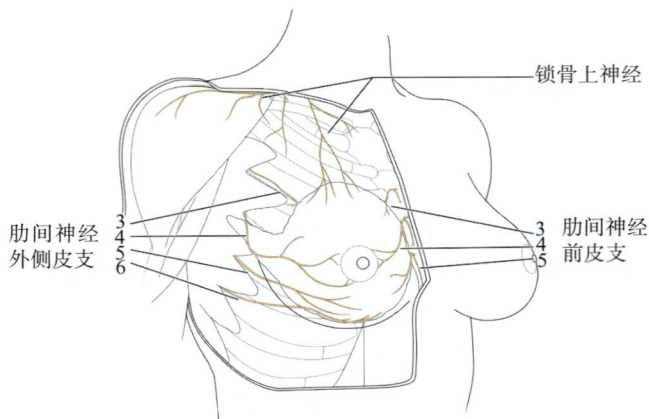

图 4-8　乳房神经分布

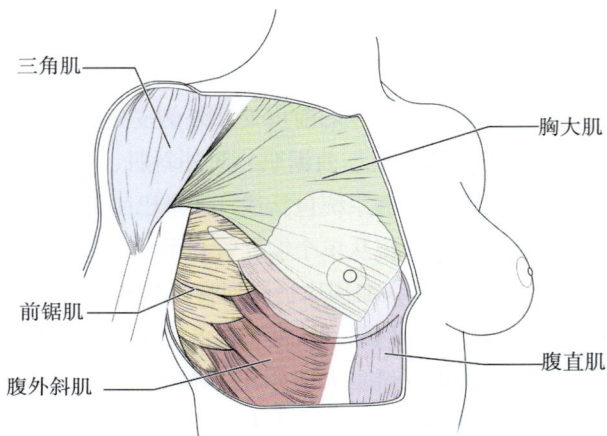

图 4-9　乳房后肌肉系统

（一）胸部整形常见手术类型和手术简介

1. 隆乳术

隆胸术是对不发育或发育不良的小乳房进行扩大的一种手术，又称乳房增大手术。研究报道，隆胸术手术量在所有美容整形外科手术量中位居第二。目前常见的隆胸术有 3 种方法，分别是假体隆胸术、自体脂肪移植隆胸术和注射隆胸术。下文主要介绍假体隆胸术。常见假体有硅胶假体和盐水假体。目前交联性凝胶假体被认为是假体金标准，其优点是更自然，皱褶更少，破裂后保持完整性；缺点为组织切口较大，昂贵，较硬。手术切口可以选择经腋窝、乳房下皱襞、乳晕周、脐周（较少选用，不推荐）入路。填充位置（**图 4-10**）可以选择乳腺下（在胸大肌上方，乳腺下方分离）、胸大肌下（在胸大肌下，胸小肌上方分离）或双平面（胸大肌下方附着点释放，假体上极被胸大肌覆盖，假体下极与乳腺实质下极接触最大化）。

整形外科精确麻醉

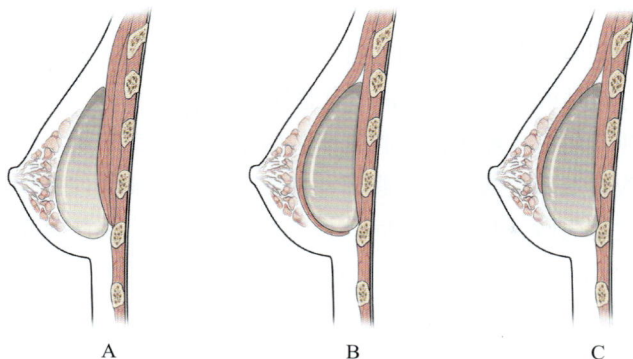

图 4-10 假体位置

A. 乳腺下植入；B. 胸大肌下植入；C. 双平面植入。

2. 乳房悬吊术

又称乳房固定术，是用于纠正乳房下垂的手术方法。乳房的实质量会随着体重、孕期及激素水平的变化而发生变化，当乳头位置低于乳房下皱襞时，乳房常失去年轻时的轮廓。部分患者在假体植入后可能出现乳房下垂，这时可能需要进行假体取出术，并结合乳房悬吊术以恢复乳房的正常形态。

3. 巨乳缩小术

乳房异常肥大的整形美容手术有 2 种，即巨乳缩小术和乳房肥大缩小成形术。女性乳房肥大常见手术方法有吸脂法和纯手术切除法（蒂部设计法、皮肤切除模式法、乳头游离移植法等）。男性乳腺发育主要是由雌激素水平的绝对或相对增高引起，伴或不伴有雄激素水平的下降。原发性乳腺发育最为常见，通常为暂时性，往往会自行消退。病理性因素则包括肝硬化、肾上腺功能亢进、肾上腺肿瘤、遗传性或获得性性腺功能减退、睾丸肿瘤等。对于病理性乳房肥大，应首先去除病因，然后根据恢复情况评估是否需要手术治疗。男性乳房肥大的常见手术方法包括环乳晕切口或经乳晕内切口进行组织切除术或抽吸术。

4. 乳房再造术

乳房再造是通过手术重新建造乳房，帮助失去乳房的患者恢复胸部形态。乳房缺失以及乳房畸形严重，都可以实施乳房再造术来改善胸部形态。乳腺癌是女性癌症死亡的主要原因，仅次于肺癌。目前很多研究结果证明了保乳治疗的有效性，但大约 30% 的患者因个人选择或不适合保乳治疗（如侵犯胸肌的乳癌）而需要进行全乳房切除术。肿瘤切除后的乳房重建手术时机分为即时再造和延时再造，也称一期再造和二期再造。

即时重建是在乳腺癌根治术后立刻重建乳房，和癌症手术治疗同时进行，常见于非侵袭性癌症，全身或复发风险较低的手术。延时再造则是在乳癌根治术后一段时间再次进行，通常在患者恢复后进行。乳房再造术能够帮助乳腺癌患者恢复乳房的外形和功能，显著改善患者的身体形象和心理状态。

自体皮瓣重建包括使用带蒂（旋转）组织瓣（皮肤、脂肪和肌肉及其伴随血管）或游离皮瓣（从供区获取并游离）转移到乳房位置进行血管重建和皮肤吻合。最常用的带蒂皮瓣是横腹直肌肌皮瓣，也可以使用背阔肌皮瓣。但带蒂皮瓣的手术时间通常较长（＞6 h），且手术失血量较大，尤其是在进行即时重建时，术后常伴有急性疼痛。

游离皮瓣乳房重建常用的皮瓣是保留腹直肌的腹壁深下穿支皮瓣，仅使用皮肤和脂肪。这种方法可以减少横行腹直肌肌皮瓣相关的腹部并发症，但需要显微外科技术来吻合血管，微血管血栓形成可能导致皮瓣失败，且手术时间较长。术后可能会出现严重疼痛和恶心呕吐，且患者需要至少 24 h 的常规监测和皮瓣监测，术后数天内仍需持续监测，部分患者可能还需要局部加热以改善皮瓣灌注。

假体材料重建通常分为一个或两个阶段进行。第一阶段，将组织扩张器置于胸肌下方，逐渐增大其尺寸，为未来植入假体创造空间。第二阶段是取出组织扩张器并植入乳房假体，通常使用硅胶假体材料。

5. 胸壁畸形矫治术

常见的前胸壁畸形有漏斗胸、鸡胸、Poland 综合征等。漏斗胸是胸骨及两侧肋软骨后弯，致前胸壁凹陷的先天性畸形，严重的漏斗胸胸骨面可抵触到椎骨体，病因可能与遗传有关。漏斗胸最根本的治疗方法是手术矫正胸壁凹陷畸形，常用的手术方法有：① 胸骨翻转术（切取凹陷的胸骨并翻转）；② 胸廓整形术（使用钢板等方式将胸骨抬起并固定）。鸡胸是胸骨向前方凸起的胸壁畸形，病因也可能与遗传有关。保守治疗无效者也可以采用手术疗法，常用的手术方法有：① 胸骨翻转术；② 胸骨沉降术。

（二）胸部整形手术适应证

1. 隆乳术

单侧或双侧乳房先天性发育不良、不均衡；青春发育期前外伤或感染损伤乳腺组织，致使乳腺停止发育；因良性肿瘤或囊肿等原因接受过乳腺组织切除者；哺乳或迅速减重减肥后出现乳房萎缩、松弛者（体积＜ 200 ml 以下）均为隆乳术的适应证。手术可以增加乳房体积，美化乳房形状；改善穿衣体像、对称性和平衡性。但合并身体畸形性疾病，心理障碍或心理问题，因同龄人、配偶或父母的压力而手术，企图挽救婚姻或感情，＜ 18 岁，合并明显乳腺疾病（严重的纤维囊性乳腺病、导管增生、乳腺癌高风险等）、胶原血管病等疾病的受术者为手术禁忌证。

2. 乳房悬吊术

适应证：① 乳房下垂引起躯体症状者，如肩部、胸部和背部疼痛，乳腺下皱襞糜烂等；② 生育哺乳、年龄增长等各种原因引起乳房下垂，影响其身姿形象者；③ 特殊职业表现者出现不同程度乳房下垂，如时装模特、运动员等。

3. 巨乳缩小术

巨乳缩小术旨在矫正增生过多的乳腺组织和脂肪组织等。乳房过大影响身体健康（如颈痛，缩肩，背痛，慢性头痛，因摩擦引起的感染、皮疹、浸渍，极个别情况下出现的颈部或胸廓退行性关节病，购衣困难）或逐步引发心理压力（缺乏自尊、抑郁等），女性在乳腺发育完全后不再想哺喂母乳的非哺乳期，即有此类手术的指征。男性乳腺发育也有接受巨乳缩小术的指征。

4. 乳房再造术

主要针对接受根治性乳房切除术的乳腺癌患者，同时全身重要脏器无器质性疾患。合并凝血机制障碍、有肿瘤复发或转移征象，以及对手术效果有不切实际要求或精神情绪不稳定者，均不宜接受此类手术。

5. 胸壁畸形矫治术

①青少年特别是学龄前儿童出现活动受限、胸闷、气促等心肺功能受限的临床表现；②胸壁畸形明显，青少年特别是女孩，美观要求比较强烈，均有此类手术的适应证。

（三）胸部整形手术的麻醉管理

1. 术前评估与准备

1）询问病史

既往有无手术史、放化疗史、麻醉史、药物过敏史；是否合并甲状腺功能亢进、高血压、心脏病、糖尿病等疾病；月经期、哺乳期、妊娠期和上呼吸道感染期等应延期手术。

2）实验室及其他相关检查

术前完善血常规、尿常规、出凝血时间、肝肾功能、胸部 X 线或 CT 检查、心电图、传染病等检查；同时评估牙齿情况、张口度、改良 Mallampati 气道分级、甲颏间距等气道条件，有放疗病史者须特别注意头颈活动度的变化。

3）麻醉前一般准备

手术前一天晚上可根据患者情况适量给予镇静安定类药物，如失眠者口服地西泮 5 mg。

以往所有患者术前 8 h 禁食禁饮，需服用药物者（手术日晨起小啜饮水服用）除外。近年来主张最好避免将脱水、低血容量的患者带到手术室，因而目前不建议按此规定严格禁饮。胃肠功能良好的患者，可以术前 2 h 禁止饮用清液体。

若手术切除乳腺组织多，存在失血量较多的风险，同时手术时间 > 3 h，术前根据患者基础血红蛋白情况，酌情备 2 ~ 4 U 库血。

所有手术和麻醉同意书均在手术前几天签署。术前半小时内最好不再更改同意书内容，尤其是使用过地西泮等镇静药物的患者。

4）麻醉前用药

（1）抗胆碱药：阿托品 0.02 ~ 0.03 mg/kg 或东莨菪碱 0.03 ~ 0.06 mg/kg，术前 30 min 肌内注射。

（2）镇静药：苯巴比妥钠 0.1 g 或咪达唑仑 0.07 ~ 0.1 mg/kg，术前 30 min 肌内注射。

（3）止血药：术前 30 min 内可以静脉输注 5% 葡萄糖 250 ml + 酚磺乙胺 2.0 g + 氨甲苯酸 0.2 g。

2. 麻醉方法的选择

1）局部浸润麻醉

沿手术切口注射局麻药，分层注入组织中，以麻醉神经末梢，使局部神经产生传导功能阻滞及感觉丧失，进而使手术顺利进行。适用于手术范围小、手术层次简单、手术时间短、积极配合的患者。在切口画线处、乳房周围做多个皮丘，并将局麻药注入乳腺组织底部，必要时将乳房拉向对侧，进行分层局部浸润麻醉。常用药物是 0.5% ~ 1% 利多卡因加肾上腺素（1∶100 000），每侧使用量为 30 ~ 50 ml，以对切口部位进行适当镇痛及血管收缩。

2）监护麻醉复合肿胀麻醉

适用于手术范围较小，手术层次相对简单，轻度精神紧张的患者。肿胀麻醉是另一种局部麻醉技术，药物由大量低浓度局麻药和肾上腺素溶液配制而成。其主要优点是可以实现充分的麻醉，显著减少术中和术后出血，进而使手术更加容易，并有利于组织解剖。

标准肿胀液的配制是每升生理盐水或乳酸钠林格液中包含 50 ml 1% 利多卡因和 1 mg 肾上腺素，外加 8.4% 碳酸氢钠 12.5 ml。目前对加入碳酸氢钠的必要性存在争议。注射量从 10 ml 到 50 ml 再到 100 ml 不等。为减轻针头的注射痛，可以选用一个小针头（24 ~ 27 号）连接到一个 10 ml 或 20 ml 的注射器进行操作；还可以简单地通过挤压或以其他方式物理刺激邻近的皮肤来转移患者对进针点疼痛的注意力。首先选取浸润相对松弛的皮下组织也可以减轻疼痛，然后将溶液注入真皮。麻醉区因其苍白肿胀的外观而易于辨认。如果首次使用该技术，需要注意的是注射足够的量，以显著改变浸润区域的结构，然后等待溶液流入相邻组织。如果要对大面积区域进行麻醉，可以改用更大、更长的针头，末端通过连接输液泵的套管来注入大量肿胀液体；或者可以简单地将装有肿胀溶液的袋子连接到正压袋中，这样无需重复穿刺即可快速、轻松地转移大量药物。

与传统的局麻技术相比，肿胀麻醉有许多优点。① 稀释的局麻药可以达到充分的麻醉效果。② 利多卡因和肾上腺素的全身吸收较少，因此局部和全身不良反应较少。③ 由于全身吸收减少，局麻药浓度增加，肿胀麻醉的效果持续时间更长。肿胀法最多可注射局麻药量 55 mg/kg，而不会引起毒性。对于患有心脏病、高血压或正在服用 β 肾上腺素受体阻滞剂的患者，肿胀溶液中的肾上腺素也更安全。④ 在手术期间及术后数小时内，出血显著减少。这一优势主要归因于肾上腺素的作用以及血管受压的效应。注射液体时，静水压力的增加导致血管塌陷，从而减少了出血量。⑤ 这项技术在外科手术中的最大优势在于它有助于组织的解剖分离：大量液体的渗透作用机械性地分隔了不同的解剖平面，使得在切除组织时，能够更容易地遵循这些解剖平面，从而减少对重要解剖结构（如动脉和神经）的损伤。然而，肿胀麻醉在手术中的主要理论缺陷是浸润性溶液可能导致显著的结构变形。为避免这一问题，手术前可以通过仔细规划干预措施，并使用外科皮肤标记物划定注射区域。在完成渗透后，轻轻按压该区域几分钟，可有效减少初期肿胀。

3）胸段硬膜外麻醉

胸段硬膜外麻醉适用于无硬膜外麻醉禁忌证，同时对术中、术后镇痛有特别要求的患者。患者侧卧，选择 $T_{3~4}$ 或 $T_{5~6}$ 椎间隙穿刺，向头端置管，给予试验量局麻药后观察 5 ~ 10 min，若患者生命体征平稳，同时无其他不适主诉，则可以于硬膜外继续注入 1% ~ 1.5% 利多卡因 8 ~ 15 ml 或 0.5% ~ 1% 罗哌卡因 8 ~ 15 ml。麻醉中可辅助咪达唑仑及右美托咪定。高位硬膜外麻醉对呼吸有一定抑制作用，也有较高的低血压风险，因而麻醉中应持续吸氧并严密监测观察生命体征。胸段硬膜外麻醉的缺点是存在较高技术难度和高失败率（20%），术后需要加强特殊护理。

4）胸椎旁阻滞

胸椎旁阻滞（thoracic paravertebral block，TPVB）适用于无神经阻滞禁忌证，同时对术中、术后镇痛有要求的患者。该技术是将局麻药注入椎旁间隙，由于该间隙与硬膜外隙和肋间间隙连续，进而可以阻滞相应的节段神经（图4-11、图4-12）。可以在椎旁间隙进行单次注射、多水平注射或留置导管用于术中麻醉维持和术后镇痛，技术方式的选择取决于手术范围及手术方式。对于乳房切除术和腋窝淋巴结清扫术，可以考虑在 T_1 和 T_5 之间的部位进行阻滞。单次注射 15 ml 局麻药通常会产生 3 个神经节段的区域阻滞，而多次注射 3～5 ml 局麻药可以阻滞的范围更大。研究显示，TPVB 对术中、术后阿片类药物的消耗和术后恶心呕吐几乎没有影响，但接受单次注射或放置椎旁导管的患者术后 72 h 内的急性疼痛发生率较低。另外，使用 TPVB 治疗急性术后疼痛可以防止乳腺手术后 6 个月慢性术后疼痛的发生。TPVB 最常见的并发症是技术失败（10%～15%），无论是使用超声技术还是借助解剖标志技术。另外局麻药向硬膜外扩散可能导致术中和术后低血压，此现象可以用小剂量血管升压药改善。Horner 综合征和意外血

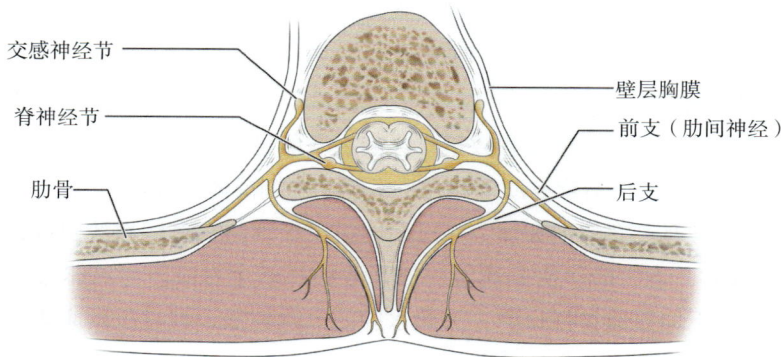

图 4-11　胸椎旁间隙组织结构

交感神经节
脊神经节
肋骨
壁层胸膜
前支（肋间神经）
后支

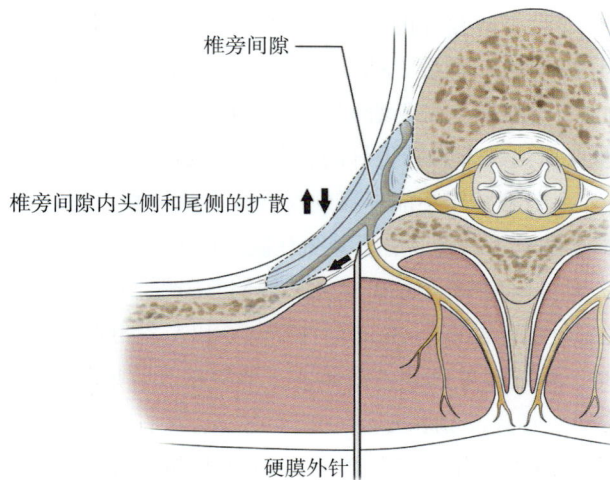

图 4-12　胸椎旁间隙

椎旁间隙
椎旁间隙内头侧和尾侧的扩散
硬膜外针

管内注射的发生率分别约为 2% 和 0.5%。

5）肋间神经阻滞

适用于无神经阻滞禁忌证，同时对术中、术后镇痛有要求的患者。患者仰卧，以腋中线与各肋骨下缘的交点为穿刺点，左手示指端压住肋间隙，左手拇指定位下位肋骨上缘和下缘，右手持针垂直进针至肋骨下缘骨面，后右手轻轻提退针少许，改变针尖方向向下滑过肋骨下缘，进针 0.1～0.3 cm，当出现阻力消失感时，回抽无血液无气体，即可注入 1% 利多卡因 0.5～3 ml。操作时，进针不可过深，以免穿破胸膜引起气胸。双侧隆胸手术，可分别阻滞双侧 $T_{3\sim6}$ 肋间神经。后续可由手术医师将 0.5% 利多卡因注入胸大肌下间隙与乳房表面，行局部浸润麻醉。

6）全身麻醉

适用于精神过度紧张、手术时间长或患者要求全麻等情况。一般采用静脉诱导，气管插管，全凭静脉麻醉或静吸复合全麻维持适当麻醉深度。

3. 术中管理

1）术中监测

入室后麻醉前先检查麻醉相关准备工作。常规监测患者血压、心电图、SpO_2、呼气末二氧化碳，必要时监测体温、尿量等。

2）围手术期液体治疗

游离皮瓣手术中输入液体的类型和数量会影响手术的进展和转归，最好在液体输入前连接温液仪。另外，目标导向液体治疗有助于此类手术围手术期液体管理。

考虑到生理盐水含有过多的钠和氯，而过多的氯会导致高氯血症性酸中毒，因而临床多使用富含 Na^+、K^+、Cl^-、Ca^{2+} 的平衡晶体液，如乳酸钠林格注射液。与晶体溶液相比，胶体溶液在较小的输入容积下会快速扩张血管，因此水肿的风险较低，但过敏反应的风险增加，价格更高，而且一些有宗教信仰的受术者可能会拒绝使用明胶。

目标导向性液体治疗是以保证组织灌注和细胞氧合为目标进行的围手术期液体治疗。常用评价指标包括心率、血压等血流动力学指标；SaO_2、SvO_2 等氧合指标；血气分析中的 pH 值、碱剩余等代谢性指标；心脏每搏变异度等连续监测指标等。循环中的压力和流量简化关系为：血压（BP）= 心率（HR）× 每搏量（SV）× 外周血管阻力（SVR），因此，当 SVR 保持在较低水平时，SV 或 HR（或两者）需要增加以改善灌注压。多项研究表明，中心静脉压（和肺动脉楔压）与血管容积或血流状态没有很好的相关性。此外，中心静脉压无法提供任何关于 SV 的信息。Sasai 等人认为中心静脉压不能可靠地反映败血症休克患者初期液体管理的左心室前负荷。相反，在外科人群中优化 SV 可以显著减少住院时间和术后并发症的发生率。

当流体算法以 SV 为目标值时，如果 SV 增加超过 10%，液体需要增速输入，同时需要更多的液体输入。此时运用了 Frank-Starling 定律中 SV 和左室舒张末期容积间关系的概念。当 SV 增加不超过 10% 时，可减慢或停止液体输入。该算法允许麻醉医师精确地给药，患者不会得到太多或太少的液体。

根据算法，患者入室后可以先补充晶体液 500～1000 ml，进行扩容治疗，补充血容量；手术开始后补充胶体液 500～1000 ml。巨乳缩小术可能有大量出血，术前可以提前采集患者自体血

200～400 ml。多数隆乳术术中出血不多，巨乳缩小术可根据出血量给予合理的输血措施。

3）维持呼吸和循环的稳定

全麻患者维持合适通气量，预防低氧血症。非全麻受术者根据麻醉方式给予相应供氧措施，同时备好紧急插管措施。术后预防呼吸抑制，常规吸氧2～4 h。及时纠正和处理低血压，出现高血压时及时寻找原因，对因、对症给予相应处理，同时以药物控制心律不齐和心率异常。

4）围手术期疼痛的管理

围手术期疼痛可增加心肌缺血、呼吸衰竭、肠梗阻、血栓栓塞和免疫功能受损的风险。积极的预防性镇痛和疼痛管理可以促进患者术后恢复。对于范围小、组织层次简单的手术，如乳房部分切除术，局部浸润麻醉和肿胀麻醉可以满足镇痛的要求；对于范围大、组织层次复杂的手术，如隆胸术，可以选择神经阻滞或椎管内麻醉控制术中、术后疼痛；联合静脉镇静镇痛药物或者采用全身麻醉的方法可以更好地提高受术者的舒适度和满意度。研究表明，围手术期镇痛，包括术前局部麻醉/神经阻滞和术后硬膜外导管或椎旁导管药物的输注，还可以改善慢性术后疼痛。术后可预防性使用非甾体抗炎药，如注射用帕瑞昔布40 mg，每日两次；或氟比洛芬酯注射液100 mg，每日两次。当出现术后疼痛时，也可口服常规简单的止痛药，如对乙酰氨基酚，同时也可以配合局部神经阻滞进行镇痛。

5）并发症及其防治

（1）低氧血症：研究表明，围手术期低氧血症的发生率为50%，其中老年人及接受胸部手术的患者更容易发生低氧血症。一般来说，胸部整形手术患者通常较年轻，身体状况较好，因此发生低氧血症的风险较低，但麻醉医师仍需警惕该并发症。围手术期低氧血症的常见原因包括手术因素和麻醉因素：① 手术因素：手术范围广、手术时间长，增加氧气消耗；术后胸带束缚过紧，限制胸廓扩展。② 麻醉因素：区域麻醉时，若阻滞平面过广，可能影响呼吸功能；镇静镇痛药物剂量过大或输注速度过快也可能引起低氧血症。全身麻醉时，常见的因素包括通气参数设置不当、气管插管脱落或弯曲、导管脱出或堵塞、痰液或其他分泌物堵塞气管导管、体位改变导致单肺通气，以及镇静镇痛药物剂量过大导致拔管后呼吸抑制或肌松恢复不完全等问题。

为了有效防治低氧血症，需采取以下措施。首先，在术前应加强呼吸道感染控制，并进行腹式呼吸训练以提高肺部功能；在麻醉方式选择上，根据患者的具体情况选用合适的麻醉方式，并加强通气管理；术后镇痛管理需合理，避免过度镇静导致的呼吸抑制；对于术后低通气原因，应及时发现并纠正，如肌松药残余、阿片类药物过量等问题；此外，在术后2～4 h使用鼻导管或面罩吸氧，有助于有效提升患者的指脉氧饱和度。

（2）神经并发症：接受硬膜外麻醉的患者在术中或术后可能会出现穿破硬脊膜、穿破胸膜、全脊麻、导管折断等并发症，具体内容可参考硬膜外麻醉相关部分。本段主要关注神经直接损伤相关的并发症。

在全麻或深度镇静后进行局麻、神经阻滞或硬膜外麻醉等操作时，患者无法及时对穿刺针或导管引起的感觉异常做出反应，这使得神经直接损伤或局麻药的毒性成为引发神经并发症的主要原因。主要表现为术后出现长时间的感觉异常，一般情况下无需特殊处理，症状通常会在术后数日或数周内恢复。

需要特别提醒的是，神经刺激器的使用不能完全避免全麻后神经损伤。因此，在全麻或深镇静后的患者进行局麻或区域麻醉时，应特别谨慎小心。此外，要避免因手术过程中体位过久不变或体位不当而造成神经损伤。

（3）PONV：PONV 是手术后常见的并发症之一，患者可能会经历血压升高、皮下出血等问题，因此预防 PONV 对于减少血压波动至关重要。PONV 的高风险人群包括女性、既往有 PONV 病史、接受高 PONV 发生率手术、有晕车史、使用挥发性麻醉药以及应用阿片类药物的患者。随着患者暴露的危险因素增多，PONV 的发生风险也随之增加。通过积极的预防措施，PONV 的发生率可以控制在 1% 以内。

PONV 的治疗原则主要包括：首先可以通过有效的预防措施避免 PONV 的发生；其次，减少阿片类药物的使用，阿片类药物是 PONV 的常见诱因，尽量减少使用可有效降低风险。PONV 可分为即发型和迟发型两类。即发型 PONV 通常在术后立即或麻醉恢复阶段发生，而迟发型 PONV 则通常在术后数天或出院后发生。对于即发型 PONV，最有效的治疗措施包括：确保充分水分供应，根据 ASA 指南，术前 3 h 可以允许并鼓励充分补充晶体液；减少挥发性麻醉药和阿片类药物的使用；使用止吐药物，给予具有不同药理作用机制的止吐药物，针对症状进行治疗；此外，非药物方法如按压或电刺激内关穴也可作为辅助治疗，有效缓解 PONV。对于迟发型 PONV，主要的治疗策略包括：确保即发型 PONV 得到及时解决；对于有晕车史的患者，可根据其体质选择适合的出行方式，并及时口服止吐药物；结合非药物治疗方法，以增强疗效。

4. 麻醉恢复期管理

对接受全麻的患者进行术后常规监护、拔管评估，及时处理在 PACU 出现的并发症（如血压异常、术后疼痛、术后恶心呕吐等），符合离开 PACU 的标准后再送回病房。关于麻醉苏醒期间的液体管理，可以使用 1.0～1.5 ml/(kg·h) 的晶体液作为基本维持量，另外使用 250 ml 的胶体液，维持平均动脉血压高于 60 mmHg 或大于 0.5 ml/(kg·h) 的尿量，同时重新评估血压、尿量、末梢循环的反应。对于接受皮瓣移植手术的患者，还需要注意皮瓣颜色、温度、肿胀程度及引流量的变化。若出现局部血肿、皮瓣血供不佳等情况，及时联系手术医师。

接受胸段硬膜外麻醉的患者，手术结束后除了做好麻醉平面相关体征依然存在的解释、继续监测生命体征外，还需要测试麻醉平面，苏醒期间及时处理低血压、心动过缓等并发症。待患者无不适主诉，生命体征平稳，麻醉平面稳定缩小，不影响循环、呼吸时，可安全送回病房。硬膜外导管由专业医师评估后拔除。

对于接受胸椎旁神经阻滞的患者，如果出现硬膜外麻醉的表现，需要按硬膜外麻醉行严格术后管理。

三、脂肪抽吸术

当机体营养过剩时，身体会把多余的能量以脂肪的形式贮存在皮下，造成脂肪堆积，形成肥胖。一般认为，体内脂肪贮量显著超过正常人平均量称为肥胖。常用的减肥理念是减少能量的摄取，和（或）消耗掉多余的脂肪。常用方法有：控制饮食，防止进食过多而转化成脂肪；运动消耗脂肪能量；当以上方法效果不佳或效果不满意时，可以通过手术直接抽取相应部位的脂肪来获得快速满意的效果。医生可以通过体重指数、皮下脂肪厚度、腰围、臀围等标准进行肥胖程度的评估和衡量。目前国际上常用指标之一是体重指数，用来衡量人体胖瘦程度。体重指数 = 体重（kg）/身高^2（m^2），$18.5 \sim 23.9$ kg/m^2 为正常，该标准在不同地区存在轻度差异，当体重指数 ≥ 28 kg/m^2 时为肥胖症。

皮下脂肪细胞是常见的体细胞，是机体常用的能量和营养贮藏库，同时对外环境有绝缘作用。皮下脂肪约占脂肪的 50%。脂肪细胞围绕人体的肌肉和骨骼系统，保持着机体的形态。人体的脂肪可分为两种类型：① 可代谢的活动脂肪（浅层脂肪，亦为晕层脂肪），其易于产生和减少；② 储存脂肪（深层脂肪，亦为板层脂肪），大多数为先天性局部脂肪堆积，其易于产生，但很难减少。从组织学和解剖学方面看，浅层脂肪被包裹在由结缔组织形成的纤维隔内，其直径为 $0.5 \sim 1$ cm，纤维牢固地附着于皮肤的下面和浅层筋膜的表面。浅层脂肪地厚度一般为 1 cm，也可增至数厘米，在浅层脂肪内存在较多的血管和淋巴管（**图 4-13**）。正常情况下，深层脂肪可达到数厘米，饥饿状态下，其对抗分解的能力比浅层脂肪要强。深层脂肪的组织结构较为疏松，仅含有少量的血管（**图 4-14**）。肥胖者深层脂肪增厚比浅层脂肪明显，一般是正常人的 $8 \sim 10$ 倍，故呈现肥胖畸形，体型不美。正常情况下，人体脂肪细胞的数量是一定的，但在过度肥胖的机体中，脂肪细胞可以产生增殖现象，细胞数目增加。人体表面深层脂肪的常见分布有下腹部、臀后侧、股内侧、股外侧和膝内侧等部位（**图 4-15**）。

临床上将肥胖分为两大类，单纯性肥

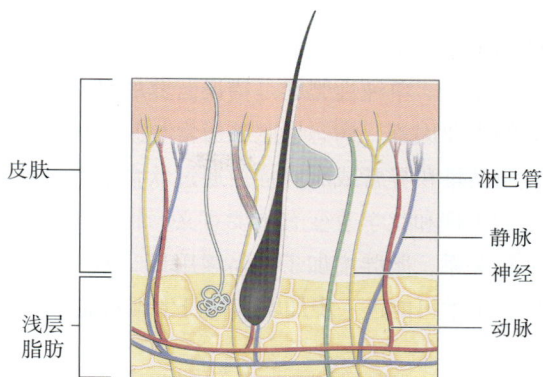

图 4-13　人体的浅层脂肪

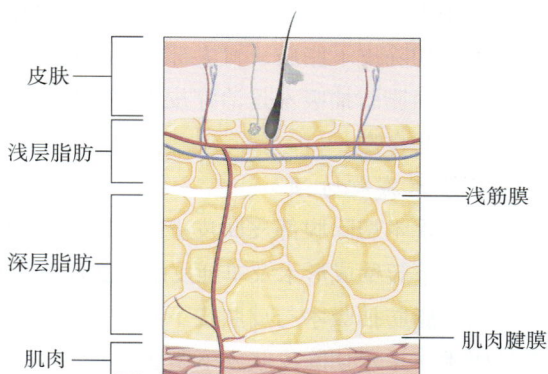

图 4-14　人体的深层脂肪

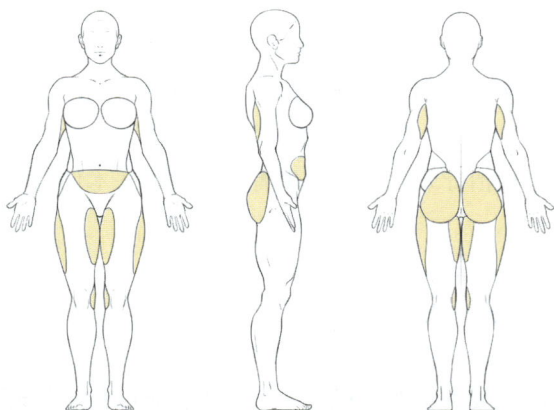

图 4-15　人体深层脂肪的分布

胖和病态性肥胖（也称神经-内分泌肥胖或代谢失常性肥胖）。单纯性肥胖又分为体质性肥胖和过食性肥胖。单纯性肥胖是错误营养的最常见形式，其中遗传、激素和饮食不规律被认为是引起肥胖的主要因素。病态性肥胖通常与某些疾病有关，特别是由内分泌疾病引起的脂肪代谢异常，可致脂肪堆积异常或肥胖症。通过饮食治疗、外科手术或脂肪抽吸减少脂肪，对病态性肥胖初期患者的生理和化学改变有重要意义，特别是对糖尿病患者，部分原因是肥胖与血清中胰岛素含量是平行关系，肥胖增加了胰岛素用量。但一般不建议严重病态性肥胖者接受减肥手术，如脂肪抽吸术，手术可能进一步加剧其自身生理功能的紊乱，并极大增加围手术期并发症及死亡率。

（一）常见减肥手术类型及手术简介

1. 手术减肥的目的

肥胖体型可能会增加心肺系统或骨骼系统的负担，部分患者常因外形的不美观感受到极大的心理压力，并给生活带来不方便。当通过节食和运动等措施减肥无效时，可以借助手术来减肥。手术切除皮下脂肪、胃大部切除术或胃肠短路吻合术等减肥手术方法创伤大，很多患者难以接受。而脂肪抽吸术是治疗皮下局部脂肪堆积的有效方法，加之其创伤小、恢复快，备受广大需求者的喜爱。

2. 手术减肥方法

（1）手术切除腹部皮肤皮下脂肪：为古老的减肥术式，目前有全腹壁成形术、倒状上腹壁成形术、下腹壁成形术及单纯皮肤脂肪浅筋膜切除术。

（2）脂肪抽吸术与皮肤皮下脂肪切除术：适用于脂肪堆积合并严重皮肤松弛者，可采用脂肪抽吸术＋手术切除皮肤皮下脂肪。

（3）脂肪抽吸术：适用于脂肪堆积不合并皮肤松弛或合并皮肤部分松弛者，是治疗局部肥胖的有效方法。脂肪抽吸术是借助负压吸引、超声波或高频电场等技术，通过皮肤小切口深入皮下脂肪层，将蓄积的皮下脂肪吸出、去除，并结合脂肪颗粒注射移植技术来改善形体的一种外科方法。负压吸引脂肪抽吸术于 1987 年引入中国，目前在各大医院相继开展，且取得了良好的减肥和塑形效果。手术范围已由腹部脂肪抽吸扩大到身体的多个部位，如面颊、颈部、上肢、胸部、乳房、背臀、大腿、下肢等。下文主要介绍脂肪抽吸术的围手术期麻醉管理。吸脂的优势在于能快速实现瘦身，但安全性问题依然存在。

（4）胃大部切除术或胃肠短路吻合术：胃大部切除术和胃肠短路吻合术也是常见的减肥手术，主要用于治疗严重肥胖或某些胃肠道疾病（如胃癌、胃溃疡等）。这两种手术都需要通过专业的医生评估，通常用于体重严重超标且非手术性治疗效果不佳的患者。这两种手术创伤较大且风险较高，因此很多患者难以接受。

（二）脂肪抽吸术适应证

1. 肥胖者

脂肪抽吸术主要是吸出深层脂肪，全层脂肪抽吸为首要选择。如上所述，肥胖伴有腹壁明显松弛者，可以同时接受腹部皮肤皮下组织切除或腹壁成形术。

整形外科精确麻醉

2. 年龄

高龄并不是脂肪抽吸术的禁忌症，只要患者没有其他重大疾病。事实上，对于一些高龄患者，脂肪抽吸术可能较为简单，因为老年人通常脂肪组织的纤维化程度较高，脂肪的抽吸相对容易。然而，老年患者的术后恢复和并发症风险需要特别关注，因此，医生需要根据患者的整体健康状况来评估是否适合进行手术。相反，青少年等年轻人心智可能还不够成熟，无法做出明智的决定，而且他们的身体比例相对可能不发达。医生有道德义务在手术前与患者及其家长充分沟通，解释手术的风险和潜在益处，确保患者能够做出明智且成熟的决定。此外，青少年的身体比例可能尚在变化中，因此在较小的年龄段进行脂肪抽吸可能影响其身体的正常发育。总之，在进行脂肪抽吸术时，医生应全面评估患者的年龄、身体状况和心理成熟度，提供科学、专业的建议，以确保手术安全并最大程度地满足患者需求。

3. 身体健康状态

接受脂肪抽吸手术的患者应无严重伴随疾病，一般要求患者无严重心脏病、无严重肺功能损害、无危重高血压病、肝肾功能良好。最佳状态是符合麻醉指南 ASA 分级 Ⅰ ～ Ⅱ 级的患者。

4. 保障患者围手术期安全

脂肪抽吸术是一项人为的创伤手术，患者的围手术期安全既取决于患者的健康状态，又取决于组织切除量和脂肪抽吸量。

（1）抽吸部位的数量：对肥胖者来说，需要被吸脂的部位较多，但一次最好只吸引一个部位。因为吸脂的部位越少，吸出的脂肪总量会少，此时丢失的体液少、出血少，内环境得以不出现紊乱状态。年轻、体壮者最多吸 2 ～ 3 个部位，绝对不提倡一次多部位、大剂量吸脂，这种情况极不安全。

（2）单次手术的脂肪抽吸量：单次手术的脂肪抽吸量应 < 4000 ml 较安全，严重肥胖的患者单次手术的脂肪抽吸量 < 5000 ml。当单次手术的脂肪抽吸量 > 4000 ml 时，容易出现吸脂相关的肺栓塞。

（三）脂肪抽吸术的麻醉管理

1. 术前评估与准备

（1）询问病史。

常规询问既往有无手术史和手术禁忌证、麻醉史、药物过敏史、家族性血液系统疾病史等；现在是否合并高血压、心脏病、糖尿病等病史；月经期、孕期、哺乳期和上呼吸道感染期等情况应延期手术。吸烟会影响伤口愈合和肺功能，也被认为是深静脉血栓形成和肺栓塞的重要风险，因而患者术前 2 周及术后 3 天内应严格戒烟。长期服用抗凝药者术前应停服，必要时使用低分子肝素等药物替代治疗。

（2）实验室检查及其他相关评估。

术前完善血常规、尿常规、出凝血时间、肝肾功能、血糖、甲状腺功能、胸部 X 线片（或胸部 CT）、心电图、传染病系列等检查，了解患者对手术和麻醉的耐受性。最低限度的麻醉前专科体检应涵盖气道检查、包括肺部听诊的肺部检查和心血管功能检查，以做好对气道、肺和心脏的评估。如果有可能进行蛛网膜下腔麻醉或硬膜外麻醉，须做好脊柱相关评估。因部分肥胖者合并 OSA，故须加强对患者气道的管理。接受腹部减肥的患者须评估其胸式呼吸所占比例，以防止术后出现腹式呼吸受限，胸式呼吸功能不能完全代偿，进而引起通气不足，出现成人急性呼吸窘迫综合征（acute respiratory distress syndrome，ARDS）。慢性肺部疾病患者可以在手术前通过呼吸理疗，如使用支气管扩张剂和糖皮质激素，来降低术后肺部并发症的发生率。目前发现，不同于肺功能的测量（包括 FEV_1、FEV_1/FVC、呼气流量峰值和 $PaCO_2$ 的测量），术前动脉血氧分压（PaO_2）和呼吸困难评分（静息呼吸困难）是患者术后需要延长（2～120 h）通气支持的最佳预测指标。同时，血气分析和呼吸困难评分也可以预测术后肺部并发症的发病率。很多肥胖患者可能伴有冠心病。冠心病和围手术期缺血的公认风险包括 > 70 岁、糖尿病、高血压、高胆固醇血症、吸烟和外周血管疾病。对于腰部、腹部、髋部肥胖的患者，更须留意冠心病等潜在疾病的可能性。另外，当患者合并高血压病、高血脂症、高血糖、心脏病等情况时，须严格经内科系统治疗稳定后再行脂肪抽吸术。

脂肪抽吸术的常见死亡原因与肺栓塞有关。围手术期深静脉血栓形成及肺血栓形成常见的风险包括深静脉血栓病史、心血管疾病、久坐（如长途飞机或汽车旅行）、卧床或瘫痪、抽搐、近期手术或创伤（尤其是髋关节、膝关节和妇科手术）、过去 6 个月内分娩、骨折、使用雌激素和避孕药等药物、恶性肿瘤、真性红细胞增多症和遗传性或获得性高凝状态（凝血因子水平的变化使血液更容易凝结）。因此，术前须做好相关因素的排查。考虑到利多卡因在体内的代谢过程，一般不建议有明确肝病或肝病体征的人接受脂肪抽吸术。

（3）麻醉前一般准备。

手术前一天晚上根据患者精神情况可适量给予镇静安定类药物，具体参见本节上文胸部整形术的麻醉前一般准备。

所有患者术前 8 h 禁食，术前 2 h 禁止饮用清液体。对手术等待时间较长者，酌情给予晶体液补充血容量，最好避免将脱水、低血容量的患者带到手术室。所有手术和麻醉同意书在手术前几天签署。术前半小时内最好不再更改同意书内容，尤其是使用过地西泮等镇静药物的患者。

2. 麻醉方法的选择

（1）局部麻醉：方法简单，多由外科医师操作。常用于小部位的脂肪抽吸术。

（2）肿胀麻醉：1987 年 Klein 首先发明的用于脂肪抽吸术的肿胀麻醉，是将大剂量的肿胀麻醉液注射于皮肤下脂肪组织内，然后将其与脂肪一起抽吸出来，包括使用大量稀释的利多卡因和肾上腺素来促进麻醉和减少失血。其具有简便、有效、安全、出血少、损伤轻、恢复快等优点，但仍存在患者会紧张恐惧等不足。而且，关于利多卡因可安全施用的最大剂量仍存在重大争议，目前认为肿胀麻醉中利多卡因的最大剂量可高达 55 mg/kg。

（3）监护麻醉复合肿胀麻醉：可以使手术及麻醉的并发症发生率减少到最低，是脂肪抽吸术比较理想的麻醉方法。常用于面颊额部、颈部、腹部、臀部、大腿部、膝、小腿和踝部等部位的脂肪抽吸术。

（4）监护麻醉复合区域麻醉：上肢脂肪抽吸术可以选用臂丛神经阻滞；腹部脂肪抽吸术可以选用硬膜外麻醉，长时间或多次硬膜外麻醉者可以选用腰硬联合等椎管内麻醉。

（5）全身麻醉：适应于大、中、小全身各部位（面颊额部、颈部、上肢、胸部、腹部、臀部、大腿部、膝、小腿和踝部）的脂肪抽吸术。

3. 术中管理

1）术中监测

麻醉前先检查麻醉相关准备工作。常规监测患者血压、心电图、SpO_2、呼气末二氧化碳等。另外，脂肪抽吸术需要监测的指标包括患者术中的血气分析结果、肿胀液的容积、吸脂容积、静脉晶体输入量及利多卡因的用量。

2）循环管理

脂肪抽吸术尽管体表切口较小，但由于皮下创面较大，且伴随有大量的组织液渗出，因此循环管理至关重要。最常见的循环问题包括术中脂肪抽吸导致的体液和循环血量丢失，以及术后肿胀液体的滞留。脂肪抽吸术导致液体紊乱的方式主要有两种：随抽吸脂肪流失（术中）、随肿胀液体滞留（术中及术后）。

由于很难量化创伤后的液体滞留量，因此术中和术后适量液体补充显得尤为重要。无论是否进行吸脂操作，肿胀液（如生理盐水或乳酸钠林格液）的全身吸收通常会导致 5%~10% 的血液稀释，因此，任何不经过控制的静脉输液都有可能导致全身性液体超负荷。考虑到禁食以及脂肪抽吸引起的有效循环量丢失，建议首先补充晶体液，推荐补充量为 1215 ml/kg，或按照抽吸液量的 22.5 倍进行补充，以平衡体液。液体输入量和速度应根据以下原则进行调整：① 对于健康年轻患者，确保血压维持在休息时血压的 80% 以上；② 对于有心血管疾病的患者或老年人，血压降幅不超过基础值的 10%；③ 输入的液体量应足以维持至少 0.5~1 ml/(kg·h) 的尿量。一般失血量为抽出量的 1/4~1/3。肿胀麻醉大面积脂肪抽吸术失血量的评估可用以下预测公式：如果利多卡因肾上腺素溶液按照 15~30 ml/100cm² 注射时，每吸脂 150 ml，红细胞压积约下降 1%。例如，吸脂量为 1500 ml，预计红细胞压积下降约 10%。此时可以补充胶体液 500~1000 ml 以维持循环稳定。术中及时给予血管活性药物处理低血压。

3）并发症及其防治

据临床资料统计报道，脂肪抽吸术致死率为 2/75 591，其中大量脂肪抽吸术的致死率为 2.6/100 000；腹壁成形术为 11/26 562；皮肤皮下脂肪切除术为 2/10 603。死因主要是肺脂肪栓塞综合征和肺梗死。因此，脂肪抽吸术并发症的防治格外重要。

（1）电解质失衡：电解质失衡是吸脂术的常见并发症，主要原因是肿胀液的大量注入以及组织液的丢失。术中应定期进行血气分析，并控制补液速度。若出现电解质失衡应及时补充电解质。

（2）脑血管意外：脑卒中在脂肪抽吸术的围手术期并不常见，发生率约为 13/10 万。尽管如此，脑卒中的预防仍然是围手术期管理的重点。为降低脑卒中风险，必须采取以下措施。

术前评估应全面进行，特别是针对可能存在的高血压等危险因素。对于高血压患者，术前应进行合理的血压控制，确保血压水平处于正常范围，以降低术中脑卒中的发生风险。术中应保持合理的血压管理，优化大脑灌注，减少心肌应激反应，从而帮助患者术后迅速恢复清醒。同时，术中需要密切监测血压、心率、心律以及肺功能的变化，及时发现并处理任何异常，特别是血压波动，确保患者的循环稳定，从而降低脑卒中的发生风险。通过这些综合性的管理措施，可以有效减少脑卒中的发生，提高手术的安全性。

（3）肺栓塞：肺栓塞是脂肪抽吸术中的首要致死原因，发生率为 0.2%~0.3%。在吸脂过程中，打碎的脂肪可能通过破裂的血管流入心脏，导致血栓栓塞，进而引发肺栓塞及 ARDS。肺栓塞的临床表现通常不典型，诊断较为困难，主要症状包括呼吸困难、胸痛、咯血、昏迷以及神志改变。肺动脉栓塞的体征包括呼吸浅快、心动过速、肺部啰音等。肺栓塞通常发生在术后 5 天内，70% 的死亡发生在栓塞后 30 min 内。

术前准备对于肺栓塞的预防至关重要。对于高危人群（如年龄超过 40 岁、既往有血栓栓塞史、口服避孕药史及过度肥胖等），应在术前 2 h 进行皮下注射小剂量肝素 5000 U，术后每 12 h 注射 5000 U，以预防肺栓塞。术后活动同样是预防肺栓塞的重要措施。适当的全身运动、抬高下肢以及早期下床活动有助于促进血液循环，减少栓塞风险。药物治疗方面，对于发生肺栓塞的患者，应根据体重给予肝素 5000~10 000 U/天，疗程为 8~10 天。之后可使用口服抗凝药（如双香豆素）进行为期 6 周的治疗，并确保凝血酶原时间达到正常值的 2 倍，以防止再发栓塞。对于危重患者，体外循环下取出血栓是唯一有效的治疗办法，能够迅速恢复血流，挽救生命。

（4）脂肪栓塞综合征：脂肪栓塞综合征的发生率为 1.13/万，通常发生在术后 72 h 内。该综合征主要与以下因素相关：① 受伤部位的脂肪进入血流，脂肪栓子引起肺毛细血管缺血和出血性改变；② 体内脂肪酶分解脂肪产生的游离脂肪酸进入血液，引起肺部、脑部和皮肤的毒性反应。其临床表现包括：脂肪栓塞综合征的症状和体征主要表现在肺、脑和皮肤，可出现呼吸增快、缺氧、昏迷和皮肤瘀斑。当下肢静脉血栓形成时，常表现为踝部水肿，腓肠肌部紧胀感、触压痛，踝屈曲时疼痛加重。辅助检查可见 PaO_2 和 $PaCO_2$ 降低；胸部 X 线检查有广泛散在的小片状阴影；尿内可见脂肪颗粒。一般治疗与预防方案包括：

血容量管理是术中关键的护理措施之一。术中应给予充足的血容量，以维持正常循环。一般情况下，可补充晶体液 1215 ml/kg，或者根据抽吸量的 22.5 倍给予输液量，治疗以平衡液为主。乙醇静脉输入是脂肪栓塞综合征防治中的一个有效手段。乙醇具有扩血管、渗透利尿及溶解脂肪酸的作用。一般输入 35~50 g 乙醇，常使用 5% 乙醇葡萄糖溶液，并保持血浆乙醇浓度不超过 0.008 g/L，以避免不良反应。早期活动对于预防脂肪栓塞综合征至关重要。提早下床运动并定期变换体位能够有效促进血液循环，减少脂肪栓塞的发生风险。

（5）局麻药毒性反应：发生率约为 30.4/10 万。部分肿胀麻醉时利多卡因最大使用量可达到 77.36 mg/kg，如果利多卡因的吸收超过肝脏的清除能力，将会在血中迅速堆积，进而出现局麻药毒性反应。当出现惊厥或心血管抑制时，处理更加复杂。为防止脂肪抽吸术中利多卡因中毒，应严格控制肿胀麻醉中利多卡因的用量，同时选用最低的药物浓度。麻醉期间常规吸氧，保持气道通畅，必要时给予呼吸支持，其他处理方法参见本节除皱术中相关内容。

（6）大剂量肾上腺素使用的风险：由于 1 L 肿胀液中会加入 1 mg 肾上腺素，如果手术需要 6 L 肿胀液，就会有 6 mg 肾上腺素注射到皮下，此时可出现血压增高、心律失常或心率增快的现象。临床手术期间这种副作用较为少见，可能原因是皮下脂肪延缓了肾上腺素的吸收。由于利多卡因和肾上腺素血药浓度高峰的特殊延迟，术后心血管抑制或心律不齐的危险更加明显，进而使患者处于围麻醉期危险之中。尤其是合并甲状腺功能亢进的患者，围手术期还可能出现甲状腺危象，因而肿胀麻醉液也需要限制肾上腺素的用量，同时麻醉医师应加强对肿胀麻醉的观察评估。

（7）皮下输液反应：发生率约为 13.2/10 万。注入的肿胀麻醉液不会被完全吸出，有 60%～70% 的液体滞留在体内，此现象类似皮下输液。当吸出皮下组织后，存留在第三间隙的肿胀液、组织液和血液，使患者体内循环容量难以判断。一般认为，若全身吸脂量为 10 L，肿胀液总量＞20 L，则容易出现低血容量性休克，或者产生高度的血液稀释和肺水肿，这些都是很严重的并发症，需要及时发现并处理。

（8）低体温：除了造成低体温的常见因素外，皮下注入大量低于室温的肿胀液，尤其在全身较大面积抽吸脂肪时注入的低温液体过多，进而使患者更容易发生一系列生理改变，甚至出现心室颤动。目前常用的预防方法是预热肿胀麻醉液和（或）加强术中保温措施。

（9）呼吸抑制：单纯使用肿胀麻醉完成脂肪抽吸术，其镇痛作用往往不够完善，为增加患者的舒适度，常在镇静镇痛药物的辅助下完成肿胀麻醉液的注入。在镇痛镇静药物的深度镇静下，患者的呼吸抑制风险大大增加，尤其是病态肥胖的患者，因此类手术并发症导致死亡的患者中，麻醉镇静镇痛药过量约占 10%。麻醉科医师合理的术前评估、术中监测、严密观察和及时处理十分重要。

（10）内脏穿通伤：常见原因是外科医师的经验不足，如术前对皮下脂肪量的检查评估不到位、术中吸脂操作不当等，进而导致腹部脏器损伤，最常见的是大网膜损伤、腹部血肿。一旦吸脂头误入腹腔而损害脏器时，因肿胀液的膨胀作用而不易及时觉察，可误延治疗引起不良后果。围手术期加强对生命体征、红细胞压积的监测及对术区变化的观察，有助于及时发现异常，从而利于病情诊治。

4. 麻醉恢复期管理

术后恢复期是安全问题、事故问题多发的时期，加强苏醒期管理对保证患者安全非常重要。

1）加强术中麻醉管理和苏醒完全

良好的术中麻醉管理有助于缩短患者的苏醒速度，提高苏醒质量。目前临床使用的新型短效静脉麻醉药，在手术结束即可达到完全苏醒。在尚未清醒的患者病例中，护士和床位数可按 1∶2 设置，加强监测、观察和治疗。

2）术后管理工作

PACU 内需要严密监测患者的生命体征 1～2 h，常规吸氧并保持气道畅通（头偏向一侧，同时观察呼吸），及时处理异常问题（口唇面色发绀、苍白，血压低或高，心率和 SpO_2 异常等，由于肿胀麻醉液的性质，患者术后疼痛程度较低，一般不需要特殊干预），予以液体管理（补充晶体/胶体、补充血制品、输注抗生素等），达到离开 PACU 标准后方可离开手术室，鼓励早期下床活动，禁食禁饮 6 h，达离院标准后方可离院（生命体征稳定、不头晕、无恶心呕吐、辨向、能走动）。

3）急救工作

急救工作在医学整形美容手术中至关重要，确保患者安全和及时应对突发情况对于减少并发症、挽救生命至关重要。以下是急救工作的重要环节和措施。

（1）急救设备：麻醉机应确保功能正常，能够提供持续有效的气道管理和麻醉支持。氧气瓶应随时准备好，确保能够应对低氧血症等紧急情况。吸引器则用于及时吸取气道分泌物或呕吐物，确保气道畅通，避免发生窒息。生命监护仪是实时监测患者生命体征的重要工具，能够提供心率、血压、血氧饱和度等数据监测。此外，输液设备应能够迅速补充液体，从而维持血压和血容量，以防止低血容量引起的循环衰竭。气管插管设备则是确保气道畅通的重要手段，一旦发生气道管理问题，能够迅速进行插管，确保患者呼吸道的开放。最后，急救药品的准备不可忽视，应根据可能发生的急救情境，备齐抗过敏药、血管活性药物、麻醉药、镇静剂、止痛药等，以应对不同的急救需求。

（2）急救团队：急救团队成员需要具备高水平的急救技能，包括麻醉医师、手术医生、护士及其他专业技术人员。各团队成员必须熟悉各自的职责，能够在危急时刻快速协调、迅速反应。定期进行急救演练和培训，以提高团队的应急处理能力和配合默契度。

（3）急救技能：急救技能在医学急救过程中至关重要，涵盖了麻醉、复苏、抢救、管理和团队协作等多个方面。首先，麻醉过程中应确保其安全性，及时发现并应对麻醉意外，调整麻醉深度，并避免不良反应的发生。复苏技能的掌握同样至关重要，尤其是在患者出现呼吸或循环暂停时，能够迅速实施心肺复苏，恢复患者的生命体征。针对生命危机（如过敏反应、休克、呼吸衰竭等），抢救技能要求医生能够迅速作出反应，实施相应的抢救手段，以最大限度地减轻患者的生命威胁。

急救过程中的管理能力同样重要，急救团队应保持冷静、高效的管理，确保设备、药物和人员的协调配合，确保每个环节的顺利进行。此外，团队整体能力和协调性在急救成功中扮演着至关重要的角色。良好的团队沟通、快速反应和紧密配合能够显著提高抢救的成功率，确保患者在危急时刻得到及时而有效的治疗。

5. 急救记录

急救过程的详细记录对于后续分析和改进至关重要。所有急救活动应包括麻醉过程、意外事件、急救措施及患者的反应等方面的详细记录。首先，麻醉记录单应确保完整记录麻醉药物的用量、麻醉方法以及麻醉过程中发现的任何问题，以便后续查阅和分析。对于麻醉意外抢救，应详细记录意外发生的时间、原因、采取的急救措施及患者的反应，这些记录将为后期的病例分析和改进提供重要依据。

6. 病例讨论

对于抢救后转归良好的患者，团队应及时总结经验教训，提升应对突发事件的能力。对于预后不良的患者，开展病例讨论是十分必要的，通过分析事件的发生原因和急救过程中的不足之处，进行深入的学术性讨论，以提升团队的整体水平。在基础科室会议中，疑难问题的充分讨论能够通过集体智慧不断完善急救方案，从而进一步提升急救工作的整体质量。

四、下颌角切除术、注射美容

（一）下颌角切除术

下颌角切除术通过切除下颌角轮廓过于突出的部分，改变下颌角弧线，使求美者的脸型变为线条流畅的"鹅蛋脸"或"瓜子脸"。由于现代医学美容技术的发展，下颌角切除术主要表现为安全性高、恢复快速、疼痛程度低等特点，可以精确地根据每个人的具体面部情况来做特定的选择，可以通过口外切口、口内切口和口内外联合切口等治疗方式来有效改善颜面部轮廓，使颜面部达到线条流畅，真正地实现"鹅蛋脸"或"瓜子脸"。

1. 下颌角切除术的常见手术类型

下颌角切除术的具体手术方案选择与手术器械相关，也与手术者的经验和技能相关。由于下颌角切除术口内切口操作的视野小，范围局限，操作区域及其周围存在丰富的神经血管，因此手术者应当经过专业训练。

关于下颌角切除术的手术入路方法，发展至今存在 3 种入路：1949 年 Adamas 采用口外法，1951 年 Converse 采用口内法，而近年来术者多采用口内外联合入路。

（1）口内切口：口内切口瘢痕小，是首选的的手术入路。口内入路切口：① 下齿龈外侧长 3 ~ 6 cm；② 口内下颌升支下前缘外侧沿前庭外侧黏膜向前延伸，切口从第一前磨牙至第三磨牙；③ 第一前磨牙黏膜面下分离，不暴露颊黏膜的脂肪垫。在骨膜下剥离咬肌肌腱外侧和翼内肌腱内侧中下颌角的附着点。

（2）口外切口：口外切口选择在下颌角截骨部位前端、下颌骨下缘 1.5 ~ 2.5 cm 切开 0.5 ~ 0.8 cm 的小切口。此入路具有较好的暴露视野，适合较复杂的手术，但可能在皮肤上留下明显的瘢痕。患者围手术期应使用抗生素，并注意口腔清洁卫生以预防感染。

（3）口内、外联合入路：该方法结合了口内切口和口外切口的优点，切口分别位于口腔内 3 ~ 4 cm 和下颌骨下缘 0.5 ~ 0.8 cm 的位置。这种入路能够更方便地去除肥大的下颌角，并可同时切除或磨削下颌骨外板及下颌缘，甚至切除部分咬肌。联合入路在提供更好暴露的同时，能够精确完成下颌角的切除。

2. 下颌角切除手术适应证及禁忌证

（1）手术简介：下颌角切除术是一种常见的面部整形手术，旨在改善下颌角宽大或形态不佳的面部轮廓。通过去除或修整下颌角的部分骨质或脂肪，改变下巴和面部的轮廓，进而使面部看起来更加精致、柔和，呈现出更符合美学标准的线条。

（2）适应证：下颌角过大或过宽，下颌角骨骼突起明显，下颌角区域有脂肪堆积，面部轮廓不对称，生理性原因导致的面部肥胖，面部整形手术的辅助，以及面部年龄感增强。

（3）禁忌证：下颌骨局部的肿瘤、感染，耳垂和下颌角距离低于一指，存在心理疾患。

3. 下颌角切除手术的麻醉管理

1）术前评估与准备

（1）术前一般准备：既往有无麻醉手术史、放化疗史、药物过敏史；现在史是否合并甲状腺功能亢进、高血压、心脏病、糖尿病等基础疾病。

患者完善术前检查，包括胸部 X 线片、心电图、血常规、凝血功能、肝肾功能、电解质、血压、血糖监测等。术前完成手术区皮肤准备，如男性患者剃须。

（2）口腔手术的气道评估：首先，仔细采集病史，询问患者过往麻醉手术中有无气道困难病史，是否患有影响气道的疾病，如口咽部肿瘤、肥胖等。其次，对患者进行体格检查，预测困难气道的危险因素：张口切牙间距＜3 cm，甲颏距＜6 cm，Mallampati 分级Ⅳ级，上颌前突畸形，颈部强直等。预测面罩通气困难的危险因素：年龄＞55 岁，肥胖、体重指数＞26 kg/m²，缺牙，络腮胡须，鼾等。

（3）心理干预、健康教育：部分患者由于下颌骨异常造成的颜面部缺陷，一般存在不同程度的心理疾患，性格多孤僻，因此术前要与患者充分地沟通，对手术效果进行干预，增强患者的手术信心，同时减少过度的预期。医生还要对患者的手术恐惧进行干预，详细地向患者介绍手术麻醉的过程和各项须知，使患者尽量配合麻醉和手术的各项操作。此外，对患者进行治疗期间的健康教育，注意口腔卫生，抽烟者需提前戒烟 2 周。

（4）准备好麻醉相关物品：纤维支气管镜或可视软镜、气管导管、面罩、呼吸回路、动脉压力穿刺包等麻醉物品，丙泊酚、肌松药、右美托咪定、阿片类镇痛药（舒芬太尼、芬太尼）等麻醉药品，准备好抢救药物，手术可能存在出血风险，提前准备好中心静脉穿刺包。

（5）为麻醉诱导做好准备：接患者入手术室，协助麻醉医师做好三方核查，抽取患者全麻所需药品，做好患者麻醉前安抚，协助外科医生摆放体位，观察监护仪上的生命体征，维护静脉通道，为麻醉诱导做好准备工作。

（6）口腔专科检查：头颅定位 X 线正侧位片和下颌骨全景片或 CT 下颌骨三维成像。有条件的可以做术前模拟，如基于 CT 的计算机辅助设计、三维激光扫描后模拟等。

2）麻醉方法的选择

下颌角切除术一般选择经鼻腔或口腔插管全身麻醉，偶可选择下槽神经阻滞为主的局部麻醉。

3）术中管理

（1）术中监测。

无创监测：术中加强对患者生命体征的监护，主要包括心率、呼吸、血压、心电图、SpO_2 和呼气末二氧化碳等。心电图监测可及早发现心律失常、电解质失衡以及有无心肌缺血。SpO_2 监测有助于及时判断有无低氧血症。呼气末二氧化碳监测可判断通气不足和通气过度。

有创监测：为了应对下颌角切除术可能的高出血风险，常需进行动脉穿刺置管测压以及中心静脉穿刺置管测压，通过穿刺置管测压来及时掌握患者的病情变化，做出及时有效的处理，保证患者的生命安全。同时做动脉血气分析，关注各项数值并及时处理。

（2）循环管理。

下颌角切除术是涉及面部骨骼的手术，术中出血是一个重要问题，需要密切监控和妥善管理。术中出血的主要来源包括以下 4 种。① 截骨出血：在进行下颌角截骨时，骨质的松软部分常常会导致渗血。由于这些骨质较为疏松，术中常出现血液渗漏现象。通常，这种类型的渗血可以通过局部加压止血来控制，骨膜下的操作应尽量小心，以减少渗血的发生。② 肌肉组织渗血：如果手术过程中未能完全在骨膜下操作，或者由于操作不当，肌肉组织可能会被损伤并导致渗血。对于这种渗血，一般来说，压迫止血是最常见且有效的方法。如果渗血较为活跃，可以使用纤维蛋白凝胶等止血剂帮助控制出血。然而，必须避免使用仅供体外应用的皮肤黏合剂，这些不适合用于止血。③ 静脉性出血：静脉性出血主要来自于术中未能完全控制的静脉破裂。在这种情况下，术中通过加压来减缓出血速度，并使用双极电凝技术来有效止血。这种方法可以精准地对出血静脉进行止血，减少出血量。④ 动脉性出血（面动脉和下颌下腺动脉）：动脉性出血尤其是面动脉或下颌下腺动脉分支的出血是最为严重的出血来源。动脉出血往往较为剧烈，迅速导致血流失衡，可能引发凝血功能障碍。在面对动脉性出血时，术中除了常规的压迫止血和双极电凝技术外，还可以在危急时通过口外切口直接控制或结扎出血的面动脉，从而保障患者的生命安全。

由于下颌角切除术涉及多个血管系统，出血管理需要精确控制。为了确保手术的顺利进行，应进行严密的循环监测，尤其是血压、心率、血氧饱和度等基本生命体征的持续监控。在术中，特别是发生较大出血时，必要时可考虑进行控制性降压。通过适当降低血压，可以减少动脉和静脉的出血量，同时避免因为出血过多而影响到循环系统的稳定。

术中止血的措施如下：对于较轻度的渗血，特别是静脉性或肌肉组织渗血，适宜使用压迫止血。对于较为顽固的出血，双极电凝止血能够有效地封闭血管，起到止血作用。对于渗血较为活跃的区域，纤维蛋白凝胶可以迅速封闭血管，减少血液渗漏。对于严重的动脉性出血，特别是面动脉和下颌下腺动脉的出血，则需要通过口外切口直接结扎，以确保有效止血。

另外，术中为了减少出血，更好暴露手术视野，可对患者行控制性降压。调整麻醉药物以及血管活性药物的剂量，密切观察血压变化，将平均动脉压控制在 55 ~ 60 mmHg。降压前通知手术医生，截骨和降压同时进行，控制好降压的时间，一般不超过 1 h。降压过程中密切观察心电图和尿量的变化。心电图 ST 段压低或倒置要引起重视，警惕心肌缺血缺氧，尿量保持至少 1 ml/(kg·h)，术中根据失血量和尿量及时调整输液滴数，防止发生低血容量休克。截骨完成后停止逐渐停止控制性降压。待血压回升至接近原水平后，应进行彻底止血。

（3）呼吸管理。

妥善固定气管导管：下颌角切除术一般采用经鼻气管插管，外科手术和麻醉共用头面部手术区域，不利于气道管理，术中手术区域的牵拉、体位的变动使得气管导管容易移位，术中应当提醒术者用缝线将导管固定于鼻部。

防止气管导管移位：气管插管固定后应当立即听诊两肺呼吸音是否对称，确定气管导管处于合适的深度，术中密切关注导管位置。呼吸机监测患者气道压力及呼气末二氧化碳，发现异常后及时处理。

注意鼻部受压：将纱布置于导管与鼻翼之间，保护患者，防止术后出现压疮。术中注意观察，提醒术者勿压管，及时复位导管位置。

注意喉痉挛和支气管痉挛：喉痉挛可发生在麻醉任何时段，是严重的并发症，轻度时仅有吸气时的喉鸣，解除局部刺激则可以缓解。中度喉痉挛则在吸气和呼气相均存在喉鸣，应立即加压吸氧通气。支气管痉挛可用氨茶碱或吗啡静脉注射防治。

4. 并发症及防治

（1）下颌角切除术的术后并发症最常见的是局部肿胀，其他并发症有血肿、感染等。术前一天起预防性应用抗生素，以革兰阳性菌和厌氧菌敏感药物为主。一般在伤口缝合前，置入负压引流，术后两天或引流量＜ 500 ml 则去除引流，术后流食，忌辛辣和刺激食物。术后 1 周，每天漱口，注意口腔卫生。如在术后 1 ~ 2 周突然出现局部的肿胀，应当及时做局部穿刺，排除血肿的可能。

（2）下颌角切除术最大的危险是术中、术后出血，术者务必妥善止血。下颌角切除术最为凶险的是动脉性出血，尤其是面动脉、下颌下腺动脉分支的出血，出血量大，常迅速引起凝血功能障碍，术中可通过口外切口控制或者迅速结扎出血侧面动脉进行止血，保障患者的生命安全。

（3）下颌角切除术术中损伤神经：下颌角切除术是一项常见的面部整形手术，但由于手术涉及到下颌部的骨骼和神经组织，术中可能会发生神经损伤。神经损伤的发生大多是由术中牵拉或操作不当所致，但大多数情况下可以通过保守治疗和营养神经药物进行恢复。然而，对于一些较为严重的神经损伤，可能需要进行更为复杂的处理。神经损伤的类型如下。① 颏神经损伤：颏神经损伤是下颌角手术中较为常见的神经损伤类型，通常是术中牵拉或切除过程中操作不当造成的。术中若发现颏神经断裂，应立即寻找神经的断端，并进行显微吻合。及时进行神经修复可以提高神经功能恢复的可能性。② 下颌槽神经损伤：下颌槽神经分布在下颌部的下颌槽内，负责下颌及下牙的感觉。若手术过程中截骨位置过高，可能会损伤下颌槽神经及其分支，从而引起感觉丧失。此类损伤如果未能及时发现，可能会导致术后感觉恢复困难，甚至长期存在麻木感。严重时，可能需要进行神经修复。③ 管内神经损伤：除了颏神经和下颌槽神经外，下颌部还有一些管内神经，如面神经的分支。如果手术操作不当或截骨位置不当，这些神经也可能受到损伤。管内神经损伤的修复较为困难，且术后恢复可能不完全。

术中神经损伤的处理如下。① 神经吻合：对于术中发现的神经断裂，尤其是颏神经，必须尽早寻找断端并进行显微吻合。神经吻合能够为术后神经功能的恢复提供基础条件，尽早进行修复可以提高神经恢复的效果。② 避免牵拉与损伤：手术中应尽量避免对神经的过度牵拉，特别是在切除过程中，操作应细致小心，避免过度暴露和牵拉神经。确保截骨位置的准确性，以避免损伤神经。③ 术后管理：对于术后神经损伤，通常采取保守治疗，如休息、物理治疗以及营养神经药物（如维生素 B_{12}、神经营养因子等）的应用，以促进神经修复。在某些情况下，若保守治疗效果不佳，可能需要进一步的神经修复手术。

神经损伤后，神经功能的恢复通常较慢，恢复过程需要几个月甚至更长时间。术后定期检查神经功能，通过神经电生理检查等手段评估恢复情况。患者应避免过度活动，以免加重神经损伤。术后应避免不良姿势和过度运动，以免造成对神经的压迫或牵拉。此外，还需定期评估是否存在神经传导异常的症状，如麻木、刺痛等，若症状持续或加重，应及时就医进行进一步处理。

（4）术后面部不对称是非常常见的并发症，手术前应对患者有详细的交代。对于患者原有的不对称情况，应有非常详细的文字及影像学记录。对于轻微的不对称，可在术后 6 个月内以自体脂肪填充、注射移植、假体植入等方法加以调整。如不对称情况较为严重，可通过再次手术进行调整。

5. 麻醉恢复期管理

（1）呼吸道管理：下颌骨手术术后气道问题多发，需引起足够重视。下颌角切除术患者术后要进行头部加压包扎，保持呼吸道通畅对患者安全至关重要。患者清醒后要多和患者沟通，再次强调保留气管导管的重要性，取得患者配合，以防患者自行拔管。及时吸出口腔、鼻腔内分泌物，吸痰动作要轻柔、快速，先吸气管导管内，再换吸痰管吸口腔，避免感染。患者完全清醒后抬高床头 30°，减轻肿胀，防止误吸。

（2）疼痛管理：下颌角切除术有的需要截骨，患者手术结束入 PACU 清醒后，可配制镇痛泵或应用止痛药缓解疼痛。

（3）防躁动的处理：由于术中麻醉相关药物的使用、疼痛、气管插管以及导尿管的刺激，术后患者在 PACU 容易发生躁动。PACU 护士应陪伴在患者床旁，患者有睁眼、肢体活动等体征时，要告知患者手术顺利，减轻患者紧张情绪，再次强调保留气管导管的重要性，取得患者配合，以防患者自行拔管。对于不合作的患者，遵医嘱使用丙泊酚或者右美托咪定间断静脉泵入，用药期间要密切观察患者意识、呼吸，严防并发症的发生。

（4）术后局部冰敷：术后 48 h 内用冰袋进行间断局部冰敷，冰敷双侧下颌骨全部区域。为避免冻伤，一般在冰袋与皮肤之间加垫一层毛巾。

五、注射美容术

（一）注射美容术常见手术类型

凡通过注射的方法，将可注射材料注射于人体局部或特定部位，使人体的容貌或形体有所改观，起到增进容貌美或改善功能者，统称为注射美容术。注射美容历史久远，其操作简单、易于掌握、不开刀、不住院、省时、痛苦小，深受广大医务人员和患者的青睐。注射材料的局限是制约注射美容技术应用的主要因素。注射美容术的范畴包括肉毒素注射与美容术、自体脂肪颗粒移植注射美容术、药物注射治疗瘢痕和血管瘤、胶原蛋白注射美容、人工骨注射美容术、穴位注射疗法、穴位埋线疗法以及常见损容性疾病注射治疗等内容。

（二）注射美容手术简介及适应证

1. 瘢痕的注射治疗
（1）适应证：局限性增生性瘢痕，瘢痕疙瘩。
（2）注射方法：必须在瘢痕内注射，尽量减少注射穿刺点，尤其是发生瘢痕疙瘩的情况。

2. 血管瘤的注射治疗
（1）适应证：草莓状血管瘤，海绵状血管瘤，淋巴水瘤。
（2）禁忌证：手指、浅表型、快血流的血管瘤。

3. 面部美容性注射治疗
（1）适应证：小凹陷性畸形，动力性皱纹，面肌痉挛，咬肌肥大，不对称斜视，斜颌，以及面部老化水平额纹、眉间皱纹、鱼尾纹、瘢痕和其他软组织缺陷、鼻唇和口周皱纹、唇纹等。
（2）注射注意点：肉毒毒素是目前所知最强的生物毒素之一，应谨慎应用。使用时注意如下几点：① 准确诊断引起皱纹的表情肌的起止点；② 准确稀释，剂量一定要控制在 < 50 U/ml，大于这个浓度时，疗效并不增加；③ 准确注射；④ 注射后要留院观察（静坐 30 min），3 天内不要擦洗注射点；⑤ 注射总量 > 2000 U 时，将引起死亡。

（三）注射美容术的麻醉管理

1. 术前评估与准备

1）调整器官功能

虽然医学整形美容患者的身体素质一般较好，大多为中青年，不合并严重的系统疾患，但为了提高手术的安全性，应调整患者的各器官至最好的状态，降低麻醉的风险性。

2）麻醉前访视

麻醉前麻醉科医师必须通过访视患者，对患者的心理及各器官功能进行非常全面的了解。

（1）术前谈话：以关心的态度、同情的语言，同患者沟通并谈话，充分了解患者的心理和期望，及时解答患者的疑虑，消除患者的恐惧心理，详尽如实地说明麻醉的效果及可能出现的麻醉并发症，取得其信任。听取患者对麻醉的要求和建议，征求术后疼痛的处理意见。

（2）病史采集：包括患者的心理状态，心肺功能情况，能否参与体力劳动，有无吸烟史、饮酒史，有无药物依赖成瘾，既往系统疾病及服药治疗史，目前身体健康状态，有无过敏史，有无手术麻醉史以及家族史情况；是否伴有感冒、咳嗽、发热、发绀、腹泻等情况。

（3）体格检查重点：重点评估患者的心肺功能。心功能评估：根据心脏对运动量的耐受性进行心功能分级；肺功能评估：床边屏气试验，一般屏气时间在 30 s 以上为正常；困难气道的预测：评估牙齿情况、张口度、改良 Mallampati 气道分级、甲颏间距等气道条件。

（4）辅助检查：术前完善三大常规、出凝血时间、肝肾功能、胸部 X 线片、心电图、乙肝表面抗原试验等检查。

3）术前一般准备

（1）禁食：若拟行全身麻醉则需禁食。成人禁食 6～8 h，禁饮 4～6 h；小儿禁食 4～6 h，禁饮 3 h。

（2）入室前取下义齿、发夹、眼镜、手表、饰物等。

（3）备皮：眼睑的长睫毛剃除或剪短，面部拉皮除皱手术者剃头发及扎辫，植皮手术时供皮区剃毛并清洗局部。

4）麻醉术前同意书的签署

所有手术和麻醉同意书应在手术前几天签署。术前半小时内最好不再更改同意书内容，尤其是使用过地西泮等镇静药物的患者。

（四）麻醉方法的选择

1. 全身麻醉

1）麻醉药品和相关器械的准备

（1）根据所选麻醉的需求，备齐麻醉中常规用药、特殊用药和急救药等，并明确药物标签。

（2）无论采用何种麻醉方式，麻醉开始前都要准备好麻醉所需的器械，并检查其功能是否处于最佳状态，如麻醉机、麻醉喉镜、气管导管、导丝、注射器、弯头血管钳、给氧面罩、通气道、牙垫、听诊器、吸引器、吸痰管、监护仪等，检查其功能是否完好。

2）全身麻醉的气道管理

（1）气管插管：全身麻醉便于呼吸道的管理，是医学整形美容手术最为常用和安全性比较高的麻醉方式，但成本高，操作流程复杂。常用药物组合为丙泊酚 + 舒芬太尼 + 肌松药或者芬太尼 + 瑞芬太尼 + 肌松药。

（2）喉罩置入术：喉罩是一种临床常用的介于面罩和气管插管之间的新型通气工具，因其具有操作简便、易于掌握、损伤小、患者耐受好等优点，已被广泛应用于全身麻醉尤其短小全身麻醉手术呼吸管理以及抢救时的紧急气道开放。

3）全身麻醉的用药

（1）全凭静脉复合麻醉：所有的麻醉用药（包括镇静催眠药、镇痛药、肌松药）都是经过静脉给药的麻醉方法。

（2）静吸复合麻醉：将静脉麻醉药和吸入麻醉药合用，以产生并维持全身麻醉的方法。在全身麻醉的维持过程中，为了增强麻醉效果，减少每种麻醉药的使用量，同时用静脉和吸入麻醉药，并辅以阿片类镇痛药、镇静催眠药和肌松药等。

2. 静脉麻醉

静脉麻醉是指为了克服手术引起的不适和心理恐惧，根据患者的具体情况静脉注射一种或两种以上的静脉麻醉药，以抗焦虑、加强镇静镇痛，进行生命监测、适度支持以及处理的过程。

1）麻醉前准备

患者术前检查和病情控制良好，常规化验检查结果无异常。① 术前访视，与患者交谈，用建立信任的方式达到对患者的心理疏导，解除患者的焦虑情绪。② 签署麻醉知情同意书，术前禁食 6 ~ 8 h，禁饮 3 ~ 6 h。③ 按全麻手术急救药物和器械措施准备齐全。

2）麻醉药物的选择

常用的麻醉药有咪达唑仑、苯巴比妥钠、氟哌利多、丙泊酚、依托咪脂、芬太尼、瑞芬太尼、舒芬太尼、阿芬太尼、氯胺酮、利多卡因、布比卡因等。全麻药用药量小，提高了麻醉质量，降低了应激反应，使血流动力学稳定，增强了手术的安全因素，达到了手术结束患者即清醒的状态。理想的镇静镇痛药应具备如下特点。① 起效快：麻醉药物应能迅速产生效果，减少患者的不适感；② 剂量效应可预测：剂量与药物效果之间应有明确关系，便于控制麻醉深度；③ 对呼吸循环抑制作用轻：麻醉药物应尽量减少对呼吸和循环系统的负面影响；④ 半衰期短：药物在体内的清除应迅速，减少药物滞留时间；⑤ 无活性代谢产物：理想的麻醉药物应无毒性代谢产物，避免对肝肾的负担；⑥ 对器官无毒性作用：药物应对各器官系统无毒性作用，降低长期健康风险；⑦ 价格低廉：麻醉药物应价格适中，便于广泛应用。

3）麻醉管理

（1）呼吸、循环功能监测：只要达到一定镇静深度，药物就会出现对各器官的抑制作用，甚至会出现严重不良后果。监测有利于及时发现异常，进行及时准确的处理，增加术中安全性。

（2）吸氧：在医学整形美容手术开始前必须预先吸氧，在整个手术麻醉过程中持续吸氧，防止低氧血症发生。

（3）积极准确治疗：除应用镇静药、镇痛药外，根据患者需要及时应用止吐药、收缩血管药、支气管扩张药、抗高血压药、止血药、激素或其他药物。

3. 局部麻醉

局部麻醉是在保持意识、神志清楚的情况下，将局麻药注射于手术部位，使局部产生神经传导功能阻滞及感觉丧失，进而使手术顺利实施。局部麻醉是医学整形美容手术最常用的麻醉方法之一。

1）局部麻醉的常用方法

（1）表面麻醉：一般是指穿透性强的局麻药与黏膜或皮肤直接接触，产生表面麻醉作用而施以手术。

（2）局部浸润麻醉：一般沿手术切口注射局麻药物，分层注入组织内，以麻醉神经末梢，达到一定的麻醉效果，是医学整形美容最常用的局麻方法之一。基本方法一般是先做一个皮丘，快速进针注入 0.5% 利多卡因。若前进注药时不均匀，可在退针时适当补充注药剂量。注药完后轻轻按压局部，促进吸收，待患者疼痛感觉消失时则可实施手术。

2）常用的局麻药

（1）选择原则。① 安全系数大：选择对机体影响最轻、危害性最小的局麻药。② 镇痛效果佳：应使用最低有效浓度的局麻药，避免过量使用，防止药效失效或引起不良反应。③ 作用时间适宜：对于较长时间的手术，局麻药应具有合适的作用时间。

（2）常用局麻药物。① 普鲁卡因：起效时间 1 min，作用时间 0.75～1 h，一次最大用量 1000 mg。② 利多卡因：起效时间 0.8 min，作用时间 1.5 h，一次最大用量 400 mg。③ 布比卡因：起效时间 1 min，作用时间 1.5 h，一次最大用量 200 mg。④ 罗哌卡因：起效时间 4～10 min，作用时间 3～8 h，一次最大用量 300 mg。

（五）术中管理

1. 术中监测

入室后麻醉前先检查麻醉相关准备工作，常规监测患者血压、心电图、SpO_2、呼气末二氧化碳，必要时监测体温等。

2. 循环管理

入室后可以先补充晶体液 500～1000 ml，进行扩容治疗，补充血容量。手术开始后补充胶体液 500～1000 ml。巨乳缩小术可能有大量出血，术前可以提前采集患者自体血 200～400 ml。多数隆乳术手术中出血不多，巨乳缩小术可根据出血量给予合理的输血措施。及时纠正低血压，出现高血压时及时排查原因，对因、对症给予相应处理，同时以药物控制心律不齐和心率异常。

3. 气道管理

全麻患者维持合适通气量，预防低氧血症。非全麻患者根据麻醉情况给予供氧措施，同时备好紧急插管措施。术后预防呼吸抑制，常规吸氧 2～4 h。

4. 并发症及其防治

（1）局麻药毒性作用：当注射美容过程中过量或反复使用局麻药时，易发生中毒反应，根据中毒症状的轻重，患者会出现中枢神经系统先兴奋后抑制的情况。一旦发现局麻药中毒，应当立即停止使用并对症治疗。

局麻药的中毒症状：① 轻度，患者中枢神经兴奋，出现头晕、好动、惊恐不安、言语增多、血压升高、心跳加速等症状；② 中度，患者出现耳鸣、视物模糊、烦躁、恶心呕吐、脉搏减少、舌麻等症状，甚至还可能出现四肢和颜面部的抽搐；③ 重度，患者肌肉抽搐，呈全身强直性阵挛性惊厥，出现明显的呼吸困难。重度局麻药中毒还会有中枢抑制，比如神志淡漠、嗜睡或昏迷、血压下降、心跳减慢、呼吸浅慢，严重者出现心搏骤停。

防治措施：局麻药中毒后应立即停用局麻药，对症治疗。若患者出现惊厥或抽搐，可给予地西泮等药物镇静治疗，血压下降则使用升压药，如多巴胺、间羟胺等，心率减慢则使用阿托品，呼吸骤停应立即气管插管，心搏骤停应及时心肺复苏。因此在注射局麻药前，应当认真仔细地询问患者的病史、药物过敏史，以及局麻药不良反应史等，操作过程中需严密监测患者的生命体征，及时发现问题，以免造成严重的不良后果。

（2）局麻药的过敏反应：约占 2%，常见于酯类局麻药，是其代谢产物对氨基苯甲酸引起的。局麻药过敏反应通常表现为皮疹、荨麻疹、呼吸困难、低血压等症状，甚至出现过敏性休克。

防治措施：在发生过敏反应时，首先应立即停止使用可能引起反应的局麻药，并确保气道通畅。如果出现呼吸困难，需及时给予氧气或考虑进一步气道管理。对于轻度过敏反应（如皮疹、荨麻疹），可给予抗组胺药（如苯海拉明）；而对于严重反应（如喉头水肿或过敏性休克），应首选肾上腺素（0.3 ~ 0.5 mg，肌内注射）。若患者出现低血压或休克，需迅速补充液体并使用升压药（如去甲肾上腺素）维持血压。在此过程中，必须密切监测患者的症状变化，必要时进行复查。如遇严重过敏反应（如过敏性休克），应立即将患者转送至具备条件的医疗机构进行进一步治疗。

（3）静脉全麻的并发症：主要为呼吸系统并发症。① 呼吸骤停：静脉全麻过程中突然出现呼吸骤停，应立即给予抬高下颌、加大吸入气氧气浓度、面罩加压通气、呼吸兴奋剂静脉注射，严重者给予呼吸机辅助呼吸。② 呛咳、误吸：患者在静脉全麻过程中出现呛咳、呕吐、误吸甚至窒息的情况，应当及时发现，立即给予吸出口咽部异物，侧身拍背，给予多拉司琼等止吐药物改善患者的症状。③ 舌后坠、喉头痉挛窒息：以压舌板下压舌根、放置口咽通气道、面罩加压通气；当发生喉痉挛时，加大吸氧流量，面罩加压通气，静脉注射地塞米松及氨茶碱，严重者给予肌松药后气管插管机械通气。

（4）全身麻醉的并发症：同下颌角切除术全麻药物的并发症。

（5）常见注射美容的并发症来自两个方面，注射材料和注射操作技术。为了规避风险并减少并发症，注射美容应当做到：① 充分了解填充物的性质、适应证、禁忌证；② 熟悉注射部位的解剖层次，熟练掌握注射技术；③ 注射过程中严格无菌操作，防止感染；④ 严格遵循美容注射的操作流程。

（六）麻醉恢复期管理

1. 麻醉恢复期管理基本工作

（1）监测和观察：监测血压、SpO_2、心电图等。密切注意患者的精神状态、呼吸情况和输液状态等情况。患者尚未苏醒时，去枕平卧，头向一侧，吸除气道异物，保持呼吸道的通畅。

（2）吸氧：全麻常规高流量吸氧，直至患者完全苏醒；或间断性吸氧 1~2 h、氧流量 2~6 L/min，保证患者口唇呈红色。若患者面色发绀，则立即加大氧流量，使 $SpO_2 > 96\%$，直至面色红润。

（3）呼吸支持：术后应当注意气道的监测，若术后未苏醒，保证呼吸道通畅，防止呕吐误吸。若患者存在发绀，先托起下颌角，保持呼吸道通畅，加压吸氧；及时吸出气道分泌物，及时解决气道梗阻等异常；必要时气管插管，或行机械呼吸，保证通气量。

（4）术后辅助镇痛治疗：静脉滴注地佐辛或者氟比洛芬酯。

（5）清醒后：若无特殊的禁忌证可饮用少量水，若有食欲则可进流质饮食。若有呕吐、腹胀等症状，则应继续禁食。

2. 麻醉苏醒期并发症的防治

（1）术后呼吸抑制是苏醒期最常见的并发症，苏醒期呼吸抑制的原因很多，包括麻醉药对中枢的残余抑制作用，或者肌松药的残余作用等。一般表现为呼吸减慢、呼吸幅度弱、潮气量少、通气量不足，甚至呼吸暂停。术后将患者转移至 PACU 后，需去枕平卧，吸氧至完全苏醒。必要时予以机械通气至呼吸恢复。

（2）术后恶心呕吐、误吸是常见并发症。误吸后易出现呼吸道梗阻，应积极防治。若发生呕吐，将头偏向一边，用吸引器将呕吐物全部吸除干净，必要时可用氟哌利多或昂丹司琼等止吐药防治。

（3）术后低血压。低血压的原因一般为血容量不足、心功能抑制或外周阻力降低，应针对原因积极防治。低血压时，加快补液速度，补充血容量，必要时用升压药维持血压在正常范围内。

（4）麻醉苏醒期常发生寒战。寒战与环境温度、全麻药用量过多、缺氧以及心理因素等相关，也与术后散热增加相关。术后注意保暖、吸氧，可静脉注射地塞米松等药物治疗。严重寒战时可予以静脉注射丙泊酚 40~100 mg 等防治。

（5）麻醉苏醒期躁动（emergence agitation，EA）。术后躁动一般是短暂的，但可导致严重的后果，甚至危及生命，应当加强防护。① 对症处理，解除诱因，常见诱因有心理恐惧、呼吸道不畅、术后疼痛、膀胱充盈等。② 术前进行心理干预，与访视的患者进行沟通，消除其恐惧心理。③ 给予充分良好的术后镇痛。④ 消除术后存在的不良刺激，如气管导管、尿潴留的不良刺激。⑤ 适当使用镇静药物，使用右美托咪定等药物静脉注射治疗。

（6）麻醉恢复期患者 > 2 h 不苏醒时则可定义为麻醉苏醒延迟。常见原因是麻醉药物相对过量。提高麻醉中用药技巧，合理搭配，用量合理，可做到手术结束时患者能够及时清醒。手术结束前及时停用麻醉药、避免低血压，可有效地预防苏醒延迟。可使用纳美芬、新斯的明、氟马西尼等拮抗药。

第七节　肿瘤整形外科麻醉的术中精确管理

肿瘤整形外科融合了肿瘤外科、整形外科和显微外科三科技术，涉及的手术主要包括原发病灶切除以及术后缺损的皮肤、肌肉、神经、骨骼及某些器官缺损的修复与重建，多科室联合手术较为多见。单纯整形外科手术中以体表肿瘤居多，依据病理类型分为良性肿瘤和恶性肿瘤。常见的良性体表肿瘤包括血管瘤、淋巴管瘤、神经纤维瘤和神经纤维瘤病（neurofibromatosis）、色素痣、脂肪瘤、黄色瘤、疣以及皮脂腺囊肿等。常见的恶性体表肿瘤包括恶性黑色素瘤、鳞状细胞癌、基底细胞癌等。处于良恶性之间的色素痣有恶变倾向，称之为交界性肿瘤。

肿瘤整形外科手术不同于先天畸形整复及美容整形，此类患者往往年龄较大，营养状况欠佳，常合并心脑血管疾病、呼吸系统疾病、内分泌疾病等慢性病史。而血管瘤、淋巴管瘤更多见于儿童。头颈部肿瘤周围毗邻神经与血管，巨大肿瘤可能压迫气道，手术创伤大，术中失血较多，围手术期并发症发生率明显增加，在很大程度上增加了麻醉管理的难度。实施精确的麻醉管理对改善此类患者的术后转归具有重要意义。本节就血管瘤手术、淋巴瘤手术、神经纤维瘤手术及其他肿瘤整形外科手术的精确麻醉管理进行详细阐述。

一、血管瘤和血管畸形

血管瘤和脉管畸形是一组较为常见的疾病，统称脉管性疾病。不同类型脉管性疾病的病理生理机制和临床治疗存在极大的差异。因此，血管瘤患者手术方式的选择和围手术期管理策略，需要个体化、精确化的管理。

（一）血管瘤和血管畸形的特点

1. 血管瘤

1982 年，Mulliken JB 首次提出基于血管内皮细胞生物学特性的分类方法，将此前传统意义的"血管瘤"（vascular anomalies）重新分为血管瘤和脉管畸形。2018 年，国际脉管性疾病研究学会（International Society for Study of Vascular Anomalies，ISSVA）针对血管瘤和脉管畸形重新分类，推荐单用"血管瘤"一词时，特指"婴幼儿血管瘤"（infantile hemangionma）。

血管瘤是一种先天性血管疾病，是婴幼儿常见的良性肿瘤。1 岁以内幼儿血管瘤的发病率为 10%，女性是男性的 3 倍，大部分发生在头、面、颈部，少数见于四肢和躯干。瘤体生长分为快速增长期、稳定期和消退期。其发病机制尚未完全明确，快速增长期血管瘤由大量血管内皮细胞增生迅速构成，为实质性肿瘤。根据 ISSVA 制定的血管瘤分类标准，血管瘤可分为 4 种类型，分别为单发型、多发型、节段型和中间型。根据肿瘤浸润深度不同，可分为 3 种类型，分别为浅表型、深在型和混合型。大多数血管瘤具有自限性，绝大多数浅表性病变也可在没有任何医疗干预的情况下自发性消退，但部分可能呈继续生长的趋势。

血管瘤的治疗方法多样，由于其生长发育和自然消退的特点，手术不作为大多数血管瘤的首选治疗。大部分病例鼓励积极干预，控制生长，目前临床上把口服 β 肾上腺素受体阻滞剂普萘洛尔为血管瘤首选药物。而其他治疗方法有外用 β 肾上腺素受体阻滞剂乳膏或免疫调节剂（咪喹莫特乳膏）、瘤体药物注射、激光、放射或冷冻、手术等。位于眼睑、鼻唇处的瘤体，通常消退缓慢，易出现明显继发畸形，可早期手术干预。

2. 血管畸形

血管畸形多于出生时即存在，随着年龄的增长成比例增长，不会自行消退，以血管扩张为特征。血管畸形表现为毛细血管、小动脉、小静脉的异常扩张，但内皮细胞无异常增殖且肥大细胞计数与正常皮肤相似。血管畸形不是一成不变的，病情经常会随年龄增大或因治疗而发展变化。依据病变血管的种类不同，通常分为毛细血管畸形、静脉畸形、动静脉畸形、淋巴管畸形和动静脉瘘。葡萄酒色斑是一种常见的先天性毛细血管畸形。

血管畸形除皮肤和皮下组织外，还可发生在黏膜以及深部组织器官内，如肌肉、颅内、肠腔、肝脏和骨骼等部位。所在位置、面积和体积大小等的不同，可以导致形态失常和功能障碍，严重者可出现反复出血，甚至大出血导致死亡。因此，我们应根据血管瘤及血管畸形的部位、大小、功能损害程度，以及就诊年龄等因素来选择合适的治疗方式及围手术期管理，目前主要治疗方式包括介入栓塞、病变硬化剂消融、外科手术以及综合治疗等。

（二）血管瘤和血管畸形手术简介

1. 硬化剂注射治疗

对以皮肤青紫、深部压缩及体位性肿块为特点的静脉畸形，血管内注射无水乙醇、泡沫硬化剂等硬化治疗是其首选治疗，临床上常用的注射治疗硬化剂有无水乙醇、曲安耐德、平阳霉素混合液、无水酒精、聚桂醇、A 群链球菌制剂及中药制剂等。用硬化剂分区、分次行瘤体内注射，使血管腔窦和间隙因硬化剂的刺激逐渐发生纤维化而闭塞，以阻止其发展并使瘤体缩小。具体方法是：局部麻醉后，先尽量挤掉瘤体内的血液，然后根据瘤体大小不同，可自一个点向不同方向注入硬化剂，根据患者年龄不同，注射量也需相应调整，小儿为 1 ~ 5 ml，成人为 10 ml 左右。拔出针头后继续压迫 5 ~ 10 min。注射后局部有肿胀，约 1 周后才消退。第二次注射应在肿胀消退之后。目前，临床上也使用放射性同位素胶体 32 P 注射，效果亦可。

2. 激光和光动力学治疗

激光治疗作为一项高新技术，已在临床中广泛应用。目前临床常应用的激光有强脉冲光（intensive pulsed light，IPL）、掺钕钇铝石榴石激光（Nd：YAG laser）、磷酸钛氧钾激光（KTP laser）、脉冲染料激光（pulsed dye laser，PDL）等。激光的优点有：出血少，小血管凝固，保持无菌状态，组织反应轻，手术操作更精确，可保留正常组织等。

血管畸形中以先天性红斑为特点的葡萄酒色斑（毛细血管或微静脉畸形）首选治疗是光动

力治疗（photodynamic therapy，PDT）。PDT 由两大重要因素构成：光敏剂和激发光源。光敏剂临床上常用的是血卟啉单甲醚。

血管瘤和血管畸形病变选择适当的治疗参数，注意剂量的个体化及从小剂量开始，治疗时配用冷却头以降低激光对表皮的热损伤并减轻术后皮肤色素沉着。如瘤体较厚，可与平阳霉素注射联合治疗，先使用平阳霉素注射治疗深层的瘤体组织，待瘤体变薄再用激光治疗。

3. 介入治疗

适用于动静脉畸形，主要目的是尽可能地清除其中的动静脉畸形血管团。破坏瘘口的血管内介入治疗有望达到"根治"的效果，如无水乙醇介入治疗。

4. 手术治疗

目前对于自然消退或其他保守治疗后效果不佳，破溃或反复出血，较大或较深，或者位于面部特殊部位的血管瘤，可考虑手术治疗，避免感染及进一步恶化等并发症；对于使用栓塞剂堵塞血管瘘口，远期常易于复发的血管畸形，可考虑手术治疗。单纯的结扎供血动脉是常见的错误治疗，会促使侧支循环的开放，加速病灶的扩张和加重。

血管结扎术可用于海绵状血管瘤，如能查出有重要的输入血管，结扎后瘤体即可缩小，可再结合其他方法如硬化剂注射进一步治疗；也可用于治疗蔓状血管瘤，或作为切除手术的辅助措施，以减少术中失血和便于手术操作的进行。而且医生可根据具体情况同时配合介入血管栓塞治疗，再在短期内接受手术治疗，可规避一定的风险且取得较好的疗效。

贯穿褥式缝合结扎术可用于治疗某些部位的海绵状血管瘤，如在舌部，可分期行贯穿褥式缝合结扎术，结扎线下方垫以细橡胶管，因血流通路的阻断和闭塞，瘤体可以逐渐缩小。

分期切除缝合术适用于面颊部面积稍大、一次切除不能直接缝合的葡萄酒色斑类毛细血管瘤的治疗；或用于面积较大的毛细血管瘤，达到切除后不再能缝合的极限后再行完全切除植皮术，以减小最终所需的植皮面积，并可取得较单纯行切除植皮术更好的外观效果。

切除或选择性切除植皮术适用于面积较大的葡萄酒色斑型毛细血管瘤，完全切除后用中厚或全厚皮片修复创面。如范围巨大，不便完全切除，可选择性地切除外露明显部位如面颈部的病变，创面以皮片或局部皮瓣修复。如为表面平整、仅肤色异常且稳定而不增长的病变，因行皮瓣移植后肤色仍可能与周围正常皮肤有明显差别，故决定手术时应该慎重。

切除或不全切除缝合术适用于海绵状、毛细血管-海绵状、蔓状血管瘤等。这些类型的血管瘤，均应以完全切除为原则。但如病变广泛，境界不清，难以完全切除，或侵犯重要器官，完全切除将造成严重而不易修复的缺损畸形，例如包括全口唇、舌、眼睑等部位的海绵状血管瘤，也可在非手术疗法的配合下行不全切除术，以改善功能和形态。实施不全切除术后，可因导致原有血流运行秩序的紊乱而取得稳定的治疗效果，或残留部分因栓塞纤维化而消失。范围较广，波及深部组织如肌肉特别是骨骼的血管瘤，切除时可能发生难以制止而致命的出血，术前须有充分的评估和准备。为了减少术中失血和保持手术视野的清晰，面颊部手术中必要时可以先行颈外动脉结扎术，四肢手术可使用止血带。有的海绵状血管瘤可以先经硬化剂注射治疗后再行手术，也是减少失血的可行方法。

（三）血管瘤手术的麻醉管理

1. 术前评估与准备

进行血管瘤治疗及手术的患者年龄跨度大，涉及新生儿到老年人的各个年龄段，其中婴幼儿的比例相对较高。对于小儿麻醉的术前评估，需要了解母体妊娠期的健康状况、新生儿分娩情况，以及近期上呼吸道感染情况，避免气管插管操作或使用氯胺酮后出现难治性支气管痉挛。小儿体格检查除了解一般情况外，还需要注意患儿发育情况和营养状况，有无合并其他先天性畸形及并发症等特殊情况。

当面部、颈部、头皮区、上胸部、上肢发生直径大于 5 cm 的大面积节段性血管瘤时，需警惕 PHACE 综合征。PHACE 综合征是一种以后颅窝畸形、全身多处大面积血管瘤、动脉病变、心脏缺陷、主动脉狭窄、眼部异常为特征的先天性发育缺陷，少数患儿合并腹部及胸骨发育缺陷。当患儿腰部及以下区域出现直径大于 2.5 cm 的大面积节段型血管瘤时，需警惕另一种发育缺陷，即 LUMBAR 综合征。LUMBAR 综合征的特点是下体血管瘤、泌尿生殖系统异常、溃疡、脊髓病、骨发育异常、肛门直肠畸形、动脉异常及肾脏异常。体格检查可发现患儿明显的发育缺陷，如体表大面积血管瘤、腹部和胸骨的发育异常以及神经症状，需进行 MRI 检查评估颅脑、内脏及脊柱等是否异常。

血管畸形的类型、危害和治疗都有很大差异，涵盖了从几乎不需治疗的小红斑到凶险并可因出血、心力衰竭等危及生命的血管性肿块。对于血管畸形患者，术前评估应重点关注病变的类型、波及范围、深度。

血管畸形的好发部位为头、面、颈部，口腔内、咽喉部以及颈部的病变也较多见，术前可以借助彩色多普勒超声、CT、MRI 等影像学检查，评估气道的情况，估计插管困难或有无明显呼吸道梗阻。根据呼吸道梗阻的部位、程度，气管插管的难易程度，选择合适的通气技术。血管畸形是手术范围广、失血较多的大手术，如严重的动静脉畸形，术前应检测患者的贫血及凝血功能情况，有无高血压或严重低血压，结合辅助检查及影像学检查结果，评估术中出血情况，必要时提前准备输血治疗。

对于血管瘤及血管畸形患者，常需进行反复多次的麻醉下治疗。因此，需要询问患者麻醉史、用药过敏史（包括麻醉药物、造影剂、光敏剂等）、术后不良反应（如使用麻醉药后恶心、呕吐）等。血管瘤和血管畸形患者常合并其他畸形和基础疾病，麻醉前访视除了重点了解患者的一般情况、身体发育和营养情况外，还需详细询问病史，进行体格检查，并与外科医师共同讨论，完善必要的术前彩色多普勒超声、MRI、CTA 等辅助检查，以及进行气道、凝血功能、其他器官功能等相关评估。

2. 麻醉方法和麻醉药物的选择

（1）全身麻醉：全身麻醉是血管瘤和脉管畸形治疗与手术常用及理想的麻醉方式。对于婴幼儿、过度焦虑不能够配合、病变面积大、软组织位于深层以及手术难度较大等情况，应首先考虑选用全身麻醉。在葡萄酒色斑的光动力治疗中，因治疗过程需要 30 min 以上，同时需要患者固定体位，故也应选择全身麻醉。

全身麻醉可以提高患者的舒适度，血管瘤患者多为婴幼儿，由于其不配合性、不能耐受手术操作，全身麻醉能够让患者在无意识的状态下接受手术，避免患者由于过于恐惧出现应激反应而影响治疗效果。此外，全身麻醉安全系数大，给药方便，可通过建立的静脉通道，静脉注射或滴注，麻醉深度可控性强，易于掌握。

在全身麻醉诱导过程中，目前临床实践过程中多应用静脉麻醉诱导，而对于外周静脉开放困难、极不配合的小儿，也可以选择吸入麻醉诱导，通常使用带有水果香味的5%~7%七氟烷。麻醉科医师多采用静吸复合麻醉，也可根据其习惯选择全凭静脉麻醉或全凭吸入麻醉进行术中麻醉维持。临床上可使用脑电双频指数（BIS）指标，科学有效地监测镇静深度，BIS通常维持于40~60之间。

（2）局部麻醉和基础麻醉：局部麻醉是整形美容手术最常用的麻醉方法之一。对于病变位于皮肤浅表层，且面积小，神志意识清，能耐受手术操作，可与手术医师配合的患者，可选择局部麻醉。

对于不能耐受局部麻醉下血管瘤治疗及手术的患者，也可以选择基础麻醉，即在局部麻醉或未用麻醉进行操作时，为克服因手术引起的不适和心理恐惧，根据受术者的情况静脉注射一种或两种以上的静脉麻醉药，可以同时运用镇静药及镇痛药的协同作用，从而达到满意的麻醉效果，并有效降低应激反应，增加患者的舒适度。对于小儿的瘤体内药物注射治疗或范围较小的血管瘤切除术，可选择肌内注射或静脉注射氯胺酮，使患儿处于浅睡眠状态，呼吸一般不被抑制，并具有深度镇痛作用。

（3）神经阻滞、椎管内麻醉：神经阻滞、椎管内麻醉都是局部麻醉的一种特殊形式，但麻醉效果要优于局部麻醉效果。如遇手术时间冗长及复杂的手术，为延长麻醉时间，扩大手术范围，可选择神经阻滞及椎管内麻醉。对于颈部血管瘤手术，可行颈丛神经阻滞。对于肩部以下的上肢血管瘤手术，特别是手部及前臂的血管瘤，可选择臂丛神经阻滞。臂丛神经阻滞有肌间沟、锁骨上及腋窝内等多种入路方法，但以肌间沟法应用最多，以腋路法最安全。

椎管内麻醉包括硬膜外麻醉、蛛网膜下腔麻醉、腰硬联合麻醉和骶管麻醉。硬膜外麻醉的优点在于镇痛完善、受试者清醒、对生理扰乱轻，且麻醉时间不受限制，国内应用广泛。颈部硬膜外麻醉主要用于双侧上肢、双肩部、锁骨及双腋窝部位的手术；上胸部硬膜外麻醉用于乳房部位的手术；腹部硬膜外麻醉用于腹部、腰部及臀部、大腿血管瘤手术；下腹部、下肢及会阴部的血管瘤手术可以选择蛛网膜下腔麻醉或腰硬联合麻醉；肛门、阴道、会阴部及尿道的血管瘤可选择骶管麻醉。术前也可联合给予足量的镇静剂和麻醉镇痛药。若手术时间较长，仍以选择全身麻醉为明智。

（4）麻醉药物的选择：根据不同麻醉方法及患者年龄决定麻醉用药及给药途径。由于血管瘤大多为体表手术，手术过程中要求麻醉平稳、镇痛完全，对肌松的要求不高，因此静脉麻醉药（如依托咪酯、丙泊酚、氯胺酮）、阿片类药物（如芬太尼、舒芬太尼、小剂量静脉泵注瑞芬太尼）、吸入麻醉药（如七氟烷、地氟烷）、肌松药（如罗库溴铵、顺阿曲库铵）等都可作为选择。麻醉、肌松与镇痛药物的选择可根据个人习惯，但行激光或光动力治疗的血管瘤患者对镇痛的要求较高，因此建议选择中效阿片类药物，以及加强术后镇痛。对于椎管内麻醉，局麻药首选利多卡因及布比卡因。对于神经阻滞，局麻药首选罗哌卡因。

3. 术中管理

1）监测

在静脉基础麻醉、神经阻滞和椎管内麻醉的过程中，应予以基本生命监测，包括持续监测SpO2、心率、无创血压、心电图等。全身麻醉过程中，麻醉科医师应持续监测患者的通气和循环情况。通气监测包括呼吸频率、呼气末二氧化碳分压、气道压力等；循环监测包括 SpO2、心电图、心率、无创血压。对于预计失血量多的血管瘤或血管畸形手术患者和基础疾病较多的患者，应予以持续动脉有创血压监测，以及中心静脉压、心脏指数、心输出量、尿量监测等。对于手术时间长、手术部位暴露过多的患者，特别是婴幼儿患者，在全身麻醉中也要随时监测患者的体温，以协助诊断和治疗低体温、高体温以及恶性高热。

2）血管瘤手术中特殊管理

（1）循环管理：小儿术中需要注意根据体重及禁食时间，合理补充液体需要量（包括术前缺失量、维持量、失血和第三间隙液体）。

严重的动静脉畸形及手术范围大的血管畸形，往往因创伤大、时间长而使失血量增加，病变切除前止血困难，手术过程中失血较多。麻醉科医师应加强围手术期循环监测与管理，及时补充晶体液与胶体液，必要时予以输血治疗。术中可小剂量使用血管活性药物，常用的缩血管药物有去氧肾上腺素、麻黄碱或去甲肾上腺素。

光动力治疗中注射血卟啉类光敏剂后，应注意患者是否出现低血压、心动过速、心动过缓、心律失常，甚至心脏停搏等过敏性休克现象。

（2）呼吸管理：对于血管瘤或血管畸形累及口腔内、咽喉部或气管内的患者，在行麻醉诱导气管插管时，操作务必轻柔，以免瘤体破裂出血，引起相应并发症甚至窒息死亡。一旦出现瘤体阻挡呼吸道，存在气管插管困难可能，应在表面麻醉下清醒气管插管，必要时用纤维支气管镜引导气管插管，或多种技术联合应用，操作尽可能轻柔，以免患者呛咳导致瘤体破裂出血。对于术前评估有明确插管问题的患者，先行气管切开也不失为一种明智的选择。全身麻醉需要性机械通气，婴幼儿可采用压力控制通气模式，气道压保持在 12～15 cmH$_2$O（调节 PetCO$_2$ 在 32～35 mmHg）。在患者行局部麻醉联合基础麻醉的情况下，维持自主呼吸，必要时通过鼻导管或面罩吸氧。

（3）体温管理：新生儿、婴幼儿体温调节机制不健全，全身麻醉下体温易受环境温度的影响。临床上可以采用术前手术室温度控制在 26～32℃、手术台上增加加温毯及输液加温等措施维持患者体温。新生儿和早产儿对体温管理的要求应更高，麻醉科医师应注意转运过程中的保暖措施。少数患者在光动力治疗中注射血卟啉光敏剂后出现体温升高，术中及术后复苏阶段要掌握患者体温变化，必要时予以物理降温治疗。

（4）激光手术术中管理：激光对人体的伤害主要是眼、皮肤的伤害，不同的波长及不同的发射方式对眼、皮肤造成不同部位及不同程度的损伤。激光可损伤眼部的角膜、晶状体及视网膜。操作人员及处于同一空间的医护人员皆需佩戴相应波长的激光防护眼镜，尽可能着长袖工作服，患者需用黑色眼罩或浸湿的纱布覆盖眼睛。操作时应注意激光头除对准治疗区域外不可随便转向，并在准备发射时方可将 "Standby" 转位 "Ready"。

对于咽喉部及气管内血管瘤病变的激光手术，最独特的风险是气管内导管燃烧，导致气道内着火。麻醉科医师应选择不易燃烧的气管导管，有条件可用金属导管；在使用激光时，给予患者安全氧合的最低吸入氧浓度，降低气道着火的风险；提前制订定好导管被激光穿破时的紧急预案。

4. 术后管理与镇痛

为确保患者术后安全，接受全身麻醉、基础麻醉、神经阻滞和椎管内麻醉的患者均应术后进入 PACU 进行麻醉后恢复。患者入 PACU 后吸氧，必要时给予呼吸支持。加强监测，包括心电图、血压、SpO_2、呼吸、体温等。

应根据患者的病情、手术、基础疾病等采取个体化、多模式术后镇痛措施。对于行光动力治疗的葡萄酒色斑患者，术后在麻醉药物作用未完全消失前，应主动给予小剂量长效镇痛药。术后给予治疗部位局部物理降温，也可能需要追加镇痛药，减缓治疗部位皮肤的烧灼疼痛感，也可以选择使用强效阿片类药物的患者自控静脉镇痛（patient-controlled intravenous analgesia，PCIA），在术后 24～48 h 进行术后早期镇痛。对于没有禁忌证的患者，静脉使用非甾体抗炎药或者对乙酰氨基酚可减少阿片类药物用量，改善镇痛质量。

二、淋巴管瘤手术的麻醉管理

（一）淋巴管瘤的特点

淋巴管瘤系由淋巴管内皮细胞过度增生，或淋巴管扩张而形成的良性肿瘤。淋巴管瘤往往出生时并不明显，至幼儿时期肿瘤增大后始被发现。瘤体无包膜，具有生长较速和向周围组织浸润的特性，以儿童期尤为显著。临床上分为毛细管型、海绵型、囊肿型等，以海绵型最为多见。有时两种淋巴管瘤混同存在，称为混合型淋巴管瘤。

1. 毛细管型淋巴管瘤

由扩张的微淋巴管或小淋巴管构成，多发生在皮肤深层或皮下组织内，呈疣状或结节状，柔软且稍有压缩性。常位于面部、胸腹部或四肢，又称为皮肤局限型淋巴管瘤。较表浅、发生于真皮层或口腔黏膜下者，呈浅黄色或淡红色、透明凸出、似粟粒样密集的小囊泡。

2. 海绵型淋巴管瘤

由显著扩张屈曲的淋巴管构成，部位较深，并形成多房性腔隙，内含淋巴，好发于颈、唇、舌及颊部。体积较大者可使局部组织变形，并影响功能，如巨舌、巨唇等。其大小形状不随体位而发生显著改变。肿物稍有压缩性，质稍韧，中央为较实韧的结缔组织，穿刺可得黄色透明液体，易继发感染。海绵型淋巴管瘤混有血管瘤成分者，称为海绵型血管淋巴管瘤。

3. 囊肿型淋巴管瘤

囊肿型淋巴管瘤，又称水囊瘤，最常见于颈后三角，亦可见于腋窝或腹股沟部。颈水囊瘤可向四周广泛扩展，上可达腮腺、口底、舌等部位，下可至锁骨上窝、腋窝、纵隔等部位。表面皮肤正常，但囊内所含液体混有血液时呈淡蓝色。肿物柔软，有波动和分叶感，与深部组织间固定、不能推移。囊壁薄，除合并出血或感染外，透照试验均可以透光。当发生出血、继发感染或瘤体迅速增长而体积急剧胀大时，可压迫呼吸道、消化道，甚至引起梗阻症状。

（二）淋巴管瘤的手术治疗及非手术治疗

淋巴管瘤的治疗因类型而不同。对于毛细管型淋巴管瘤，发生于口腔黏膜者，一般无须治疗；发生于皮肤者，可行切除缝合或切除植皮术。海绵型或混合型淋巴管瘤常为弥漫浸润的肿物，边界不清，多数仅能做部分切除以改善外形和功能，如巨唇、巨舌的治疗。囊肿型淋巴管瘤的治疗主要为手术切除，一经确诊应及早手术，避免继续发展致出现压迫症状，并增加手术难度。此类型淋巴管瘤不能自行消退，术中应尽可能完整切除。非手术疗法包括放射线照射，疗效欠佳，且有发生放射性皮炎、软组织骨骼发育障碍等并发症之弊，并增加日后手术难度；硬化剂注射并不能治愈该类型淋巴管瘤，其导致的纤维组织增生可能致使以后手术治疗的难度增大。

（三）淋巴管瘤手术的麻醉管理

1. 术前评估与准备

淋巴管瘤手术常见于儿童。淋巴管瘤常环绕呼吸道浸润生长，儿童颈短，易导致呼吸道梗阻和变形，因此术前应充分评估气道情况。气道评估包括喉、声门和气管的检查，X线片仅能粗略判断颈段气道情况，CT检查是可靠的手段。根据患儿术前气管受压及有无呼吸困难风险选择不同的麻醉诱导及插管方法。

2. 气道管理

儿童咽喉黏膜组织脆弱，呼吸道狭窄，尤其是声门与环状软骨处易发生喉水肿，麻醉诱导前应提早使用激素，喉镜暴露及气管插管动作要温柔，术中保持麻醉平稳，浅麻醉下易引起患儿吞咽和呛咳，造成喉水肿。插管后仔细听诊双肺呼吸音，确定导管深度后仔细固定气管导管。头颈部手术操作极易使气管导管在气管内上下移动，造成单肺通气或窒息。

对有呼吸道梗阻症状或倾向的患儿，应首选慢诱导充分表面麻醉，保留自主呼吸插管。避免使用肌松药快速诱导后肌肉松弛，肿瘤失去颈部肌肉的牵引，进一步压迫气道，造成急性呼吸道梗阻。

3. 循环管理

头颈部有丰富的神经及反射感受器，术中操作牵拉或刺激可致迷走神经或颈动脉窦反射性心动过缓、血压下降甚至心搏骤停。因此麻醉科医师应密切监测患儿血流动力学改变并准备抢救药品。术中加强心电监护，发现心率减慢时即暂停手术操作，必要时给予阿托品，待心率恢复后再继续手术。

另外，颈部巨大淋巴管瘤常与颈总动脉、颈静脉关系密切，术中可能发生大出血，故建立中心静脉通路，加强输液、输血管理至关重要。术中应根据心率、血压、出血量、尿量及循环变化补充循环容量。

4. 体温管理

婴幼儿体温调节机制不全，易受麻醉药、环境温度、输液等因素影响。若手术时间较长，出血量多，液体入量较多，应密切监测体温变化，避免因低体温导致的循环不稳定和苏醒延迟。

5. 术后拔管

手术后应严格掌握拔管的适应证，待患儿吞咽、自主呼吸恢复，潮气量满意后方可拔管，确保患儿的生命安全。

颈部巨大淋巴管瘤的患儿因气管长期受压，受压局部出现气管软骨软化。当肿瘤切除后，由于气管周围组织所起的支架作用消失，可发生气管塌陷，造成气管阻塞。巨舌症的患儿，术后舌体、口底、咽部肌肉的活动尚未完全恢复，巨舌活动受限，拔管后可因舌体后坠而阻塞声门，若咽喉合并残余肿瘤，则更易发生呼吸道梗阻，应及时判断并处理。

为防止窒息尤其是延时发生的窒息，可以选择延期拔管或预防性气管切开，因气管切开本身存在并发症，一般尽可能避免。对于术前已有呼吸道梗阻症状、巨舌症、肿瘤压迫气管造成移位的患儿，或肿瘤已明显侵犯咽腔者，可延期拔管，必要时采取气管切开，避免意外发生。对于延期拔管的患儿，拔管时应做好急救气管切开准备。

三、神经纤维瘤、神经纤维瘤病手术及其他肿瘤整形外科手术的麻醉管理

（一）神经纤维瘤和神经纤维瘤病的特点

神经纤维瘤，系起源于神经纤维或末梢神经轴索鞘的施旺细胞及神经束膜细胞的良性肿瘤，常见于皮肤组织（**图 4-16**）。神经纤维瘤可独立发生，也可作为 I 型神经纤维瘤病的表现之一。依据其发生部位的不同可分为三型：① 皮肤型，为肉色、大小不一、带蒂的柔软结节，可密布全身；② 皮下型，沿受累神经走行，呈串珠样分布的皮下结节，按压式出现沿神经传导的疼痛或感觉异常；③ 丛状型，约 50% 的患者出现，累及多条神经或神经丛，可形成巨大的肿块，松弛下垂，呈囊袋状，表面皮肤色素沉着。良性神经纤维瘤有 2%～5% 的概率转化为恶性神经鞘瘤，5 年生存率低于 20%。

神经纤维瘤病是神经纤维瘤累及皮肤、骨骼、中枢神经、内分泌等几个系统的全身性疾病。

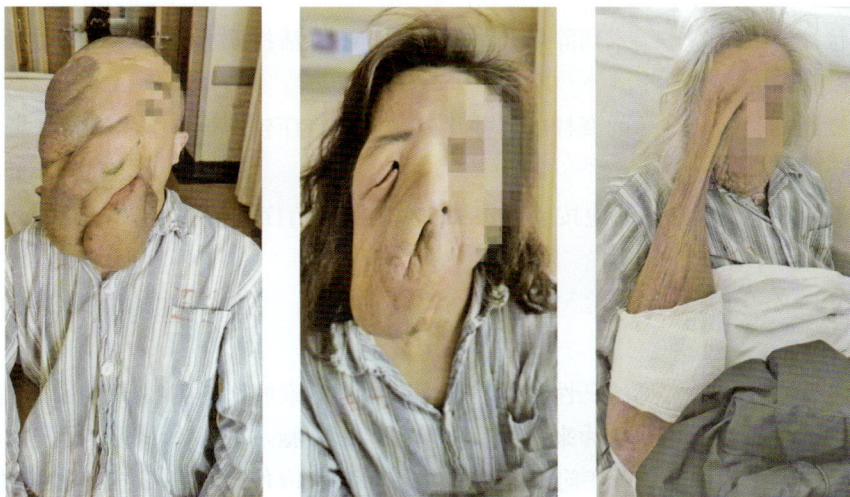

图 4-16 不同部位神经纤维瘤的临床表现

神经纤维瘤病分为三型，其中Ⅰ型神经纤维瘤病占总发病率的90%，常合并皮肤色素沉积，临床表现为皮肤牛奶咖啡色斑和雀斑样痣，可引发心、肾、骨骼等损害，若为躯干巨大神经纤维瘤，则严重影响身体外观及功能，手术是最直接有效的治疗方法之一。

Ⅰ型神经纤维瘤病的诊断标准：对同一患者存在下列7条表现中2条或2条以上者即可诊断。① 周身可见6个或6个以上的咖啡牛奶斑（青春期以前患者，斑片直径大于5 mm，成人患者斑片直径大于15 mm）；② 2个或2个以上皮肤型/皮下型神经纤维瘤，或一个丛状神经纤维瘤；③ 腋区或腹股沟区雀斑样痣；④ 视神经胶质瘤；⑤ 2个或2个以上的Lisch结节（虹膜色素错构瘤）；⑥ 特征性的骨骼病变，如蝶骨发育不良，胫骨假关节形成，长骨皮质菲薄等；⑦ 一代血亲（父母、同胞及子女）中存在经正规诊断标准确诊的神经纤维瘤病患者。

除Ⅰ型神经纤维瘤病以外，另有Ⅱ型神经纤维瘤病，符合下列三种表现之一者，即可诊断：① 影像学证实的双侧听神经瘤；② 患有神经纤维瘤、脑膜瘤、胶质瘤或神经鞘瘤，且一级亲属中有被确诊的Ⅱ型神经纤维瘤病者；③ 患有青少年型后囊下白内障，且一级亲属中有被确诊的Ⅱ型神经纤维瘤病者。

神经纤维瘤的一般诊疗过程如下：

（1）详细了解病史，家族史尤为重要。

（2）根据典型的临床表现即可诊断，必要时活检确诊。

（3）全身检查，是否有其他特征性病变，排除或确诊为Ⅰ型神经纤维瘤病。

（4）治疗以手术切除为主。

（二）神经纤维瘤的治疗

（1）皮肤型和皮下型神经纤维瘤病灶数量多，分布于全身各处，可部分切除改善外观。二氧化碳激光也可用于切除，操作简便快捷，止血效果好，但易遗留瘢痕，主要用于躯干部病灶的治疗。

（2）咖啡牛奶斑，如位于面部、颜色较深而明显影响外观，可尝试激光治疗。

（3）丛状神经纤维瘤需手术切除后修复。对于经组织活检证实已有恶变的患者，应立即接受根治手术以及相应后续治疗。

（4）神经纤维瘤病所合并的脊柱畸形往往较严重，治疗较困难，手术常常需把整个脊柱固定才能接近矫正的目的。

（5）对于颅面部继发畸形，应按颅面外科的原则制订治疗方案。

（三）其他常见体表肿瘤

1. 常见的体表良性肿瘤

（1）色素痣：体表最常见的良性肿瘤，通常由含有色素的痣细胞组成，因细胞内含有黑色素颗粒而呈现黑色，目前主要认为来源于表皮的黑色素细胞。色素痣依据其在皮内的关系，可分为交界痣、皮内痣和混合痣。任何部位的色素痣面积在144 cm^{2}以上，或直径超过20 cm，或肢体、躯干痣面积大于900 cm^2，被称为巨痣。巨痣与普通色素痣相比，累及深度大、恶变概率高。因此，巨痣患者术前需进行影像学检查，以排除中枢神经系统受累。

根据色素痣的大小和部位，选择恰当的治疗方法。目前色素痣的治疗方法主要是手术切除和激光祛除。对于小于 3 mm 的色素痣，一般采用激光祛除，也可行电离子治疗、气化烧灼等方法。较大的色素痣需要手术切除，特别是巨痣应尽快完全切除。手术方法包括植皮、皮瓣、组织扩张器或利用患者自己的健康皮肤所做的组织培养等。皮肤软组织扩张术适用于范围广，一次性切除的组织可能产生较大的皮肤张力，术后形成严重瘢痕的病灶，因此首选皮肤扩张修复术。植皮术是色素痣手术的次要选择，植皮术技术简单，但难以避免色差和挛缩，尤其在面部难以达到美容性重建的效果。对于难以手术全切者，可结合非手术治疗，比如激光、电离子或冷冻治疗，也可以减少色素细胞，降低恶变概率。

（2）皮肤纤维瘤：皮肤的一种反应性增生性病变，多见于成年人，好发于四肢、肩背等处。病灶主要位于真皮层，由成纤维细胞、组织细胞与胶原纤维组成，依其含量不同，又分为纤维型皮肤纤维瘤和细胞型皮肤纤维瘤。

（3）脂肪瘤：起源于脂肪组织，是一种由成熟脂肪细胞组成的常见良性肿瘤，多由单发或多发的大小不等的扁平团块构成，并被由纤维组织构成的间隔分割成多叶状。临床上脂肪瘤的主要治疗方式为手术切除。一般选择局部麻醉，对于病灶数量多、范围广或耐受程度差的患者，也可选择全身麻醉或静脉基础麻醉等其他麻醉方式。

（4）黄色瘤：简称黄瘤，由充满脂质的组织细胞和胞质内含有泡沫的巨细胞构成的良性肿瘤。

（5）皮肤囊肿：包括皮脂腺囊肿、皮样囊肿及表皮样囊肿。皮脂腺囊肿，指因皮脂腺导管堵塞后，腺体内分泌物聚集而形成的囊肿，又称为粉瘤或皮脂囊肿，多见于皮脂腺分泌旺盛的青年。皮样囊肿，是一种由表皮细胞形成的较为罕见的囊肿，在胚胎发育过程中表皮细胞与沟槽融合时误被卷入，偏离原位而沿胚胎闭合线处形成的先天性囊肿。表皮样囊肿，又称为外伤性表皮囊肿、上皮囊肿或表皮包涵囊肿，多为外伤异物刺入后，皮屑经创口进入皮下，缓慢生长而形成的囊肿。皮肤囊肿的主要治疗方案为手术切除。皮肤囊肿继发感染时，应先控制炎症，暂缓手术，待炎症完全消散、情况稳定后，再行囊肿摘除术。

2. 常见的体表恶性肿瘤

（1）基底细胞癌：又称基底细胞上皮瘤，是常发生于有毛部位的表皮基底细胞或皮肤附件的一种低度恶性肿瘤，主要由间质依赖性多能基底样细胞组成。

（2）鳞状细胞癌：又称表皮样癌或棘细胞癌，是一种起源于表皮或附属器角质形成细胞的恶性肿瘤，癌细胞倾向于不同程度的角化。

（3）恶性黑色素瘤：是一种起源于皮肤黑色素细胞的高度恶性肿瘤，可发生于皮肤、眼球、消化道、生殖系统等部位，但以皮肤恶性黑色素瘤最为常见。

（四）神经纤维瘤手术及其他肿瘤整形外科手术的麻醉管理

1. 气道与呼吸管理

呼吸系统的术前评估是Ⅰ型神经纤维瘤病患者麻醉管理的重要组成部分。神经纤维瘤病可累及气道、肺、纵隔及胸壁，部分可迅速发展出现气道压迫症状。当神经纤维瘤发生于喉部时，可影响杓状会厌壁或杓状软骨，出现单侧声带麻痹；发生于咽旁间隙的巨大纤维瘤可压迫气道；舌咽神经纤维瘤或纤维瘤侵犯喉入口的患者，在麻醉诱导后可能出现气道梗阻。麻醉医师术前应仔细评估病情，若患者术前即出现呼吸困难、喘鸣、失声或声音改变、言语困难等症状，提示有气道不完全梗阻可能，应进行喉镜、CT、MRI等检查，并了解手术范围，制订详细的麻醉计划。

建立气道的方法：主要有经口插管、经鼻插管和经气管造口插管。首选经口气管插管，可防止气管导管对鼻腔黏膜造成损伤，但此方法不利于术后带管呼吸。经鼻气管插管有利于术中固定和防止头部位置变动时管道脱落，避免影响手术医生对头颈部肿瘤的操作，且利于术后带管。因此对于术后可能出现呼吸道梗阻或呼吸困难的患者，最好采取经鼻气管插管或经气管造口插管的方法，以确保呼吸道通畅。

气管插管方式：可选择快诱导静脉麻醉下插管、清醒表面麻醉下插管、吸入麻醉下插管等，采用的窥视声门工具包括普通喉镜、可视喉镜、硬质喉镜、纤维光导喉镜以及可视软镜等，困难气道工具还包括喉罩、气管食管联合导管、盲探气管插管工具、光索、环甲膜切开、经皮气管切开装置等。若患者术前无明显呼吸困难表现，影像学资料证实没有呼吸道梗阻，快诱导插管可减轻患者痛苦；如果术前存在明显的气道梗阻表现，应采用清醒纤维支气管镜引导气管插管；如果手术范围涉及上气道，瘤体切除术后依然会有气道梗阻的可能性，可以直接采用气管切开导管进行通气。

术中呼吸支持：建立气道后连接麻醉机进行机械通气，根据患者具体情况设置呼吸机参数，注意观察 SpO_2、呼气末二氧化碳分压和血气分析结果，随时进行调整。麻醉医师术中应密切关注导管位置，防止导管扭曲、折叠及滑脱。约10%的I型神经纤维瘤患者并发胸椎畸形，严重的胸椎弯曲虽然不甚常见，但严重者肺活量减少，甚至出现呼吸衰竭。

2. 麻醉选择

麻醉选择视神经纤维瘤大小、位置、切除范围等而定。除外腹壁和下肢纤维瘤切除可以采用椎管内麻醉，上肢纤维瘤切除术可采用臂丛神经阻滞外，其他部位手术应该选择全身麻醉，以确保术中无痛和安全。

全身麻醉诱导与维持：采用全凭静脉麻醉或全吸入麻醉或静吸复合麻醉，利用镇痛药、静脉或吸入麻醉药和肌松药的相互协同作用，达到理想的麻醉状态。可以选择静脉或吸入麻醉诱导，术中丙泊酚靶控输注或持续输注维持，吸入七氟烷维持等；镇痛药给予阿片类药物；肌松药选择去极化肌松药（如琥珀胆碱）或非去极化肌松药（如罗库溴铵、顺阿曲库铵、维库溴铵等）。术中麻醉维持多主张直接采用微泵泵注或靶控输注，以避免患者出现体动反应。

3. 手术中常用的抗凝解痉药物

当肿瘤局部面积过大或范围过广时，手术切除后往往留下较大的组织缺损，无法直接拉拢缝合，此时需要有血供的皮瓣移植修复。

（1）低分子右旋糖酐：低分子右旋糖酐的相对分子质量约为40 000，浓度为10%，与血浆相比渗透性更高，其胶体渗透压是白蛋白的两倍。

主要作用：① 提高血浆胶体渗透压，可提供6 h的扩容效果；② 降低血液黏滞性，改善微循环，防止休克后期的血管内凝血；③ 抑制凝血因子II的激活，使凝血因子I和VIII活性降低，抗血小板黏附聚集，从而防止血栓形成；④ 对白细胞粘连具有良好的流变学效果，可能对缺血再灌注损伤有益。

主要适应证：① 失血、创伤及中毒性休克，早期预防因休克引起的弥散性血管内凝血（disseminated intravascular coagulation，DIC）；② 血栓性疾病，如脑血栓形成、心绞痛和心肌梗死、血栓闭塞性脉管炎、视网膜动静脉血栓等；③ 肢体再植和血管外科手术，提高血管吻合和再植成功率。

（2）山莨菪碱：其主要作用是解除血管痉挛，改善微循环，故可用于治疗休克。

（3）双嘧达莫：双嘧达莫在显微外科手术时用来降低血小板凝聚，抑制血栓形成，术中静脉输注双嘧达莫后，创面出血不易凝固。

（4）妥拉唑林和酚妥拉明：α 肾上腺素受体阻滞剂，扩张血管。

（5）肝素：过去在吻合血管时全身用肝素，现已较少应用，只在特殊情况下由有经验的医师使用。肝素抗凝及改善微循环的效果很好，用法为：局部用稀释肝素冲洗，用注射器向血管吻合口做局部灌洗或冲洗。

（6）局麻药：可用 0.25% ~ 0.5% 利多卡因或 0.5% ~ 2% 普鲁卡因溶液做吻合口局部冲洗，但这样的用法吸收作用微乎其微。一般可加在肝素稀释溶液中使用。

4. 术中特殊技术的应用

（1）控制性降压：在巨大的神经纤维瘤手术及需要皮瓣修复的手术中，为减少失血和保持术野清晰，可以采用控制性降压。手术结束前将血压回升至接近基础水平，避免因降压状态下止血不完善而造成术后创面再出血。

（2）低温技术：低温的目的在于降低体内重要器官尤其是脑的代谢，使耗氧量减少，从而显著延长机体耐受缺血缺氧的时间。在整形外科手术中，低温常被应用在创伤大、出血多和涉及颅脑部的手术，例如巨大的颌面神经纤维瘤、颅颌面复杂畸形整复等手术。低温实施中降温的程度应视手术或治疗的具体情况而定。大多数整形外科手术不需阻断全身或大血管血供，仅以降低代谢、减少氧耗为主要目的，较多采用的是实施浅低温 30 ~ 34℃。在某些特殊病例中，如需阻断大血管（如颈动脉）血供或进行复杂的颅面手术，则宜将温度降得更低些，以减少脑组织受压和脑缺血缺氧引起的损害。

5. 术中监测

由于肿瘤整形外科手术时间长，在头面部手术中，手术医生需站在患者头部周围，致使麻醉医师远离患者呼吸道，因此加强术中监测十分重要。

（1）常规监测：常规监测心电图、无创血压、SpO_2，长时间手术需留置导尿管，监测尿量。

（2）血流动力学监测：有创动脉压监测可以实时反映循环状态，通常采用足背动脉或桡动脉穿刺置管，通过动脉换能器将动脉压力转换成为电信号，经微机处理后以数字表达。虽然每搏心跳均能显示血压值，但监测时动脉血在管道内并非全程流动，因此每隔一段时间需用肝素水冲洗，以防止血液凝固而影响测压结果。

中心静脉压的相对变化提示有效循环容量的变化，为术中输血、输液提供参考，通常采用颈内静脉穿刺置管、锁骨下静脉穿刺置管或股静脉穿刺置管。

（3）混合静脉血氧饱和度（SvO_2）测定：心肺功能中重度下降的患者可考虑动态监测 SvO_2（正常范围为 68%～77%，平均为 75%）。SvO_2 低于 60%，通常提示组织耗氧增加或心肺功能不全。通过测定 SvO_2 来计算动静脉血氧含量差，能较准确地反映心输出量。Waller 等曾指出 SvO_2 和心脏指数、每搏指数及左心室每搏指数之间有很强的相关性。当 SvO_2 下降，而动脉血氧饱和度和耗氧量尚属正常时，则证明心输出量也是降低的。因此，目前认为混合静脉血氧饱和度测定对合并严重心肺疾病的监测具有重要价值。

（4）呼气末二氧化碳分压（$PetCO_2$）监测。监测 $PetCO_2$ 的优点：① 依据呼气末二氧化碳波形判断气管导管是否位于气管内。② 指导呼吸参数设定，如 $PetCO_2$ 越来越高，说明通气量不足，有二氧化碳蓄积；反之，如 $PetCO_2$ 越来越低，表明过度通气。③ 如果呼气末二氧化碳波形呈一直线，通常提示气管导管脱落。④ 如果 $PetCO_2$ 超乎寻常地下降，提示有大量失血的可能。

（5）麻醉深度及肌松监测：术中采用 BIS 监测麻醉深度，采用肌松监测仪监测肌松程度，使患者维持在合适的麻醉水平，避免麻醉过浅造成患者体动反应，导致术中知晓甚至影响外科操作；避免麻醉过深导致术后苏醒延迟。

（6）血气分析、血红蛋白及红细胞压积测定：术中测定血气分析可以避免缺氧、二氧化碳蓄积及酸碱平衡失调；明确血糖值，防止高血糖或低血糖发生；明确钾、钠、氯等电解质值，维持血电解质稳定；大手术测定血红蛋白及红细胞压积可以指导术中输血及保持适宜的血液稀释程度。

6. 容量治疗

容量治疗不仅仅是为了维持血流动力学稳定，避免血容量超负荷，并保证正常的凝血功能与肾功能，更重要的是保证组织氧供，优化组织灌注，因此选择合适的血浆代用品是容量治疗安全有效的关键。麻醉科医师应该根据患者的病情特点、血压、中心静脉压以及尿量变化等选择合适的血浆代用品，补足术前禁食、手术创伤、麻醉引起的体液丧失和重新分布以及创面和术野蒸发量，确保患者充足的血容量和微循环灌注。

7. 代血浆的选择

理想的代血浆应具有稳定的理化性质，可以快速补充血容量，增加组织灌注并在血管内停留足够时间，同时对凝血功能和肾功能无明显影响，无过敏反应和药物毒性，能改善器官氧供并在体内易于代谢和消除。

血浆代用品按相对分子质量大小可分为两大类：晶体液和胶体液。溶质分子或离子直径小于 1 nm，或当光束透过时不产生反射现象的液体称为晶体液，如生理盐水、乳酸钠林格液、转化糖电解质溶液等。溶质分子直径大于 1 nm，或当光束透过时产生光反射现象的液体称为胶体液。胶体液按结构不同又分为三类：① 蛋白（明胶）类，如人血白蛋白、琥珀酰明胶、聚明胶肽等；② 淀粉（多糖）类，如羟乙基淀粉、右旋糖酐（70、40）等；③ 其他，如羟乙基淀粉高渗氯化钠等。

从代血浆的扩容效果来看，胶体液优于晶体液。天然胶体人血白蛋白资源有限，且价格昂贵，通常仅用于纠正低白蛋白血症等特殊情况。人工胶体中明胶类液体相对分子质量小，对凝血功能的影响较小，但扩容作用时间较短，发生过敏反应的风险较高。右旋糖酐类液体相对分子质量较大，扩容作用时间相比明胶类有所延长，但对凝血功能的影响也相对增加。羟乙基淀粉的扩容效果最好，可以明显改善脏器血流和氧合。

8. 血液保护

血液保护是指保护和保存患者自身血液，并有计划地管理和运用，预防异体输血性疾病传播及并发症发生。目前肿瘤整形手术围手术期可以选择的血液保护措施主要包括术前自体血储存（preoperative autologous blood donation，PABD）、促红细胞生成素、术中急性等容血液稀释（ANH）、术中急性高容血液稀释（acute hypervolemic hemodilution，AHH）、抗纤溶药物、控制性降压等。麻醉医师应根据患者的具体病情、手术室设施以及个人的经验做出选择，通常可以采用两种或两种以上的血液保护方法。

（1）术前自体血储存（PABD）及促红细胞生成素：PABD指手术患者在术前2～4周分次采集一定量的自体血，然后储存起来，在手术当天再把这些自体血回输给患者，以满足手术用血的需要。在术前储血过程中可同时口服铁剂并使用促红细胞生成素促进红细胞的生成。PABD要求患者一般状况良好，无贫血（血红蛋白＞110 g/L，红细胞压积＞33%），无严重心肺疾病。优点包括无抗原抗体反应，相对安全，节约血源，无输血后传染病等，对稀有血型和异体蛋白过敏者最为适用；缺点是采血过程中可能引起血液污染，可能发生溶血反应，术前准备时间较长。

（2）急性等容血液稀释（ANH）：指在麻醉诱导后、手术开始前从动脉或深静脉为患者采集一定量的血液并暂时储存起来，同时给予胶体液补充循环血容量，术中利用稀释的血液维持循环功能，最大限度地降低红细胞压积，从而减少血液中红细胞的绝对丢失量，手术结束前再有计划地将采集的血液回输给患者。ANH简单易行，与PABD、促红细胞生成素使用、术中自体血回收相比花费更小。主要适应证：① 预计手术出血量＞800 ml；② 稀有血型者需行重大手术；③ 因宗教信仰而拒绝输异体血者；④ 红细胞增多症，包括真性红细胞增多症和慢性缺氧造成的红细胞增多症。主要禁忌证：① 贫血，红细胞压积＜30%；② 低蛋白血症，血浆白蛋白＜25 g/L；③ 凝血功能障碍；④ 老人或小儿；⑤ 颅内压增高；⑥ 重要脏器功能不全。

（3）急性高容血液稀释（AHH）：指在麻醉诱导后、手术开始前30 min内快速输注晶体液或胶体液（20～25 ml/kg），使患者的红细胞压积降低至生理许可范围。术中出血用等量胶体液补充，尿量及术野蒸发量用等量晶体液补充，从而使循环容量始终保持在高容状态。主要适应证：① 复杂的非心脏外科手术，如肿瘤整形手术等；② 重要脏器及凝血功能正常；③ 红细胞压积＞35%，血红蛋白＞120 g/L；④ 预计失血量800 ml左右；⑤ 不能（或不愿）接受异体血的患者。主要禁忌证：① 贫血（血红蛋白＜100 g/L）；② 心肺功能障碍；③ 未控制的高血压；④ 凝血功能异常。

（4）抗纤溶药物：肿瘤整形外科手术切除原发病灶前，可考虑使用半衰期较短的抗纤溶药物（如抑肽酶、蛇毒血凝酶等）来减少原发灶切除引起的大量失血。

（5）控制性降压：控制性降压可减少原发病灶切除时的失血量。

9. 输血

目前多主张"缺什么、补什么"的输血原则。若失血量超过血容量的 20%，应该予以补充红细胞。输注血浆的主要目的是扩容，新鲜冰冻血浆含有部分纤维蛋白原和凝血因子，大量失血（超过血容量的 50%）时对继发纤溶亢进有一定的预防作用。由于血小板与冷沉淀都必须达到一定的浓度才能发挥较好的止血作用，因此失血量超过血容量的 50% 时应补充血小板 0.1 U/kg，失血量超过血容量的 100% 时需补充凝血因子 0.1 U/kg（冷沉淀），此时最好输注新鲜全血。

库存血输注前使用温液仪或置入温箱或将血袋置于 30～40℃ 的温水中升温，避免低温血引起患者体温下降。

大量输血时应尽量使用储存日期短的血液，储存期最好在 5 天之内。储存 24 h 的库存血中，其血小板的活性已基本丧失，储存 3 周的库存血中，凝血因子 Ⅱ 和 Ⅲ 已破坏 85%～90%。

第八节　会阴整形麻醉的术中精确管理

整形外科学作为一个不断发展壮大的学科，除了对身体暴露部位的"美容"外，对非暴露部位的"美容"需求也越来越多。但是，确切地说，身体非暴露部位的哪些手术可以被视为美容整形手术，这确实是一个值得讨论的问题。随着整形外科学的发展，知识与手术方式的更新，以及人们对生殖系统观念的转换与接受度，这个问题的答案也越来越统一。通常情况下，我们所说的整形外科主要包括再造整形外科、美容整形外科两个方面。虽然它们的治疗重点有所区别，但两者都有一个共同的追求，就是使接受手术的部位变得比术前更加完美，功能更加完善。

常见的会阴部畸形，可以是各种先天因素或者各种后天因素导致的。患者因种种原因遭受疾病带来的痛苦，会阴部难以启齿的特点会对患者造成巨大的心理压力，从而导致不同程度的心理问题、轻度或重度的心理障碍，使患者无法正常工作和生活。更有甚者，会阴部畸形会影响患者的婚姻幸福，造成家庭的破裂，成为患者一生的遗憾。因此，会阴部整形术除了可以使手术部位恢复正常形态，达到正常的功能外，还可以缓解患者的心理焦虑，促进患者的生活幸福。近年来，人们生活水平越来越高，认知范围越来越广，对于性的接受度以及需求也越来越多，并且能够勇于表达自己的要求，这就对会阴部的整形手术提出了更大的挑战，从而促进了相关手术技术的发展。此外，随着人们对第三性别的认知，跨性别者也逐渐进入人们的视野，一些患者进入医院，接受性别重置手术。

会阴部的整形手术首先是要满足恢复生殖器的正常形态，改善存在的畸形，在修复的同时对器官实施再造，手术范围包括各种常见的先天性和后天性外生殖器官畸形的整形手术、阴茎再造术、阴道再造术、阴道缩紧术、性别重置手术等。

会阴整形手术方式多样，患者年龄跨度大，手术的麻醉管理中需要根据个体化差异决定不同的麻醉关注重点，力求使患者平稳度过围手术期。

一、常见男性会阴畸形的治疗与麻醉

（一）包茎及包皮过长

1. 疾病特点

包茎及包皮过长，统称为包皮发育异常，是临床上发生率最高的男性生殖器先天性畸形。两者有相似也有不同，相同点在于包皮都覆盖阴茎，区别在于包茎畸形的包皮无法翻到龟头以上，需注意鉴别。

包皮过长是指包皮完全覆盖阴茎头及尿道外口，但包皮口大，能自由上翻。幼儿会存在包皮过长的现象，随着儿童的生长发育，包皮随着阴茎的不断增大而退缩，显露出阴茎，这是正常的生理过程，不需要特别的干预措施。临床上定义的包皮过长，是指青春期发育或成人后，包皮依然覆盖阴茎，阴茎头无法显露。包皮过长若不影响日常生活，不需要治疗，但需要注意时刻保持清洁，避免包皮垢的留存，防止感染。若多次感染造成包皮炎，导致包皮粘连或是包皮口狭窄等，则必须进行手术治疗。

包茎是指包皮口狭窄，或是包皮、阴茎头存在粘连，导致包皮无法上翻，尿道外口无法显露，阴茎头亦不能露出。临床上多是先天性包茎，后天产生的包茎可能是包皮过长反复感染导致的包皮阴茎头粘连，包皮口狭窄。新生儿可能存在类似包茎的表现，出生后两到三年，包皮阴茎的粘连会慢慢消失，此为正常的生理现象，无须立即手术，可以观察随访。包茎由于无法清除包皮垢，容易反复感染而导致包皮炎、阴茎头炎，严重者可能导致上行性泌尿系统的感染。长期的反复感染会造成尿道外口的狭窄，严重者会发生全尿道狭窄。临床上，由包茎造成的阴茎嵌顿、阴茎白斑、阴茎癌、尖锐湿疣等都不少见。此外，包茎也是发生腹股沟疝、尿潴留、脱肛等的原因。因此，一旦确诊为包茎，必须尽早手术，防止并发症。

2. 手术方式

临床上主要采取包皮环切术治疗包皮发育异常（包茎、包皮过长）。包皮环切术的手术方式有多种，临床医生多喜欢采用包皮内外板一次环切法，或者内外板分别环切法。

包皮环切术的手术适应证：① 包茎；② 嵌顿包茎，已进行修复手术，已经控制炎症水肿和感染的症状；③ 包皮过长，包皮口狭小，包皮可以翻转，但是容易造成嵌顿包茎；④ 包皮过长，反复发生包皮和阴茎头炎的感染，已经控制感染的急性症状；⑤ 包皮良性肿瘤。

3. 麻醉管理

1）术前评估与准备

与一般麻醉管理一样，包皮环切术术前需要详细询问患者的病史，包括现病史、既往史、是否合并其他系统疾病等。严格掌握手术指征，排除手术禁忌。小儿患者存在呼吸道感染时，全身麻醉后呼吸道分泌物异常增多，麻醉中易发生支气管痉挛、喉痉挛等危急情况，原则上不宜手术，应延缓手术，等患儿呼吸道感染经治疗或自愈后再择期安排手术。术前常规冲洗备皮。全身麻醉常规禁食禁饮。

2）麻醉方法的选择

成人可以采用局部麻醉，即阴茎根部神经阻滞麻醉，即可达到满意的麻醉效果；小儿可以采用基础麻醉或全身麻醉。

3）术中管理

（1）一般管理。手术体位取仰卧位。由于此类患者往往主诉术后疼痛难以忍受，因此术中可采用长短效局麻药混合的局麻方式，有效缓解术后疼痛。对于不能耐受局部麻醉而需要全身麻醉的患者以及小儿，术中应严密监测，保持生命体征平稳。

（2）并发症及其防治。① 局麻药副作用：对于选择局部麻醉的患者，若皮下脂肪较多、长期酗酒或是痛阈较低，术中追加局麻药需注意药物用量。由于局麻药误入血管后可能会导致循环系统的副作用，因此麻醉科医师需要提高警惕。② 术中出血：手术操作粗暴、术中止血不彻底，都可能导致术中出血。术者应十分熟悉手术区域的解剖结构，避免损伤过多的周围组织，术中及时止血。麻醉科医师也需要时刻关注手术进展，密切监测患者的生命体征及循环状态。

4）术后管理与疼痛

全身麻醉的患者需要保证平稳度过苏醒期，防止因挣扎躁动导致的术后出血。特别是小儿患者，可能因疼痛或害怕等原因术后哭喊、剧烈挣扎，需要特殊的关注。术后可根据患者疼痛反应及药物最大耐受剂量应用镇痛及镇静药，或可局部涂抹局麻药膏，缓解术后疼痛，利于伤口恢复，帮助患者平稳度过围术期。

（二）包皮过短

1. 疾病特点

阴茎包皮过短可能是先天性的，也可能是各种后天因素导致的。患者会出现阴茎勃起疼痛、勃起后弯曲变形、性生活疼痛等临床表现。若是包皮过短影响患者的生活，则建议患者考虑手术治疗。

2. 手术方式

包皮过短程度比较轻的患者可以采用"Z字"成形术，包皮过短程度比较重的患者可以采用阴囊双蒂皮瓣法。

3. 麻醉管理

成人可以采用局部麻醉或椎管内麻醉，小儿可以采用基础麻醉或氯胺酮静脉复合麻醉。

（三）尿道下裂

1. 疾病特点

尿道下裂是男性泌尿生殖系统中常见的先天性畸形，其发病率约为 1/6000，部分病例具有家族遗传性。其典型表现包括发育不全的尿道、位置异常的尿道外口和腹侧弯曲的阴茎。该畸形可能源于胚胎发育过程中生殖节分化障碍，导致尿道沟融合异常和海绵体发育缺陷。尿道下裂常伴有隐睾和腹股沟疝，需综合检查和诊断。尿道下裂分为四型。① 阴茎头型：尿道口位于阴茎头腹侧；② 阴茎型：尿道口位于冠状沟到阴囊阴茎交接处；③ 阴囊型：尿道口位于阴囊部；④ 会阴型：尿道口位于会阴部。阴茎弯曲程度按病理组织情况分为三级。诊断时应与假两性畸形区分，特别是在伴有双侧隐睾的患者中，需进一步进行染色体检查和详细鉴别。确诊后应尽早手术治疗，以改善排尿和性生活功能，减轻患者的生理和心理负担。

2. 手术方式

解决阴茎勃起时疼痛，纠正阴茎弯曲畸形，修复尿道进行重建，去除多余的包皮，对阴茎头的外观进行修整，从而恢复正常的生理功能，是尿道下裂手术的主要目的。尿道下裂的手术历史悠久，手术方式多样，多达两百余种。每种手术方式都有各自的优缺点，主要分为两大类：一期成形术和分期成形术。一期成形术是指在同一次手术中完成阴茎下曲畸形的矫正以及尿道的重建。分期成形术是指第一次手术矫正阴茎下曲畸形，转移包皮皮肤，第二次手术进行对尿道的重建，两次手术通常间隔 6 ~ 12 个月。可以根据患者的情况及意愿、尿道下裂的分型，结合手术医生的临床经验，灵活选择手术方式。通常情况来说，一期手术适用于阴茎型尿道下裂，阴囊型和会阴型可以根据具体情况选择一期或者分期手术。对于手术时机的选择没有明确的规定，大部分专家认为在学龄前期进行手术治疗，效果较好。

3. 麻醉管理

尿道下裂手术种类多，但其采取的麻醉方法基本相同。小儿可以选择氯胺酮复合麻醉，少儿和成人可选择椎管内麻醉。术前麻醉评估需要详细询问病史，了解患者是否存在其他部位（隐睾、腹股沟疝等）的畸形，必要时完善相关的辅助检查。对于学龄前儿童，应在手术前鼓励家长与患儿进行思想交流，使患儿对手术有一定的认识，一般应征得患儿同意，否则患儿在麻醉时配合较差，对麻醉与麻醉恢复均不利。同时，患儿也容易受到家长情绪的影响，家长在手术前不宜将紧张的情绪传达给患儿，而应该给患儿鼓励与信心。阴茎型尿道下裂采用平卧位，阴囊型和会阴型尿道下裂采用截石位。手术中必须严格监测患者的生命体征，包括心率、血压、SpO_2 等，使用足量的镇静镇痛药，维持患者术中稳定。术后对于哭闹的小儿，适当安抚镇静，避免术后出血。

（四）尿道上裂

1. 疾病特点

尿道上裂是指尿道外口开口于阴茎背侧，尿道口的远端呈沟状。在男性泌尿生殖系统先天性畸形中，尿道上裂比较罕见，其发生机制至今未明确。临床上，依据尿道外口的不同位置将尿道上裂分为三型，包括阴茎头型、阴茎型，以及耻骨型（或完全型，可伴有膀胱外翻）。患者会出现尿失禁，包括完全性或者压力性尿失禁，后尿道前壁组织缺损的严重程度决定了尿失禁的轻重程度，主要见于阴茎型和耻骨型尿道上裂。尿道上裂的患者容易发生尿路感染，加上阴茎弯曲畸形导致的疼痛性勃起，对生活产生很大影响。若患者正常排尿和生殖功能受到影响，就需要考虑采取手术治疗。

2. 手术方式

手术目的是修复尿道，解决尿失禁的状态，恢复生殖功能。而尿道上裂的手术失败率高，手术治疗困难。临床对于存在尿失禁的患者主要采取分期手术的方式，按顺序进行，包括膀胱颈及后尿道重建术、阴茎畸形矫正术、阴茎部尿道成形术。手术的高失败率可能是由于各期手术之间相互分离，连续性消失，术者应该在初期就完善设计完整的手术方案，在初期手术时做好后期手术的准备，提高患者手术成功率。学龄前期是进行尿道上裂手术的最佳时期，但需注意的是，作为治疗尿失禁主要手段的膀胱颈及后尿道重建术，不宜在 3 岁之前进行。3 岁之前的小儿大多存在自然遗尿现象，无法判断尿失禁的严重程度，手术之后的效果观察也很困难。

3. 麻醉管理

患者大部分为学龄前儿童，幼儿可以选择全身麻醉，少儿或成人可以选择椎管内麻醉。对于无法配合的儿童或是存在椎管内麻醉禁忌证的成人，可以选择全身麻醉。术中取平卧位。手术中必须严格监测患者的生命体征，包括心率、血压、SpO_2 等，使用足量的镇静镇痛药，维持患者术中稳定。术后对于哭闹的小儿，适当安抚镇静，避免术后出血，使患者平稳度过围手术期。

（五）小阴茎畸形

1. 疾病特点

小阴茎畸形是指成年患者的阴茎、睾丸依旧保持幼稚形态。一般新生儿的阴茎长度 < 1 cm，在青春发育时期会快速地增长（12 ~ 22 岁）。正常成人阴茎长度是 7 ~ 9 cm，勃起时长度为（13 ± 1.5）cm。小阴茎畸形患者尿道和开口正常，即使已经进入青春期，阴茎长度仍然 < 5 cm，直径往往也很小。小阴茎畸形或许是其他先天性疾病的症状之一，其发病机制尚未明确。临床医师需要考虑患者存在两性畸形的可能，或者其他内分泌或生殖器先天性畸形的可能。大部分患者第二性征发育迟缓，存在阴茎勃起障碍、排尿困难，影响生活。实验室检查和病理组织检查可以帮助小阴茎畸形的诊断。

2. 手术方式

及早进行尿道整形术，解决患者的排尿困难。同时，采取内分泌治疗辅助，一般来说越早开始使用雄激素，治疗的效果就越好。根据患者不同的情况，选择进行小阴茎增大整形术或阴茎再造术。

1）阴茎增大术

同时进行阴茎加粗和延长的手术。阴茎增大术可以恢复阴茎正常的形态，改善其生理功能。

（1）适应证：适用于勃起时长度和周径为 4.5 ~ 8 cm，睾丸 > 5.0 ml 的小阴茎畸形。

（2）麻醉管理。① 术前评估与准备：术前详细询问病史，充分评估患者是否合并内分泌和生殖器的其他先天疾患。麻醉前可以使用阿托品、东莨菪碱、戊乙奎醚等抑制腺体分泌，使用咪达唑仑等术前镇静。术前常规准备术区皮肤，常规禁食、禁饮。② 麻醉方法的选择：成人可采用椎管内麻醉，小儿根据情况选择基础麻醉或氯胺酮静脉复合麻醉，或气管插管静吸复合全麻。③ 术中管理：术中密切监测患者生命体征，维持循环稳定，维持液体容量平衡。④ 术后管理与疼痛：阴茎增大术后部分患者表示疼痛难忍，术后应尽可能平卧，有助于缓解包皮水肿，必要时可以适当镇痛。

2）阴茎再造术

适用于无完整感觉、不具备勃起功能的阴茎，采用阴茎延长、加粗的方式，改善外形之外，恢复正常的感觉及功能。临床医生需要严格把控阴茎再造术的手术适应证。随着显微外科技术的发展，其在整形外科手术中应用逐渐广泛，血管移植皮瓣重建修复同样适用于阴茎再造术，使术后效果更加完美。

（1）适应证：① 小阴茎畸形，勃起时长度和周径均小于 4 cm；② 先天性阴茎缺如；③ 阴茎癌患者，已行全阴茎切除术后；④ 因创伤、烧伤等后天原因造成的全阴茎缺损；⑤ 男性假两性畸形；⑥ 性别重置手术。

（2）麻醉管理。① 术前评估与准备：术前进行常规手术区的清洁准备。麻醉前可以使用阿托品、东莨菪碱、戊乙奎醚等抑制腺体分泌，使用咪达唑仑等术前镇静。术前禁食 6～12 h，禁饮 4～6 h。

② 麻醉方法的选择：根据手术方式大小及时间长短，可采用气管插管静吸复合全麻，成人可选椎管内麻醉，小儿可选用氯胺酮静脉复合麻醉。

③ 术中管理。术中监测：术中密切监测患者生命体征，保持循环稳定。对于显微手术之类耗费时间长，过程复杂的手术，必须加强循环系统的监测。临床最常见的是无创监测，其简便易行、并发症少。而当经历大手术时，则应在无创监测的基础上加用有创监测手段，比如直接动脉压、中心静脉压、肺动脉压和心输出量等。这些指标有助于及时了解血流动力学变化、肺循环和心功能状况，以维持围手术期患者循环功能的稳定。

液体管理：显微外科手术具有一定的特殊性，其技术条件要求高、操作精细复杂，若手术需进行显微血管重建修复，手术时需要保证患者制动，维持合适的手术体位，便于长时间手术的顺利进行。术中需保证充足的循环血容量，使吻合后的小血管通畅，必要时可以使用扩血管及抗凝药物。

体温管理：为了预防吻合的小血管痉挛，提高游离皮瓣的存活率，术中需要始终保持患者正常的体温。非手术部位及时覆盖保暖，使用加温毯，液体经过温液仪输注等方式，都可以防止术中低体温。

控制性降压：术前若预计手术存在大量失血的可能，为了有效地减少术中失血量，防止大量失血对患者造成生命威胁，避免输注库存血可能导致的不良反应，麻醉科医师可以实施控制性降压技术。控制性降压技术在耗时长的显微外科手术中使用，也可以获得满意的效果，有利于患者围手术期的恢复。需注意，控制性降压并不适用于所有患者，其禁忌证包括高龄，全身情况不稳定，合并心、脑、肺、肝、肾等重要脏器严重功能障碍。

④ 术后管理与疼痛：术后需要保持局部制动，避免血管受压形成血栓，防止压迫静脉导致回流受阻等。术后需要及时关注再造阴茎的血液循环，保持温度以促进血液循环，维持导尿管通畅。结合采用抗生素等支持疗法。

（六）大阴茎畸形

1. 疾病特点

大阴茎畸形是指与正常同龄人相比，患者的阴茎长度和直径都超过一般水平。大阴茎畸形的患者，通常合并其他的内分泌系统疾病。

2. 手术方式

主要采用切除部分海绵体的阴茎缩小手术。

3. 麻醉管理

成人可选择局部麻醉或椎管内麻醉。术前充分了解病史，询问患者既往是否合并内分泌系统疾病，是否规律治疗。若基础疾病病情不稳定，则应积极治疗，待情况允许后再择期进行手术。

（七）先天性无阴茎畸形

1. 疾病特点

先天性无阴茎畸形的发病可能归因于发育不全的生殖结节。患者通常存在其他泌尿系统、消化系统、心血管系统或下肢畸形。

2. 手术方式

手术目的是恢复阴茎正常的形态和功能，通常实施外生殖器重建术，即阴茎再造术。对于身体状态良好的患者，在征求患者意愿后，可以实施女性化手术，包括睾丸切除术和外阴成形术等，术后可以获得满意的效果。

3. 麻醉管理

详见前述阴茎再造术的麻醉管理。需特别注意的是，术前应详细了解患者是否合并其他系统畸形，心功能状况，以及是否耐受手术。术中必须密切监测患者生命体征，保持循环稳定，必要时采用有创监测手段，比如直接动脉压、中心静脉压、肺动脉压和心输出量等。

（八）隐匿性阴茎畸形

1. 疾病特点

临床上阴囊肿大可能造成隐匿性阴茎，除此之外，先天性隐匿性阴茎畸形多为肥胖患者。患者往往阴茎不正常发育，存在包茎或是阴茎短小等临床表现，影响排尿和生殖功能。隐匿性阴茎须和小阴茎、无阴茎做鉴别诊断。

2. 手术方式

患者首先要接受综合性减肥治疗，在此基础上辅以内分泌治疗，进行阴茎显露成形术。患者若同时存在尿道下裂，需先实施尿道成形术。对于手术时机的选择，有研究认为青春期发育前完成儿童患者的手术，疗效较好。

3. 麻醉管理

（1）术前评估与准备：术前禁食禁饮。术前需充分评估患者气道情况，肥胖患者存在合并 OSA 的可能，术中困难气道的可能性大。对于气道管理以及气道危急情况，要做好万全的准备。

（2）麻醉方法的选择：成人选椎管内麻醉。患者可能因肥胖导致椎管内麻醉困难，或者存在椎管内麻醉禁忌证，可以采用全身麻醉。小儿采用氯胺酮静脉复合麻醉，或气管插管全身麻醉。

（3）术中管理：严密监测，维持循环稳定。

（4）术后管理与疼痛：对于气管插管全身麻醉患者，苏醒期掌握合适的拔管时机尤其重要。若患者合并严重的 OSA 症状，拔管有困难，可带管至 ICU 严密观察。椎管内麻醉的患者应密切观察，防止术后反流误吸。

（九）双阴茎或多阴茎畸形

1. 疾病特点

双阴茎或多阴茎畸形的发病归因于胚胎期发育障碍的阴茎始基。患者通常合并双直肠、双膀胱、肛门畸形、脊柱畸形等其他部位的畸形。临床医师应对患者进行详细的体格检查，明确患者的诊断。

2. 手术方式

一般实施分叉阴茎缝合成形术，术中保留发育正常的阴茎，切除没有功能的发育差的阴茎。若保留的阴茎存在异位，应做阴茎移植术，将异位的阴茎复位至耻骨联合正前方，恢复其形态和功能。

3. 麻醉管理

术前评估详细询问患者病史，了解是否合并其他部位的畸形，必要时补充相关的体格检查。部分患者可能因脊柱畸形无法实施椎管内麻醉，可以依据患者的耐受情况，选择局部麻醉或全身麻醉。

（十）蹼状阴茎畸形

1. 疾病特点

蹼状阴茎畸形是一种先天发育异常所导致的泌尿生殖系统畸形疾病，主要表现为阴茎的皮肤和阴囊的皮肤相融合，从而导致阴茎和阴囊不能完全分离。一部分患者可能同时存在性别畸形或尿道下裂。

2. 手术方式

可实施阴茎修复成形术或尿道下裂修补术，依据患者的具体情况进行选择。

3. 麻醉管理

成人可选择局部麻醉或椎管内麻醉；能够配合的儿童可以选择局部麻醉；幼儿或是无法配合的儿童可选择氯胺酮静脉复合麻醉。术前禁食禁饮，常规访视，详细询问病史，全面评估患者麻醉风险。术中密切监测患者生命体征，维持循环稳定。

（十一）阴茎弯曲畸形

1. 疾病特点

阴茎弯曲畸形指阴茎在勃起时出现异常的弯曲或弯曲度过大，通常伴随疼痛、硬结、或纤维化的形成。此病症可导致性生活质量下降，甚至影响正常的性功能。弯曲的程度和方向各异，通常发生在阴茎的某一侧，部分病例可能伴有勃起功能障碍。阴茎弯曲分为三型：尿道海绵体及其周围筋膜缺如型、阴茎深筋膜与白膜发育不良型和内膜发育不良型。该分型由 Devine（1973

年）首次提出，其依据是病变的部位和性质，三型中弯曲程度最严重的是尿道海绵体缺如型。

2. 手术方式

手术目的是切除影响阴茎伸直的组织，恢复形态及功能。主要手术方式有阴茎腹侧弯曲矫正术（伴或不伴尿道下裂），阴茎背侧弯曲矫正术，阴茎侧弯弯曲矫正术（轻度或重度）等。

3. 麻醉管理

可选择局部麻醉或椎管内麻醉。术前常规禁食禁饮，详细询问患者病史，全面评估患者情况，合理选择麻醉方案。术中密切监测患者生命体征，维持循环稳定，平稳度过围手术期。

（十二）阴囊先天畸形

1. 疾病特点

男性生殖系统先天性畸形中阴囊畸形较罕见，发病机制尚未明确。患者往往同时存在其他部位的畸形。阴囊畸形主要包括先天性无阴囊、阴囊发育不全、阴囊异位和阴囊裂等。

2. 手术方式

根据不同情况选择不同的整形手术，如阴囊异位行阴囊复位成形术等。

3. 麻醉管理

可选择局部麻醉或椎管内麻醉。术前常规禁食禁饮，详细询问患者病史，全面评估患者情况。术中密切监测患者生命体征，维持循环稳定，平稳度过围手术期。

（十三）睾丸畸形

1. 疾病特点

睾丸畸形中，除了隐睾最为常见，其他如多睾、无睾、并睾、小睾等，均非常少见。新生儿在出生时或在出生后短期内，睾丸应降入阴囊。隐睾是指睾丸没有降至阴囊的畸形，多为单侧。其发病机制尚未明确，可能是胎儿时期的异常发育导致的。成年人隐睾的发病率大约是 0.28%。睾丸主要停留在腹股沟或是腹膜后，很少见到停留在其他位置。基于睾丸不同的停留位置、不同的发病位置，隐睾的临床表现多种多样。大部分患者会出现下腹疼痛，或青春期第二性征发育缓慢，因此去医院就诊，从而诊断隐睾。临床上隐睾分为 5 个类型，包括睾丸发育不良型、睾丸下降不全型、垂体功能不全型、挛缩性睾丸和睾丸异位。诊断隐睾时需注意与无睾症相鉴别。隐睾会影响患者的生长发育，给患者带来严重的心理负担，还可能导致疝气、睾丸损伤、精索扭转、不育症等不良后果，严重的甚至会恶变为肿瘤。隐睾一经诊断，应尽早实施手术治疗。

2. 手术方式

常用的手术方式为睾丸固定术。关于手术时机，一般认为应尽可能在学龄前完成手术。除了手术治疗外，还需采用激素治疗加以辅助。

3. 麻醉管理

患者多为学龄前儿童，小儿采用全身麻醉，少儿或成人可用椎管内麻醉或全身麻醉。术前常规备皮。手术取仰卧位，术中严密监测，术后可适当镇静，预防小儿躁动。

（十四）阴茎、阴囊损伤

1. 疾病特点

因各种后天因素引起的会阴畸形并不少见，根据其发生原因做出诊断也不困难。常见的有外伤或肿瘤根治术后造成的阴茎、阴囊损伤，如阴茎横断伤、阴囊撕脱伤等。

2. 手术方式

手术治疗原则主要是设法解除损伤后的畸形给患者带来的生理与精神负担。手术方式多样，需根据具体情况选择。例如，轻微损伤可行游离皮片移植修复术，阴囊的皮肤撕脱伤可行皮管再造阴囊术或腹股沟皮瓣再造阴囊术，阴囊畸形可行带蒂真皮下血管网薄皮瓣修复术，阴茎损伤可行显微断离再植术等。

3. 麻醉管理

（1）术前评估与准备：外伤造成的损伤多为急诊手术，术前充分评估患者全身情况，是否合并其他脏器的损伤，禁食时间是否足够。术前常规冲洗，备皮。

（2）麻醉方法的选择：成人可以根据患者情况采用局部麻醉、椎管内麻醉或全身麻醉。儿童采用氯胺酮静脉复合麻醉。

（3）术中管理：手术取仰卧位。术中密切监测患者生命体征，维持循环稳定。对于长时间的手术或全身情况不佳的患者，除无创监测外，还应该采用有创监测。注意出入量，及时输液输血。

二、常见女性会阴畸形的治疗与麻醉

（一）阴蒂肥大畸形

1. 疾病特点

一般来说正常发育的女性，其外阴形态也各有不同。阴蒂肥大是女性外阴发育中较常见的一种畸形，阴蒂肥大的患者可能存在性别畸形。外阴发育畸形会影响正常的生活和生殖功能，应当根据情况实施手术。

2. 手术方式

主要有阴蒂部分切除术和阴蒂成形术。阴蒂部分切除术适用于单纯性阴蒂肥大的患者，但术后会降低阴蒂的敏感度，影响患者性生活。阴蒂成形术不仅可以恢复外阴的正常形态，也可以留存阴蒂的敏感性，使患者满意度大大提高。

3. 麻醉管理

（1）术前评估与准备：术前常规准备术区皮肤及清洁。除局部麻醉外，术前禁食禁饮。麻醉前用药可以使用阿托品、苯巴比妥钠等。

（2）麻醉方法的选择：可选择局部麻醉或椎管内麻醉。对精神极度敏感、紧张、要求全身麻醉的患者，可以选择全身麻醉。

（3）术中管理：手术体位取截石位。术中密切监测患者生命体征，维持循环稳定，平稳度过围手术期。

（二）小阴唇肥大

1. 疾病特点

外阴发育畸形除了阴蒂肥大外，还包括小阴唇肥大。女性小阴唇的形状、大小各不相同，每个人之间有很大的区别。小阴唇肥大是指小阴唇宽度超出大阴唇1.0 cm以上（正常情况下小阴唇微微显露），肥厚且表面粗糙。小阴唇肥大会对尿流和尿流方向造成影响，妨碍患者正常步行，甚至影响性生活，更严重者出现表面糜烂、溃疡，须实施手术治疗。

2. 手术方式

小阴唇肥大切除术，切口线位于高出大阴唇0.5 cm的平行线。

3. 麻醉管理

（1）术前评估与准备：术前充分评估，排除手术禁忌，存在局部炎症者，待炎症治愈后手术。月经干净后3~14天实施手术为佳。术前常规准备术区皮肤及清洁。除局部麻醉外，术前禁食禁饮。麻醉前用药可以使用阿托品、苯巴比妥钠等。

（2）麻醉方法的选择：可选择局部麻醉、椎管内麻醉或静脉麻醉。若患者精神极度紧张，对疼痛敏感，可选择全身麻醉。

（3）术中管理：手术体位取截石位。术中密切监测生命体征，维持循环稳定。

（三）先天性无阴道

1. 疾病特点

胚胎发育时期，双侧副中肾导管联合后像尾端伸展形成阴道，若发育出现障碍，直肠、膀胱之间无间隙形成阴道，称为先天性无阴道畸形。大部分无阴道畸形的患者同时存在无子宫畸形。先天性无阴道常见于先天性子宫阴道缺如综合征，临床表现为无阴道、未发育的子宫（仅有双角残留物），而全身生长发育和第二性征发育正常，输卵管、卵巢发育正常。先天性无阴道也可在睾丸女性化综合征、雄激素不敏感综合征的患者中见到，偶尔发生于真两性畸形和性腺发育不全的患者。大部分患者在正常阴道口的位置存在完全闭锁的阴道前庭黏膜，但没有阴道痕迹。有些患者可能会在阴道前庭部有一个小小的凹陷。10%的患者可能存在部分发育的子宫，以及具有功能的子宫内膜。青春期发育后由于不见月经来潮或者经血潴留、出现周期性腹痛就诊而被发现；或由于长期无月经或直至婚后因性生活困难，要求检查而获得诊断。先天性无阴道的诊断较容易，需要与继发性阴道闭锁、两性畸形做鉴别。

2. 手术方式

可以通过非手术疗法和手术疗法形成人工阴道。非手术疗法是指采用间断局部顶压的方法，在正常阴道的位置慢慢造成空腔。非手术疗法耗时长、形成的阴道弹性差、距离短，无法达到预期效果，因此多采用手术疗法即阴道再造术。手术目标是在尿道膀胱-直肠间隙中形成一个人工腔穴，并选择合适的腔穴创面覆盖物，比如游离的分层皮肤移植片、肠管移植、外阴皮瓣移植等。每种方式都有各自的特点，选择依据是患者的局部解剖情况、具体的临床表现等。随着显微外科在整形外科中的应用，可以采取带血管蒂的轴形岛状皮瓣形成阴道。这种新的方式能够恢复外阴的正常形态，保持阴道的柔软性、伸展性，也没有挛缩的风险，不需要佩戴模具，疗效较好。对于手术时机，有子宫的患者应尽早手术防止并发症。其他患者一经诊断，也应当尽快手术，婚前实施阴道再造术为佳。

3. 麻醉管理

1）术前评估与准备

按肠道手术前准备，术前灌肠，常规准备及清洁术区皮肤，进行必要的抗生素治疗。术前详细询问患者病史，全面评估是否耐受手术。若患者存在紧张、焦虑，需充分沟通，缓解其情绪。

2）麻醉方法的选择

可采用椎管内麻醉或静脉麻醉。对于采用显微外科皮瓣转移技术的阴道再造术，应当选择气管插管的全身麻醉。

3）术中管理

手术体位取截石位。

（1）术中监测：术中密切监测患者生命体征，保持循环稳定。对于显微手术之类耗费时间长、过程复杂的手术，必须加强循环系统的监测。临床最常见的是无创监测，其简便易行、并发症少。而当经历大手术时，则应在无创监测的基础上加用有创监测手段，比如有创动脉压、中心静脉压、肺动脉压和心输出量等。这些指标有助于及时了解血流动力学变化、肺循环和心功能状况，以维持围手术期患者循环功能的稳定。

（2）体温管理：为了提高手术成功率，术中需要始终保持患者正常的体温。非手术部位及时覆盖保暖，使用加温毯，液体经过温液仪输注等方式，都可以防止术中低体温。

（3）并发症及其防治：① 术中出血。术中应当彻底止血，避免手术操作粗暴，避免损伤过多组织；麻醉医师应当时刻关注手术进展，及时发现术中出血；可采用有创监测，以便随时关注患者循环状态，必要时输血治疗；皮瓣手术需注意保护动静脉，防止失血过多。② 邻近器官或组织的损伤。手术部位邻近膀胱、直肠和尿道，术者应当熟悉解剖结构，操作细致，防止组织或器官的损伤。

（四）阴道口狭窄

1. 疾病特点

处女膜环坚韧、先天发育障碍或外伤导致的外阴瘢痕，都可以形成阴道口狭窄。主要通过扩张法和手术进行治疗。

2. 手术方式

阴道口狭窄影响生活的患者，不论病因如何，均需行阴道口切开手术。

3. 麻醉管理

术前应详细询问患者病史，评估麻醉风险。可采用局部麻醉或者静脉麻醉。手术取截石位。术中密切监测患者生命体征，维持循环容量稳定，保证患者安全度过围术期。

（五）阴道瘢痕

1. 疾病特点

阴道瘢痕狭窄甚至闭锁多由以下原因引起。① 产伤或烧伤、外伤后继发感染：这是最常见的病因，损伤后的感染和修复过程导致瘢痕形成；② 阴道内放置腐蚀性药物：某些不当用药可引起局部组织损伤，继而形成瘢痕；③ 儿童时期急性阴道炎或外伤后感染：少部分患者因小时候患急性阴道炎或遭受外伤，继发感染形成瘢痕。瘢痕挛缩、硬化后可导致不同程度的狭窄。轻度狭窄一般仅表现为阴道内存在一个薄环状狭窄；重度狭窄则影响范围较广，瘢痕可能波及阴道大部分区域，甚至导致闭锁。

2. 手术方式

具有临床症状的阴道瘢痕狭窄患者，可行阴道瘢痕狭窄切开术。阴道瘢痕大多位于下段，术前要确定瘢痕的深度、宽度和狭窄情况，必须做全面详细的检查，从而制订切开修补手术的方案。

3. 麻醉管理

（1）术前评估与准备：术前全面了解病史，特别是瘢痕狭窄较重者应详询病史，了解是否有尿道及（或）直肠损伤与滴漏史。术前常规备皮、灌肠。

（2）麻醉方法的选择：瘢痕较轻者手术可采用局部麻醉或静脉麻醉，瘢痕较重者可采用椎管内麻醉，手术范围较广者可采用全身麻醉，根据患者相关情况决定麻醉方案。

（3）术中管理。

① 一般管理：月经干净后 2 ~ 3 天实施手术为宜。术中取截石位。术中密切监测患者生命体征，维持循环稳定，平稳度过围手术期。

② 并发症及其防治：a. 术中出血。操作务必轻巧、准确，止血牢靠，活动出血的血管应缝合。注意循环稳定，及时输液扩容。b. 邻近器官或组织的损伤。术中切开瘢痕时有损伤尿道或直肠的可能，需及时关注手术进展，保持警惕。取瘢痕深度仅及黏膜下组织，以免损伤周围脏器。

（六）阴道横隔

1. 疾病特点

阴道横隔是一种先天性生殖道畸形，属于胚胎发育异常导致的阴道结构缺陷。它是胚胎发育过程中副中肾管和尿生殖窦融合不完全或局部的组织未能退化所致。横隔为纤维性或膜性组织，多数为不完全性横隔，少部分患者为完全性横隔。阴道横隔可以发生于阴道的任何部位，大部分位于上三分之一段，不同部位的厚度也区别很大。大部分阴道横隔有一个允许经血流出的小孔，多见于左侧，患者可以没有临床表现，或是因经血流出不畅导致经期持续时间延长而就诊，需要仔细检查才能诊断。如横隔位置较低，婚后可因性生活困难就诊，或日后因不孕症检查时能发现，如无孔，则月经初潮后因经血潴留而出现症状，其似处女膜闭锁。

2. 手术方式

确诊阴道横隔的患者，应当实施阴道横隔切除术。

3. 麻醉管理

术前详细询问病史。常规备皮、灌肠、冲洗阴道。麻醉方案的选择可以考虑局部麻醉、椎管内麻醉或静脉麻醉。术中应严密监测生命体征，维持循环稳定。

（七）阴道纵隔

1. 疾病特点

胚胎时期两侧副中肾导管会合后中隔未消失，最终形成阴道纵隔。可发生于发育完全正常的子宫及输卵管，也可同时并存双子宫、双宫颈。阴道纵隔若没有阻塞，可能不产生临床症状，患者直至性生活困难而就诊，从而获得诊断；有的则迟至临产因胎头受阻行阴道检查时才获诊断。

2. 手术方式

可行阴道纵隔切除术。

3. 麻醉管理

术前详细询问病史。常规备皮、灌肠、冲洗阴道。麻醉方案的选择可以考虑局部麻醉、椎管内麻醉或静脉麻醉。术中密切监测生命体征，维持循环稳定。

（八）阴道松弛

1. 疾病特点

女性受到生育的影响以及年龄增长后内分泌的影响，其生殖功能比同龄男性衰老得早。有研究显示，阴道松弛、子宫脱垂的患者中99.9%是已婚已育的女性，其中79%左右为30~50岁。分娩或外伤会不同程度地损伤盆底组织，导致阴道肌肉撕裂或变薄。另外，不断增长的年龄、减退的卵巢功能、分泌减少的雌激素，都使得支撑结构如筋膜等发生退变，肌肉张力下降，黏膜萎缩，阴道收缩力因此而下降，会阴后联合撕裂，变得松弛，缺少弹性。长此以往，患者会因阴道或膀胱膨出导致张力性尿失禁，严重者出现排尿困难或者反复的泌尿系统感染，对性生活造成影响，给患者带来很大的心理痛苦。

2. 手术方式

阴道缩紧术：针对女性上述生理变化，根据患者的不同年龄、阴道松弛及会阴损伤的不同程度进行不同程度的缩紧及修补术，着重修复阴道外1/3的肌肉功能。手术目的主要是对损伤和松弛的盆底组织进行修复，增强阴道前后壁，改善阴道的弹性，完善阴道松紧度，修复因生产出现裂伤的会阴，预防子宫脱垂、阴道膨出等并发症。术后达到患者满意的形态，缓解患者生理和心理上的双重痛苦，从而提高生活质量，恢复自信。需注意的是，由于手术后阴道的极度扩张性受到影响，故该手术后阴道分娩有一定的危险性。患者如有再次生产的需求，应当首选剖腹产。

阴道缩紧术适应证：① 因阴道松弛影响性生活质量者；② 子宫脱垂伴阴道前壁或（和）阴道后壁膨出，有临床症状者；③ 陈旧性会阴裂伤伴阴道松弛者；④ 不再阴道分娩者。

3. 麻醉管理

1）术前评估与准备

术前详细询问患者病史，包括既往史、手术史、药敏史等。患者若存在紧张与焦虑情绪，

4

需要充分沟通，缓解其精神恐惧。患者全身状况不良，如患有严重的心脏病、高血压、肾炎、肝功能损害、甲状腺功能亢进、糖尿病、肺功能不全、哮喘、出血性疾病、各种恶性肿瘤、严重贫血、精神疾病等，不宜做该手术。手术应当在非月经期或非妊娠期施行，哺乳期及绝经2年以上者不宜做该手术。术前按肠道手术准备，防止误伤肠道导致严重污染的并发症。术前可使用止血药物治疗。

2）麻醉方法的选择

可以根据患者的具体情况和意愿，选择椎管内麻醉、静脉麻醉或全身麻醉。

3）术中管理

（1）一般管理：月经干净后3～7天为最佳手术时间。手术体位取截石位。术中密切监测患者生命体征，维持循环稳定。

（2）并发症及其防治：① 术中出血。手术操作粗暴导致组织损伤过多，术中止血要彻底，对膀胱、尿道和直肠筋膜出血要及时缝扎止血。麻醉医师必须随时关注手术进展，及时发现术中出血，第一时间做出处理。② 邻近器官或组织的损伤。手术区域毗邻膀胱、直肠和尿道，术者应当熟悉解剖层次，分离阴道黏膜时准确、动作轻柔，可以有效避免膀胱、直肠和尿道的损伤。

4）术后管理与疼痛

术后随时关注患者情况，定期监测患者生命体征。若患者疼痛难忍，可适当镇痛。酌情使用抗生素预防感染。

（九）处女膜闭锁

1. 疾病特点

女性生殖器官发育异常中，比较常见的是处女膜闭锁。其发病机制是胚胎期副中肾管（米勒管）和泌尿生殖窦之间的隔膜没有消退而造成处女膜闭锁。炎症粘连等后天疾病，也可能造成处女膜闭锁。患者早期可无症状，当青春期月经来潮后，处女膜闭锁导致经血无法排出，积存在阴道、子宫，甚至是输卵管、腹腔内。临床表现为逐渐加重的周期性腹痛，检查可见处女膜闭锁，向外膨隆，呈紫蓝色，肛诊可触及闭锁部上方有软肿块，穿刺可得黏稠暗红色陈旧血液。当耻骨上方触及压痛包块时，表明存在子宫及输卵管积血。处女膜闭锁诊断时需和阴道横隔及阴道闭锁做鉴别。

2. 手术方式

处女膜闭锁一经确诊，应尽早行处女膜切开术。

3. 麻醉管理

（1）术前评估与准备：术前详细询问患者病史。术前常规准备术区皮肤及清洁。除局部麻醉外，术前禁食禁饮。麻醉前用药可以使用阿托品、苯巴比妥钠等。

（2）麻醉方法的选择：多采用局部麻醉或静脉麻醉。

（3）术中管理：手术体位取截石位。术中输液维持循环稳定。

（4）术后管理与疼痛：术后常规采用抗生素治疗，保持会阴清洁，预防感染。

三、性别畸形与跨性别者的治疗与麻醉

（一）性别畸形

1. 疾病特点

在生殖器官畸形中，性别分化异常常见，患者往往合并存在第二性征的异常。至今为止，对性别畸形还没有一个较满意的划分方法。目前采用的方法还是以遗传、类固醇合成、性腺发育、染色体检查、必要的手术探查以及病理检查为依据来划分的，主要分为四类：① 真两性畸形，兼有睾丸和卵巢，并兼具两性的外生殖器和第二性征；② 女性假两性畸形，有卵巢和内生殖器，但外生殖器有不同程度的男性化表现；③ 男性假两性畸形，性腺只有睾丸，但其外生殖器可表现为男性外形，也可表现为女性外形；④ 性腺发育不全（Klinefelter 综合征、Turner 综合征及无性腺症）。

性别畸形是一种较复杂、类型繁多的先天性畸形，其诊断应依据细致的体格检查、染色体检查、性染色质检查、生化检查、免疫学检查以及必要的手术探查后慎重决断。

2. 手术方式

性别畸形的治疗，一方面需要尊重患者选择的性别，另一方面要对选择性别的生殖器和第二性征进行改造，涉及社会、家庭及个人多重因素。确定治疗方案时应注意：充分考虑社会、家庭及个体因素，要充分考虑患者的年龄、社会性别、外生殖器的形态、家长与患者的意见，认真做好与患者和家人的谈话沟通，记录谈话内容，签署知情同意书；要尽量考虑已经存在的生殖器外观来选择性别的归宿，对于多数患者来说，成为女性比较容易，但也不能违背患者自己的意愿；性别改建手术对于多数选择男性归宿的患者来说，再造一套有性功能的外生殖器是比较困难的，而选择女性归宿的患者术后性功能的出现也并非易事，因此对已经选择性归宿的患者，除了保存单一性别的性腺外，还应为患者做阴茎、阴蒂、乳房、尿道、外阴及阴道整形手术；部分性别畸形的患者除手术治疗外，还需长期依赖激素治疗（hormone therapy，HT）。性别畸形的改建手术，主要是根据患者的性别选择而实施的系列手术，具体的手术方式可以从以下两方面进行选择。

（1）选择男性归宿的手术包括：① 乳房缩小、乳腺组织的切除术；② 卵巢、子宫及其附件切除术；③ 外阴成形术（阴道封闭、阴茎增大等）；④ 阴茎再造术；⑤ 其他修整手术。

（2）选择女性归宿的手术包括：① 乳房增大术；② 睾丸切除术；③ 外阴成形术（阴唇成形、阴蒂缩小等）；④ 阴道再造术；⑤ 其他修整手术。

（二）跨性别者

1. 疾病特点

心理性别与生理性别不一致的人称为跨性别者。随着社会认可度的增加，跨性别人群慢慢进入公众视野，逐渐被大众所接受。要理解跨性别者，就需要认识"sex"和"gender"，虽然两者经常交替使用，但它们的含义是截然不同的。"sex"指例如激素、生殖器官、染色体等生理特征，可以区别男性、女性或双性人。而"gender"是一种根植于文化中的社会象征，体现在个人

的外貌及行为方式上。早先，性别二元论是西方的主流观点，也就是说一个人只能是男人或是女人。随着文化的发展，开始渐渐认为性别是一个连续统一的整体，也就是说一个人可以是男人，也可以是女人，可以既是男人又是女人，也可以不是男人也不是女人。这样的认知使得人们表达性别的方式趋于自由，跨性别者能够通过不一样的行为方式如行为举止、衣着等，真实地表达出自己的内在（性别认同）和外在（性别表达）。性别焦虑，早期被称为性别认同障碍，描述了一群异质个体，他们渴望拥有异性的第二性征，并对自己的解剖结构有不同程度的不满。

2. 手术方式

性别重置手术（gender reassignment surgery，GRS）在缓解性别焦虑患者的心理不适方面发挥着至关重要的作用。GRS 手术涉及多个学科，需要心理学、精神病学、家庭医学、整形外科学、内分泌学、耳鼻喉外科学、泌尿外科学、妇科学、颌面外科学以及麻醉学的共同参与。患者应在生理和心理上为手术做好准备，对将要实施的干预措施、风险和可能的并发症有清晰的认识。GRS 的准备工作是一个多阶段的过程，包括对患者进行详细的心理和健康评估。这可能需要将近 12 个月的时间，让患者完成心理社会准备，以应对转变。心理评估之后进行女性化或男性化激素替代疗法，需向内分泌科医生咨询。此外，必须有至少一年的期望角色真实生活体验。最后，才进行 GRS 手术。整个过程如图 **4-17** 所示。

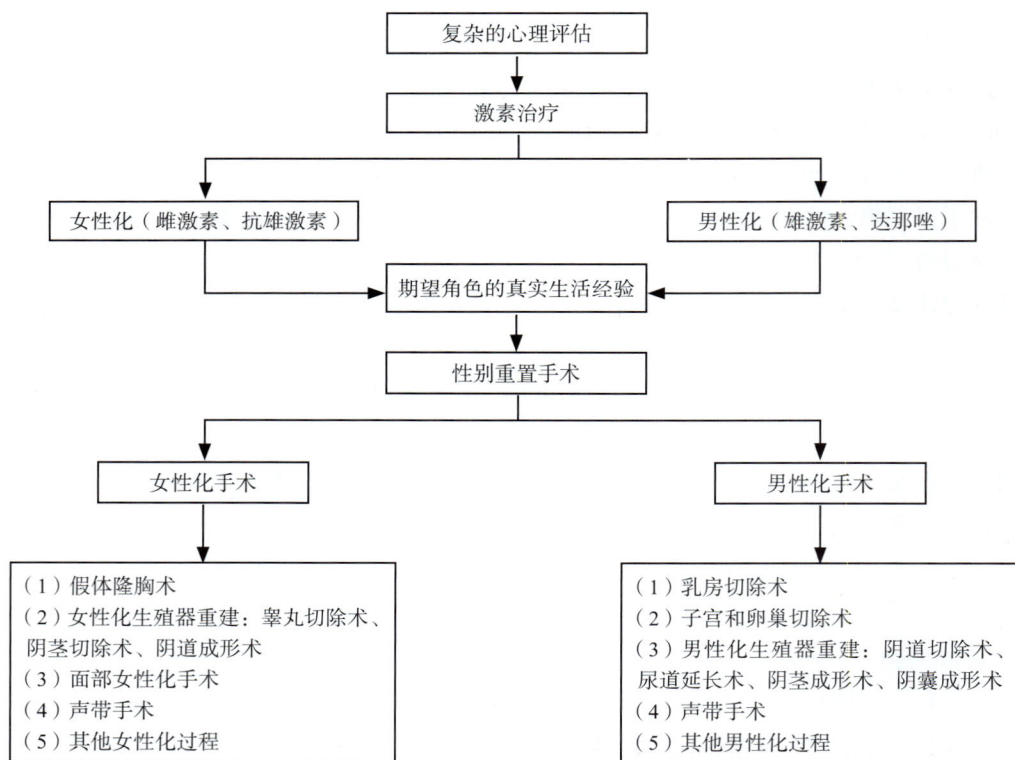

图 4-17　性别重置手术手术流程

（三）性别重置手术的麻醉管理

1. 术前评估与准备

与其他手术一样，应当对患者进行常规的术前评估，此外，还需要了解特定的病史及检查。目标是通过知情同意来优化患者护理，降低风险，有效地为患者准备手术和麻醉，同时鼓励他们参与，增强依从性。

（1）术前准备：明确两性畸形的诊断，或完成 GRS 心理评估及激素治疗之后，患者需提交变性要求申请书，获得公安、法律机关的证明认可。患者应充分了解手术总费用、住院时间、手术方案和麻醉选择、并发症和术后护理的情况，同意手术后签署手术知情同意书。患者监护人也必须同时在手术知情同意书上签字。

（2）一般情况的评估：应注意患者的生理性别和目前的性别身份。在缺乏特定性别分配的情况下，根据性别制订的方案或计算会产生偏差，例如理想体重、丙泊酚靶控输注浓度等。

（3）既往史的评估：充分询问是否有既往抗抑郁、抗焦虑和其他精神药物的使用史。对于性别焦虑患者，应考虑到吸烟、滥用药物和性传播疾病的风险较高。另外，有一部分患者为了使自己更加女性化，会在胸部、臀部、大腿和面部等部位注射硅胶。不规范使用硅胶容易引起硅胶脱位、感染、肉芽肿性疾病、肺炎和器官衰竭等并发症，应详细询问患者既往是否有硅胶注射史。

（4）激素替代治疗史：术前详细了解患者接受激素治疗（HT）的方案、药物及治疗时间。女性化 HT 方案为联合雌激素的睾酮阻滞，雌激素可以口服，可以注射，也可以使用经皮贴片；常用的雄激素阻滞剂有螺内酯、5-α 还原酶抑制剂非那雄胺、促性腺激素释放激素亮丙瑞林和戈舍瑞林。这些药物可能会增加内分泌疾病（如糖尿病）和心血管疾病（如高血压、静脉血栓栓塞）的风险。一些 HT 方案可以考虑同时使用低剂量阿司匹林，以降低血栓栓塞的风险。男性化 HT 方案通过补充睾酮使体内的睾酮水平达到正常，可以使用贴片、透皮凝胶或注射的方式来补充。外源性补充睾酮与肝功能紊乱有关，使药物代谢复杂化，对患者的围手术期造成不良后果，包括红细胞增多、血脂代谢变化、肝功能障碍、痤疮、不良心理改变等。若患者采用口服摄入激素的方式，这些围手术期的风险可能更大。而 HT 一般是延续终生的，个别副作用过大的患者才会停止治疗。为了规避这些风险对手术的影响，也为了避免长期停用激素可能导致理想效果的逆转，一些外科医生提倡术前 2～4 周停止使用激素。然而，停用激素可能会使这些患者更加情绪化，情绪波动较大，这反过来又会对围手术期的麻醉管理提出一定的挑战。在接受 HT 的患者中，术后谵妄（postoperative delirium，POD）和术后恶心呕吐（PONV）的发生率也较高。患者 HT 方案的改变将对机体产生长久的影响，外科医生和内分泌科医生需要共同商议决定患者术前 1 个月和术后重新启动 HT 的方案。

（5）临床检查：临床医生对患者进行必要的体格检查时，必须采取严谨的工作态度，尊重患者的隐私和尊严，避免过度的好奇心和紧张感。临床医生进行体格检查时，除患者外，需要监护人同时在场。此外，应包括对任何限制性肺部疾病的评估，例如常见的男性化患者长期胸部捆绑等。

（6）实验室检查：对于大多数检验参数，应根据患者的生理性别进行评估。需要特别注意接受 HT 患者的检验结果，比如前列腺特异性抗原、人绒毛膜促性腺激素等。对于接受 HT 超过 6 个月的患者，建议将实验室值与他们的顺式配对值进行比较，而不是与他们的生理性别进行比较。术前需要对患者进行 HIV 感染的筛查。特别需要注意的是，美国麻醉医师协会建议对所有育龄女性进行妊娠筛查。因为变性男性可能保留完整的女性生殖器官，HT 停止后，有非常大的怀孕可能性。术前完善评价 HT 效果的检查，包括血脂、肝功能、凝血功能、血栓栓塞症筛查、乳腺和子宫内膜恶性肿瘤的筛查。

2. 麻醉方法的选择

麻醉科医师应谨慎评估手术，结合患者的期望，做出最有利于他们的麻醉方案选择（表 4-16）。

表 4-16　性别重置手术的手术方式与麻醉选择

手术类型	麻醉方式	与全身麻醉相比的优势
乳房手术： 乳房切除术 乳房整形术（隆胸、缩小）	胸段硬膜外麻醉 胸椎旁阻滞 胸神经阻滞 腰硬联合麻醉 全身麻醉	（1）减少对阿片类药物的需求 （2）术后肺部并发症少 （3）术后恶心呕吐发生率降低 （4）缩短麻醉恢复室滞留时间 （5）避免全麻药物与激素治疗药物相互作用 （6）预防和避免全身药物代谢不良的后果
生殖器官切除术	全身麻醉 腰硬联合麻醉	
生殖器重建 泌尿外科小手术	全身麻醉 腰硬联合麻醉 适当镇静的局部麻醉	
面部美容手术： 鼻整形 下颌/颏重建 前额和颧骨重建	周围神经阻滞 适当镇静的局部麻醉 全身麻醉	
音调改变手术	适当镇静的局部麻醉 静脉麻醉 全身麻醉	
其他特殊手术： 腰部塑形 臀部塑形 吸脂 小腿或胸部植入物	保留意识的监护麻醉 周围神经阻滞 腰硬联合麻醉 全身麻醉	

3. 术中管理

1）一般管理

手术涉及暴露患者隐私部位，因此围手术期手术室内需时刻保持手术团队的最小人数。手

整形外科精确麻醉

术室内与患者沟通时，应避免提出其他不必要的问题。

2）解剖因素

一些患者可能接受过整形手术，对相关解剖结构的定位需要谨慎对待。有些患者可能会使用胸衣或其他塑形材料，需要提前取下，并注意限制性呼吸困难存在的可能。若患者已完成一部分 GRS 手术，如伴尿道延长的转移尿道成形术、阴茎成形术或阴道成形术等，可能会存在导尿困难。

3）气道管理

对于接受过面部美容手术，如鼻整形或颌骨重建的患者，麻醉过程中面罩通气时应小心处理。接受过声音改变手术的患者，如软骨成形术或喉成形术，可能存在气管狭窄或穿孔、声带损伤或吞咽困难，有困难气道的风险。因此，麻醉过程中需要准备好应对困难气道的插管工具。

4）药物管理

接受 HT 的患者停止数周治疗后，可能会产生类固醇戒断综合征，可以通过在术中使用氢化可的松来预防。另外，HIV 感染的跨性别患者，可能需要接受抗逆转录病毒治疗。各种镇静剂、抗焦虑药、安眠药和抗生素可能与抗逆转录病毒药物存在显著的相互作用，并导致药物代谢的改变，需特别注意。

5）并发症及其防治

患者术中发生心血管意外、呼吸功能及肝肾功能损害的风险较高，麻醉医师要保持警惕。若患者合并传染病，医护工作者在与患者接触过程中需要做好自我防护。

（1）贫血：患者可能因长期多次手术而患有贫血，需要采取适当的术前优化，围手术期减少失血，必要时采用自体血回输策略，及时输血。

（2）静脉血栓栓塞：由于使用 HT，静脉血栓栓塞是围手术期的一个主要并发症，肺栓塞和深静脉血栓发生的风险相当高。此外，凝血功能紊乱、吸烟、手术时间长、癌症等都有可能导致血栓的形成。术中需要积极预防血栓栓塞的发生，可以采取皮下肝素注射和连续压迫装置等措施。另外，术中完善的血流动力学监测，可以早期识别肺栓塞并及时做出处理。

（3）心脑血管并发症：HT 引起的高凝状态可导致脑血管事件和心肌梗死，也可加重任何已存在的冠状动脉疾病。这就需要在麻醉的所有阶段严密监测，始终保持足够的液体容量。

（4）感染：手术范围大，创面广，加上患者大多接受 HT，导致伤口不愈合，更容易发生感染。因此，围手术期应当使用足量的抗生素治疗。

4. 术后管理与疼痛

患者接受性别重置手术后，可能出现较明显的术后疼痛、药物戒断症状、抑郁和烦躁等。麻醉科医生需制订一个多管齐下的镇痛策略来管理术后疼痛，包括口服镇痛药物、硬膜外麻醉、静脉镇痛、周围神经阻滞和患者自控镇痛（PCA）。在麻醉苏醒期，医生应注意保护患者隐私。在将患者转移至病房的过程中，交班时确认患者选择的性别及信息，避免不必要的重复询问。接受性别重置手术的患者比常人更容易焦虑或抑郁，住院时间的延长会加重这些心理问题。医生可以通过团队协作、心理治疗并辅以药物治疗，争取让患者早日离院，加快康复。接受性别重置手术的患者出院后可能会害怕面对周围人的评论，逃避后续的复诊及治疗，因此术后的密切随访显得尤为重要。

（孙宇　李怡然　施金雅　梁玉丹　冯婉晴　丁一　索璐璐）

参考文献

［1］ 戈洛博．米勒麻醉学［M］．邓小明，黄宇光，李文志，译．9版．北京：北京大学医学出版社，2020.

［2］ 李青峰．外科学：整形外科分册［M］．北京：人民卫生出版社，2016.

［3］ 杭燕南，俞卫锋，于布为，等．当代麻醉手册［M］．3版．上海：上海世界图书出版公司，2016.

［4］ FAHY B G, CHAU D F. The technology of processed electroencephalogram monitoring devices for assessment of depth of anesthesia［J］. Anesth Analg, 2018, 126(1): 111-117.

［5］ KREUER S, WILHELM W. The Narcotrend monitor［J］. Best Pract Res Clin Anaesthesiol, 2006, 20: 111–119.

［6］ SHANDER A, LOBEL G P, MATHEWS D M. Brain monitoring and the depth of anesthesia: another goldilocks dilemma［J］. Anesth Analg, 2018, 126(2): 705-709.

［7］ JOZWIAK M, MONNET X, TEBOUL J L. Pressure waveform analysis［J］. Anesth Analg, 2018, 126(6): 1930-1933.

［8］ KUCK K, BAKER P D. Perioperative noninvasive blood pressure monitoring［J］. Anesth Analg, 2018, 127(2): 408-411.

［9］ GÜLDNER A, KISS T, SERPA NETO A, et al. Intraoperative protective mechanical ventilation for prevention of postoperative pulmonary complications: a comprehensive review of the role of tidal volume, positive end-expiratory pressure, and lung recruitment maneuvers［J］. Anesthesiology, 2015, 123(3): 692-713.

［10］ 郭曲练，姚尚龙．临床麻醉学［M］．4版．北京：人民卫生出版社，2016.

［11］ 赵兵，刘文东，丁红彬．头颈颜面部烧伤整形手术的麻醉处理［J］．河北医药，2001, 23(2): 156.

［12］ 李荟元，鲁开化，郭树忠．新编瘢痕学［M］．西安：第四军医大学出版社，2003.

［13］ COOK T, KRISTENSEN M S. Core topics in airway management［M］. 3rd ed. Cambridge: Cambridge University Press, 2020.

［14］ 皮诺．麻省总医院临床麻醉手册［M］．王俊科，马虹，张铁铮，译．9版．北京：科学出版社，2018.

［15］ HARDMAN J G, HOPKINS P M, STRUYS M M R F. Oxford textbook of anaesthesia［M］. Oxford: Oxford University Press, 2017.

［16］ 沈国芳，房兵．正颌外科学［M］．杭州：浙江科学技术出版社，2012.

［17］ VENKAT RAMAN V, DE BEER D. Perioperative airway complications in infants and children with Crouzon and Pfeiffer syndromes: a single-center experience［J］. Paediatr Anaesth, 2021, 31(12): 1316-1324.

［18］ HEIDEGGER T. Management of the difficult airway［J］. N Engl J Med, 2021, 384(19): 1836-1847.

［19］ 王斌，高伟阳，刘波，等．先天性并指畸形诊疗的专家共识［J］．组织工程与重建外科杂志，2017, 13(6): 303-309, 312.

［20］顾玉东, 王澍寰, 侍德. 手外科手术学［M］. 上海：复旦大学出版社, 2010.

［21］阿斯图托, 英格尔莫. 小儿麻醉与围术期医学［M］. 广东：世界图书出版公司, 2018.

［22］连庆泉, 张马忠. 小儿麻醉手册［M］. 广东：世界图书出版公司, 2017.

［23］邓小明, 姚尚龙, 于布为, 等. 现代麻醉学［M］. 5版. 北京：人民卫生出版社, 2020.

［24］孙增勤. 医学整形美容麻醉［M］. 北京：科学技术文献出版社, 2009.

［25］邵金许. 皮肤软组织缺损的远位皮瓣修复［J］. 中国当代医药, 2011, 18(2): 38-39.

［26］吴韬, 尤新民, 金熊元. 显微外科麻醉技术应用进展［J］. 国外医学(骨科学分册), 2003, 24(5): 290-291.

［27］SHERWIN A, BUGGY D J. Anaesthesia for breast surgery［J］. BJA Educ, 2018, 18(11): 342-348.

［28］宋儒耀, 方彰林. 美容整形外科学［M］. 3版. 北京：北京出版社, 2002.

［29］弗里德伯格. 美容外科麻醉学［M］. 丑维斌, 费剑春, 译. 沈阳：辽宁科学技术出版社, 2015.

［30］中华医学会麻醉学分会. 2020版中国麻醉学指南与专家共识［M］. 北京：人民卫生出版社, 2022.

［31］邓小明, 王月兰, 冯艺, 等. (支)气管镜诊疗镇静/麻醉专家共识(2020版)［J］. 国际麻醉学与复苏杂志, 2021, 42: (08): 785-794.

［32］PRENDIVILLE S, WEISER S. Management of anesthesia and facility in facelift surgery［J］. Facial Plast Surg Clin North Am, 2009, 17(4): 531-538, v.

［33］孙家明, 乔群, 刘志飞. 神经阻滞麻醉行面部美容外科手术177例［J］. 中华医学美学美容杂志, 2004, 10(3): 171-172.

［34］詹尼斯. 整形外科临床精要［M］. 李战强, 译. 北京：人民军医出版社, 2011.

［35］SCHOENBRUNNER A R, JANIS J E. Pain management in plastic surgery［J］. Clin Plast Surg, 2020, 47(2): 191-201.

［36］DAVILA P, GARCIA-DOVAL I. Tumescent anesthesia in dermatologic surgery［J］. Actas Dermosifiliogr, 2012, 103(4): 285-287.

［37］URITS I, LAVIN C, PATEL M, et al. Chronic Pain following cosmetic breast surgery: a comprehensive review［J］. Pain Ther, 2020, 9(1): 71-82.

［38］KUCERA I J, LAMBERT T J, KLEIN J A, et al. Liposuction: contemporary issues for the anesthesiologist. J Clin Anesth. 2006 Aug; 18(5): 379-387.

［39］REGATIERI F L, MOSQUERA M S. Liposuction anesthesia techniques［J］. Clin Plast Surg, 2006, 33(1): 27-37, vi.

［40］李世荣. 现代美容整形外科学［M］. 北京：人民军医出版社, 2006.

［41］MULLIKEN J B, GLOWACKI J. Hemangiomas and vascular malformations in infants and children: aclassification based on endothelial characteristics［J］. Plast Reconstr Surg, 1982, 69(3): 412-422.

［42］邹运, 陈辉, 林晓曦. ISSVA血管瘤和脉管畸形新分类(2018版)［J］. 中国美容整形外科杂志, 2018, 29(12): 711-713.

［43］SHAPIRO F E. Anesthesia for outpatient cosmetic surgery［J］. Curr Opin Anaesthesiol, 2008, 21(6): 704-710.

［44］NEAL J M, BARRINGTON M J, FETTIPLACE M R, et al. The Third American Society of Regional Anesthesia and Pain Medicine Practice Advisory on local anesthetic systemic toxicity: executive summary 2017［J］. Reg Anesth Pain Med, 2018, 43(2): 113-123.

［45］巴特沃斯. 摩根临床麻醉学［M］. 王天龙, 刘进, 熊利泽, 译. 6版. 北京：北京大学医学出版社, 2020.

［46］朱也森, 姜虹. 口腔麻醉学［M］. 北京：科学出版社, 2012.

4

［47］刘进,李文志.麻醉学临床病案分析［M］.北京:人民卫生出版社,2014.

［48］LEGRAS A, MORDANT P, LE PIMPEC-BARTHES F, et al. Lymphangioma and lymphangiectasia［J］. Rev Pneumol Clin, 2013, 69(5): 272-277.

［49］NELSON B L, BISCHOFF E L, NATHAN A, et al. Lymphangioma of the dorsal tongue［J］. Head Neck Pathol, 2020, 14(2): 512-515.

［50］YANG X, JIN Y, CHEN H, et al. Highly selective electrocoagulation therapy: an innovative treatment for lymphangioma circumscriptum［J］. Dermatol Surg, 2014, 40(8): 899-905.

［51］周晓,曹谊林,胡炳强.整形外科临床［M］.杭州:浙江科学技术出版社,2012.

［52］徐丛剑,华克勤.实用妇产科学［M］.4版.北京:人民卫生出版社,2018.

［53］侯建全.实用泌尿外科学［M］.3版.北京:人民卫生出版社,2019.

［54］吴文斌.略谈尿道下裂治疗现状［J］.中华泌尿外科杂志,1986,7(4): 195-198.

［55］张建国,何文翠.先天性无阴道的手术治疗［J］.实用妇产科杂志,1991,7(2): 72-74.

［56］O'BRIEN B M, MELLOW C G, MACISAAC I A, et al. Treatment of vaginal agenesis with a new vulvovaginoplasty［J］. Plast Reconstr Surg, 1990, 85(6): 942-948.

［57］TOLLINCHE L E, WALTERS C B, RADIX A, et al. The perioperative care of the transgender patient［J］. Anesth Analg, 2018, 127(2): 359-366.

［58］MISHRA P, NATH A, KAUSHAL A, et al. Gender reassignment surgery - a narrative overview of anaesthetic considerations and implications［J］. Anaesthesiol Intensive Ther, 2021, 53(4): 343-349.

［59］SHAH S B, KHANNA P, BHATT R, et al. Perioperative anaesthetic concerns in transgender patients: Indian perspective［J］. Indian J Anaesth, 2019, 63(2): 84-91.

［60］BISHOP B M. Pharmacotherapy considerations in the management of transgender patients: a brief review［J］. Pharmacotherapy, 2015, 35(12): 1130-1139.

［61］RYU A J, GLAZEBROOK K N, SAMREEN N, et al. Spectrum of chronic complications related to silicone leakage and migration［J］. Am J Med, 2018, 131(11): 1383-1386.

［62］CHASTRE J, BRUN P, SOLER P, et al. Acute and latent pneumonitis after subcutaneous injections of silicone in transsexual men［J］. Am Rev Respir Dis, 1987, 135(1): 236-240.

［63］HYDERI A, ANGEL J, MADISON M, et al. Transgender patients: providing sensitive care［J］. J Fam Pract, 2016, 65(7): 450-461.

［64］ASSCHEMAN H, GILTAY E J, MEGENS J A, et al. A long-term follow-up study of mortality in transsexuals receiving treatment with cross-sex hormones［J］. Eur J Endocrinol, 2011, 164(4): 635-642.

［65］BERLI J U, KNUDSON G, FRASER L, et al. What surgeons need to know about gender confirmation surgery when providing care for transgender individuals: a review［J］. JAMA Surg, 2017, 152(4): 394-400.

［66］SEAL L J. A review of the physical and metabolic effects of cross-sex hormonal therapy in the treatment of gender dysphoria［J］. Ann Clin Biochem, 2016, 53(Pt 1):10-20.

［67］SMITH F D. Perioperative Care of the Transgender Patient［J］. AORN J, 2016, 103(2): 151-163.

第五章
整形外科麻醉的术后精确管理

第一节　整形外科麻醉的术后呼吸管理

呼吸系统并发症是手术后常见并发症。呼吸系统并发症是 PACU 中最常见到的严重并发症，也是导致患者术后死亡的主要原因之一。对于整形外科患者，其通常有手术时间长、体液丢失量大、手术可能涉及呼吸道等特点，尤其应该注重术后患者的呼吸管理。其中对于面颈部瘢痕手术的患者，可能会有小口畸形、张口困难、颈部及下颌活动受限，不仅在气管插管中带来挑战，在术后也需要精细管理，以免因通气困难而造成严重后果。头颈部瘢痕手术后可因水肿、血肿及绷带固定等易造成上呼吸道梗阻，一旦发生梗阻，处理起来十分困难，对于此类患者，处理时应当十分小心。对于术后呼吸系统并发症，加强监护、早期诊断和及时处理至关重要。

一、术后上呼吸道梗阻

上呼吸道梗阻最常见的原因是舌后坠阻塞后咽部。其他原因包括喉痉挛和喉头水肿，呼吸道被分泌物、呕吐物或血液等阻塞，以及气管外部受压（最常见的是颈部血肿）。

纠正气道梗阻时，患者应给予辅助吸氧。联合应用双手托下颌和头后仰的方法，可将舌头向前拉而解除气道梗阻。置入口咽或鼻咽通气道通常也可以减轻舌后坠。患者在苏醒期对鼻咽通气道较易耐受，并且可以减少患者用力咬合时牙齿损伤的概率。

上呼吸道梗阻是术后最常发生的并发症之一。上呼吸道部分梗阻常表现为呼吸时喘鸣，大部分梗阻或完全梗阻可导致气流停止、呼吸音消失和显著的胸廓反常运动（即吸气时胸廓下降而腹部抬起）。患者也可能出现呼吸窘迫伴呼吸困难、呼吸浅快、心动过速或者出汗等症状。

常见原因如下。

1. 舌后坠

全身麻醉和神经肌肉阻滞恢复不完全，阿片类药物、吸入麻醉药或其他镇静药物引起患者术后咽部肌肉松弛，均可导致上呼吸道梗阻。残余的咽部肌肉麻痹作用或咽部肌肉在睡眠期间的松弛可引起舌后坠，从而阻塞声门上气道入口，引起呼吸道梗阻。气道梗阻时的呼吸特征为反常呼吸，表现为胸骨上凹和腹肌活动增强，随着气道梗阻加重，用力吸气时胸壁塌陷和腹部产生的摇摆运动更加明显。严重上气道梗阻可导致患者出现低氧血症、肺不张和呼吸衰竭等表现。

若患者术后因麻醉恢复不完全而出现急性上呼吸道阻塞，一般通过开放气道的手法来缓解，如托下颌将患者双侧下颌骨以及舌根向前托起，以打开后口咽部的入口，或者将患者置于侧卧位，以开放气道。对咽肌肌力下降的患者，托下颌的同时给予面罩持续气道正压通气（CPAP）5～15 cmH$_2$O通常可以开放上呼吸道。如果CPAP无效，应立即置入口咽通气道、鼻咽通气道或喉罩。在浅镇静水平时，患者对鼻咽通气道的耐受性优于口咽通气道。置入鼻咽通气道时必须轻柔，避免造成鼻出血。气道支持装置应留置至患者完全清醒。成功开放上呼吸道并确保通气通畅后，应找出上呼吸道梗阻的原因并立即处理。可静脉给予小剂量纳洛酮（0.3～0.5 μg/kg）或氟马西尼（0.2 mg，不超过1 mg）逆转阿片类药物或苯二氮䓬类药物的镇静作用，可拮抗肌松药的肌松残余作用。老年患者麻醉恢复期间，应密切关注上呼吸道梗阻的发生情况，评估严重程度，必要时重新气管插管。

2. 神经肌肉阻滞残余作用

在PACU内评估上呼吸道梗阻时，应考虑麻醉期间使用肌松药的患者存在肌松残余作用的可能。由于膈肌肌力恢复早于咽肌，因此患者抵达PACU时残余肌松表现并不明显。保留气管导管时呼末二氧化碳和潮气量虽能提示患者通气已充分恢复，但仍不能保证患者维持上呼吸道通畅和清除分泌物的能力也恢复了。拔管刺激、搬运患者，以及随后的面罩支持，都有利于在转运途中保持患者的气道开放。当处于PACU安静环境时，患者的上呼吸道梗阻才表现出来。使用中短效肌松药的患者在PACU也可能存在残余肌松作用。即使在手术室内充分给予了肌松拮抗剂，在PACU仍可能出现残余肌松作用。

临床上常采用TOF比值来评估全身麻醉患者的神经肌肉功能。TOF比值是指非去极化肌松剂监测中的T$_4$/T$_1$比值，它反映了肌松剂的阻滞程度，还可以用于评价肌张力恢复的程度。TOF比值达到0.7时，提示患者抬头5 s、伸舌、握力良好。一般认为TOF比值＞0.9时咽肌功能才恢复正常，基本无肌松残余。临床评估指标还有握手力度、伸舌、抬腿、抬头持续5 s等。其中，持续抬头5 s被认为是标准指征，它不仅反映整体的运动力量，更能反映患者的维持和保护气道能力。

如果怀疑患者持续存在或重新出现神经肌肉无力，应尽快排查可能的原因。使用一些简单的方法，如注意保暖，给予气道支持，纠正电解质紊乱都有利于患者肌力的恢复。相比于新斯的明，更推荐给予舒更葡糖钠拮抗罗库溴铵的肌松效应，以避免出现肌松残留。

3. 喉痉挛

喉痉挛是喉上神经受刺激而引发的过度长时间声门关闭反射，表现为声带内收和声门关闭，最常发生在全麻苏醒期刚拔管的患者。术后气管导管拔除过程中，分泌物、血液或异物引起的声带刺激可能会诱发喉痉挛。喉痉挛通常表现为特征性的高调哨鸣音，但声门完全闭塞时也可能无声。在清醒程度不足以对抗喉反射的患者中，喉痉挛可能会在气管拔管后突然发生。

发生喉痉挛时，可首先去除伤害性刺激（如通过吸引口咽部血液或分泌物），同时应用面罩进行正压通气，托下颌开放气道，通常可解除喉痉挛。如果这些措施均未能成功，可由麻醉医师静脉给予小剂量琥珀胆碱（0.1 mg/kg）松弛声带，同时配合其他镇静、镇痛药物的使用。必要时使用气管插管重建气道，需要用麻醉诱导药物和插管剂量的非去极化肌松药，充分镇静肌松后实施紧急气管插管，切不可在喉痉挛声门紧闭的情况下强行插管。

4. 气道水肿

对整形外科来说，长时间俯卧位手术、大量失血和液体复苏的手术后可能出现气道水肿。颜面和巩膜水肿是气道水肿的体征之一，麻醉医师应提醒整形外科医师患者可能存在气道水肿。舌部、咽部和颈部手术操作，尤其是颈部和口腔颌面的皮瓣手术均可能引起局部组织水肿或血肿。另外，多次尝试气管插管或有插管损伤的患者也可能会发生喉水肿或咽部水肿。对于有气道水肿但无上述危险因素的患者，可能要考虑其他原因，如血管性水肿或全身性过敏反应。患者可能会因为术中接触乳胶、放射性造影剂、钙通道阻滞剂、纤溶药物、阿片类药物或非甾体抗炎药等发生过敏而引起血管性水肿，术前服用ACEI的患者也可能因为咽喉部或气管损伤而诱发血管性水肿。

对于怀疑气道水肿的患者，在拔管前必须先评估气道的通畅度。可以进行堵管试验，即封堵气管导管近端，抽出气管导管套囊内气体，然后要求患者通过气管导管外间隙进行呼吸。气流良好提示气管拔管后患者仍能保持气道通畅。需要注意的是，"堵管试验"并不能替代全面的临床评估。

5. 颈部血肿

整形外科手术中涉及舌部、咽部和颈部手术操作，尤其是颈部和口腔颌面的皮瓣手术，术后可能会因出血而造成血肿压迫上呼吸道。尤其是颜面部的手术，术后通常面部和颈部都由较厚的敷料包裹，这可能进一步加剧血肿的压迫。颈部血肿下，患者术后通常主诉局部疼痛和压迫感、吞咽困难和不同程度的呼吸窘迫。

气管插管后发生喉头水肿，是导致婴幼儿气道梗阻的最重要原因，这主要是因为婴幼儿的气道腔较为狭窄。因此静脉应用糖皮质激素（地塞米松0.5 mg/kg，极量10 mg）或雾化吸入消旋肾上腺素（2.25%的溶液0.5 ml加生理盐水3 ml）可能会对此有效。

应注意到头颈颌面部整形美容手术，尤其是下颌、下颏、口腔和鼻部手术，是导致术后气道梗阻和患者窒息的最常见手术，需引起足够重视。此类手术部位的出血或气道周围血肿的形成可能导致气道梗阻。下颌角切除术中尤其需警惕咬肌中动脉深支的损伤，其出血量可达1500 ml以上，且止血困难，是引起术后局部血肿和气道梗阻的重要原因。手术所致口咽部组织水肿及黏膜下出血也是不容忽视的原因。此外，颌面部整形术后的包扎、引流位置或力度不当引起局部压迫，影响患者咳嗽、吞咽等功能，可能刺激受术者恶心呕吐，诱发误吸，增加患者气道梗阻风险。因此术后排除气道安全问题后方可拔除气管导管，同时给予吸氧。对于术前存在困难气道以及术后可能存在气道安全问题的头颈颌面部整形美容手术，应根据患者术后气道状况和手术情况综合考虑是否需要带管，以确保气道安全为标准。

颈部手术后的伤口血肿，可迅速压迫气道。大多数情况下应立即开放伤口以减轻气道压迫。口腔外科手术后可能会将纱布填塞入口腔内止血，这可能会导致气道梗阻。迅速增大的血肿可引起声门上水肿、气管偏移，也可直接压迫环状软骨下方的气管管腔。血肿压迫可能进展迅速，危及生命，考虑血肿压迫气道时，必须立刻打开手术切口，缓解血肿带来的组织压力。

二、呼吸抑制和通气不足

通气不足通常是指 $PaCO_2$ 高于 45 mmHg，常出现于全麻之后。多数情况下，通气不足较轻，有许多病例被忽略。临床上明显的通气不足通常表现为 $PaCO_2$ 高于 60 mmHg，或者动脉血 pH 值 < 7.25。麻醉恢复的患者在恢复期间如果不进行辅助吸氧，轻度的低氧血症很常见。年轻的健康患者开始可以较好地耐受轻中度的低氧血症（PaO_2 50 ~ 60 mmHg），但是随着病情的进展或加重，原本常见的交感神经兴奋症状可能会代之以进展性的酸中毒和循环抑制。通气不足的征象多变，包括嗜睡、气道梗阻、呼吸频率慢、呼吸浅快或用力呼吸。轻中度的呼吸性酸中毒导致心动过速、高血压或心脏兴奋性增高，但是更严重的酸中毒会产生循环抑制。血红蛋白浓度降低时可能看不见明显的发绀。临床上可以根据患者躁动、心动过速或心脏应激性增高（室性或房性）来判断低氧血症。感觉迟钝、心动过缓、低血压和心搏骤停都是其晚期征象。在PACU 中常规监测 SpO_2 有助于早期发现低氧血症；应该应用动脉血气分析来诊断通气不足并指导治疗。如果高度怀疑通气不足，应进行 $PetCO_2$ 监测或动脉血气分析以确定其严重性，并指导进一步的治疗。

PACU 中的通气不足通常是残留麻醉药物的呼吸抑制作用所致。阿片类药物的呼吸抑制作用特点是呼吸频率慢，但通常潮气量较大。过度镇静通常也可以导致通气不足，但是患者可对指令有反应，能依照指令改善呼吸。如怀疑舌根后坠引起气道梗阻，则应托起患者下颌角，必要时放置口咽或鼻咽通气管；如果 SpO_2 持续降低，应面罩给予高浓度吸氧并辅助或控制呼吸，必要时行气管插管或放置喉罩。心输出量减少或氧耗量增加（如寒战时）会加重低氧血症。因麻醉恢复时给予患者辅助吸氧，由弥散性缺氧导致的低氧血症并不常见，除非有明显的高碳酸血症或伴随肺内分流增加。功能残气量相对于闭合容量减少导致的肺内分流增加，是全身麻醉后低氧血症的最常见原因。半卧位有助于保持功能残气量。

拮抗不充分、药理学相互作用、药动学改变或代谢因素都会影响在 PACU 中的残留肌松作用。残留肌松导致的通气不足临床上会表现为不协调的呼吸运动、潮气量减小和呼吸急促。在不清醒的患者中可以用神经刺激器来鉴别，而对于清醒的患者可以嘱患者抬头，观察其力度。患者能抬头超过 5 s，可能是确定肌松作用完全消除与否的最敏感指标。

伤口疼痛或上腹部、胸科手术之后膈肌功能障碍导致的肌僵直、腹部膨隆、腹带过紧或其他因素，也会引起通气不足。寒战、高热或败血症导致 CO_2 产量增加，即使是全身麻醉正常恢复的患者也会出现 $PaCO_2$ 增高。当患者本身就有肺部疾患、神经肌肉疾患或神经疾患时，患者

整形外科精确麻醉

的通气不足或呼吸性酸中毒会加剧本已受损的通气储备。

治疗应根据病因进行针对性处理。对于明显通气不足的患者，必须进行控制通气，直至明确通气不足的原因并进行纠正。氧疗作为治疗低氧血症的基本措施，应根据患者的情况决定是否使用正压通气。通常30%～60%的氧浓度已足够预防低氧血症，即使是在中度通气不足和高碳酸血症的患者中也适用（相反，常规氧疗可能掩盖肺换气不足和高碳酸血症的临床表现）。有潜在心肺疾患的患者可能会需要较高的氧浓度，氧疗应根据SpO_2和动脉血气分析的结果来实施。对有二氧化碳潴留的患者，必须严格控制吸氧浓度，以避免急性呼吸衰竭。严重或持续低氧血症的患者应该通过面罩或气管导管吸入100%纯氧，直至确定病因和启动其他治疗措施，可能必须应用机械辅助通气或控制通气。当患者出现感觉迟钝、循环抑制和酸中毒（动脉血pH值<7.35）时，应立即调整呼吸和血流动力学参数，包括必要时建立气道或使用强心剂。纳洛酮作为一种特异性阿片受体拮抗剂，可用于拮抗阿片类药物所致的呼吸抑制。研究表明，采用小剂量纳洛酮（成人80 μg）滴注的方式，能够在一定程度上缓解呼吸抑制，同时避免因阿片类药物作用逆转而引发的急剧疼痛。由于纳洛酮的作用时间较大多数阿片类药物的作用时间短，对应用纳洛酮的患者，应注意严密监护，防止阿片类药物呼吸抑制作用的复发。胸部X线检查对评估肺容量和心脏大小以及提示气胸和肺部浸润很有价值。如果怀疑发生气胸，可以通过拍摄呼气末胸部X线检查来确认，通过对肺组织和胸膜腔内空气对比来判断。气管插管的患者发生低氧血症时，除了听诊呼吸音以外，胸部X线检查可以直观评估验证气管导管的位置，特别是当气管导管无意中越过隆突，进入一侧主支气管时。如果尚存残留肌松作用，可能还要应用胆碱酯酶抑制剂。应用全量的胆碱酯酶抑制剂后，如果还有残留肌松作用，就要行控制通气直至恢复自主呼吸。对于上腹部或胸部手术后，由于疼痛或绷带过紧引起的通气不足，谨慎应用阿片类镇痛药、静脉注射酮咯酸、硬膜外麻醉或肋间神经阻滞，可帮助减轻通气不足的症状。

三、肺炎

1. 诊断

术后肺炎通常在术后5日内发生，表现为发热、白细胞增多、分泌物增加以及胸部X线片显示肺部浸润，也可出现呼吸窘迫、呼吸困难、气短、高碳酸血症及低氧血症等。

呼吸机相关性肺炎（ventilator-associated pneumonia，VAP）是机械通气48 h之后发生的一种医院获得性肺炎（hospital-acquired pneumonia，HAP）。感染后机械通气期间的医院获得性肺炎不属于呼吸机相关性肺炎。呼吸机相关性肺炎的临床表现不具有特异性，影像学检查可发现逐渐或突然发生的肺部浸润，可伴有感染的临床表现，如发热、脓性分泌物和白细胞增多等，可出现呼吸频率加快、潮气量下降、分钟通气量增加及氧合功能下降。

2. 治疗

在采集呼吸道标本进行微生物分析后，应立即开始经验性抗生素治疗。获得微生物学证据并评估经验性治疗的效果后，应制订合适的抗生素治疗方案。术后肺炎呼吸道标本的采集、经验性抗生素方案的选择以及后续抗生素方案的调整与其他类型的医院获得性肺炎相似。

术后肺炎最常见的致病菌为革兰阴性杆菌（如铜绿假单胞菌、肺炎克雷伯菌以及不动杆菌）和金黄色葡萄球菌，流感嗜血杆菌和肺炎链球菌也很常见。术后肺炎通常由多种病原体引起，最常见的细菌组合为肠杆菌科加金黄色葡萄球菌或链球菌。创伤患者术后肺炎的致病菌多为流感嗜血杆菌、肺炎链球菌或金黄色葡萄球菌。机械通气的患者发生金黄色葡萄球菌所致肺炎的风险较高。

四、肺水肿

术后肺水肿可分为心源性肺水肿、非心源性肺水肿和混合性肺水肿。

术后早期肺水肿通常是心源性的，继发于容量超负荷或充血性心力衰竭。由气道梗阻、脓毒症、输血引起的肺水肿较为少见。

1. 诊断

术后心源性肺水肿常发生在既往有慢性左心衰竭或右心衰竭病史的患者，术中心肌缺血、输液过量致心脏负荷加重、长时间处于不良手术体位（如术前不能耐受平卧位的患者术中放置平卧位）可诱发心源性肺水肿，临床表现包括低氧血症、呼吸困难、端坐呼吸、颈静脉怒张、喘鸣、第三心音奔马律等。急性失代偿性心力衰竭是急性呼吸窘迫的常见病因，其特点为心脏充盈压急速上升，导致液体在肺间质及肺泡腔中迅速聚积。当怀疑急性失代偿性心力衰竭时，应行胸部 X 线检查、动脉血气分析、超声心动图和 12 导联心电图等检查。如存在不稳定型心绞痛或急性瓣膜疾病，应立即进行处理。

术后非心源性肺水肿的一个重要原因为负压性肺水肿，发生率为 $0.05\% \sim 0.1\%$。负压性肺水肿可由气管拔管后喉痉挛或其他形式的上呼吸道梗阻引起，表现为梗阻缓解后出现呼吸困难和咳粉红色泡沫样痰。少数情况下，负压性肺水肿会在上呼吸道梗阻解除数小时后发生。因此，对于麻醉后发生上呼吸道梗阻的患者，监护时间应相应延长，推荐在梗阻解除后继续密切观察 $2 \sim 12 \, h$。负压性肺水肿是一种漏出性水肿，负压性肺水肿的发生与患者为对抗声门关闭而用力吸气，导致胸腔内负压显著升高有关。随着胸腔内负压升高，流进右心的血液迅速增加，引起肺血管床扩张，毛细血管周围的肺间质负压增加，血管内的液体被吸入肺间质，进而引发低氧血症、儿茶酚胺释放、体循环高血压和肺动脉高压等一系列反应，造成后负荷急剧增加，进一步促使液体渗出毛细血管，导致肺间质和肺泡发生水肿。

对术中接受过血液制品的患者，PACU 肺水肿的鉴别诊断应包括输血相关性肺损伤。输血相关性肺损伤多在输注含血浆的血制品（浓缩红细胞、全血、新鲜冰冻血浆或血小板）后 $1 \sim 2 \, h$ 发生。因为这种反应在输血后 $6 \, h$ 仍可发生，术中输血的患者在 PACU 中仍需要密切监测，早期诊断是否发生输血相关性肺损伤。输血相关性肺损伤所致的非心源性肺水肿常伴有发热和低血压。因白细胞积聚于肺组织和渗出液，血常规检查可见白细胞计数降低（白细胞减少症）。

2. 治疗

急性失代偿性心力衰竭的治疗措施包括：① 确保充分的氧合和通气，必要时给予辅助供氧和通气支持；② 迅速纠正血流动力学紊乱及容量超负荷；③ 保持坐位；④ 及时利尿并监测尿量；⑤ 早期血管扩张剂治疗（适用于重度高血压、急性二尖瓣关闭不全或急性主动脉瓣关闭不全）。

负压性肺水肿多采用支持性治疗。可采用机械通气纠正低氧血症和呼吸衰竭，同时可能需要使用升压药纠正顽固性低血压。患者接受辅助供氧的同时，可给予支气管舒张剂。严重者可能需要再次气管插管辅助通气。大多数病例在短时间内可自行缓解。

五、麻醉后恢复管理

为确保患者术后安全，所有患者手术麻醉后均须在适当场所苏醒。具体而言，接受气管插管或使用喉罩的全身麻醉、深度镇静镇痛和外周神经阻滞的患者，术后常规进入 PACU，进行麻醉后恢复；接受局部麻醉、轻度和中度镇静镇痛的患者术后则应在特定麻醉后恢复区域留观，对患者进行麻醉后的持续监测是患者围手术期安全的保证。

术后患者必须密切监测缺氧、高血压、疼痛、恶心、呕吐甚至昏迷的体征和症状，以保证他们的生命体征稳定，并及时处理苏醒期内发生的并发症。在此期间，呼吸系统和循环系统潜在致命的并发症的发生率相对较高。因此，患者入 PACU 后应立即吸氧，必要时给予呼吸支持。加强监测，包括心电图、血压、SpO_2、呼吸、体温等。根据患者的具体情况进行必要的麻醉拮抗处理。根据患者意识恢复情况、呼吸情况、肌张力恢复情况等评估能否拔除气管导管，拔管前需再次评估气道风险。拔管后面罩吸氧，仍须监测患者呼吸频率、脉搏氧饱和度、心电图及血压等体征。同时，也要评估患者手术部位的疼痛程度及有无恶心、呕吐和出血情况。术后延迟出院的原因多种多样，其中最为常见的包括疼痛、术后恶心和呕吐、低血压以及走动时头晕。疼痛是术后患者普遍面临的问题，几乎所有患者都需要接受镇痛治疗。对于部分患者而言，可能需要使用比对乙酰氨基酚或 NSAID 更有效的镇痛药物，作为术后治疗方案的一部分。

PACU 应备有供氧、电源、负压吸引装置、呼吸机、监护仪、简易呼吸器、通气道、除颤仪、保温设备、气管插管和紧急气道处理装置等设备。PACU 的常备药物包括但不限于升压药、降压药、抗心律失常药、强心药、利尿药、平喘解痉药、镇静镇痛药、激素等。

患者入 PACU 后由麻醉医师与恢复室医师交接患者术中麻醉状况，包括患者的一般信息、特殊药物使用史、麻醉诱导及维持情况、有无困难气道、有无大出血、手术范围部位、手术对气道有无潜在影响、术后气管导管是否保留，以及术后患者去向等。

在行头面部整形外科的患者中，部分患者存在困难气道，这在苏醒期尤其要，必须注意牢牢把握拔管指征。分析麻醉全程中使用镇静、镇痛、肌松药的情况，包括应用次数、总量和距离术毕的时间。患者自主呼吸恢复，循环稳定，潮气量、每分通气量、SpO_2 恢复正常范围，咳嗽反射、吞咽反射恢复正常，呼唤有反应、能睁眼、能完成指令性动作，必要时参考动脉血气分析结果。对于术前有困难气道的患者以及术后可能对气道安全有潜在影响的头颈颌面部手术患者，应根据患者术后气道状况和手术情况综合考虑术后是否需要保留气管导管，以确保气道安全。特别是头面部手术患者，术后被多层敷料包扎固定，并可能伴有小口畸形或张口受限，若拔管后发生气道管理困难，处理十分棘手。因此，麻醉医师必须严格掌握拔管指征，吸净呼吸道分泌物和胃内容物，必要时保留胃管进行胃肠减压。拔管后需密切注意有无呼吸道梗阻、呕吐误吸、通气不足等情况，以便及时发现和处理。如发现术后头面部出血肿胀严重，有造成呼吸道梗阻可能，可考虑留置导管进一步观察，待肿胀减轻，呼吸道梗阻消退再行拔管。

在拔管时，应注意操作规范：经口或经鼻入路的手术拔管前需放置胃管，将进入消化道的血液吸出，以防拔管后误吸。拔管时将气管内、口、鼻、咽喉部存留的分泌物或血液吸引干净，气管内吸引的时间一般每次不宜超过 15 s。吸引管放入后可与气管导管一同缓慢拔出，也可在鼓肺或令患者吸气时拔除气管导管，注意尽量避免刺激患者呛咳。

气管导管拔除后吸尽口咽腔内的分泌物，并将头部转向一侧，防止呕吐误吸。拔管后仍应持续监测心率、血压、呼吸和 SpO_2 等生命体征。头颈颌面部整形美容手术应特别注意患者有无呼吸道梗阻情况。

符合出室标准的患者方能予以出室，所有的患者在离开 PACU 前都必须由 PACU 主管医师评估并记录其离开 PACU 时的情况。患者从 PACU 转入普通病房的基本标准可参照 Steward 苏醒评分表（**表 5-1**）和改良 Aldrete 评分表（**表 5-2**），并且排除气道梗阻风险，心率、血压、潮气量、呼吸频率、SpO_2 等生命体征稳定至少 1 h，术后疼痛控制良好。

对于考虑暂时不满足术后拔管条件的患者，应当术后进 ICU 监护。在 ICU 内调整至患者循环稳定、肌力完全恢复、呼吸道水肿消除、生命体征平稳，方可安全地拔管。

表 5-1　Steward 苏醒评分表

患者状况	分值
清醒程度	
完全清醒	2
对刺激有反应	1
对刺激无反应	0
呼吸通畅程度	
可按医师吩咐咳嗽	2
可自主维持呼吸道通畅	1
呼吸道需予以支持	0
肢体活动程度	
肢体能做有意识的活动	2
肢体无意识活动	1
肢体无活动	0

注：上述 3 项总分为 6 分，当患者评分 > 4 分，可考虑转出 PACU。

表 5-2　改良 Aldrete 评分表

评估指标	分值
活动力	
自主或遵嘱活动四肢和抬头	2
自主或遵嘱活动二肢和有限制的抬头	1
不能活动肢体或抬头	0
呼吸	
能深呼吸和有效咳嗽，呼吸频率和幅度正常	2
呼吸困难或受限，但有浅而慢的自主呼吸，可能用口咽通气道	1
呼吸暂停或微弱呼吸，需呼吸器治疗或辅助呼吸	0
循环	
全身血压波动幅度不超过麻醉前水平的20%	2
全身血压波动幅度为麻醉前水平的20%~49%	1
全身血压波动幅度超过麻醉前水平的50%	0
意识	
完全清醒，准确回答	2
可唤醒，嗜睡	1
无反应	0
脉搏氧饱和度	
呼吸空气氧饱和度≥92%	2
需辅助给氧下维持氧饱和度≥92%	1
辅助给氧下氧饱和度<92%	0

注：上述5项总分为10分，当患者评分≥9分，可考虑转出PACU。

六、术后随访

为了确保患者安全，加强院内麻醉的质量控制管理，应加强术后随访，要求由专门的有资质的麻醉医师或麻醉科护士定期随访。术后随访一般在术后第一日内完成，特殊紧急情况下随时访视、处理。术后随访应密切观察患者意识、循环、呼吸等生命体征，术后镇痛效果，有无术后恶心呕吐等不良反应，及时处理麻醉相关并发症，及时了解术前长期服用药物史（如抗高血压药）并注意其术后恢复使用的情况，及时调查和处理患者麻醉满意度及心理问题。

第二节 整形外科麻醉的术后循环管理

患者手术结束后转入 PACU，循环系统并发症最常发生在术后 30 min 内，因此在 PACU 期间严密的监护是必不可少的。PACU 的监护内容已在第一节"整形外科麻醉的术后呼吸管理"中详细阐述。

PACU 中最常见的循环系统并发症是低血压、高血压和心律失常，PACU 中血流动力学不稳定对患者远期预后可产生负面影响。值得注意的是，与低血压和心动过缓相比，术后高血压和心动过速使计划外入住 ICU 的风险增加，死亡率增高。

一、术后高血压

PACU 中的术后高血压很常见，一般出现于入室后 30 min 内。伤口疼痛、气管插管或尿潴留引起的伤害性刺激是导致高血压的常见原因。术后高血压可能反映出交感兴奋，这可能是对手术的内分泌反应，或是继发于低氧血症、高碳酸血症和代谢性酸中毒的交感神经张力增强。有高血压病史的患者在 PACU 中即使没有明确的原因也会发生高血压。容量超负荷或颅内压增高者偶尔也会表现为术后高血压。不同类型手术后高血压的发生率不尽相同。术后高血压控制不佳会增加心肌缺血、心肌梗死、心律不齐、肺水肿、脑卒中和手术部位出血的风险。术后高血压通常在患者术后 30 min 左右发生，通常为一过性，但有时在术后 3 h 或者更长时间内仍难以控制。为了避免持续的高血压对患者的脏器功能造成损害，临床医生需对术后高血压进行积极的干预与治疗。

（一）高血压的诊断

2017 年美国心脏病学会和 2018 年欧洲心脏病学会提出了新的高血压分类和建议。美国心脏病学会指南建议将高血压定义为收缩压至少为 130 mmHg 和（或）舒张压至少为 80 mmHg。欧洲心脏病学会指南高血压分级标准和美国心脏病学会指南略有不同，将高血压定义为收缩压至少为 140 mmHg 和（或）舒张压至少为 90 mmHg。除上述定义外，麻醉学界通常认为围手术期的血压高于其基础血压的 20% 或血压升高达 160 mmHg/95 mmHg 以上为高血压状态。因此临床医生可根据患者个体情况合理选择评价标准，对患者实施必要的降压措施。

（二）高血压的降压目标

美国心脏病学会建议，开始降压治疗后，血压应低于 130/80 mmHg。加拿大的高血压共识认为，收缩压的治疗目标为小于 140 mmHg，而舒张压的治疗目标为小于 90 mmHg，但是对于有合并症或其他心血管健康问题的患者（如糖尿病、慢性肾脏病或缺血性心脏病），降压目标是不同的。

上述指南主要针对非手术患者，关于术后高血压的降压目标目前尚未达成共识。由于慢性高血压会导致自身调节曲线发生变化，老年高血压患者需要更高的平均动脉压才能维持终末器官灌注，因此为了维持必要的组织灌注，对于术前高血压控制不佳的患者，建议不要盲目应用降压药物长时间急性降压，必须在排除导致高血压的诱因后，如果血压仍未恢复到基线的 20% 以内，或收缩压＞ 180 mmHg 或舒张压＞ 110 mmHg，才对患者使用静脉降压药治疗。对术前伴有高血压的老年患者，建议降压的目标范围是术前基线血压的 20% 以内；对合并基础疾病的老年人，术后的目标血压值可以参照国际高血压学会颁布的国际高血压实践指南；对术前基线血压正常的老年患者，术后维持收缩压在 90～160 mmHg 更为合理。老年患者高血压的降压处理要注意避免过度治疗，长时间低于基线 20% 的血压可能会导致患者组织灌注不足，造成酸中毒及器官功能障碍。

（三）术后高血压的原因

术后高血压管理的第一步是仔细评估患者，以识别导致高血压的潜在性可逆原因。术后高血压的常见原因如下。

1. 疼痛

术后急性疼痛刺激躯体传入神经，导致交感神经激活，表现为血压增高与心率增快。有效镇痛对此类高血压有显著的治疗效果，疼痛的缓解方法详见第三节"整形外科麻醉的术后疼痛管理"。

2. 低氧血症和高碳酸血症

低氧血症和高碳酸血症刺激延髓的血管中枢，提高血管紧张性的同时引起动脉血管收缩，增加机体应激，使血压升高。此类高血压的处理方式包括面罩给氧、辅助呼吸等。

3. 低体温

低体温在经历长时间整形外科手术的患者术后尤为常见，主要是时间手术长加上保温不到位，导致体温持续丢失。低体温后出现的寒战反应是机体的复温反应，但寒战可以导致机体儿茶酚胺升高，引起动静脉血管收缩，血压升高。因此，在长时间手术中体温保护非常重要，术后应常规监测体温，对低体温者及时给予保暖措施，例如加盖薄被、输液输血加温、使用暖风机等。对于低体温寒战者，可给予曲马多等药物控制寒战反应。

4. 尿潴留

尿潴留可导致膀胱膨胀，直接刺激交感神经释放儿茶酚胺，或直接压迫腰骶丛神经造成胀痛，从而使血压升高。此时最直接的解决方法是进行导尿。需要注意的是，有时因为临床疏忽，患者术中已进行导尿但导尿夹未打开，此种情况在临床时有发生。

（四）术后高血压的治疗

麻醉恢复期间不推荐使用口服降压药控制血压，因为口服药物起效慢。降压药物的选择应基于临床情况、患者的病情以及药物的药动学和药效学参数综合考虑。

轻度高血压通常不需要处理，但应该消除导致高血压的原因。显著的高血压可能导致术后出血、心肌缺血、心力衰竭或颅内出血。至于何种水平的高血压需要处理，要根据患者的具体情况决定。通常，患者的血压增高超过基础值的20%～30%或者血压增高引起了并发症（如心肌缺血、心力衰竭或出血）应进行治疗。轻中度的血压升高可静脉内应用以下药物治疗：β 肾上腺素受体阻滞剂，如拉贝洛尔、艾司洛尔或美托洛尔；ACEI，如依那普利；钙通道阻滞剂，如尼卡地平。肼屈嗪和舌下含化硝苯地平通常也有效，但是经常导致反射性心动过速、心肌缺血和心肌梗死。心力储备有限但显著高血压的患者要求进行直接动脉内测压，并且静脉注射硝普钠、硝酸甘油、尼卡地平、氯维地平或非诺多泮进行治疗。血压控制的水平应以患者本身的正常血压水平为准。

一旦患者胃肠道功能恢复，抗高血压药应尽快改为口服，降压药物一般选择患者术前长期使用的药物。对于术前没有高血压的老年患者，血压稳定后可停止使用降压药，并连续观察48～72 h。需要注意的是，应仔细考虑并监测某些降压药的潜在不良反应。例如，肥厚型心肌病患者应避免使用肼屈嗪，因为它易引起快速血管扩张和快速心动过速，并损害舒张功能，加重左心流出道梗阻。

二、术后低血压

低血压是术后早期最常见的并发症之一。术后低血压有多种原因，包括急性失血引起的贫血、口服液体摄入不足或术中过分限制液体输入导致的脱水、麻醉药物的影响、酸中毒、术后药物（如阿片类药物和止吐药）的不良反应等。

（一）低血压的诊断

1. 诊断

术后低血压是指患者血压低于 90 mmHg/60 mmHg 或者血压降低幅度超过麻醉前20%。研究表明，术后收缩压 < 90 mmHg 与全因死亡率、非心脏手术术后心肌损伤的风险增加有关，平均动脉压 < 60 mmHg 或收缩压低于基线的 70% 会使大多数患者面临终末器官损伤的风险。

2. 术后低血压病因

低血压是手术后常见的并发症，低血压通常有三种情况：血容量不足（前负荷降低）、左室功能不全（心源性）或过度的动脉血管扩张（后负荷下降），以前两种情况更为常见。

（1）出血性或非出血性低血容量性休克：全血或自由水的丢失，可引起血管内有效循环血容量急剧减少，从而导致低血压的发生，常见于外伤、手术引起的出血和大面积烧伤。此外，大量体液或电解质丢失（如呕吐、腹泻、多尿等）也可导致低血容量性休克。血容量不足是在PACU 中发生低血压的最常见原因。对于整形外科中常见的大面积瘢痕切除手术，尤其在颌面及头颈部的瘢痕，其创伤范围大，手术时间长，术中出血较多，创面体液丢失量大，术中大量输液也会对血液进行稀释，因此在术后容易发生循环的容量不足。单纯的血容量不足是术中输液不足、组织持续的液体吸收（第三间隙）、伤口引流或术后出血引起的。低体温时静脉的收缩可以掩盖低血容量，但是体温回升时，后续的血管舒张会导致迟发的低血压。相对的低血容量导致的低血压常出现于椎管内麻醉（尤其是复合全身麻醉之后）、应用血管舒张药以及 α 肾上腺素受体阻滞剂时，此时静脉输液可改善血容量相对减少。

（2）过度的血管扩张：感染性休克、过敏性休克、镇静镇痛引起的心血管抑制是常见的原因。全身性炎症产生的炎症因子损伤血管内皮细胞，引起组织低灌注（少尿、高乳酸、低血压）或脏器功能损害，进而发展为严重脓毒血症。当脓毒血症引起的低血压对液体复苏治疗无效时，可进一步发展为感染性休克。

围手术期的多种药物可引起过敏反应，包括局麻药、肌松药、抗生素等。过敏反应是由于抗原与致敏肥大细胞或嗜碱性粒细胞上的免疫球蛋白 E（immunoglobulin E，IgE）结合，使之脱颗粒释放组胺和其他血管活性物质，并引起局部或全身症状。常见的过敏反应为皮肤黏膜表现，严重的则有消化系统、呼吸系统及心血管系统表现。严重的过敏性休克由于血管扩张和血浆渗出，导致血压降低。

对镇静镇痛期间因心血管中枢抑制引起的低血压，应减浅镇静深度，并给予麻黄碱、去氧肾上腺素或去甲肾上腺素，可反复使用或持续药物输注，必要时加快输液速度。

（3）心律失常：快速性心律失常可因心室充盈不足而导致低血压；心房颤动、心房扑动以及交界性心律失常可因失去有效的心房收缩而对心室的充盈不足，导致低血压；严重的缓慢性心律失常因每搏量无法代偿性增加，也会导致低血压的发生。

（4）张力性气胸：麻醉和手术操作不当是术后张力性气胸的最常见原因。空气通过创口产生的单向活瓣进入胸膜腔，导致胸膜腔内积气增多，压力不断升高，压迫患侧肺，使之逐渐萎缩塌陷。同时患侧肺内高压将纵隔推向健侧，产生严重呼吸障碍的同时压迫心脏及大血管，导致回心血量受阻，心输出量减少，进而出现循环衰竭。

（5）左室流出道梗阻：常见于肥厚性心肌病患者，在术后心律失常、疼痛或交感神经兴奋等情况下，心脏前负荷或后负荷减低、心肌收缩力增强均可加重左室流出道梗阻，使心输出量减低。对左室流出道梗阻引起的低血压，不能使用正性肌力药升高血压，否则会进一步加重左室流出道梗阻，导致血压进一步下降。左室功能障碍在既往体健的患者不多见，除非合并严重的代谢紊乱（低氧血症、酸中毒或败血症）。其引起的低血压，主要见于有潜在冠状动脉或瓣膜心脏病或充血性心力衰竭的患者，通常可被液体超负荷、心肌缺血、急性后负荷增加或心律失常所诱发。

（6）肾上腺皮质功能减退：肾上腺皮质功能减退患者常伴有肾上腺皮质激素的分泌不足。缺乏盐皮质激素将导致失水失钠，加之患者术前禁食禁水，导致循环血容量减少，超过一定程度后便出现低血压。手术刺激使患者处于应激状态，若未及时补充肾上腺皮质激素，易诱发肾上腺危象，从而导致血压下降和体位性低血压。

（二）术后低血压的防治

老年患者术后低血压主要由有效循环血量降低、左室功能不全及血管扩张导致，其中前两种情况多见。患者低血压时可能无明显症状，当血压过低时会出现眩晕、恶心呕吐、乏力、意识模糊、皮肤湿冷等症状。如果术后低血压有明确的诱因，则应针对病因进行治疗，如纠正潜在的酸中毒和治疗过敏等。随后的对症处理策略包括药物调整和液体管理。通常使用 1.5～2 L 的晶体液维持血容量以优化心输出量，这在心室功能不全的患者中通常是安全的。需要注意的是，对于严重肾衰竭或接受透析治疗、并存严重心力衰竭、先前发作过急性肺水肿的患者，需要谨慎地控制输液速度。在临床实践中，可通过简单的方法判断容量情况，如被动抬腿试验、液体冲击试验以及心率、血压的动态变化、尿量等。心力衰竭通常可被液体超负荷、心肌缺血、急性后负荷增加或心律失常诱发。无创心输出量监测仪和床旁心超可以帮助判断容量状况、外周循环阻力和心肌收缩力，以此指导循环管理。

麻醉恢复中轻度的低血压较常见，通常是因为睡眠状态下交感张力降低或者麻醉药的残余作用，这种情况不需要治疗。显著的低血压通常是指患者血压较基础值降低 20%～30%，这时情况较严重，需要治疗。根据评估的有效循环容量来确定治疗方案，可以使用补液试验来判断：给予一定的液体负荷（250～500 ml 的晶体溶液或 100～250 ml 的胶体液）后，血压增高，通常可以确定患者存在低血容量。严重低血压时，常用缩血管药物或增强心肌收缩力的药物（多巴胺或肾上腺素）来提升血压，直至补足血容量。老年患者或有心脏病史的患者可能会出现心力衰竭，需要对心力衰竭患者进行有创血流动力学监测，最好是使用超声心动图检查来调控心脏的前负荷、心肌收缩力和后负荷。张力性气胸可表现为低血压、单侧呼吸音减弱和气管偏移，是立即行胸腔闭式引流的指征，甚至在胸部 X 线检查确诊以前就需进行。同样，由心脏压塞引起的低血压，通常发生在胸部创伤和胸外科手术后，这时通常需立即行心包穿刺放液和手术开胸探查。

三、冠心病发作

术后心肌梗死的最常见原因是由手术引起的凝血级联激活导致冠状动脉血栓形成。胸痛是冠心病发作最常见的症状。对于围手术期心脏监测，常规推荐使用 5 导联心电图，联合 II 导联和 V_5 导联可检测到 80% 的 12 导联心电图提示的心肌缺血事件。

（一）急性冠脉综合征

急性冠脉综合征是指冠状动脉粥样硬化斑块破裂或侵袭，发生完全或不完全冠状动脉闭塞后引起的一系列临床症状，包括 ST 段抬高心肌梗死、非 ST 段抬高心肌梗死和不稳定型心绞痛。后两者在临床上有时难以鉴别，且治疗措施没有显著区别，又被合称为非 ST 段抬高急性冠脉综合征。

1. ST 段抬高心肌梗死

（1）诊断：ST 段抬高心肌梗死的诊断标准包括胸痛、心电图的动态演变和心肌酶的变化，需要符合三项标准中的两项。

胸痛部位以胸骨后痛最为常见，也可以是心前区痛。疼痛的范围为区域性，而不是一点，并常放射至左肩及左上肢前内侧达环指和小指，有时候疼痛也可以放射至颈部、下颌咽部或者上腹部，并伴消化道症状。老年患者偶尔以放射区疼痛为主要症状，而心前区疼痛反而不明显。疼痛的性质多为沉重压榨窒息或闷胀感，有时有濒死的恐惧感。心绞痛不受体位或呼吸的影响，疼痛的程度可轻可重。重者常迫使患者停止动作，不敢活动和讲话，但面色苍白、表情焦虑，甚至出冷汗，多支病变者对硝酸甘油反应迟钝或无反应。手术后患者常伴有手术部位的疼痛，或者由于麻醉药物的残留作用，患者难以表达或形容具体的疼痛性状，因此在患者主诉胸部及其放射区域的疼痛时，麻醉医师应高度警惕。

心电图是 ST 段抬高心肌梗死很好的诊断依据。但是在术后环境中，一般只能观察到超急性期（数分钟至数周）与急性期（数小时至数周）的心电图变化。在心肌梗死后数分钟到数小时内的超急性期心电图表现为高尖的 T 波，而急性期内心电图通常表现为 ST 段明显抬高与高尖 T 波相接，形成单向曲线。随后病理性 Q 波开始形成，T 波低平或倒置，病理性 Q 波有时甚至需要数月才会出现。

尽管心肌酶的增加是诊断 ST 段抬高心肌梗死的标准之一，但是需要注意的是，心肌梗死时心肌酶是动态变化的。心肌肌钙蛋白在发作后 4～10 h 升高，肌酸激酶同工酶（creatine kinase-MB，CK-MB）在心肌梗死后迅速下降，3～8 h 开始上升。在术后这一特定环境，麻醉医师一般只在 ST 段抬高心肌梗死的超急性期与急性期参与患者管理，而此时心肌酶可能尚未升高。因此，心肌肌钙蛋白和 CK-MB 阴性不能作为麻醉医师排除 ST 段抬高心肌梗死的依据。高敏肌钙蛋白与传统心肌肌钙蛋白相比更敏感，但是对于症状和心电图能够明确诊断并计划行经皮冠脉介入术的患者，不需要等待高敏肌钙蛋白结果再进行诊断。需要着重强调的是，麻醉医师一定要清楚，在超急性期和急性期不能单纯依赖心肌酶来判断有无心肌梗死，必须重视临床症状与心电图的表现。

（2）治疗：对急性心肌梗死进行管理的关键是及时明确诊断和重新血管化（如有适应证）。对于怀疑急性冠脉综合征的患者，应在出现症状后 10 min 内进行心电图检查。老年患者可能因为症状不典型、心肌酶未出现改变而延误心肌梗死的治疗。因此对于怀疑急性心肌梗死的术后患者，首先应稳定血流动力学，给予吸氧并进行 12 导联心电图检查，必要时给予吗啡和硝酸甘油。对 ST 段抬高心肌梗死患者，早期给予阿司匹林治疗（300 mg）可将 35 天的死亡率降低23%，对 70 岁以上的患者同样具有保护效应。心肌梗死后给予负荷剂量（300 mg）的氯吡格雷同样可以预防梗死的进一步加重。老年人使用包括阿司匹林在内的所有抗血小板药物均有增加出血的风险。与氯吡格雷相比，≥75 岁的患者使用普拉格雷后颅内出血的风险明显增加，不建议该年龄组使用普拉格雷。麻醉科医生在使用阿司匹林或氯吡格雷前，应与外科医生一起充分评估手术部位出血的风险。在高度怀疑患者存在心肌梗死可能性时，麻醉科医生需寻求心内科专家的帮助，由心内科专家与外科专家共同判断，是进行溶栓治疗还是进行冠状动脉血运重建（经皮冠脉介入术或冠状动脉旁路移植术）。

2. 非 ST 段抬高急性冠脉综合征

（1）诊断：非 ST 段抬高急性冠脉综合征通常由动脉粥样硬化斑块破裂导致心肌氧供减少所致。冠状动脉造影的结果显示，30%～38% 的非 ST 段抬高急性冠脉综合征患者有单支病变，44%～59% 有多支病变（直径狭窄＞50%），左主干狭窄发生率为 4%～8%。非 ST 段抬高急性冠脉综合征的临床表现包括：① 突发胸痛，并且长时间不缓解（＞ 30 min）；② 心电图表现为两个或两个以上导联 ST 段显著压低或较深的 T 波倒置，值得注意的是，超过 30% 的非 ST 段抬高急性冠脉综合征患者心电图是正常的；③ 心肌酶谱的变化。

与 ST 段抬高心肌梗死诊断要点类似，麻醉医师需要重视病史、症状与心电图的表现，对于心肌酶的结果仅作为参考，如果心肌肌钙蛋白和 CK-MB 升高，则可明确诊断急性心肌梗死。

（2）治疗：术后非 ST 段抬高急性冠脉综合征累及的是冠状动脉微循环系统，缺血的面积一般较小，因此治疗重点是降低心肌氧耗量。术后缓解疼痛、卧床休息、吸氧、避免低体温引起的寒战，以及运用 β 肾上腺素受体阻滞剂降低心率是缓解症状的有效方法。硝酸甘油（0.3 ~ 0.6 mg）舌下含服或者静脉注射可以改善心肌氧供。同样，在与外科专家共同评估出血风险后，尽早使用阿司匹林、氯吡格雷或者皮下注射低分子肝素可以进一步减少血栓形成的风险。术后由于外科创伤出血，有效地维持血压与血红蛋白浓度（＞ 90 g/L）对改善心肌缺氧具有重要意义。术后老年患者如果出现心肌酶阳性、低血压、心脏杂音、心动过速，说明其风险较高，应及早呼叫心内科医生评估是否需要进行冠状动脉介入治疗。

（二）慢性稳定型心绞痛术后发作

1. 慢性稳定型心绞痛术后发作的诊断

慢性稳定型心绞痛是在冠状动脉狭窄或痉挛的情况下，由于心脏负荷增加出现的可逆的心肌氧供失衡状态。慢性心绞痛往往胸部疼痛或不适超过 2 个月，发作频率与严重程度没有明显变化。依据患者术前提供的慢性稳定型心绞痛发作病史与术后出现的典型胸痛发作，在硝酸甘油舌下含服后 3 ~ 5 min 胸痛得到显著缓解，排除其他原因导致的心绞痛后，可认为是慢性稳定型心绞痛发作。需要注意的是，老年人心绞痛症状往往不典型，取而代之的可能是呼吸困难、气急、无力或上腹部不适等症状。

心电图是诊断慢性稳定型心绞痛的重要检查手段，心绞痛发作时心肌缺血部位导联的 ST 段压低（≥ 0.1 mV），疼痛缓解后心电图恢复正常。有时心电图表现为 T 波倒置，T 波变化对心肌缺血的特异性不如 ST 段。但是需要注意的是，如果患者术前心电图为 T 波倒置，而发作时 T 波直立（假性正常化），则高度提示心绞痛发作。因此，麻醉医师需对术后心电图的动态变化仔细观察。

2. 慢性稳定型心绞痛术后发作的防治

慢性稳定型心绞痛的防治重点在于危险因素的调整和症状控制。手术后诱发慢性稳定型心绞痛发作的危险因素包括缺氧、低温、低血容量、疼痛与焦虑。治疗措施首先是卧床休息、吸氧，缓解可能诱发心肌缺血的伤口疼痛，评估术后出血量，保证血红蛋白浓度（＞ 90 g/L）。有效的镇静可以缓解患者焦虑、躁动诱发的心绞痛。心绞痛的药物治疗包括硝酸甘油 0.3 ~ 0.6 mg 舌下含服，术后患者如果存在舌下含服困难，可直接在监护下静脉给予硝酸甘油。硝酸甘油的起效时间为 1 ~ 2 min，作用维持约 0.5 h，麻醉医师在首次缓解患者心绞痛发作后要考虑后续再次发作的可能性。硝酸异山梨酯舌下含服 5 ~ 10 mg 同样具有效果，其起效时间较硝酸甘油慢 1～4 min，但其作用时间可维持 2～3 h，能够较长时间地控制患者心绞痛发作。此外使用快速起效的 β 肾上腺素受体阻滞剂艾司洛尔 10～20 mg 静脉滴注能够有效控制心率，缓解氧供失衡。需要注意的是，老年患者存在哮喘以及二度或以上的房室传导阻滞时，需仔细评估病史，不可盲目使用 β 肾上腺素受体阻滞剂。待术后心绞痛症状缓解后，患者进入稳定期，由心内科医师提供建议是否需要进行冠状动脉介入治疗。

四、心律失常

引起围手术期心律失常的因素很多，低氧血症、通气不足、高碳酸血症、内源性或外源性儿茶酚胺、电解质紊乱、酸中毒等，都可以引起心律失常。麻醉药物的残留作用、交感神经系统的兴奋性增加、其他代谢异常或有心肺疾患病史的患者，在 PACU 中也易发心律失常。术后心律失常可能是新的心肌缺血或心力衰竭的表现，另一方面，心律失常本身也可导致这些并发症的发生。

窦性心动过缓一般无需特殊处理，有时通过减轻镇静深度来纠正。在满足手术镇静深度需求的情况下，如心率小于 50 次／min，可酌情静脉注射阿托品；伴低血压的患者可酌情给予麻黄碱。心动过缓经常是胆碱酯酶抑制剂、阿片类药物或 β 肾上腺素受体阻滞剂所致，肼屈嗪可引起反射性心动过速。另外，还有其他原因如头痛、发热、低血容量和贫血也可引起心动过速。并且，麻醉药物引起的压力感受器功能抑制，掩盖了 PACU 中血管内容量不足与心率不相符的真相。

（一）房室传导阻滞

1. 病因与机制

房室传导阻滞可发生在房室结、希氏束以及束支等不同部位，房室传导阻滞分为三度。窦房传导阻滞一般继发于心脏本身病变。除此之外，电解质紊乱与药物中毒也会诱发房室传导阻滞。

2. 症状与体征

一度房室传导阻滞的传导时间延长，冲动仍能传导至心室，患者通常没有症状。二度房室传导阻滞分为两型：莫氏 Ⅰ 型和莫氏 Ⅱ 型。莫氏 Ⅰ 型表现为传导时间进行性延长，直至一次冲动不能传导；莫氏 Ⅱ 型阻滞表现为间歇性的传导阻滞，可以引起心搏脱落，患者可有心悸症状，也可以没有症状。三度房室传导阻滞又称完全性传导阻滞，所有冲动都不能传导至心室。其症状取决于心室率的快慢与伴随病变，可表现为疲倦、乏力、头晕、晕厥、心绞痛和心力衰竭等。如合并室性心律失常，患者常可感到心悸不适，严重的时候可以出现暂时性的意识丧失，甚至抽搐、猝死，称为阿-斯综合征。听诊时，一度房室传导阻滞因 P-R 间期延长，第一心音强度减弱；二度 Ⅰ 型房室传导阻滞的第一心音强度逐渐减弱并有心搏脱落；二度 Ⅱ 型房室传导阻滞亦有间歇性心搏脱落，但第一心音强度恒定；三度房室传导阻滞的第一心音强度经常变化，第二心音可以呈正常或反常分裂，间或听到响亮亢进的第一心音。遇到心房与心室收缩同时发生，上腔静脉压力波形可出现巨大的 α 波，也称"大炮波"。

3. 心电图表现

房室传导阻滞的心电图表现包括：① 一度房室传导阻滞 P-R 间期大于 0.2 s，每个 P 波后均有 QRS 波群。② 二度 I 型房室传导阻滞 P-R 间期逐渐延长，直至 P 波传导受阻，心室传导脱落；R-R 间期逐渐缩短，直至 P 波传导受阻；包含受阻 P 波的 R-R 间期比两个 P-P 间期之和短。二度 II 型房室传导阻滞 P-R 间期固定，可正常或延长，QRS 波有间歇性脱落，阻滞程度可经常发生变化。一度和二度 I 型房室传导阻滞的阻滞部位多在房室结，其 QRS 波群不增宽。二度 II 型房室传导阻滞的阻滞部位多在希氏束以下，此时 QRS 波群多增宽。③ 三度房室传导阻滞 P 波与 QRS 波群相互无关，心房速率比心室速率快，心房心律可能为窦性，也可能起源于异位。心室心律由交界区或心室自主起搏点维持，QRS 波群的形态主要取决于阻滞的部位，邻近房室交界区的高位逸搏心率常在 40~60 次/min 之间，而低位心室自主心率多在 30~50 次/min 之间。

4. 治疗

一度房室传导阻滞与二度 I 型房室传导阻滞通常不需要进行治疗，二度 II 型房室传导阻滞与三度房室传导阻滞在心室率显著缓慢时需要考虑进行起搏治疗。对于术后无起搏条件的紧急情况，可静脉推注阿托品（0.5 mg）或泵注异丙肾上腺素 [1~4 μg/(kg·min)]。

（二）心房颤动

1. 病因与机制

心房颤动是术后常发生的心律失常，尤其在老年患者中。60 岁以上老年人的心房颤动发生率是年轻人的 10 倍。心房颤动患者脑卒中的风险较正常人增加 4 倍。外科手术、心房牵张、急性心肌梗死、肺栓塞和电解质紊乱是术后心房颤动的主要原因。

2. 临床表现

心房颤动时患者可无明显症状，也可有心悸、胸闷、晕厥、心绞痛等症状。心房颤动听诊时第一心音强度不等，心律极不规则，当心室率快时可发生脉短绌，颈静脉的 α 波消失。心房颤动发生时，心电图 P 波消失，代之以形态不一、宽窄不等的颤动波（f 波），频率为 350~600 次/min，心室律绝对不规则。房室传导正常者，心室率通常在 100~160 次/min，QRS 波群大致与窦性相同。当心室率过快，发生室内差异性传导时，QRS 波群增宽变形。

3. 治疗

心房颤动的治疗方法包括控制心室率和抗凝。控制心室率是治疗新发心房颤动的早期目标。心脏电复律是治疗心房颤动最有效的方法。但是如果患者在术前已经出现了心房颤动且没有明显临床症状，通过心脏电复律将心脏节律转换为窦性，或者经皮或外科手术消融可能对患者并无益处。如果患者同时合并血流动力学不稳定，可能需要电复律。大多数患者发生心房颤动后给予药物治疗就能得到控制。长期心房颤动患者行电复律前需提前行抗凝治疗 [国际标准化比值（international normalized ratio，INR）达标后至少 3 周]，或心脏超声排除左心耳血栓。如果术后心房颤动严重影响循环稳定并且药物控制不佳，可考虑静脉注射肝素或者皮下注射低分子肝素抗凝后进行紧急电复律。

对于术后新发的心房颤动，药物复律通常是有效的。快速心房颤动的治疗目标是控制心室率，可选择的药物包括：① 胺碘酮，5 mg/kg 静脉快速滴注，随后以 1 mg/min 持续输注 6 h，然后以 0.5 mg/min 持续输注 18 h；② 去乙酰毛花苷，首次静脉注射 0.4～0.8 mg，随后每 2～4 h 给予 0.2～0.4 mg，总量 1～1.6 mg；③ 艾司洛尔，首次静脉注射 10～20 mg，随后以 0.05～0.2 mg/（kg·min）维持。如果心房颤动是新发的，并且药物控制不佳，可以进行电复律，对于心房颤动发生不超过 2 天的电复律不需要进行抗凝。电复律时，根据患者术后的情况，使用适量镇静药，以睫毛反射消失为标准，连接心电图导线，将电极分别置于胸骨右缘第二肋间及左腋前线第五肋间或心尖区，以 100～150 J 进行电复律。若首次电复律不成功，可加大电量再次电复律，电复律次数不超过 3 次。若电复律治疗后心房颤动仍不能转为窦性心律，需要考虑术后长期抗凝治疗，以防血栓形成。抗凝药物的使用需要与外科医生权衡出血与抗凝的利弊后确定。

（三）室性期前收缩

1. 病因与机制

室性期前收缩是由希束分支以下异位起搏点提前产生的心室激动。正常人与心脏器质性疾病的患者均有可能发生室性期前收缩。手术、麻醉、缺血、缺氧和电解质紊乱可刺激心肌发生室性期前收缩。房性和室性期前收缩通常出现在低血钾、高血镁、交感张力增加时，心肌缺血时也可出现但较少见，可以用 12 导联心电图来鉴别诊断。房性和室性期前收缩在 PACU 中并不常见，因为如果患者术前进行了心电图检查，一般都会被及时发现并处理。此类有期前收缩病史的患者可能有或没有心悸或其他自觉症状，并且之前心脏方面的评估也没有发现确切病因。

2. 临床表现

室性期前收缩无可明显的临床症状，患者有时可感受到心悸。听诊时室性收缩后出现长间歇，室性期前收缩第二心音减弱，桡动脉搏动减弱或消失。

心电图表现为提前发生的 QRS 波群，宽大畸形（时间 > 0.12 s），ST 段和 T 波与 QRS 波主波方向相反，大多数期前收缩之后有完全性代偿间歇。

3. 治疗

术后室性期前收缩的治疗方法要依据患者的术前基本情况、症状、室性期前收缩的频率与类型进行判断。频发性室性期前收缩、二联律、多源性室性期前收缩、R-on-T 室性期前收缩通常需要进行紧急治疗，出现上述情况要警惕室性期前收缩向心室颤动的转变。对于频发性、多源性、R-on-T 室性期前收缩，首选静脉给予利多卡因 1 mg/kg，同时监测动脉血气分析，判断有无电解质紊乱，并尽快纠正病因。

（四）室性心动过速

1. 病因与机制

室性心动过速是由希氏束左右分支以下异位起搏点提前产生的快速连续性心室激动。当 3 个或 3 个以上连续室性期前收缩以 100 次/min 发生时即为室性心动过速。室性心动过速多发生在心脏器质性疾病中，尤其是心肌梗死和心力衰竭的患者。

2. 临床表现

非持续性室性心动过速的患者通常没有症状或者是症状轻微。持续性室性心动过速患者多数会出现心慌、胸闷、恐惧等症状，严重者可出现休克、呼吸困难、肺水肿、晕厥，甚至因心室扑动、心室颤动而猝死。心率波动在 150～220 次/min，节律多较规整。颈静脉搏动强弱不等，间歇出现较强的颈静脉搏动。第一心音强弱不等，有时可闻及与房室分离有关的大炮音，可出现低血压。

室性心动过速的心电图表现包括：① 宽大而畸形的 QRS 波连续出现 ≥3 次，节律基本规则，频率 ≥100 次/min，ST-T 与主波方向相反。② P 波与 QRS 波无关，形成房室分离；室率大于房率，但因 P 波常融于 QRS 波中，难以辨认。③ 完全性或部分性心室夺获；室性激动可完全夺获心脏，表现窄 QRS 波，其前有 P 波，P-R 间期 > 0.12 s。

3. 治疗

治疗目的是终止室性心动过速发作与预防复发。室性心动过速患者如果无显著的血流动力学障碍，首先静脉给予利多卡因 1 mg/kg，然后以 1～4 mg/min 速度维持，或者普鲁卡因胺 100 mg 缓慢静脉注射后，以 1～4 mg/min 维持。上述办法基本能有效控制室性心动过速发作。普罗帕酮 1 mg/kg 静脉滴注同样有效，但是不能在心肌梗死与心力衰竭的患者中使用。对于上述药物治疗无效的室性心动过速，可选用胺碘酮 3 mg/kg 或直流电复律。强心苷中毒的患者不宜选择直流电复律。

在暂时稳定了室性心动过速的发作后，应努力寻找诱发室性心动过速的病因，考虑是否由心肌缺血、低血压、低血钾等原因导致。随后应呼叫心内科专家评估后续是否需要植入心脏复律除颤器，避免室性心动过速向心室颤动的转变。

第三节　整形外科麻醉的术后疼痛管理

随着医疗水平和生活质量的提高，人们对疼痛有了新的认识，疼痛治疗也在诊断技术、评估、治疗等各方面取得了巨大进步。对于整形外科手术患者而言，术后疼痛不仅给患者带来不愉快的主观感觉和情感体验，还会使患者对手术产生恐惧感而影响术后病情恢复、降低生活质量及满意度、延长住院时间，甚至导致术后长期的慢性疼痛。因此，良好的术后镇痛不仅可以改善整形外科患者术后转归，还对降低术后慢性疼痛的发生率和远期死亡率有一定作用。为了提高患者的舒适度、促进患者的早期下床活动等，麻醉科医生应积极行术后镇痛，并遵循自愿和知情同意原则，应根据患者的病情、手术、基础疾病等采取个体化、多模式术后镇痛措施。术后镇痛时应积极预防处理恶心呕吐等不良反应。术后镇痛时注意加强监测，预防呼吸抑制等。采用患者自控镇痛时，充分告知镇痛泵使用的相关操作流程、注意事项等。指定专门的疼痛治疗工作的医护人员随访记录患者镇痛前后的生命体征变化、镇痛效果、不良反应及处理方法和结果，并对治疗效果进行评估和记录。

一、整形外科患者术后疼痛对机体的影响

术后疼痛的伤害性传入刺激可触发各种病理生理反应。未得到有效控制的术后疼痛可能会强化上述病理生理反应，对患者造成一系列不良影响，甚至增加患者的并发症率与死亡率。术后疼痛触发的各种病理生理反应涉及多个系统。例如，疼痛引起的神经内分泌反应涉及下丘脑-垂体-肾上腺皮质系统与交感肾上腺系统的相互作用。伤害性刺激从外周向中枢的传递过程中可引起神经内分泌应激反应，手术的创伤可导致组胺以及炎症介质如缓激肽、前列腺素类、5-羟色胺以及神经生长因子等的释放。疼痛还可导致脊髓节段以上的反射性反应，从外周内脏与躯体经 Aδ 和 C 神经纤维传递到达脊髓背角，并在该部位整合伤害性传入与下行调节性传入信息（如 5-羟色胺、去甲肾上腺素、γ-氨基丁酸和脑啡肽）。这一系列反应可引起交感神经张力增高、儿茶酚胺和分解代谢性激素（如促肾上腺皮质激素、抗利尿激素、胰高血糖素、醛固酮、肾素、血管紧张素Ⅱ）分泌增加，以及合成代谢性激素分泌减少，引起水钠潴留、血糖、游离脂肪酸、酮体和乳酸水平升高，导致高分解代谢状态。

术后疼痛导致的应激反应也是术后发生高凝状态的重要危险因素。凝血功能的增强（如天然抗凝物质水平的降低和促凝物质水平的增加）、纤维蛋白溶解的抑制、血小板反应性和血液黏性的增强，都可能促使术后高凝状态相关事件的发生率增高，如深静脉血栓形成、心肌缺血等。术后疼痛还可加重术后免疫抑制，免疫抑制的程度与手术损伤严重程度相关。术后疼痛对交感神经系统的影响表现为心肌耗氧量增加，致使心肌缺血和心肌梗死的发生率增加，其机制可能与冠状动脉收缩导致心肌氧供降低有关。

手术损伤导致的疼痛还可激活伤害性感受器，启动有害性脊髓反射。例如，术后疼痛控制不佳可引起呼吸变浅，咳嗽不充分，增加术后肺部感染的发生率。伤害性感受器的激活可启动脊髓反射性胃肠道功能抑制，使胃肠蠕动恢复延迟。

目前，慢性术后疼痛尚未得到广泛重视。急性术后疼痛控制不良是发生慢性术后疼痛的重要危险因素。无法控制的术后疼痛与肺功能差、心肌缺血、肠梗阻、血栓栓塞和免疫功能受损的风险增加有关，还与 PACU 停留时间延长、住院时间延长和再入院率增加有关，所有这些都可能影响费用和患者满意度。无法控制的术后疼痛也与神经可塑性不适应引起的持续性术后疼痛的发展有关。术后慢性疼痛较常见于截肢手术（30%～83%）、胸部手术（22%～67%）以及乳房手术（11%～57%）。目前还无法确定术后急性疼痛的严重程度和慢性术后疼痛之间是否存在因果关系，其他因素（如术后疼痛过敏的面积）也许更能预示慢性术后疼痛的发生。较为强烈的术前疼痛可导致中枢敏化，进而发展为术后慢性疼痛。因此，临床医生必须充分了解慢性疼痛的状况，并在术前参与患者疼痛的治疗。控制术后急性疼痛可改善患者的远期恢复及生活质量，围手术期疼痛的控制（如超前镇痛）和实施方式（如围手术期多模式镇痛）对促进术后患者短期和长期的康复都很重要，而术后疼痛控制不佳引起的术后慢性疼痛可给患者的日常生活质量造成深远的影响。

二、整形外科患者术后疼痛的评估

疼痛评估的原则应包括：① 重视患者的主诉，获得详尽的病史；② 进行详尽的体格检查及神经学检查；③ 重视患者心理和情绪状况的评估；④ 评估疼痛的严重程度；⑤ 注重患者的性别、性格和文化背景；⑥ 治疗过程中进行动态评估及疗效观察；⑦ 应全面评估患者的感觉、认知及行为。

临床上常用数字分级评分法（numerical rating scale，NRS）、语言描述评分法（verbal descriptor scale，VDS）、视觉模拟评分法（visual analogue scale，VAS）和面部表情疼痛量表（Faces Pain Scale，FPS）来对认知功能正常或轻到中度认知障碍患者的疼痛强度进行自我评价。VDS 评分和 NRS 评分是敏感可靠、接受度较高的方法。FPS 评分无需患者有读写能力，但其准确性不及 NRS 评分和 VDS 评分。

对于重度认知功能障碍患者，疼痛评估极具挑战。建议首先尝试自我评价法。无法自我评价者，建议利用合适的工具根据行为改变评估疼痛强度。可通过以下 6 种疼痛行为评估患者疼痛：面部表情、语言表达/发声、肢体动作、人际交往的改变、活动模式或惯例改变、心理状态改变。鼓励与患者关系最密切的监护者参与评估，能更有效地发现患者的行为变化。认知功能障碍患者常用的疼痛评估量表有多种，在临床实践中，应根据量表应用的环境和患者情况，选择最适合的量表。

三、整形外科患者急性疼痛的治疗

（一）药物镇痛治疗

整形外科患者急性疼痛的常用镇痛药物有阿片类药物、对乙酰氨基酚、非甾体抗炎药、局麻药、钙通道调节剂等。

1. 阿片类药物

阿片类药物是术后疼痛治疗的基础用药之一。尽管有证据表明阿片类药物也可能作用于外周阿片类受体，但这类镇痛药主要作用于中枢神经系统的阿片受体，从而发挥其镇痛效应。阿片类药物通过与阿片受体结合来修改传入的疼痛信号，并减少对疼痛的感知。理论上阿片类药物的优点是其镇痛作用无封顶效应，实际上其不仅有镇痛作用，还能引起欣快、镇静、厌食和呼吸抑制等。

阿片类药物可通过皮下、经皮和肌内注射给药，但是术后全身性阿片类药物最常用的给药途径是口服和静脉内给药。非肠道给药具有可预测的血浆浓度峰值，起效时间和消除时间都很快。对于无肠内吸收能力的患者，阿片类药物的非肠道制剂是一种有效的镇痛方法。口服阿片类药物，由于通过肝脏的首过效应，起效时间较慢，而较慢的肠内吸收产生更稳定和持久的镇痛作用。阿片类药物亦可注入特殊的解剖部位，如鞘内或硬膜外隙。阿片类药物给药时，静脉注射比肌内注射的血药浓度更稳定。

治疗中重度术后疼痛时，阿片类药物一般采用胃肠外给药途径（如静脉或肌内注射），部分原因是这些途径比口服给药的镇痛作用起效更快、更可靠。对于术后无法口服用药的患者，可能必须胃肠外给予阿片类药物。当患者开始进食，并且胃肠外给予阿片类药物稳定控制术后疼痛时，可改为口服给药。同时，口服缓释阿片类药物较传统按需求给药方案能提供更好的镇痛效果。

对于 OSA 患者、老年患者、有滥用史的患者，应谨慎使用阿片类药物。对于同时使用其他镇静药物（如苯二氮䓬类药物、抗组胺药）的患者，在使用阿片类药物时必须谨慎，因为这些药物可能产生叠加效应并导致呼吸抑制。对于有饮酒史的患者，也应该谨慎使用。

使用多模式镇痛方法可以减少术后阿片类药物的使用，从而减少阿片类药物相关的不良反应。多模式镇痛除了应用阿片类药物外，通常还可以结合非甾体抗炎药、对乙酰氨基酚以及椎管内麻醉或神经阻滞等技术。

2. 非甾体抗炎药和对乙酰氨基酚

非甾体抗炎药和对乙酰氨基酚是最常用的镇痛药。非甾体抗炎药除了能很好地缓解急慢性疼痛外，还能起到有效的围手术期抗炎作用。非甾体抗炎药的镇痛作用呈剂量相关性。在围手术期，其经常被用作阿片类药物或区域麻醉的辅助用药。非甾体抗炎药通过抑制前列腺素合成过程中的环氧合酶（cyclooxygenase，COX），从而阻断花生四烯酸生成前列腺素，发挥抗炎和镇痛作用。传统的非甾体抗炎药如阿司匹林、布洛芬等对 COX-1 和 COX-2 都有抑制作用。对 COX-1 的抑制可导致胃肠道、肾脏等的不良反应，而对 COX-2 的抑制则发挥镇痛和抗炎作用。非甾体抗炎药通过抑制外周 COX-1 和 COX-2，抑制炎症和血管舒张介质前列腺素和血栓素的合成，血栓素是血管收缩和血小板聚集的介质。非甾体抗炎药可引起胃溃疡、胃肠道出血、血小板功能障碍、哮喘加重和肾功能损害。重要的是，非甾体抗炎药有一定的心血管风险，这些风险包括心肌梗死、脑卒中、心力衰竭、高血压、心房颤动和已知或未知心血管疾病患者的静脉血栓栓塞。2015 年，美国食品药品监督管理局加强了对非甾体抗炎药的警告，警告人们谨慎使用这些药物，因为无论患者是否合并心脏病，它们都会增加心脏病和脑卒中的风险。

新型的 COX-2 抑制剂只选择性抑制 COX-2，不良反应相对较小。选择性 COX-2 抑制剂理论上可以降低胃肠道出血的风险。多项调查选择性 COX-2 抑制剂对胃肠道益处的研究发现，与非甾体抗炎药相比，它们降低了胃肠道出血的风险，但与安慰剂相比，仍与更高的出血风险相关。非甾体抗炎药降低了血小板聚集，增加了出血时间，一项调查选择性 COX-2 抑制剂对血小板功能影响的研究发现，与安慰剂相比，这些药物对血小板功能有类似的、不可检测的负面影响。除了能降低胃肠道风险，选择性 COX-2 抑制剂有许多与其他非甾体抗炎药相同的禁忌证。重要的是，它们与其他非甾体抗炎药一样，都带有美国食品药品监督管理局关于心血管风险的警告，因此在心血管患者中应减量或慎用。非甾体抗炎药可用于轻度至中度疼痛的治疗，还可以辅助阿片类药物的镇痛作用。非甾体抗炎药禁用于消化性溃疡、胃炎、肾功能不全及有出血倾向的患者。

对乙酰氨基酚的作用机制尚不清楚，但人们认为它也是通过抑制中枢神经系统中的 COX-1 和 COX-2 来发挥解热镇痛作用的。因为对乙酰氨基酚不影响外周 COX，所以其抗炎作用不明显，对血小板和凝血机制无影响，不具有与非甾体抗炎药相关的胃溃疡和出血并发症。对乙酰氨基酚有口服、直肠给药和静脉注射剂型。静脉注射对乙酰氨基酚比口服对乙酰氨基酚要昂贵得多，而且与口服对乙酰氨基酚相比，没有证明其在降低术后疼痛评分方面更有效。对乙酰氨基酚由肝脏代谢，肝病患者须慎用。没有使用禁忌的术后患者都建议使用对乙酰氨基酚镇痛。对乙酰氨基酚应在术后 48～72 h 内服用，其 24 h 内的极量是 4000 mg。

3. 钙通道调节剂

钙离子通道开放是突触传递过程中一个重要步骤，它能促进突触前膜释放神经递质和神经调质，阻断钙通道在调节伤害性和抗伤害性反应过程中均发挥重要作用。减少钙离子内流到神经元或神经胶质细胞内的药物，可以用于治疗各种疼痛，尤其是慢性神经病理性疼痛的辅助或替代性治疗。加巴喷丁、普瑞巴林等药物的部分药理机制就是调节钙通道。

加巴喷丁最初是抗惊厥药物，之后才逐渐用于神经病理性疼痛的治疗。加巴喷丁可用于治疗糖尿病性神经痛、带状疱疹后神经痛、三叉神经痛、复杂性区域疼痛综合征，以及治疗 HIV 感染、癌症、多发性硬化症、脊髓损伤导致的周围神经痛，在烧灼痛、枪击样痛、痛觉过敏、痛觉超敏等神经病理性疼痛症状的缓解方面显示出较好的疗效。加巴喷丁通过与脊髓背角突触前膜电压门控钙通道结合，阻断电压门控钙通道，从而减少神经递质释放。加巴喷丁不经过人体代谢，直接从肾脏排泄，因此肾功能受损的患者需要调整剂量。加巴喷丁可引起嗜睡、意识混乱和头晕，应谨慎用于老年患者和 OSA 患者。高剂量加巴喷丁停药时应缓慢减量，因为突然停药会导致类似于酒精和苯二氮䓬类药物引起的戒断症状。一项关于术后使用加巴喷丁的荟萃分析发现，加巴喷丁使术后 24 h 内阿片类药物的总使用减少了 35%，术后疼痛显著减少。然而，一项关于预防术后慢性疼痛的系统性药物治疗综述认为，加巴喷丁并不能显著减少术后慢性疼痛的发生。

加巴喷丁可以作为住院患者急性术后疼痛的一种辅助多模式药物。建议手术前一晚给药（通常 600 mg）和术前即刻给药（通常 300 mg）。术后，对于年龄小于 65 岁的患者，建议初始剂量为 100 mg/次，3 次/天，随后每 3～7 天逐渐增加剂量至有效治疗水平；而对于年龄大于 65 岁的患者则按 2 次/天给药。肾功能不全的患者必须减量。老年患者和 OSA 患者慎用。

普瑞巴林是一种电压敏感型钙通道的调节剂，其作用机制与加巴喷丁相似。普瑞巴林通过减少钙离子内流，从而减少兴奋性神经递质，包括谷氨酸、P 物质、降钙素基因相关肽等的释放。普瑞巴林已被应用于治疗糖尿病性神经痛和带状疱疹后神经痛，治疗效果显著。用于围手术期镇痛时，可术前口服普瑞巴林 150～300 mg，间隔 12 h 后再给予术前相同剂量。

4. 局麻药

表面麻醉药是一类具有较强穿透力的局麻药，可用于表面麻醉。这类药物使电压门控钠通道失活，提高产生动作电位所需的阈值，导致该区域暂时失去知觉。它们的结构含有一个亲水性胺基和一个亲脂性芳香基团，两者通过酯键或酰胺键连接。中间链长 0.6～0.9 nm，由酯键或酰胺键组成，决定表面麻醉药的代谢途径并影响作用强度。在一定范围内，链增长则麻醉强度也将增加。根据中间链的组成可以将表面麻醉药分为酯类和酰胺类。酯类局麻药主要包括普鲁卡因、丁卡因、布比卡因等，酰胺类局麻药主要包括利多卡因、丁哌卡因、罗哌卡因等。由于它们的化学结构不同，它们在人体内的吸收、分布、代谢和排泄等方面可能会有所差异。比如，酰胺类局麻药的吸收速度相对较快、脂溶性较低、分布范围广，主要经过肝脏降解代谢，而酯类吸收速度相对较慢、有较高的脂溶性，易被血浆胆碱酯酶降解。酯类局麻药形成的代谢物对氨基苯甲酸，在过敏反应中更常见。局麻药优先影响 C 型神经纤维（疼痛纤维）而不是 A 型神经纤维（本体感觉和压力纤维）；因此，患者可能会在注射区完全麻醉，没有疼痛感但仍会有本体压迫感。

最常用的表面麻醉药包括利多卡因贴片、由利多卡因和普里卡因组成的局麻药共晶混合物，以及利多卡因、肾上腺素和丁卡因的混合物。它们的起效时间、穿透深度和持续时间根据 pKa、pH 值、溶解度和蛋白结合电位的不同而不同。去除角质和使用酒精清洁皮肤的皮脂物质，可以增加表面麻醉药对皮肤的渗透。表面麻醉药的疗效取决于对皮肤黏膜的穿透力，与局部注射麻醉药相比，它们起效时间较晚。使用时应注意每种局麻药的浓度各不相同，必须仔细计算，以避免局麻药全身毒性反应。

局部麻醉是整形外科手术常用的麻醉方法之一。最常用的局麻药包括利多卡因、布比卡因和罗哌卡因。这些麻醉药通常与肾上腺素联合使用，以减少术中出血量并使手术视野更好。局麻药不仅允许无痛的全清醒手术，而且还可以改善术后疼痛。一项荟萃分析发现，划皮前注射局麻药可以减少躯体疼痛，减少术后镇痛药物消耗，延长术后首次镇痛药物使用时间，可起到良好的术后辅助镇痛效果。

布比卡因脂质体是国内已上市的一类长效酰胺类局麻药缓释制剂，通过多囊脂质体搭载布比卡因，在特定环境下缓慢将布比卡因释放入组织达到长效阻滞神经的作用。初始峰值在 0.25～2 h，第二次峰值在注射后 12～24 h。布比卡因脂质体已被证明可在 48～72 h 内减轻术后静息痛。一项研究发现，与对照组相比，接受腹壁整形、乳房假体和自体乳房重建术的患者，使用布比卡因脂质体可降低术后麻醉药物消耗、住院时间、总费用以及 30 天再入院率。然而，在另一项随机对照试验中，一名外科医生使用布比卡因脂质体以及一项加强恢复方案（包括术前区域阻滞），未能发现阿片类药物总消耗、疼痛评分或住院时间的临床差异。这一发现表明，布比卡因脂质体与加强恢复方案（包括区域或硬膜外镇痛）联合使用的好处在临床上是不显著的。短效局麻药适用于床旁手术，长效局麻药适用于术后疼痛控制。布比卡因脂质体适用于术后疼痛风险高的患者，通常作为区域阻滞使用，以获得最大效果。

肿胀麻醉，又称"超量灌注麻醉"，即将大量含肾上腺素及利多卡因或布比卡因或罗哌卡因的溶液灌注到皮下，使皮下组织及其结构产生水肿、细胞组织间隙分离、压迫微小血管使之闭锁，由此达到局部麻醉止痛、止血及分离组织的作用。这一做法常在塑形、乳房悬吊术、乳房缩小术、吸脂术等手术中应用。由于局麻药的脂溶性和分布特性，肿胀麻醉允许局麻药的最大浓度高于传统的神经阻滞。美国整形外科医师协会在吸脂方面建议限制利多卡因的最大剂量为 35 mg/kg。患者代谢情况不同，可能局麻药作用时间也不一样，关于肿胀麻醉的镇痛作用，目前还缺乏证据。然而，有随机对照试验发现，在接受吸脂术的身体部位注射含有利多卡因的肿胀液，术后 18 h 疼痛明显减轻。

（二）非药物治疗

整形外科患者急性疼痛的非药物治疗主要包括认知行为疗法、物理疗法以及情感支持。认知行为疗法是有意识地将患者痛苦的知觉减少到最小，包括转移患者的注意力、想象、幻想和自由陈述。例如，让患者听一些柔和舒缓的音乐，可以缓解交感神经的过度紧张，促使情绪安稳。物理疗法主要有按摩、变换体位、针灸、电刺激等。例如，针灸疗法用于肩部手术术后镇痛的研究发现，针灸能减轻术后疼痛，改善运动，增加患者满意度。此外，情感支持也很重要，用安慰的语言鼓励患者可以减轻其疼痛感受或焦虑情绪，鼓励患者的亲人进行陪伴可以减轻焦虑。

（三）患者自控镇痛

患者自控镇痛（PCA）是医护人员根据患者的疼痛程度等因素，预先设置镇痛药物给药模式，再交由患者"自我管理"的一种镇痛技术。其中以患者自控硬膜外镇痛（patient-controlled epidural analgesia，PCEA）和患者自控静脉镇痛（PCIA）的应用最广泛。

1. 患者自控硬膜外镇痛

患者自控硬膜外镇痛（PCEA）利用 PCA 装置将药物输入硬膜外隙，主要适用于胸背部及以下区域疼痛的镇痛。局麻药复合阿片类药物的 PCEA 方案中，局麻药常用 0.1% ~ 0.15% 罗哌卡因或 0.1% ~ 0.12% 布比卡因。以 0.1% 布比卡因 + 2 μg/ml 芬太尼或 0.3 μg/ml 舒芬太尼为例，采用 0.9% 生理盐水稀释至 250 ml 所配制的镇痛泵，参数设置为输注速率 2 ~ 5 ml/h，单次给药剂量 2 ~ 5 ml，锁定时间 10 ~ 20 min。

2. 患者自控静脉镇痛

患者自控静脉镇痛（PCIA）利用 PCA 装置经静脉途径给药，操作容易，可用药物多，适用范围较广，但 PCIA 是全身性用药，不良反应较多，镇痛效果略逊于 PCEA。阿片类药物 PCIA 通常设置单次给药剂量以及锁定时间。吗啡单次 0.5 ~ 2.5 mg，锁定时间 5 ~ 10 min；芬太尼单次 10 ~ 20 μg，锁定时间 4 ~ 10 min；舒芬太尼单次 2 ~ 5 μg，锁定时间 6 ~ 10 min。对于非阿片类药物耐受的患者，不推荐设定背景剂量给药，即通过持续输注的方式给予患者一定量的镇痛药物，这种给药方式可能会导致恶心、呕吐及呼吸抑制等不良事件的风险增加，建议采用多模式镇痛。

3. 患者自控镇痛过程中的常见问题和处理

（1）镇痛不全。

原因：① 对术后疼痛程度评估不足；② 镇痛方案未遵循个体化原则；③ 镇痛药剂量偏低；④ 镇痛装置故障，如硬膜外镇痛时导管脱落、折叠、扭曲或堵塞，PCA 泵故障等。

处理：分析原因，及时发现和排除镇痛装置的故障，对术后疼痛进行动态评估，坚持个体化原则，及时调整镇痛药的配方和设置，最大限度地减轻患者手术后疼痛。对于 VAS 评分 > 3 分的患者，可先静脉注射帕瑞昔布 40 mg 或氟比洛芬酯 50 mg，如效果不佳，建议再分次静脉注射芬太尼 0.05 mg 或吗啡 2 mg，并密切监测患者呼吸。同时，PCA 泵的剂量上调为原来的 1.5 倍，并继续观察疗效和不良反应，及时进行调整。

（2）呼吸抑制。呼吸抑制是指患者通气不足，导致二氧化碳蓄积，严重时可伴有低氧血症。老年患者更易发生过度镇静和呼吸抑制。

原因：① 麻醉药残留、椎管内镇痛阻滞平面过广等；② 术后镇痛药物剂量不当、镇痛泵设置错误等；③ 胸部和上腹部手术可影响呼吸功能，术后易发生限制性通气功能障碍，肺泡通气不足、咳嗽乏力、肺内分泌物潴留，可引起肺炎和肺不张等并发症，从而导致肺内通气血流比例失调，肺内分流增加和低氧血症。

处理：① 暂停麻醉性镇痛药的应用，调低镇痛泵的剂量设置；② 保持呼吸道通畅，舌后坠的患者可以放置口咽通气道或鼻咽通气道，及时吸痰，清理口腔分泌物；③ 术后常规监测及给予吸氧，避免发生潜在缺氧；④ 阿片类药物过量或残余导致的呼吸抑制，呼吸频率＜8次/min，可以使用纳洛酮 5～10 μg/kg 静脉注射；⑤ 对于硬膜外阿片类药物未过量而发生呼吸抑制者，应怀疑导管是否移位至蛛网膜下腔，此时应终止硬膜外镇痛；⑥ 持续密切观察患者的呼吸和氧合。应坚持个体化和多模式镇痛原则，避免阿片类药物过量导致呼吸抑制。

（3）恶心呕吐。术后恶心呕吐（PONV）是术后常见的并发症，发生率高达 25%～30%。

原因：小儿、女性和肥胖患者是 PONV 的高危人群。此外，PONV 还与患者术前焦虑、术前禁食等因素有关。长时间手术是 PONV 的高危因素。全身麻醉后 PONV 发生率明显高于局部麻醉或神经阻滞。引起 PONV 的主要麻醉药物包括阿片类药物、吸入麻醉药、依托咪酯、氯胺酮等。

处理：① 明确有无导致 PONV 的内外科因素，例如是否有脱水，是否存在肠梗阻、胃扩张等消化道因素，是否有脑水肿、颅内压增高，以及癌症患者是否接受放疗及化疗等。② 若无上述因素，应考虑镇痛药物导致的 PONV。研究表明，某种止吐药用药 6 h 内再次应用该药往往无效，应更换其他止吐药物。对于恶心呕吐高风险的患者，建议多重止吐机制的药物联用来预防恶心呕吐，静脉可给予昂丹司琼 0.1～0.15 mg/kg、帕洛诺司琼 0.25 mg、阿瑞匹坦 40 mg、甲氧氯普胺 10 mg 或小剂量氟哌利多，以及应用地塞米松。此外，针刺治疗对 PONV 也有很好的疗效。③ 对于术后频繁恶心呕吐的患者，应警惕电解质紊乱。

（4）低血压和心动过缓。

原因：① 椎管内麻醉与全麻联合应用；② 低血容量；③ 心血管代偿功能不足，伴有心动过缓或传导阻滞；④ 术前应用抗高血压药物或 β 肾上腺素受体阻滞剂；⑤ 突然的体位变动可导致严重低血压、心动过缓，甚至诱发心搏骤停；⑥ 镇痛用药选择不当或过度镇静。

处理：① 一般治疗措施，包括吸氧、抬高双下肢、加快输液等；② 对于中度到重度或迅速进展的低血压，可静脉注射麻黄碱 5～20 mg 或去氧肾上腺素 40～100 μg；③ 对于严重的心动过缓，可静脉注射阿托品 0.5～1 mg；④ 对于严重低血压和心动过缓，可静脉注射阿托品和麻黄碱，如无反应，应立即静注小剂量肾上腺素（5～10 μg）；⑤ 检查麻醉平面、镇痛泵药物及设置；⑥ 加强生命体征监测。

（5）尿潴留。手术后 8 h 内患者不能自行排尿或膀胱尿量 >600 ml 称为术后尿潴留。

原因：包括全身麻醉及椎管内麻醉后排尿反射受抑制，阿片类药物减弱膀胱平滑肌和括约肌张力，切口疼痛引起膀胱括约肌反射性痉挛，机械性梗阻，以及患者不习惯床上排尿等。术后尿潴留的发生与年龄、手术、麻醉、液体输入量、药物、有无尿道功能障碍史等因素有关。

处理：可以通过物理疗法、中医治疗或药物治疗等促进排尿。① 用 40～45℃温水冲洗患者会阴部，或用热毛巾热敷骶尾部，可以刺激尿道周围神经，促进排尿；② 于患者下腹部膀胱膨隆处轻轻按摩，并自患者膀胱底部向下按压，可促进尿液排出；③ 药物治疗，如新斯的明或酚苄明；④ 对于上述方法仍无法缓解尿潴留的患者，可行导尿。

（6）下肢麻木、肌力下降。

原因：术后下肢运动障碍多为硬膜外镇痛或神经阻滞时应用高浓度局麻药所致，也可由硬膜外血肿、硬膜外导管在硬膜外隙压迫一侧相应的脊神经根等引起。

处理：① 肌力恢复前制动；② 检查所用局麻药种类和浓度；③ 排除穿刺神经损伤和硬膜外血肿的可能；④ 对于硬膜外镇痛出现局部肌无力的患者，可尝试拔出导管 1 ~ 2 cm；⑤ 必要时行肌电图、MRI 等检查；⑥ 对于下肢麻木、乏力较久的患者，要警惕压迫导致褥疮、血栓形成等潜在风险。

（7）腹胀、便秘。

原因：全身麻醉、拟胆碱药物的应用都是导致胃肠道动力减弱的原因，阿片类药物能减弱内脏运动，引起胃潴留、腹胀与便秘；此外，患者术后静卧时间过长也不利于肠道功能的恢复。

处理：鼓励患者早期床上活动，有利于减轻腹胀，促进肠功能恢复。对使用镇痛泵的患者，若无活动禁忌，则应鼓励患者进行床上和下床活动。针灸也有助于胃肠道功能的恢复。

（四）椎管内镇痛

椎管内镇痛适用于胸、腹部及下肢的术后镇痛。椎管内镇痛可分为蛛网膜下腔麻醉和硬膜外麻醉，后者还包括骶管麻醉。椎管内镇痛通过将局麻药和麻醉药物注入椎管的蛛网膜下腔或硬膜外腔，脊神经根受到阻滞，使该神经根支配的相应区域产生镇痛和麻醉作用。椎管内镇痛的主要优点是对患者的呼吸、循环等生理功能影响小，相较于全身给药，不良反应的发生率较低。此外，在一般剂量下，硬膜外镇痛不会引起运动无力，因此允许术后早期下床活动。相对于静脉自控镇痛，硬膜外自控镇痛不影响患者意识，镇痛效果更好，利于患者活动。通常硬膜外导管于术前放置，并在术后持续 3 ~ 5 天。

硬膜外血肿是椎管内镇痛的最严重并发症之一，其进展迅速，早期难以鉴别，且容易导致截瘫等不良结局，故在应用椎管内镇痛时应格外小心。正常患者椎管内镇痛发生硬膜外血肿的概率较低，但凝血功能异常或接受抗凝、抗血小板药物治疗的患者则容易发生硬膜外血肿。肝功能严重障碍、凝血功能异常为硬膜外镇痛的禁忌证。在拔除硬膜外导管前，预防性抗凝剂量的低分子肝素应停用 12 h，治疗剂量低分子肝素应停用 24 h，普通肝素应停用 8 h，或在 INR ≤ 1.4 后拔除硬膜外导管。椎管内留置导管期间不建议使用抗凝或抗血小板药物。拔除硬膜外导管后，至少 4 h 方可恢复使用低分子肝素或普通肝素。

硬膜外镇痛并发症还有低血压、周围神经病变和脊髓性头痛。硬膜外镇痛阻滞了传出交感神经，可能引起持续的低血压。硬膜外镇痛也可引起已有肺部疾病患者的呼吸并发症，因为这种镇痛方式可能会影响肋间肌和腹肌的功能，增加呼吸做功。必要时可考虑停用硬膜外镇痛，改用其他镇痛方式。

（五）超声引导神经阻滞技术

相比于全身用药术后镇痛可引起患者发生恶心呕吐、呼吸抑制、嗜睡等不良反应，超声引导神经阻滞为围手术期镇痛提供了新的有效手段，其镇痛作用确切且无恶心呕吐和呼吸抑制等不良反应，目前已在临床上得到广泛应用。常见的周围神经阻滞有颈浅丛阻滞、锁骨上臂丛神经阻滞、前锯肌阻滞、胸椎旁阻滞、腹横筋膜平面阻滞、腹直肌鞘阻滞、腰方肌阻滞、腰丛神经阻滞、股神经阻滞、收肌管隐神经阻滞、闭孔神经阻滞、坐骨神经阻滞等。

神经阻滞治疗过程中会使用局麻药，因此在实施神经阻滞时，对于局麻药毒性的防范必须同样谨慎。神经阻滞的效果在很大程度上取决于操作者的技术熟练程度。然而，患者也可能存在解剖变异等情况，这使得阻滞效果可能不完善。此类技术存在一定的学习曲线，需要经过一定时间的练习，才能提高阻滞的成功率。

四、急性疼痛管理小组

术后镇痛应被纳入医院整体的术后疼痛管理框架中。医院可以建立一个全院性的急性疼痛管理小组，或者以麻醉科为核心，囊括外科医生和护士在内的多学科团队，共同参与术后疼痛的管理，为手术患者提供急性疼痛服务（acute pain service，APS），以提高围手术期的镇痛质量。急性疼痛管理小组的工作范围和目的包括：① 治疗术后痛、创伤痛，评估和记录镇痛效果，处理不良反应和镇痛治疗中的问题；② 进行术后镇痛必要性和疼痛评估方法的宣教；③ 提高手术患者的舒适度和满意度；④ 减少术后疼痛相关并发症。

良好的术后疼痛管理是保证术后镇痛效果的重要环节，在实施时应强调个体化治疗。急性疼痛管理小组不但要制订镇痛策略和方法，还要落实其执行，检查所有设备，评估治疗效果和不良反应，按需做适当调整，同时做好术后镇痛方法、药物配方、给药情况、安静和运动（如咳嗽、翻身）时的疼痛评分、镇静评分及相关不良反应的记录。

第四节　整形外科麻醉的术后重症监护管理

整形外科患者的术后重症监护管理工作是围手术期中的重要步骤。随着整形外科手术的不断发展与进步，整形外科手术涉及范畴不断扩大；接受治疗患者数量激增，合并基础疾病的患者随之增加，术后重症患者的监护管理日益重要。

一、呼吸系统

（一）呼吸功能的监测

术后主要对患者的氧合功能、肺的通气功能和肺的呼吸力学功能进行监测，来判断组织器官对氧的输送和利用状况、呼吸治疗的效果及肺功能的损害程度，指导气道管理、呼吸治疗和机械通气。术后肺部并发症是引起患者术后死亡的主要原因之一，早期可出现支气管痉挛、低肺容量综合征、肺不张、误吸综合征和肺水肿等，后期可能发生肺部感染、肺炎、肺栓塞及ARDS。对整形外科患者进行术后肺功能监测有重要意义。

1. 肺的通气功能

潮气量 6～8 ml/kg；呼吸频率 12～20 次/min；每分通气量 6～8 L；肺活量 30～70 ml/kg。最大自主通气量（maximal voluntary ventilation，MVV）可评估通气储备功能，MVV 下降者可能出现中枢病变、胸廓运动和肺组织的异常。

2. 肺的氧合功能

PaO_2 的正常值为 90～100 mmHg，PaO_2 小于 65 mmHg 为严重低氧血症。SpO_2 是反映动脉血红蛋白氧饱和度的指标。$PetCO_2$ 能够间接反映 $PaCO_2$ 的变化，它是一种无创、操作简单且反应迅速的监测方法。$PetCO_2$ 波形的节律可以反映呼吸机或患者呼吸中枢的功能状态。波形的频率对应呼吸的频率，波形的高度代表肺泡内二氧化碳的浓度，而基线水平则代表吸入气中的二氧化碳浓度。理想的 $PetCO_2$ 波形应该是矩形，这表明呼吸周期内二氧化碳的排出是均匀和连续的。

3. 肺的呼吸力学

肺顺应性（compliance of the respiratory system，Crs）是指单位压力改变时所引起的肺容积的改变，它代表了胸腔压力改变对肺容积的影响。成人肺顺应性的正常值范围是 50～100 ml/cmH_2O，患者术后肺顺应性不小于 80 ml/cmH_2O 为正常，当肺顺应性小于 25 ml/cmH_2O 时，表明患者的肺顺应性严重降低，需要继续使用呼吸机以辅助呼吸。气道压力升高时提示有肺顺应性降低、呼吸道梗阻等，气道压降低提示管道漏气或潮气量减小。气道阻力升高提示气管内径缩小或气管导管内径过长。

4. 呼吸波形监测

压力-容量环是一种用来描述气道压力与潮气量之间关系的曲线图，它能够反映肺和胸廓的静态机械力学特征，从而帮助判断病人的疾病状态和评估治疗效果。通过分析压力-容量环，麻醉医师可以发现呼吸异常情况，比如呼吸系统顺应性的降低，可能导致呼吸环倒向虚线右侧。此外，压力-容量环的面积增大和吸气与呼气曲线在横轴方向上的间距增加，可能表明气道阻力增加。在调节压力支持通气（pressure support ventilation，PSV）时，压力-容量环可以作为重要的参考，以确定适宜的压力水平。流量-容量环可监测呼吸回路是否漏气，反映气道阻力变化。

5. 肺的换气功能

当弥散功能发生障碍时，患者表现为缺氧。通气血流比例（V/Q）正常值为 0.8，小于 0.8 则产生肺内分流，大于 0.8 则无效腔增加。肺泡-动脉血氧分压差（alveolar-artery oxygen partial pressure gradient，$P_{A-a}O_2$）增大可反映肺弥散功能或肺内分流异常。

（二）术后肺功能治疗

1. 氧疗

氧疗指通过供氧，使患者的吸入氧浓度（FiO_2）高于大气的氧浓度（21%），提高氧供，以纠正或缓解患者的缺氧状态。常用的给氧方式包括：① 鼻导管吸氧，其操作简易、舒适，只需将鼻导管插入患者的鼻前庭，用弹性胶布固定，进行氧疗时，FiO_2 与氧流量有关；② 面罩吸氧，文丘里面罩吸入氧浓度可按需调节并保持稳定，提供的 FiO_2 范围是 0.2~0.5，它适用于低氧血症伴高碳酸血症者或严重呼吸衰竭患者。临床上常用脉搏血氧仪连续监测 SpO_2；也可用血气分析直接测量 PaO_2、$PaCO_2$ 来评估氧疗效果，氧疗 30 min 后采血，根据所得结果调整氧浓度及给氧方式。氧中毒是氧疗的不良反应，临床表现为早期吸入 6 h 后出血胸骨后疼痛、干咳，24 h 后出血肺活量明显下降、恶心、头痛等全身症状。如果不及时处理，可继续发展为 ARDS、呼吸衰竭。预防氧中毒的主要方法是控制吸氧浓度，原则上应使用最低的氧浓度来维持 PaO_2 在 55~60 mmHg 之间。此外，在时间控制方面，纯氧吸入应限制在 6 h 以内，而60% 浓度的氧气吸入时间不应超过 24 h。

2. 正压通气支持策略

手术刺激、术后疼痛等原因，使胸壁、腹壁及膈肌运动受限，影响肺泡的膨胀，导致肺容量降低。而肺容量降低是术后肺功能障碍的最常见原因。研究表明，术后肺容量降低主要是肺活量和功能残气量的下降，对残气量的影响不大。肺活量的大小反映了肺的通气储备功能。当肺组织受损、肺扩张受限、胸廓和膈肌运动受限及呼吸道梗阻时，肺活量均可出现降低的情况；当肺活量降低到 15 ml/kg 以下时，严重影响到患者的通气储备功能，表现为不能深吸气，咳嗽无力，以小潮气量进行浅而快的呼吸。由此可能继发肺不张和肺部感染等严重后果。呼吸道正压治疗是有效的治疗方法，主要适用于功能残气量明显降低导致不同程度低氧血症的患者。术后呼吸支持的核心技术包括呼气末正压（PEEP）与持续气道正压（CPAP）。其中，PEEP 作为机械通气的重要参数，通过维持肺泡开放改善氧合；而 CPAP 则属于无创通气范畴，广泛应用于自主呼吸患者的压力支持。

3. 机械通气治疗

机械通气是治疗呼吸衰竭的主要方法，可改善患者的通气和氧合，支持呼吸功能。肺的病理改变引起肺泡气与血液之间的气体交换障碍，导致肺氧合功能障碍，引起呼吸衰竭，表现为低氧血症。低氧血症引起患者呼吸急促、用力，导致呼吸的做功增加，呼吸做功过度增加，呼吸肌疲劳而引起呼吸泵功能衰竭。呼吸泵功能障碍引起的呼吸衰竭又称通气功能衰竭，一般来说肺实质病变主要引起氧合功能障碍或衰竭。机械通气的实施首先要建立呼吸道，气管插管操作简便但舒适度欠佳，需使用镇静药物，一般可保留 14 天。为避免气管插管的不良影响或不耐受气管插管，可选用喉罩进行通气。气管切开适用于长时间机械通气，但也增加了呼吸道感染概率。

保护性肺通气策略可降低呼吸机相关性肺损伤（ventilator-induced lung injury，VILI），主要方法为：采用小潮气量和限制气道平台压通气，潮气量通常设置为 6~8 ml/kg，以减少肺泡过度膨胀。气道平台压一般不超过 30 cmH_2O，以减少气压伤的风险，允许性高碳酸血症，呼气时用适当的 PEEP 维持肺泡开放，吸气时用适当的吸气压使肺泡复张，可减少肺水肿、肺感染的发生，改善肺顺应性，增强了肺泡气体交换。呼吸机脱机指征包括：血流动力学稳定，潮气量 > 5 ml/kg，呼吸频率 < 25 次/min，肺活量 > 15 ml/kg，最大吸气负压 > −25 cmH_2O，PaO_2 > 70 mmHg，氧合指数 > 200 mmHg，患者有自主呼吸能力。可用同步间歇指令通气

5

（synchronized intermittent mandatory ventilation，SIMV）模式或双水平气道正压通气（biphasic positive airway pressure，BiPAP）模式进行脱机。脱机时镇静镇痛肌松药物作用应以消失，脱机后应继续吸氧。

长期机械通气的患者由于气道压高或者潮气量大可造成肺气压伤，应加强生命体征的监护，及时调整呼吸机参数。机械通气时使用正压通气可以阻碍静脉回流，引发低血压，此时应补充血容量、使用血管活性药物、选择最佳 PEEP。另外，早期使用抗生素可预防长期机械通气患者的呼吸道感染。

（三）急性呼吸窘迫综合征

急性呼吸窘迫综合征（ARDS）是各种原因引起的肺泡上皮细胞和肺毛细血管内皮细胞损伤，引起弥漫性肺泡损伤，造成临床综合征。ARDS 的病因包括肺部感染、误吸、创伤、休克、脓毒症、大面积烧伤等，最终引起机体炎症反应失控，导致肺损伤。在 ARDS 中，肺泡毛细血管通透性增加，导致富含蛋白的液体渗出至血管外的肺间质和肺泡腔内，引起肺间质和肺泡水肿，造成以弥漫性肺泡损伤为特征性的病理生理改变。

1. 临床特征

以呼吸频率增加、呼吸窘迫、低氧血症为主要特点，频率可达到 60 次 / min 以上。患者可因低氧出现口唇发绀、心率加快、神智淡漠或烦躁。如果存在感染，则会出现发热、畏寒、咳嗽、咳痰等表现。在影像学检查中，胸部 X 线和 CT 检查常滞后于临床表现，一般早期无异常。血气分析的早期表现为 PaO_2 下降、$PaCO_2$ 下降、呼吸性碱中毒；晚期 $PaCO_2$ 升高，氧合指数降低。

2. 诊断

目前采用的诊断标准为 2012 年柏林标准，具体如**表 5-3** 所示。

表 5-3　2012 年 ARDS 柏林诊断标准

发病时间	已知临床伤害或呼吸症状新发或加重后 1 周内
胸部影像学	X 线或 CT 扫描示双肺致密影，并且胸腔积液、肺叶/肺塌陷或结节不能完全解释
肺水肿来源	不能用心力衰竭或容量超负荷完全解释的呼吸衰竭；如果不存在 ARDS 危险因素，则需要进行客观评估（例如超声心动图）以排除静水压性肺水肿
氧合	轻度：200 mmHg < PaO_2/FiO_2 ≤ 300 mmHg，且呼气末正压通气（PEEP）或持续气道正压（CPAP）≤ 5 cmH_2O； 中度：100 mmHg < PaO_2/FiO_2 ≤ 200 mmHg，且 PEEP ≥ 5 cmH_2O； 重度：PaO_2/FiO_2 ≤ 100 mmHg，且 PEEP ≥ 5 cmH_2O

3. 治疗

ARDS 的治疗是多器官功能障碍综合征（multiple organ dysfunction syndrome，MODS）治疗中的一个重要组成部分，其原则包括：纠正缺氧、提高全身氧输送、维持组织灌注、防止组织进一步损伤，以及避免医源性损伤（容量超负荷、氧中毒、容积伤和院内感染）。一般治疗措施包括：诊断和治疗原发病及其他重要器官的衰竭；加强呼吸和循环系统的监测；早期采用液体复苏策略，中晚期使用限制性补液策略；早期控制全身炎症反应和感染病灶，使用抗生素；早期开始营养支持。

氧疗、机械通气纠正低氧血症，维持适当的通气，减少通气做功。鼻导管吸氧、面罩吸氧、无创通气可用于轻症患者。当经高浓度吸氧仍无法改善病情时，应行气管插管、机械通气。PEEP 是最常用的通气模式，可改善动脉氧合，改善通气效果。通气要实施肺保护性通气策略，为避免高气道压，推荐小潮气量（$4 \sim 7\,\mathrm{ml/kg}$）通气，并限定气道平台压 $< 30\,\mathrm{cmH_2O}$。肺保护性通气策略可导致患者二氧化碳升高，可接受一定的呼吸性酸中毒。使用全氟化碳液这种特殊的液体部分替代气体进行呼吸称为部分液体通气。全氟化碳液具有高溶解氧气和二氧化碳的能力，物理化学性质稳定，并且与活体组织不反应，表面张力低，在呼气末正压的基础上，通过全氟化碳液在肺内产生额外的正压，以帮助维持肺泡的开放，减少肺泡张力，降低死腔，改善气体交换，又称为液体 PEEP。俯卧位通气能够降低胸腔内压，促进分泌物引流，促进肺内液体移动，改善通气/血流比例，明显改善氧合。镇静或肌松状态下实行反比通气，延长吸气时间，使吸呼比大于 $1:1$。充分的肺复张和 PEEP 是纠正低氧的手段。肺复张后，选择适当水平的PEEP 来预防 VILI。合理选择 PEEP，尽可能防止肺泡萎陷并减少 PEEP 对机体的不良影响，一般在 $5 \sim 15\,\mathrm{cmH_2O}$ 之间。体外膜肺氧合（ECMO）技术可纠正低氧血症，减轻肺动脉压力，降低右心后负荷，同时避免 VILI，有利于心肺功能的恢复，降低重症患者死亡率。在药物方面，肾上腺皮质激素、抗凝药物、乌司他丁、他汀类药物都有应用。

（四）急性肺水肿

肺泡及肺间质短时间内水分增加，引起肺生理功能紊乱，称为急性肺水肿。病因包括：输液过量，老年人、小儿、肾功能不全、心功能不全患者短时间输入液体过多；感染、烧伤、免疫反应等使肺泡-毛细血管屏障受损，通透性增加；气胸、胸腔积液患者快速排气、抽液后发生复张后肺水肿；二尖瓣狭窄、心肌梗死、心律失常等左室功能衰竭引起的心源性肺水肿。临床表现初期症状：面色苍白，心动过速，血压升高。间质性肺水肿期出现咳嗽，胸闷，心率增快，呼吸困难，发绀，颈静脉怒张，端坐呼吸，可闻及干啰音或少量湿啰音。在肺泡性肺水肿期，患者会出现严重的呼吸困难、咳粉红色泡沫痰、听诊时两肺布满湿啰音，PaO_2 降低，$PaCO_2$ 升高。病情进展至晚期时，可能会出现血压下降、心律失常，甚至休克。

急性肺水肿的治疗原则包括多个方面。首先，氧疗与通气支持是关键，患者需要给予高浓度氧气治疗，通常通过面罩或无重复吸气面罩提供 100% 氧气，或在需要时使用机械通气来改善气体交换，缓解呼吸困难。其次，治疗应集中于去除原始病因，明确病因后采取积极处理，例如心源性肺水肿需要使用利尿剂和改善心脏功能的药物，如洋地黄类药物、血管扩张剂，而非心源性肺水肿（如感染、吸入有害物质等）则需要针对原发病进行治疗。利尿剂治疗是常规的措施，常用呋塞米等速效利尿剂帮助减少肺水肿，通过增加尿量排除体内过多液体，减轻肺部负担，对于水肿较重的患者，可能需要静脉高剂量利尿治疗。

5

此外，血管扩张剂（如硝普钠、硝酸甘油）可帮助减少左心室负荷，降低肺循环压力，尤其对心源性肺水肿的患者有效。强心药物如多巴胺或多巴酚丁胺可用于改善心脏输出量，尤其在心功能不全的患者中。密切监测患者的生命体征，包括 SpO_2、PaO_2、CVP 和尿量等，必要时调整治疗方案，以确保患者获得最佳治疗效果。在严重情况下，机械通气可能是必要的，以支持呼吸和避免急性呼吸衰竭的发生。最后，要注意避免液体过度输入，以免加重水肿，合理控制液体输入量是防止病情恶化的重要措施。通过综合治疗，可以有效缓解急性肺水肿的症状，关键是及时识别和处理病因。

（五）急性呼吸衰竭

1. 概念

急性呼吸衰竭是指肺通气或换气障碍，导致缺氧，伴或不伴有二氧化碳潴留，而产生一系列病理生理改变的急性综合征。呼吸衰竭有通气功能衰竭和换气功能衰竭。换气功能衰竭即 I 型呼吸衰竭，主要表现为低氧血症，二氧化碳正常或者降低，病因主要有肺水肿、肺栓塞等。换气功能障碍又分为通气血流比例失调和弥散障碍。通气功能衰竭即 II 型呼吸衰竭，表现为肺泡通气不足，二氧化碳潴留，伴或不伴有低氧血症，病因主要有气胸、胸腔积液等。

2. 病理生理

肺泡通气不足导致二氧化碳潴留。轻度的通气功能障碍时，氧合可不受影响；通气功能障碍逐步加重时，氧合出现下降。胸廓或肺的顺应性降低导致肺泡通气不足属于限制性通气障碍。气道炎症、气道痉挛导致阻塞性通气功能障碍。

通气血流比例失调中，V/Q 下降考虑为通气不足而血流正常，也称为肺内分流，如支气管哮喘、心源性肺水肿、ARDS、肺不张等；V/Q 升高考虑通气正常而血流减少，无效腔通气增加，主要见于肺栓塞。当慢性阻塞性肺病、ARDS、肺纤维化影响了肺血管的时候，出现肺血流减少，也会出现 V/Q 升高。肺动静脉瘘导致肺内分流增加，使静脉血没有接触到气泡进行气体交换，PaO_2 可明显下降。弥散功能障碍是由于肺泡-毛细血管膜发生病变，引起氧气交换障碍。

3. 低氧的影响

轻度缺氧时，机体的呼吸、心脏、神经、造血系统均受到刺激，因而出现呼吸增快、心率增加、造血增多、神经兴奋，但严重低氧对上述系统起到抑制作用。

4. 治疗

呼吸衰竭的治疗原则是在保证通气的情况下，尽快纠正和改善低氧血症、二氧化碳潴留和代谢功能紊乱，同时积极治疗原发病。首先保证呼吸道通畅，给予氧疗，必要时进行机械通气，是呼吸衰竭治疗的重要手段。机械通气的目的为：① 支持肺泡通气（改善二氧化碳水平，同时要依据患者具体情况，制订不同的二氧化碳目标）；② 维持肺容积（使用 PEEP 打开塌陷肺泡，改善低氧血症）；③ 改善氧合（通过调整吸入氧浓度来维持氧合）；④ 减少呼吸做功（辅助呼吸肌，帮助降低呼吸做功）。机械通气的临床目标有：纠正低氧血症，纠正呼吸性酸中毒，缓解呼吸窘迫，保证镇静镇痛的安全性，减少氧耗，降低颅内压等。

整形外科麻醉重症患者术后呼吸衰竭的防治主要包括：术后分泌物的吸引和清除，增加其膨胀功能，鼓励患者呼吸，也可使用 CPAP；术后充分镇痛，可增加肺的扩张功能，加深自主呼吸，维持肺组织扩张，减少术后肺部并发症；必要时进行机械通气。

二、循环系统

（一）循环功能的监测

1. 心电图

心电图是危重症患者的常规监测项目，可持续监测心率和心律。临床意义主要是对心律失常的类型进行诊断，对心肌缺血的判断也有重要价值。心肌缺血可引起心脏功能的明显变化，并诱发心肌梗死、心律失常、急性心力衰竭等严重事件。ST 段降低是患者心肌缺血的重要提示，T 波高耸、倒置、双相也提示心肌缺血。ST 段提高、出现异常 Q 波提示心肌梗死。心电监护仪的常用导联有三导联、四导联、五导联三种。监测常用 Ⅱ 导联，P 波易辨认，且能发现左心室下壁的心肌缺血。

2. 动脉压监测

血流动力学的监测是重症监护的常用监测手段，可反映心脏后负荷、心肌的氧耗及脏器和组织的灌注情况。无创动脉压监测是最常用的测压方法，具有安全、并发症少的特点。有创性监测可以实时准确地反映患者的循环状态，具体到每个心动周期中血压的变化。其中桡动脉为首选途径，穿刺前需行 Allen 试验，以了解尺动脉对掌部的血供是否足够。腋动脉较靠近主动脉，其管径较粗，穿刺成功率相对高。股动脉搏动清晰，远端缺血的风险低，但感染机会大，管理不方便。足背动脉较细且部分患者动脉搏动不清，穿刺难度较大。不同位置动脉测压结果也有差异，远心端的动脉相较于近心端动脉，其收缩压更高，舒张压更低。有创血压监测可提供连续性的动脉血压结果，便于进行血气分析。

3. 中心静脉压监测

中心静脉压（CVP）可反映心功能与右心前负荷的关系。正常值范围为 $5 \sim 12\ cmH_2O$，小于 $5\ cmH_2O$ 提示心脏充盈欠佳或血容量不足，大于 $15\ cmH_2O$ 提示容量超负荷或右心功能不全。CVP 可用于指导患者术后液体治疗的补液速度及补液量，CVP 偏低或不高的情况下，补液、输血相对安全。临床上常采用颈内静脉、锁骨下静脉和股静脉作为穿刺置管的途径。颈内静脉穿刺可分为前路、中路和后路，前路穿刺避免了发生气胸；锁骨下静脉穿刺可分为锁骨上和锁骨下穿刺。穿刺发生困难时可使用超声引导下进行辅助。穿刺操作可出现的并发症有误伤临近动脉引起血肿、气胸、空气栓塞、心包填塞、感染、血栓等。CVP 的波形与心电图波形有相关性，一共由 a、c、v、x 和 y 五个波组成。a 波位于的心电图 P 波后，c 波位于 QRS 波后（图 5-1）。

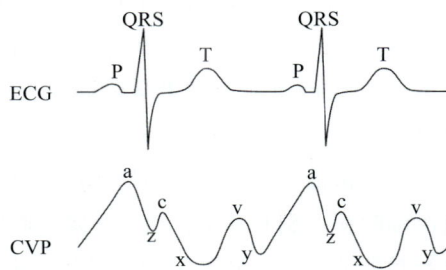

图 5-1 CVP 波形

4. 其他

肺动脉楔压（PAWP）可用于评估肺循环状态、右心室和左心室功能，是衡量左心室前负荷和右心室后负荷的可靠指标。

心输出量的测定是衡量心脏泵血功能的定量指标，可对心血管系统的各种治疗包括药物、输液、补液等进行指导。正常值为 4 ~ 8 L/min。

混合静脉血氧饱和度（SvO_2）可反映组织对氧的摄取。氧供是心脏向外周循环输送氧的量，氧耗是氧的实际利用量。血乳酸浓度可判断氧耗是否能满足机体有氧代谢的需求。监测 SvO_2、氧供、氧耗、血乳酸浓度可评估机体氧供需平衡情况，了解组织灌注和氧合。

（二）心律失常

术后心律失常的原因有很多，包括麻醉药物代谢不完全、手术创伤后的应激反应、术后电解质及酸碱平衡的紊乱、各种原因导致的交感神经兴奋等，引起心脏异常冲动的形成或传导异常。心脏冲动发自窦房结以外的心肌组织，称为异位节律。冲动传导异常分为传导速度和传导途径异常，传导加速或延迟可引起快速或缓慢性心律失常，传导途径异常可引起折返。无器质性心脏病的患者出现室性期前收缩或阵发性室性心动过速为良性心律失常，存在器质性心脏病的患者出现的室性期前收缩或阵发性室性心动过速等心律失常具有预后意义，有基础心脏疾病的患者出现持续性室性心动过速或心室颤动为恶性心律失常。

1. 临床表现

严重的心律失常可能引起血流动力学改变，重要器官血供受到明显影响。对于冠心病患者，心律失常引起冠状动脉血流降低，可能诱发或加重心肌缺血，表现为心绞痛、气短、急性心力衰竭、急性心肌梗死、肺水肿等。存在脑血管病变的患者出现心律失常导致脑供血不足，可能出现头晕、乏力等临床表现，甚至失语、瘫痪、昏迷等一过性或永久性的脑损害。心律失常后肾血流量出现减少，临床表现有少尿、蛋白尿、氮质血症等。

2. 处理原则

首先要明确心律失常的性质及产生的原因，判断是否需要对其进行治疗。对于经一段时间观察，病情稳定、不会产生严重后果的心律失常可不进行立即治疗和处理。进行连续、动态的心电监测，尽可能找出心律失常发生的原因或者诱因，积极针对病因进行治疗；同时纠正心律失常的诱发因素，如二氧化碳蓄积、电解质紊乱、血流动力学不稳定、缺氧、术后疼痛、低温等因素。药物治疗重在终止心律失常急性发作，根治的同时预防和减少心律失常复发。不危及生命，但伴有心悸、气短等不适症状，可产生严重并发症者需对症进行治疗处理。对于产生严重血流动力学障碍的心律失常，如心室扑动、心室颤动等，需立即进行治疗和处理。

心律失常治疗方法包括药物治疗、电复律、电除颤或起搏治疗。心房颤动可产生各种栓塞，需抗凝治疗，控制心室率，决奈达隆、胺碘酮维持窦性心律，必要时行电复律。对于心房扑动，可选择控制心室率，药物复律，导致严重血流动力学改变时可行电复律，心房扑动持续时间超过 48 h 应考虑抗凝治疗，心房外膜超速起搏可终止心房扑动，导管射频消融可通过阻断心房扑动折返环治疗心房扑动。房室传导阻滞要增加心室率，控制其向三度房室传导阻滞发展，二度Ⅱ型、三度房室传导阻滞者如有明显症状，可安装人工心脏起搏器。对于室性心动过速，首先控制其不发展为心室颤动，并纠正室性心动过速，消除室性期前收缩，可使用药物终止室性心动过速，伴有血流动力学不稳定时行直流电复律。

（三）急性心力衰竭

1. 病因

急性心力衰竭的常见病因包括慢性心力衰竭急性加重期、高血压病、急性心肌梗死、急性重症心肌炎、心脏瓣膜病、严重心律失常、心包压塞、主动脉夹层、急性肺栓塞等。

2. 临床表现

急性左心衰竭患者可表现为呼吸困难、发绀、咳粉红色泡沫样痰、咳血、两肺湿啰音、心率增快、血压降低、意识障碍、少尿甚至无尿、BNP > 400 ng/L 等。

急性右心衰竭患者早期最明显的表现为颈静脉怒张、肝脏淤血肿大伴有压痛、下肢凹陷性水肿，急性肺栓塞所引发的右心衰竭可表现为呼吸困难、咳血及剧烈的胸痛，右心梗死所引发的右心衰竭可表现为低血压。

3. 治疗

急性左心衰竭的处理，可采取半卧或端坐位，鼻导管或面罩吸氧，严格控制液体出入量，可用吗啡镇静，正性肌力药物增强心肌收缩力、增加心输出量、保持重要脏器的血供，利尿剂减轻心脏前负荷、减少体液容量，血管扩张药降低全身血管阻力、改善心功能，缓解呼吸困难，必要时可采用主动脉内球囊反搏（intra-aortic balloon pump，IABP）、机械通气、ECMO 等治疗方法。尽快纠正病因，维持稳定的血流动力学状态，维持内环境的稳定。

急性右心衰竭患者主要针对其病因进行治疗处理，对急性肺栓塞导致的心力衰竭，在基础治疗的同时行溶栓或介入手术治疗；对右心梗死所引发的右心衰竭，可选择扩容、给予正性肌力药。

（四）休克

休克是各种致病因子侵袭机体后发生的全身有效循环血量下降、组织灌注不足导致的临床综合征，是以多器官功能障碍或衰竭为特征的病理过程。大量的出血、体液丢失、大面积烧伤伴血浆的大量丢失、严重的创伤都会引起低血容量性休克。感染和过敏导致血管扩张，血管床面积增加，有效循环血量相对不足导致分布性休克。大面积急性心肌梗死、严重的心律失常等引起心源性休克。休克的病理生理学基础是以组织灌注不良而发生氧供不足及氧摄取利用受限为特征的氧代谢障碍。休克早期，低血容量引起交感神经兴奋，毛细血管前微动脉和括约肌收缩，血液和细胞外液重新分布，血液从外周循环转向中心循环。如果休克未得到及时纠正，血液淤积在毛细血管网，体液渗入组织间隙，造成组织水肿。晚期血液浓缩，血液缓慢淤滞，代谢性酸中毒加重，DIC 的发生造成微血管堵塞，血液黏度增高，加重微循环障碍，最终出现MODS。正常生理情况下，氧供应和氧利用是匹配的，是有氧代谢状态。休克患者氧供下降，

5

无氧代谢增强，血乳酸水平升高，提示预后不良。

1. 监测

基本监测包括动脉血压、心率、SpO_2、意识状态和尿量。对于循环系统，CVP反映回心血量与右心室泵血能力的平衡关系；心输出量是心脏泵血功能的定量指标；PAWP是衡量左心房平均压力的重要指标，它通过Swan-Ganz导管测量，反映了左心室舒张末期压力，用于评估左心室的前负荷。而SvO_2和中心静脉血氧饱和度（central venous oxygen saturation，$ScvO_2$）则是反映患者氧供需平衡的关键指标。SvO_2代表了全身组织氧合状况，是心输出量、动脉血氧含量和机体氧耗的综合指标，正常值范围为65%~75%。$ScvO_2$作为SvO_2的替代指标，通过中心静脉导管测量，能够快速反映危重患者全身氧供需平衡的瞬时变化，是评估组织氧合充分与否的有用间接指标。在临床实践中，$ScvO_2$的监测对于指导休克治疗和评估危重患者的预后具有重要意义。总而言之，它们在评估血容量与心功能方面都有重要意义，需要进行综合分析。必要时应进行血气分析，了解是否有组织缺氧和酸中毒等情况。休克时体温降低，应进行体温监测。

2. 治疗

依据血流动力学影响，可将休克分为低血容量休克、心源性休克、梗阻性休克和分布性休克。对于休克患者，病因治疗是根本措施，同时进行支持治疗。即使没有明确病因，也可开始血流动力学的支持治疗。根据病史、体格检查、实验室检查及影像学检查结果判断是否为梗阻性休克。对心包压塞患者进行心包穿刺引流；对气胸患者进行闭式胸腔引流；对肺栓塞患者进行抗凝溶栓或者介入手术治疗。通过心肺功能判断是否为心源性休克，心源性休克要降低氧耗，提高氧供，改善心肌顺应性，限制液体。对于低血容量性休克要尽快纠正引起容量丢失的病因，尽快控制出血；感染性休克应积极控制感染；创伤性休克应紧急止血止痛治疗。根据患者的血流动力学参数进行容量复苏，综合血压、CVP、心输出量、PAWP指导补液，可选择晶体液、胶体液、血制品。辅以强心药及血管活性药物的支持，包括多巴胺、去甲肾上腺素、肾上腺素、间羟胺及去氧肾上腺素，提高患者的血压，保证充足的组织器官氧供。血流动力学稳定后需要提高氧供，加强氧的摄取与利用，恢复氧供需的平衡。必要时行机械通气。组织灌注恢复后酸中毒会随之改善，重症酸中毒可输注碳酸氢钠溶液。

三、肾脏

1. 肾脏功能监测

在接受大手术治疗后的危重患者中，急性肾损伤（acute kidney injury，AKI）是一种较严重的并发症。围手术期导致患者AKI发生的因素较多，但缺少早期识别AKI的方法。传统的指标包括尿量、血肌酐、血尿素氮。术后出现明显且长时间的少尿［< 0.5 ml/（kg·h）或< 0.3 mg/（kg·h）持续超过6 h］可预测甚至诊断为AKI。现有方法依赖尿量和血清肌酐，导致AKI诊断和监测延迟。诊断和管理AKI的新方法已经在研发，包括新的生物标志物、成像技术和监测技术、新的决策支持计划和人工智能的应用，未来将出现AKI的预防、早期干预和

个性化管理的新方法。血肌酐和尿素氮综合评估,可更好地反映肾功能状况。有效循环血量对肾脏功能会造成间接的影响。评估氧供、血容量、组织灌注和肾血流量可间接了解肾脏功能的状态。足够的血管内容量对维持充足的肾血流十分关键。术后发生围手术期肾功能不全的风险与血管代偿低血压的能力有关,低血压、动脉顺应性降低使组织灌注减少,肾脏损伤的概率增加。PaO_2 升高时,肾脏血流灌注可增加;当 PaO_2 小于 40 mmHg 时,肾脏血管明显收缩,血流灌注明显减少。平均动脉压在 80~160 mmHg 时,肾脏可通过自身调节机制维持肾血流的相对稳定。肾血流量对肾小球滤过率有重要影响,肾灌注不足,肾小球滤过率下降,可引起少尿或者无尿。

2. 急性肾损伤

AKI 是指各种原因造成的肾有效灌注减少或肾单位的结构和功能异常,引起肾小球滤过率降低、尿量减少、代谢产物蓄积以及水、电解质、酸碱平衡紊乱。临床表现包括水潴留、酸碱平衡紊乱、电解质紊乱及代谢产物蓄积。整形外科手术后引起急性肾损伤的情况包括连续多次手术、失血性休克、异型输血及全身性的严重感染。目前的治疗仍以支持性治疗为主,包括血流动力学和液体管理以及避免肾毒性药物。

研究显示,在患有 AKI 的危重患者中,有部分患者可能需要进行肾脏替代治疗(renal replacement therapy,RRT)。在 ICU,使用 RRT 的目的是维持液体、电解质、酸碱平衡以及代谢性溶质平衡,维持生命体征(通过营养、药物、输血等方法),减轻并发症(如高钾血症、肺水肿),更深层的目的是减轻 AKI 对其他器官的负面影响。然而问题的关键在于启动 RRT 的时机。对于患有难治性 AKI 并发症的重症患者,需要立即启动 RRT,但是对于没有紧急指征的严重 AKI 情况,应何时开始 RRT 仍有争议。研究表明,与标准 RRT 启动策略相比,早期启动 RRT 在重症患者中没有生存益处,并且会增加长期依赖透析的风险。而延迟启动 RRT 并未减少 RRT 天数,反而与更高的死亡风险相关。RRT 时机的决策包括全面讨论患者生存的可能性、肾脏恢复的潜力、患者的特定风险以及患者的选择(图 5-2)。

四、脑功能监测管理

术后谵妄是整形外科手术的严重并发症,其最主要的特点是意识水平紊乱和认知功能障碍,病情起伏大而病程相对较短。术后谵妄是多种因素公共作用的结果,常见因素包括高龄、严重营养不良、有严重并存疾病、药物、手术种类、术后并发症等,这些都会增加谵妄发生的风险。围手术期的常用药物中,苯二氮䓬类药物、抗胆碱药都可能导致谵妄发生风险增加。整形外科手术术后谵妄较为常见,并发症的数量多且谵妄发生的风险大。术后谵妄首选非药物治疗,包括去除危险因素和支持治疗。详细了解现病史、合并症、药物史和手术治疗情况,尽可能纠正可逆的危险因素;支持治疗包括保持气道通畅、维持通气正常和循环稳定、保证输液和营养、预防并发症等。治疗危重患者谵妄的首选药物是氟哌啶醇。

研究表面,围手术期右美托咪定的应用可使患者术后谵妄的发生率明显降低。右美托咪定是一种高选择性 α_2 肾上腺素受体激动剂,与镇静类药物和阿片类药物协同作用,此外它表现出

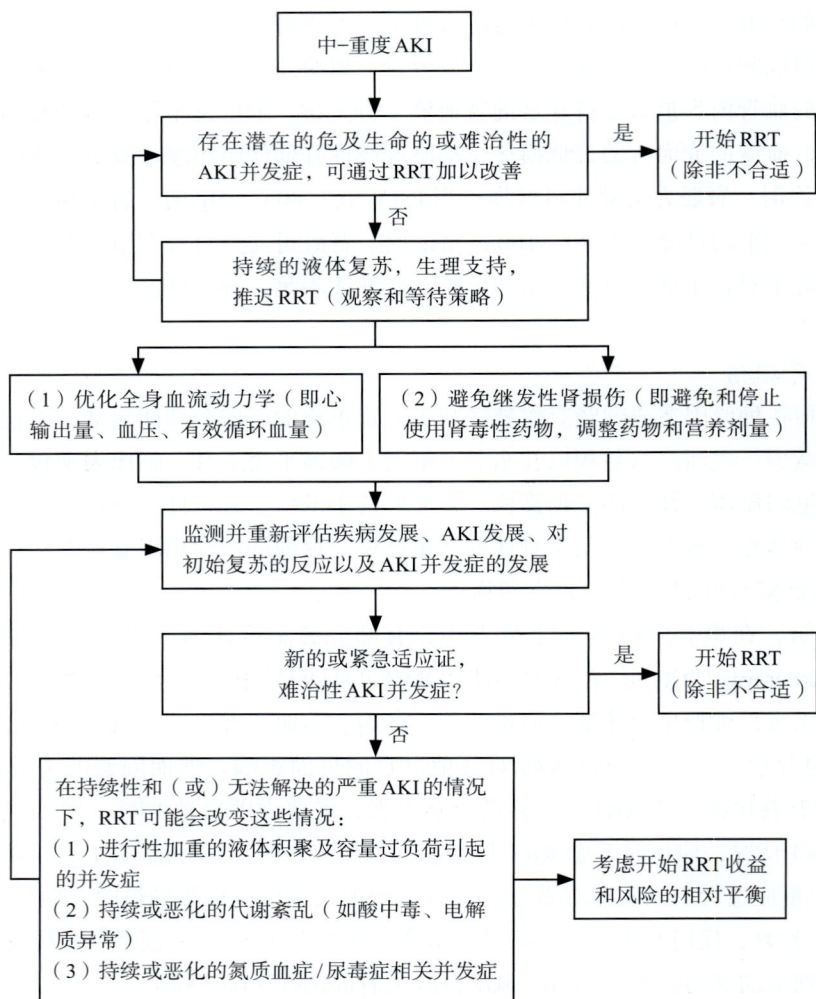

图 5-2　重症监护病房相关急性肾损伤中肾脏替代治疗的时间安排

抗交感神经、协同镇痛、抗焦虑和镇静作用，呼吸抑制小。一项临床试验的主要研究目标是筛查重症监护病房术后谵妄的发生率，包括术后 5 天，出院时和术后 14 天，每天评估两次；次要研究目标为术后谵妄的严重程度、术后认知功能障碍（postoperative cognitive dysfunction，POCD）的发生率、简易智力状态检查量表（mini-mental state examination，MMSE）评分下降和心动过缓发生率。试验分为右美托咪定组和生理盐水对照安慰剂组。研究结果表明，右美托咪定组的术后谵妄发生率较低，对谵妄的严重程度、POCD 发生率、术后 MMSE 评分下降、心动过缓发生率则没显现出明显影响。

　　研究表明，针对性应用浅麻醉可降低出现谵妄和认知功能障碍的风险。苯二氮䓬类药物分为长效类（如地西泮）和短效类（如咪达唑仑）。研究发现，使用长效的苯二氮䓬类药物比短效药物发生术后谵妄的风险更高。

整形外科精确麻醉

五、急性肝功能衰竭

短时间内出现肝实质细胞大量坏死及代谢功能障碍的临床综合征，称为急性肝衰竭（acute liver failure，ALF）。肝脏的功能主要有合成、解毒、排泄、生物转化等，当肝脏损伤之后，上述功能出现障碍，表现为凝血功能障碍、黄疸、腹水、肝性脑病等，生化检查显示转氨酶和胆红素升高。

1. 概念

肝炎病毒感染是引起 ALF 最常见的病因，甲型、乙型、丙型最为常见。一些药物可导致肝损伤，如对乙酰氨基酚、异烟肼和利福平。妊娠患者可出现妊娠相关性肝病，包括急性妊娠脂肪肝、HELLP 综合征，还有自身免疫性肝损伤、肝肿瘤、肝脓肿等，也可导致肝损伤。缺氧和休克，也可导致肝衰竭。肝衰竭可出现肝脏广泛的细胞变性、坏死，肝脏体积可缩小。妊娠脂肪肝可出现脂肪浸润、线粒体损害等。

2. 临床表现

肝衰竭患者的一般状况较差，表现为乏力、不适、厌食、恶心、呕吐、呃逆、腹胀。胆红素升高可导致黄疸，以肝细胞性黄疸为主，总胆红素 > 171 μmol/L，或每日上升超过 17.1 μmol/L。血氨升高，可引起肝性脑病，具体机制尚不清楚，可能和血氨导致星形胶质细胞细胞肿胀有关。肝性脑病分为 4 期：Ⅰ～Ⅱ期为轻症，Ⅲ～Ⅳ期为重症。患者可因肝性脑病出现性格改变和行为改变，并可出现舌体、面部肌肉的震颤。肝衰竭的患者可出现凝血功能障碍，全身可见出血表现，这和肝脏无法合成凝血因子有关，特别是凝血因子Ⅱ、Ⅴ、Ⅶ、Ⅸ、Ⅹ，可导致患者凝血酶原时间明显延长。肝损伤可能导致免疫力下降，使患者更易受到感染，包括革兰阳性菌和革兰阴性菌感染，常见感染部位有呼吸系统、泌尿系统、胆道、肠道以及自发性腹膜炎。在肝衰竭的情况下，患者可能会出现脑水肿和脑疝，这些情况可能导致意识障碍。此外，肝衰竭还可能引起分布性休克，表现为高排低阻，患者皮肤温暖，末梢毛细血管搏动明显。这种高排低阻的机制较为复杂，且不能保证患者器官的有效灌注，可能导致器官功能障碍，甚至死亡。肝损伤后，由于肝糖原分解和糖异生减少，同时肝脏无法有效灭活胰岛素，可能导致血清胰岛素水平升高，从而引起持续的低血糖。

在肝衰竭的生化检查中，胆碱酯酶水平降低和胆红素水平进行性升高是常见的现象，总胆红素超过 171 μmol/L，且每日上升超过 17.1 μmol/L。转氨酶水平升高，以谷草转氨酶为主，谷草转氨酶/谷丙转氨酶比值对预后有提示作用，存活者的比值范围为 0.31～2.26。胆固醇和血清铁蛋白水平降低，胆固醇低于 2.6 mmol/L 时，可能预示着不良预后。白蛋白减少导致胶体渗透压降低，可能引起多浆膜腔积液。醛固酮和抗利尿激素分泌异常可能导致水钠潴留，表现为稀释性低钠血症。托伐普坦作为精氨酸加压素受体阻滞剂，能够增加水的排泄，减少水钠潴留。

肝衰竭患者可能出现早期低钾血症，但随着肾衰竭的发展，后期可能出现高钾血症。消化道症状明显，如呕吐，可能导致大量氯离子丢失，同时胃肠道镁摄入不足，引起低氯血症和低镁血症。低镁血症会抑制甲状旁腺功能，增强降钙素活性，导致低钙血症，这种低钙血症需要通过补充镁离子来纠正。肝衰竭患者可能会出现分布性休克，这种情况下常伴有代谢性酸中

5

毒。同时，由于肝衰竭影响正常的代谢功能，患者可能会因呼吸增快而出现呼吸性碱中毒。随着疾病的进展，患者可能会发展出更为复杂的酸碱平衡紊乱，包括多重或三重酸碱平衡紊乱。凝血酶原时间和凝血酶原活动度（prothrombin activity，PTA）是评估肝衰竭严重程度的重要指标，肝衰竭时这两项指标通常都会出现异常。一般来说，肝衰竭的诊断标准为：PTA ≤ 40% 或 1.5 ≤ INR ≤ 1.9，通常提示肝细胞有广泛的损伤；如果 PTA ≤ 30%（INR ≤ 2.6），则提示病情中度；PTA ≤ 20%（INR ≥ 2.6），则提示病情重度。针对凝血功能障碍，可输血浆、凝血酶复合物及纤维蛋白原纠正，同时可予氨甲环酸治疗。肝衰竭合并维生素 K 缺乏，可使用维生素 K 治疗（5 ~ 10 mg）。

3. 急性肝衰竭的诊断

需要根据病史、查体、临床表现及辅助检查结果进行综合分析。在时间梯度上，急性肝衰竭的时间为 2 周。如果患者 2 周内出现Ⅱ度以上肝性脑病并伴有以下情况，考虑急性肝衰竭：乏力、腹胀、恶心等消化道症状；出血倾向，诸如 PTA ≤ 40%；肝脏缩小；黄疸加深。辅助检查诊断标准为：血清总胆红素 > 171 μmol/L，并持续 5 天以上；谷草转氨酶大于正常值的两倍；凝血酶原时间大于 20 s，且维生素 K 试验阳性或已出现肝性脑病。

4. 肝衰竭的治疗

以一般支持、病因治疗为主，可酌情使用促肝细胞生长素。针对肝性脑病，可限制蛋白饮食，加用乳果糖，酌情选择精氨酸、门冬氨酸鸟氨酸来降低血氨。对于肝肾综合征，可限制液体入量，量出为入。自身免疫性肝损伤可使用泼尼松 40 ~ 60 mg/天。

（夏明　曹爽　金晨昱　陈聿同　徐天意　王杰　董惠）

参考文献

［1］　巴特沃斯.摩根临床麻醉学［M］.王天龙，刘进，熊利泽，译.6 版.北京：北京大学医学出版社，2020.

［2］　NEKHENDZY V, RAMAIAH V K. Prevention of perioperative and anesthesia-related complications in facial cosmetic surgery［J］. Facial Plast Surg Clin North Am, 2013, 21(4): 559-577.

［3］　TAUB P J, BASHEY S, HAUSMAN L M. Anesthesia for cosmetic surgery［J/OL］. Plast Reconstr Surg, 2010, 125(1): 1e-7e.

［4］　DODDS C. Prolonged anaesthesia for plastic and reconstructive surgery［J］. Curr Anaesth Crit Care, 1996, 7(1): 20-24.

［5］　BECK J I, JOHNSTON K D. Anaesthesia for cosmetic and functional maxillofacial surgery［J］. Contin Educ Anaesth Crit Care Pain, 2014, 14(1): 38-42.

［6］　鲍卫汉.实用瘢痕学［M］.北京：北京医科大学出版社，2000.

［7］　杭燕南，俞卫锋，于布为，等.当代麻醉手册［M］.3 版.上海：上海世界图书出版公司，2016.

［8］　孙增勤.医学整形美容麻醉［M］.北京：科学技术文献出版社，2009.

［9］　戈洛博.米勒麻醉学［M］.邓小明，黄宇光，李文志，译.9 版.北京：北京大学医学出版社，2020.

［10］ GRIGGS C, GOVERMAN J, BITTNER E A, et al. Sedation and pain management in burn patients［J］. Clin Plast Surg, 2017, 44(3): 535-540.

［11］ MUSTOE T A, BUCK D W 2nd, LALONDE D H. The safe management of anesthesia, sedation, and pain in plastic surgery［J/OL］. Plast Reconstr Surg, 2010, 126(4): 165e-176e.

［12］ SCHOENBRUNNER A R, JANIS J E. Pain management in plastic surgery［J］. Clin Plast Surg, 2020, 47(2): 191-201.

［13］ ELLSWORTH W A, BASU C B, IVERSON R E. Perioperative considerations for patient safety during cosmetic surgery - preventing complications［J］. Can J Plast Surg, 2009, 17(1): 9-16.

［14］ NATH S S, ROY D, ANSARI F, et al. Anaesthetic complications in plastic surgery［J］. Indian J Plast Surg, 2013, 46(2): 445-452.

［15］ FRIEDBERG B L. Anesthesia for cosmetic facial surgery［J］. Int Anesthesiol Clin, 2003,41(3): 13-28.

［16］ 邓小明，姚尚龙，于布为，等. 现代麻醉学［M］. 5版. 北京: 人民卫生出版社, 2020.

［17］ VAN NORDEN J, SPIES CD, BORCHERS F, et al. The effect of peri-operative dexmedetomidine on the incidence of postoperative delirium in cardiac and non-cardiac surgical patients: a randomised, double-blind placebo-controlled trial［J］. Anaesthesia, 2021, 76(10):1342-1351.

［18］ EVERED L A, CHAN M T V, HAN R, et al. Anaesthetic depth and delirium after major surgery: a randomised clinical trial［J］. Br J Anaesth, 2021,127(5): 704-712.

［19］ WANG M L, MIN J, SANDS L P, et al. Midazolam premedication immediately before surgery is not associated with early postoperative delirium［J］. Anesth Analg, 2021, 133(3): 765-771.

［20］ Klein A A, Meek T, Allcock E, et al. Recommendations for standards of monitoring during anaesthesia and recovery 2021: guideline from the Association of Anaesthetists［J］. Anaesthesia, 2021, 76(9): 1212-1223.

［21］ EINAV S, LAKBAR I, LEONE M. Non-invasive respiratory support for management of the perioperative patient: a narrative review［J］. Adv Ther, 2021, 38(4): 1746-1756.

第六章
整形外科麻醉的围手术期 并发症及处理

第一节　消化系统并发症及防治

　　整形外科与其他外科领域存在显著差异。其他外科患者因存在病理生理改变，常因痛苦而接受手术以切除病变，恢复生理功能。然而，整形外科患者大多无引起痛苦的病理改变，其手术动机多源于对美的追求。因此，整形外科患者围手术期消化系统并发症多与胃肠道本身病变无关，而以术后恶心呕吐（PONV）最为常见。

　　PONV 是围手术期和麻醉期十分常见的不良反应。研究显示，25%～30% 的手术患者可能会发生 PONV，而对于合并多种已知危险因素且未经治疗的患者，PONV 的发生率可高达 80%。PONV 可对患者术后康复和生活质量造成不利影响，其发生与呕吐中枢密切相关，并受患者自身情况、药物使用、麻醉及手术等因素影响。

　　PONV 定义为麻醉后 24 h 内发生的恶心、呕吐或干呕。恶心和呕吐本身通常不会导致死亡，但会带来不愉快的体验，并可能引发以下问题：① 电解质紊乱；② PACU 停留时间延长；③ 计划外住院；④ 医疗成本增加。轻度 PONV 可引起患者各种不适，影响生活质量；重度可致颅内压、腹内压及眼压等升高，致使伤口裂开，切口疝形成，严重时可危及生命。本章节将对 PONV 的病理生理机制、影响因素及诊疗进展进行综述，为减少 PONV 的发生发展，改善患者术后康复质量提供理论依据。

一、病理生理学

　　恶心是一种主观感觉，而呕吐和干呕则是客观的生理反应。这两种反应可以通过外周和中枢神经系统的复杂机制引发，涉及多种生理和化学因素。

1. 外周机制

① 机械原因：恶心和呕吐的外周机制主要与机械性刺激有关，如胃肠道的扩张或收缩。胃肠道的机械性扩张会直接刺激迷走神经（第十对脑神经），导致恶心和呕吐的发生。② 胃肠道生理反应：恶心呕吐时胃肠后蠕动始于幽门括约肌和小肠，这种逆向蠕动有助于将胃内容物推回食管。③ 化学受体和介质：除机械受体外，胃肠道中还存在化学受体和介质。腹部手术后发生的炎症反应是对创伤或手术操作的反应，释放的介质如 P 物质和血清素可导致恶心和呕吐。化疗药物（如顺铂和甲氨蝶呤）通过刺激十二指肠的肠嗜铬细胞，释放 5-羟色胺（5-HT）和其他化学物质，直接引起恶心和呕吐。④ 交感神经系统反应：干呕或呕吐之后，交感神经系统的刺激会导致心率加快、气道分泌物增多和出汗。这些反应是机体对外界刺激的一种防御机制，旨在维持内环境的稳定。

2. 中枢机制

（1）呕吐中枢和化学感受器触发区（chemoreceptor trigger zone，CTZ）：中枢神经系统在恶心和呕吐中起着关键作用。呕吐的生理行为主要由呕吐中枢和 CTZ 调控。CTZ 位于第四脑室底部的延髓，靠近最后区（area postrema，AP），且与小脑和前庭系统相邻。CTZ 无完整的血脑屏障，能够直接感知血液中的化学物质变化，并将其传递给呕吐中枢。

（2）相关脑区：大脑皮层、丘脑、下丘脑、脑膜、小脑、脑桥和延髓都与呕吐中枢、平衡和晕动病有关。研究表明，网状结构内的特定核群是产生呕吐的重要部位，包括 AP、孤束核（nucleus of solitary tract，NTS）和迷走神经背核（dorsal nucleus of vagus nerve）。这些结构通过复杂的神经通路相互连接，共同调节恶心和呕吐的反应。

（3）神经递质和受体：与恶心和呕吐相关的中枢神经系统受体主要包括以下几种。① μ 阿片受体：存在于 NTS 和 AP，参与疼痛调节和恶心反应。② 多巴胺 D_2 受体：主要位于 CTZ，与恶心和呕吐的化学触发有关。③ 神经激肽 1 受体（NK1 受体）：存在于 NTS 和 AP，参与恶心和呕吐的信号传导。④ 5-羟色胺 3 受体（$5-HT_3$ 受体）：广泛分布于 NTS 和 CTZ，对化疗引起的恶心和呕吐有重要影响。⑤ M 胆碱受体（M_1、M_3、M_5）：位于前庭系统内，参与晕动病和恶心的调节。⑥ 组胺 H_1 受体：也存在于前庭系统内，与晕动病和恶心有关。

（4）传入和传出神经冲动：迷走神经作为主要的传入通路，将来自胃肠道的刺激传递到呕吐中枢。传出神经冲动则通过迷走神经和交感神经系统，调节胃肠道运动、唾液分泌和其他生理反应。CTZ 和呕吐中枢之间的相互作用决定了恶心和呕吐的程度。

二、影响因素

1. 药物和麻醉相关因素

麻醉过程中可能导致 PONV 的药物包括：阿片类药物、吸入性全麻药物（异氟烷、氟烷、七氟烷和地氟烷）和氧化亚氮（N_2O）。阿片类药物影响脑后区、NTS、脑干、脊髓受体和胃肠道。其通过刺激 CTZ 中的 μ 受体和前庭系统中的胆碱受体，降低肠道动力、胃肠道蠕动和分泌，延缓胃排空，从而导致胃胀、便秘、术后肠梗阻、肠胀和肠痉挛，进而引发恶心和呕吐。

此外，阿片类药物还可刺激前庭眼反射，引起由头部运动所致的恶心。吸入麻醉药对脑后区、NTS 和迷走神经传入有影响。N_2O 则会引起患者肠胀气。

手术时间与麻醉暴露时间与 PONV 的发生密切相关。研究显示，成人患者手术时间小于 30 min 时，PONV 发生率为 2.8%；而手术时间超过 3 h 时，PONV 发生率则显著上升至 27.7%。研究表明，减少挥发性麻醉剂的应用，转而采用区域麻醉或全凭静脉麻醉（TIVA）策略，能够有效降低 PONV 的发生率。关于使用抗胆碱酯酶药物（例如新斯的明）来逆转肌肉松弛效果是否能降低 PONV 风险，目前尚存争议且缺乏确凿证据。一项荟萃分析显示，肌松药物的适当拮抗与 PONV 发生率的降低具有相关性。在施行蛛网膜下腔麻醉或硬膜外麻醉后，患者发生低血压可引起恶心和呕吐，此现象归因于血管扩张引起的血压相应下降以及呕吐中枢血液灌注的减少。无论是体位性低血压，还是在手术室或 PACU 中任何原因引起的低血压均可激活中枢神经系统神经受体，释放致吐神经化学物质，引起恶心和（或）呕吐。针对这一机制引发的 PONV，采取积极的治疗措施至关重要。充分补充患者血容量，确保循环系统的稳定，是预防和治疗低血压相关 PONV 的基础。同时，给予抗利尿激素类药物，如去氨加压素，可通过调节体液平衡，进一步辅助缓解由此类低血压引起的恶心和呕吐症状。

2. 外科手术和技术

许多外科手术操作会增加恶心和呕吐的风险，尤其是涉及上呼吸道、鼻、喉、口、咽、食道和胃的手术。在手术过程中，若术区出血吸引不彻底被患者不慎吞咽或原位消化道出血可导致胃内容量增加，进而增加 PONV 的发生率。在儿童患者中，腺扁桃体切除术和斜视修复手术尤其容易引起呕吐。在神经外科或头颈部手术中，手术操作直接作用于大脑、气道、头颈部，可能会刺激中枢神经系统呕吐中枢以及迷走神经和舌咽神经，从而诱发恶心和呕吐。此外，胃肠道生理和力学状态的改变也会影响 PONV 发生。胃肠道的手术中腹腔镜的腹腔充气或头低足高位，可导致腹内压的增加，从而增加 PONV 的风险。

3. 遗传学

在过去的十年中，药物遗传学和遗传学领域在探究 PONV 发生倾向方面取得了长足进步。通过对遗传标记和药物代谢率（高与低）的分析有助于预测 PONV 的风险以及患者对止吐药的个体化反应。有研究比较了亚洲人（中国人）和非亚洲人，发现不同种族群体对晕动病的前庭神经超敏感性存在差异。最近的研究发现，某些遗传多态性与 PONV 的发生有关。在中国，主要关注的是 5- 羟色胺 3 受体基因（5-hydroxytryptamine receptor 3，HTR3）家族，包括 HTR3D、HTR3C 和 HTR3B 等成员中的单核苷酸多态性（single nucleotide polymorphisms，SNPs）。例如，rs6443930、rs6807670 和 rs1672717 位点的 SNPs 已被证明与恶心呕吐的发生相关联，暗示它们可能是决定中国汉族人群中 PONV 遗传易感性的关键因素。此外，rs3758987 位点的多态性也与中国女性 PONV 发病率有关。国际上的研究则进一步扩展了这一领域的认知，识别出 HTR3、PRM1、CHRM3、DRD2、COMT、ABCB1 等多个基因与 PONV 遗传易感性的关系，突显了遗传背景在 PONV 风险评估中的重要性。

遗传信息对于个性化医疗具有重要意义，有助优化药物治疗方案。通过 DNA 测序，可以确定个体对特定止吐药的反应。基因变异可以影响药物代谢酶或转运蛋白的功能，进而改

整形外科精确麻醉

变药物的血清浓度和疗效。快速代谢型个体可能会导致药物浓度低于预期，削弱其临床效果；而慢代谢型则可能导致药物积累，增加不良反应的风险。例如，昂丹司琼的吸收和分布受到MDR1/ABCB1基因编码的P-糖蛋白的影响，3435TT和2677TT基因型可增强该药物透过血脑屏障的能力，从而提升其与中枢神经系统5-HT$_3$受体的结合，可能加剧副作用。此外，药物代谢酶如细胞色素P450家族（CYP3A、CYP2D6等）以及多药耐药1（multidrug resistance 1，MDR1）糖蛋白的遗传多态性也在不同种族中有所体现，这些因素共同作用于5-HT3受体拮抗剂的代谢过程，影响患者的治疗结局。因此，深入了解这些遗传变异有助于实现更加精准的个体化治疗策略，提高PONV管理的有效性和安全性。

4.危险特性

在预测PONV和出院后恶心呕吐（post-discharge nausea and vomiting，PDNV）风险方面，一些特征已被证明具有显著的预测价值。这些因素包括女性，年轻（<50岁），不吸烟，术后阿片类药物的使用，以及晕动病和（或）PONV相关的病史。

女性被视为危险因素，可能与青春期开始后体内雌激素和孕酮水平变化有关。年轻患者（<50岁）相较于年长者更易发生PONV。年龄较小的人群中，前庭系统的敏感性较高，且对麻醉药物的反应更为强烈。吸烟者的PONV发生率明显低于非吸烟者。吸烟可能通过多种机制减少PONV的发生。一方面，长期暴露于烟草中的尼古丁、焦油和其他有害物质可能导致机体发生适应性变化，降低了对类似刺激的敏感性。另一方面，烟草烟雾中的成分可以激活细胞色素P450酶系统（如CYP1A2和CYP2E1），加速阿片类药物和其他挥发性麻醉剂的代谢，从而降低其血浆浓度和潜在的副作用。然而，值得注意的是，尼古丁替代疗法（如尼古丁贴片）并不具备同样的效果，因为它们不会像吸烟那样显著提高肝脏CYP1A2酶的活性，也不会引发相同的药物相互作用。术后阿片类药物的应用是PONV的重要诱因之一。阿片类药物可通过激活中枢神经系统中的多巴胺D$_2$受体、胆碱能受体、组胺H$_1$受体、5-HT$_3$受体及NK1受体来诱发恶心和呕吐。此外，阿片类药物还可能增加胃肠道的静息张力，延缓胃排空，进一步促进PONV的发展。既往有晕动病或PONV史的患者再次发生PONV的风险更高。晕动病的发生是由前庭系统的H$_1$和M$_2$受体受到异常刺激引起的，这些受体同样参与了PONV的病理生理过程。因此，具有此类病史的患者应被视为高危人群，并采取预防措施。尽管肥胖、焦虑、术中氧浓度和术前禁食等因素也被提及为可能的PONV相关因素，但目前的研究证据表明，它们的临床相关性较为有限，不足以作为主要的预测指标。

四、成人PONV风险评分

不同研究者已对成人PONV、PDNV以及儿童术后呕吐（postoperative vomiting，POV）的各种风险评分方法进行了详细描述和评估。这些评分方法通过使用独立预测因子，并对混杂变量进行统计校正，能够有效地估计成人和儿童的PONV或POV风险。虽然有许多因素与PONV的高发病率有关，但它们之间的特定联系不一定是因果关系。例如，妇科手术后PONV的高发病率最有可能归因于女性（性别）易感性的增加，而非特定类型的妇科手术本

6

身。Koivuranta 等人开发了一种 PONV 评分方法，评估性别、PONV 史、晕动病史、吸烟状况和手术时间（60 min）。Apfel 等人提出了一个简单的评分来评估 4 个因素：性别、吸烟状况、PONV/晕动病史和术后阿片类药物的预期使用。简化的 Apfel 评分已成为临床和研究中最广泛使用的 PONV 风险评估工具。

1. 儿童 PONV/POV 风险评分

Eberhart 等人开发了目前唯一广泛认可的儿童 PONV/POV 风险评分系统。该方法评估的危险因素有：① 斜视手术；② 手术时间超过 30 min；③ 年龄 ≥3 岁；④ 父母或兄弟姐妹有 PONV 或 POV 病史。此外，许多临床医生和研究人员指出，将扁桃体切除可能是另一种增加儿童 PONV 风险的特殊手术。这个儿科 PONV 风险评分也在斜视修复手术之外的其他手术中得到验证，显示出良好的预测性能。

2. 成人 PDNV 风险评分

Apfel 及其同事进一步扩展了 PONV 风险评分的研究，开发了一种评估 PDNV 发生风险的评分系统。确定了 5 个重要的独立危险因素：① 女性；② 年龄 <50 岁；③ PONV 病史；④ PACU 期间恶心；⑤ PACU 中阿片类药物的使用。虽然大多数 PDNV 在 3 天后消失，但部分患者可能会因为术后活动增加、饮食从透明液体逐渐过渡到固体食物，以及口服阿片类药物、抗生素或其他药物（包括草药）的使用而延长 PDNV 的持续时间。这些因素可能共同作用，增加 PDNV 的发生率和严重程度。

3. PONV 和 PDNV 风险评分方法的临床应用及应用

由于 5-HT$_3$ 受体拮抗剂如昂丹司琼具有较低的不良反应发生率，其在住院患者尤其是门诊患者中成为治疗 PONV 的主要止吐药物。然而，如何及何时使用 PONV 风险评分和止吐药物在日常临床实践中仍需进一步探讨。一个重要的问题是，是否所有手术后的患者都应该接受常规止吐药（如联合地塞米松），即使预测的 PONV 的风险很低（Apfel 得分 0 分或 1 分）。对于大多数患者来说，这种做法可能不会带来显著的益处，但对于心脏或肝脏疾病等高危患者，甚至会增加不必要的副作用风险。这些患者的疾病本身已经较为严重和复杂，因此需要更加谨慎地评估和管理 PONV 风险。研究表明，风险评分对临床预测 PONV 是有用的。增加 PONV 风险评分系统和算法的使用可以更准确地识别中到高风险患者，从而提高预防和治疗的效果。风险分层的方法应有助于避免给 PONV 低风险的患者不必要的止吐药，减少潜在的不良反应和医疗资源浪费。然而，在临床实践中，PONV 指南和评估算法的使用有时很难实现。相比于批评特定的 PONV 风险评分或算法来改变临床行为和实践，重点应该放在促进、解释和鼓励使用这些工具上。从研究数据到临床实践的有效过渡是提高 PONV 管理效果的关键。然而，PONV 评估、治疗方法和止吐药物使用算法的适当实施仍然是这一过程中的一大挑战。尽管 PONV 风险评分已被证明可以有效降低 PONV 的发生率，但要充分发挥其价值和有效性，必须针对当地患者群体进行定制化设计，帮助识别中到高风险患者（40% 或更高的风险，两个或两个以上 Apfel 危险因素），在这部分患者群体中使用 PONV 预防和治疗策略是最具成本效益。

采用 PONV 风险评估可以降低医院 PONV 的发病率，因此合理设计和实施 PONV 预防和治疗方案至关重要。在一个由众多麻醉医师组成的大型、三级临床机构中，除非对该遵循的规则有全面的一致意见，否则可能很难保持依从性。一项研究表明，即使面对一个简单的规则——即为每个确定的危险因素使用一种止吐剂——麻醉医师也可能未能严格遵守。这可能是由于繁忙的临床实践环境导致的疏忽，特别是在术前访视中，PONV 症状的历史（尤其是恶心）常常被遗漏。为了提高依从性，必须采取有效的措施来确保 PONV 风险评估和止吐药物使用的准确性。使用简单的 PONV 风险评估和简单的多模式预防策略比复杂的 PONV 预防方案和详细的风险评估和治疗计划更好。电子病历（electronic medical record，EMR）在临床实践中越来越普遍。自动化 EMR 在患者的术前评估和秩序设置的提醒可以帮助增加遵守预防性 PONV 指南。还需要在 EMR 中准确地收集 PONV 数据，以便反馈给临床医师，以充分监测总体 PONV 发病率和止吐剂干预的影响。为了改善麻醉医师面对 PONV 的处理方法，在 EMR 中提醒和强制完成术前 PONV 风险评估和术后指令可能是必要的。EMR 中的术后指令应参考最新的 PONV 共识指南。针对特定手术的加速康复外科（enhanced recovery after surgery，ERAS）方案已被发现有助于改善患者的恢复和减少住院时间。评估 PONV 的风险和使用止吐算法是 ERAS 协议的重要组成部分。基于 PONV 的风险，可以为每个患者设计多模式联合止吐药的选择。

五、治疗

防治 PONV 的方法包括药物治疗和非药物治疗。药物治疗涵盖了多种类型的止吐药物；非药物治疗法包括穴位疗法以及芳香疗法。

（一）药物治疗

1. 多巴胺受体拮抗剂

多巴胺受体拮抗剂可直接阻断催吐化学感受区的多巴胺受体，减少呕吐中枢的神经冲动。代表性药物是甲氧氯普胺，它具有中枢和外周双重止吐功效。研究表明，使用 10 mg 甲氧氯普胺可以显著降低患者 24 h 内 PONV 的发生率，与对照组相比，效果明显。

2. 5-HT$_3$ 受体拮抗剂

常见的强效 5-HT$_3$ 受体拮抗剂如昂丹司琼、雷莫司琼、托烷司琼、阿扎司琼、帕洛诺司琼等，选择性抑制外周神经系统突触前 5-HT$_3$ 受体，阻断呕吐反射。研究提示，与使用多巴胺受体拮抗剂的患者相比，接受 5-HT$_3$ 受体拮抗剂的患者发生恶心、呕吐和头晕的风险明显减少。特别是，帕洛诺司琼因其长效作用而备受关注。一项研究表明，使用 0.075 mg 帕洛诺司琼比注射 0.3 mg 雷莫司琼对于预防腹腔镜胆囊切除术后 PONV 更为有效。

3. 阿片受体拮抗剂

纳洛酮、纳美芬是常见的阿片受体拮抗剂，其可通过与阿片类受体结合，阻断突触前阿片肽的自身负反馈通路，抑制钙通道，导致细胞膜超极化，从而减少阿片类药物引起的恶心呕吐。有研究发现，硬膜外麻醉下，应用小剂量纳络酮可以有效地减少术后舒芬太尼静脉自控镇痛引起的恶心呕吐，且对舒芬太尼的镇痛效能无影响。但后期综合研究结果又发现，纳洛酮并未降低术后呕吐的风险。这提示在某些情况下，纳洛酮的效果可能有限。纳美芬是新一代阿片受

6

的拮抗药物。对于使用吗啡进行静脉自控镇痛的患者，预防性给予 15 μg 和 25 μg 的纳美芬可明显降低其对止吐药的需求。有研究发现，0.25 μg/kg 和 0.5 μg/kg 的纳美芬复合舒芬太尼应用于老年患者术后静脉自控镇痛均能达到满意的镇痛效果，并且有较高的安全性，且纳美芬组患者术后恶心、呕吐、呼吸抑制等不良反应的发生率明显更低。对比研究表明，相比纳洛酮，纳美芬对 μ 受体的选择性更强，作用效果更好。使用小剂量纳美芬的患者仅 4 例出现恶心，无呕吐病例，使用纳洛酮的患者中有 24 例出现恶心，6 例呕吐，提示静脉注射纳美芬有助于减少剖宫产患者硬膜外吗啡单次镇痛引起的不良反应，镇痛方法更加安全、可靠和有效。

4. 胆碱能受体拮抗剂

阿托品、东莨菪碱、戊乙奎醚等抗胆碱药可抑制乙酰胆碱与平滑肌、心肌、外周神经节和中枢神经系统的胆碱受体结合，干扰外周神经节或神经系统的信号传递。研究表明，与对照组相比，使用戊乙奎醚的患者 PONV 的发生风险明显降低，并且 PONV 的严重程度减轻。此外，通过对 26 个随机对照试验的数据进行综合分析，发现经皮给予东莨菪碱与 PONV 风险显著降低有关。然而，临床上麻醉医师应该避免对某些围手术期患者（如小儿、老年人）使用东莨菪碱，因为这些人群对药物的敏感性较高，可能会增加不良反应的风险。

5. 抗组胺类药物

抗组胺类药物具有中枢镇静作用和止吐作用，其主要作用机制是阻断 H_1 受体，对抗因组胺释放引起的胃肠道平滑肌收缩，减少呕吐的发生风险。常见药物有苯海拉明、茶苯海明、异丙嗪、环丙嗪、多西拉敏。抗组胺类药物在轻度 PONV 管理中显示出良好的效果，且不良反应相对较少。特别是对于那些不适合使用其他类型止吐药物的患者，抗组胺类药物提供了一种有效的替代选择。

6. 糖皮质激素

常用的糖皮质激素包括地塞米松、甲泼尼龙等。其中，地塞米松在降低 PONV 的发生率方面效果显著，且具有成本低廉，药效长的优点，其抗呕吐的机制可能与抑制炎症介质的释放有关。研究结果显示，预防性使用地塞米松可以降低膝关节置换 PONV 发生率，并减少需急救止吐治疗的比例。一项基于随机对照试验的荟萃分析通过对纳入的 12 项随机临床试验（共计 1152 例患者）进行分析，发现与对照组相比，帕洛诺司琼和地塞米松联合应用能明显降低 24 h 内 PONV 需要治疗的次数。此外，在进行微血管减压手术时，甲强龙与托烷司琼镇吐联合用药治疗效果强于其单独用药。

7. NK1 受体拮抗剂

NK1 受体拮抗剂通过高选择性结合 NK1 受体，竞争性拮抗 P 物质，从而减少恶心和呕吐的发生。常见的药物包括阿瑞吡坦、罗拉匹坦等。一项随机双盲试验证实，与静脉注射昂丹司琼相比，单剂量口服阿瑞吡坦与每 8 h 注射昂丹司琼在预防 PONV、减轻 POV 严重程度、减少抢救止吐药的使用以及术后 24 h 首次呕吐发作的时间方面具有相当的效果。

8. 丙泊酚

丙泊酚在止吐方面的作用已被多项研究证实。一项随机前瞻性研究调查了接受腹腔镜手术的患者 PONV 的发生率，患者采用静吸复合全麻或丙泊酚全凭静脉全麻进行维持。结果表明，在女性患者中，使用丙泊酚的患者 PONV 的发生率显著低于使用静吸复合全麻的患者（60.0% vs 37.5%），提示丙泊酚用于麻醉维持会降低 PONV 的发生率。

（二）非药物治疗

1. 穴位疗法

穴位疗法是目前最常用的非药物疗法之一，尤其以内关穴（P6）的研究最为广泛。研究表明，无论是针刺、电刺激、激光刺激还是按压内关穴，均可起到预防 PONV 的作用。刺激内关穴的副作用比较轻微和自限，与单独止吐药相比，联合刺激内关穴可降低呕吐发生率，并减少对急救止吐治疗的需求。Masoumeh 等通过对 123 例妇科腹腔镜手术的患者进行性干预试验，发现与胃复安的对照相比，针刺内关穴可明显减少 PONV 的发生，但其相关的机制仍不清楚。

2. 芳香疗法

芳香疗法作为一种补充和替代疗法，在减少 PONV 方面也显示出一定的潜力。研究表明，芳疗组和安慰剂组的患者恶心得分均显著降低，且芳疗组的评分明显低于安慰剂组。新近的综合分析结果表明，总体而言，芳香疗法在治疗结束时对恶心严重程度的改善可能与安慰剂相似。然而，研究者指出，这一结论基于较低质量的证据，需要进一步高质量的研究来验证。

六、总结

多种复杂而具有挑战性的因素参与了 PONV、POV 和 PDNV 的病理生理和病因学。包括中枢和外周多个受体的相互作用以及神经通路的激活。机械和药物作用刺激大量神经递质的释放，这些神经递质作用于呕吐中枢、脑后区和 NTS 的中枢神经系统受体。刺激内耳的前庭系统会引起晕动病。阿片类药物刺激前庭系统中的胆碱能受体和 CTZ 中的 μ 受体，并通过减少胃排空、肠道运动、胃肠道蠕动和分泌物直接影响胃肠道力学。此外，阿片类药物刺激前庭眼反射，引起由头部运动引起的恶心。低阿片多模式镇痛方法，如区域阻滞和非阿片类镇痛药物，在围手术期越来越频繁地使用，以减少阿片类相关副作用，包括 PONV。药物遗传学研究表明，患者的代谢类型（超快或慢代谢）、种族和血统在对各种止吐药物的反应中起重要作用。止吐药和镇痛药之间的相互作用也可能改变镇痛效果。因此，个性化治疗方案的设计应考虑这些因素。患者、手术和麻醉因素对成人和儿童 PONV、PDNV 和 POV 都有影响。暴露于挥发性麻醉剂和阿片类药物是 PONV 最常见的原因。

所有手术患者应在术前评估 PONV 的风险，Apfel 的 PONV 和 PDNV 风险评分对成年人有用。Eberhart 的 POV 风险评分已被建议用于儿童。设计合理并严格实施的 PONV 管理策略对于改善患者结果至关重要，尤其是在 ERAS 方案中，获得所有麻醉医师一致同意的管理策略尤为重要。EMR 中设置提醒功能，可以帮助医师提高对 PONV 管理指南的依从性，并且围手术期管理应参考最新的 PONV 共识指南。基于 PONV 风险评分，可为每位患者制定个体化的止吐药物方案及多模式管理方法，作为 ERAS 方案的重要组成部分。虽然目前尚无法完全消除 PONV，但通过干预高危因素，预防性给予多巴胺受体拮抗剂、阿片受体拮抗剂、NK1 受体拮

6

抗剂、糖皮质激素、丙泊酚等药物，采用联合用药方法或其他非药物疗法，可减少 PONV 的发生并减轻其严重程度。随着对 PONV 发生机制和风险因素的不断深入研究，防治方法将更加合理有效，从而显著降低恶心呕吐的发生率，提升术后舒适感，促进的快速康复，最大限度改善患者生活质量。

第二节　呼吸系统并发症及防治

整形外科是一门以矫正或恢复患者的外形和功能为目的的医疗科学，包含美容和其他各种外科手术，如手外科、显微外科和烧伤修复手术。在整形外科中，胸部和下颌整形是是最常见的手术类型之一。尽管整形手术虽然能够改善患者的外貌和生活质量，但也伴随着一定的风险。整形外科围麻醉期的安全性主要受麻醉和外科手术两个因素的影响。麻醉的安全性主要体现在围手术期的麻醉管理和术后的迅速康复。临床上，整形外科手术中常见的严重并发症包括气道阻塞或窒息、急性呼吸窘迫综合征（ARDS）、喉头水肿或肺水肿等，这些并发症可能导致严重的后果，甚至死亡。颌面整形外科手术对麻醉医师提出了更高的要求，尤其是在气道管理方面。这类手术的特点如下。① 视野狭窄：口腔视野受限，视野模糊。② 分泌物多：口腔内组织柔软且湿润，分泌物较多。③ 手术部位集中：大多数手术集中在咽喉部位，增加了气道管理的难度。因此，麻醉医师在术中和术后必须更加谨慎地管理患者的气道，以防止窒息的发生。颌面部的整形手术，特别是鼻部、口腔、下颌和下颏手术，是导致术中或术后气道阻塞及患者窒息发生率最高的手术类型。在这类手术中，患者的口鼻置于手术范围内，因而麻醉医师对气道管理存在一定的困难。手术区域的出血或气道周围形成的血肿可能导致气道阻塞。在下颌角整形术中特别需警惕咬肌深支动脉的损伤，其破裂出血量可达 1500 ml，并且止血困难，是导致术后局部血肿形成和气道阻塞的重要原因。手术引起的口咽组织水肿和黏膜下出血也不容忽视。此外，颌面部整形手术后的切口包扎、引流位置或强度不当造成局部压迫会影响到患者的咳嗽和吞咽功能，这可能会刺激患者恶心呕吐，诱发患者发生误吸，从而增加患者发生气道梗阻风险。以下就一些典型的整形外科术式对围麻醉期呼吸系统并发症的诊断及防治展开叙述。

一、下颌骨整形术围手术期窒息的原因及处理

（一）下颌骨整形术围手术期窒息的原因

口腔颌面部位因其部位、结构和功能的特殊性，在术中和术后容易发生窒息，主要原因如下。

1. 解剖学基础

此部位具有其独特的解剖学特征，包括下颌部、颏部和下颌部，是呼吸道和消化道的起始部位，上与颅底相连，下与颈部相连。该区域血供丰富，包含许多松散的筋膜和潜在的间隙。在下颌骨部位手术操作可能会损伤上颌动脉、面动脉和下颌后静脉，造成术中大量出血。这些

血液会沿着深筋膜向下蔓延扩散，造成颈部血肿，类似于甲状腺术后渗血压迫气道的情况，可能引发严重的气道阻塞，危及患者生命。

2. 麻醉因素

硬膜外、蛛网膜下腔麻醉等区域麻醉技术在口腔颌面外科手术中并不适用，而在大中型手术中，插管和全身麻醉的应用对术中的气道管理有着很高的要求。麻醉诱导期，患者在失去知觉后，可能因插管困难而无法进行气管插管；术中气道管理不善可能导致气管导管脱落；复苏期喉头痉挛，喉头水肿、咽部反射减弱等并发症，使口腔内出血、分泌物、胃内容物等回流到气管内，引起窒息。因此，麻醉医师必须及时了解窒息的病因，并采取相应的措施，以确保患者安全。

3. 术区出血

这是下颌骨整形术中引起患者围手术期窒息的主要原因之一。此类手术常在口内作深而狭窄的切口，视野受限，操作难度较大。手术过程中，剥离、截骨、磨骨、去咬肌时等操作容易损伤周围组织、血管，如咬肌、面动脉及分支、下牙槽血管、下颌后静脉等。此外，截骨断面的再次出血，或骨膜剥离时对周边肌肉造成的损伤也是常见的出血原因。需要警惕的是，动脉因其血管弹性大，容易回缩，可能会在初期出血后暂时被周边水肿组织压迫，导致出血时间推迟。如果手术中没有及时发现或止血不彻底，部分血液可能误吸入气管，导致气管阻塞；大量的出血还会造成术区和颈部的血肿产生，直接压迫气道，甚至造成气管变形，引发窒息。有研究者曾对一例下颌角整形术后死亡患者进行了尸检，分析得出其死亡原因系手术部位广泛出血及血肿形成，导致颈部血液循环受阻，进而引发喉头水肿、肺水肿，最终导致窒息。舌体手术（例如血管畸形切除）、口底手术（例如口底癌切除术）、口咽部手术（例如软腭癌、舌根癌切除）等在围手术期易导致咽周边组织水肿、血肿压迫或堵塞气管，造成窒息。患者会出现呼吸困难、烦躁、皮肤发紫、血氧饱和度急剧降低、肺部听诊仅有肺泡呼吸声。若出现这种情况，必须立即进行气管插管或气管切开，以尽快打开气道，防止窒息。预防措施包括：术前应用肾上腺皮质激素以及术中妥善止血，以减轻咽部肿胀。若判断咽部肿胀或阻塞不可避免，可以在苏醒期拔除气管导管前作颈前预防性气管切开，以防止窒息。

4. 呼吸道水肿

尽管手术技术的进步使术后出血率显著下降，但术后咽喉部位组织水肿仍然是导致气管阻塞的主要原因之一。局部黏膜的损伤、手术局部创伤、淋巴回流障碍、静脉回流不畅等是导致组织水肿的主要因素。若手术时间过长，喉头水肿风险进一步增加，可能造成呼吸道狭窄，患者出现呼吸困难、躁动、血压升高，甚至窒息等严重并发症。

5. 舌后坠

口底、舌、下颌骨外科手术时舌体肿胀及麻醉药肌松后舌肌肉松弛导致舌后坠；下颌骨及颏部粉碎性骨折时，由于颏舌骨肌的牵引，中间骨段向后下移，两侧骨段被下颌舌骨肌和二腹肌牵引，向中线聚集，发生舌后坠，堵塞气道，导致窒息。急救措施包括将舌体牵引出，托下颌，临时放置口咽通气道，并尽早进行气管插管或者气管切开。预防措施为：对于舌后坠风险较大的外科手术，可以在舌体上用牵引线将舌尖固定在口外，术后让患者处于侧卧位直到患者完全清醒、舌根部肿胀消退且不会堵塞气管后再去除牵引线。

6. 颌间结扎

颌间结扎是用于复位固定颌骨骨折和修复咬合关系的主要方法，广泛应用于颌骨骨折手术、牙颌面畸形矫治手术及下颌骨缺损重建手术等。术中行暂时性颌间结扎是为了确保骨折复位的稳定性，若手术结束后未及时打开，患者可能因咳嗽用力过猛而导致咽部分泌物或血液渗出堵塞气管，导致窒息。此时应立即打开颌间结扎打开，让患者坐起，帮助咳出堵塞物。若患者仍无法自主清除气道，应尽快进行气管插管或气管切开，确保气道通畅。预防方法是使用弹性橡胶圈进行弹性颌间结扎，使患者在咳嗽时能有一定的张口度，便于分泌物或血液排出，避免窒息。除非有特殊要求，一般应在术后2~4天患者完全苏醒后，方可进行颌间结扎，以防止窒息，同时不影响手术效果。

7. 感染

颌面部间隙感染是口腔颌面外科常见的疾病之一，尤其是口底多间隙感染，可导致口底组织肿胀。若感染坏死物没有及时的切开引流，组织肿胀会压迫到咽腔，甚至导致咽腔消失，引发窒息。急救措施包括早期进行感染灶切开减压引流术，充分排出坏死物和脓液，同时应用广谱强效抗生素和肾上腺皮质激素控制感染、缓解水肿。若患者缺氧没有得到改善，应尽快进行气管插管或气管切开术。

8. 全身性的疾病

（1）大范围的肺栓塞：口腔颌面恶性肿瘤患者因长期进食困难和肿瘤消耗，常出现消瘦、恶液质等特征。这类患者血液浓缩、血液黏稠度增高，易形成血栓。特别是实施血管化游离皮瓣修补术的患者，术后卧床时间更长，进一步增加了深静脉血栓的发生率，特别是下肢。术中或术后因体位变化而导致的血栓脱落可导致肺动脉栓塞。此外，头颈部恶性肿瘤患者常需行颈淋巴清扫术，多需要结扎颈内静脉，结扎断端易形成血栓。因咳嗽、拍背、体位改变等原因，血栓脱落并进入肺动脉而导致肺栓塞。由于栓子多来自粗大的静脉血管，易发生大范围的肺栓塞。临床上，肺栓塞的典型症状包括呼吸困难、端坐呼吸、面部青紫、血氧饱和度急剧降低和窒息等症状。当肺动脉主干被堵塞或一侧肺循环堵塞80%时，可导致休克。肺栓塞的早期表现多在术后短时间内出现，胸部X线检查早期多无阳性发现。肺部阴影最早须在肺梗塞后24 h才可能出现，典型的楔形阴影较为少见。若出现肺动脉扩张、肺纹理变弱等情况，需警惕肺栓塞的发生。与术前的心电图比较，可能发现不完全或完全的右束支传导阻滞、电轴右偏，Ⅰ导联Q波加深、ST-T变化。对肺栓塞患者的抢救策略中，急诊溶栓通常禁忌，因为术后溶栓可能导致伤口出血。然而，在极端情况下，若不溶栓将危及生命，则可谨慎使用组织型纤溶酶原激活物（tissue-type plasminogen activator，t-PA），以提高对栓子的选择性。

（2）胸腔积液：在患者胸部已有病变的情况下，如胸膜高度粘连或已行一侧肺叶切除，可能出现突发呼吸困难、窒息样症状。例如，右肺呼吸功能丧失的患者，若在左颈部行淋巴清扫手术，可能出现左乳糜胸并发症。胸腔积液形成过快可导致双肺呼吸功能严重下降，出现呼吸困难、窒息样症状。此时，听诊发现双侧呼吸音显著减弱，左侧肺叶下部或中下部位叩诊呈实音。急救方法为立即行左肺胸腔穿刺放液，以减轻肺部受压，保证组织供氧，使患者脱离危险。

此时的放液量可较常规放液量大且速度更快，因为多数患者已有纵隔胸膜广泛粘连，通常不会出现纵隔摆动的并发症。

（3）心包填塞：在口腔颌面外科的手术中，因颈部大血管的损伤，血液可沿血管壁流入心包腔，压迫心脏，出现窒息症状。检查患者脉搏细弱、血压下降、脉压差减小、心音很微弱或遥远甚至听不见，叩诊发现心界扩大，颈静脉显著怒张。心电图表现为三联征象：窦性心动过速、低电压、T波低平或者倒置。此时应立即行心包穿刺，排出积血，以挽救生命。在这种情况下，气管切开手术并非首选急救措施。若在未明确病因的情况下进行气管切开，不仅无益，反而可能延误抢救时间，造成不可挽回的后果。

9. 阻塞性睡眠呼吸暂停低通气综合征

除围手术期可能出现的窒息风险外，阻塞性睡眠呼吸暂停低通气综合征（obstructive sleep apnea hypopnea syndrome，OSAHS）也是口腔颌面外科手术中需特别关注的潜在风险。OSAHS是一种复杂的睡眠呼吸调节紊乱疾病，主要表现为夜间反复出现的呼吸暂停和低通气，导致低氧血症和高碳酸血症。患者通常伴有白天极度嗜睡、夜间打鼾等症状，长期低氧可导致呼吸中枢功能下降，进一步影响呼吸驱动。

OSAHS的治疗包括手术和非手术两种方法。手术是治疗因颌骨畸形引起的口、咽及下咽部呼吸道阻塞的主要手段，特别是正颌手术对这类患者非常有效。然而，OSAHS患者的呼吸功能在麻醉后会进一步下降，尤其是使用肌松剂后，患者对呼吸兴奋药物（如尼可刹米、洛贝林、二甲弗林等）反应不敏感，容易发生呼吸衰竭和窒息。因此，麻醉医师必须高度警惕，尤其是在中年、老年、肥胖、颈短、下颌短小的患者中，这些人群更容易发生窒息。一旦患者出现窒息迹象，必须立即进行环甲膜切开或气管切开术以抢救患者生命。必要时，可保留气管导管，直至患者完全清醒并恢复自主呼吸。

10. 包扎不当

加压包扎的部位和力道非常关键，若加压包扎的位置太低，在舌咽部位会直接引起水肿和通道狭窄，导致呼吸道阻塞；若压力不够，则局部压迫止血效果不佳，术区发生渗血风险增加，误吸概率增高。若绷带太紧，患者苏醒期易躁动，可能会造成血压升高，意识不清时牵拉敷料和绷带，可能引发手术区域二次出血。

以上内容详细阐述了导致窒息的各种诱因，旨在帮助医护人员在抢救窒息患者时，能够迅速且准确地判定其诱因，并采取及时有效的抢救措施，以最快速度保障患者安全。此外，预防窒息的发生同样至关重要。在术前阶段，检查和评估工作必须及时且全面，以识别并消除可能的诱发因素。鉴于急诊手术中全面检查的难度，麻醉医师更应强化术中及术后的呼吸道监控与管理。对于存在的呼吸道疾病，应在手术前进行妥善治疗。为预防术中食物反流，患者应严格遵守术前禁食时间要求。同时，可考虑使用糖皮质激素来预防咽部水肿的发生。

在手术过程中，麻醉医师需密切关注伤口出血情况，并采取有效措施进行止血。在必要情况下，如患者存在高风险因素，可在全身麻醉后保留气管导管或进行预防性的气管切开术，以确保患者呼吸道通畅。术中和术后监测同样不可忽视。医护人员应特别注意监测患者的血氧饱和度和心电图等指标，以及时发现异常情况并采取措施。这种监测应持续至患者完全恢复意识

6

并离开监护室，以确保患者安全度过围手术期。

（二）术后窒息的防治

1. 术前准备和术中注意事项

对呼吸道相关疾病及早进行控制，消除对呼吸道有害因素的干扰，并要求患者戒烟，时间越久对手术越有利，嘱咐患者近期防止感冒和呼吸道感染的发生。手术前 3 天采用漱口水漱口，保持口腔清洁。术前 12 h 禁食，4～6 h 禁饮，以避免围手术期恶心呕吐的发生。术中管理需兼顾外科医师的精确操作和麻醉医师的监护。外科医师应轻柔精准地进行手术操作。非必要尽量减少对口腔黏膜和颌骨软组织的剥离，使手术操作更加精确、柔和，既能减少损伤，又能缩短手术时间。在此过程中，肿胀液应足量、充分应用，以扩大骨膜和面动脉等重要组织的解剖间隙，从而降低组织和血管损伤的概率。完成截骨术后，需注意截骨平面平整度，避免残留尖锐的骨尖对周边组织造成延迟出血。止血应彻底，局部应加压包扎，合理使用止血药物，以降低口内渗血和血肿形成的风险。手术结束后，包扎应稳妥进行。绷带应从耳后方顺着下颌骨方向缠绕，以有效压迫剥离面。颏部的受力位置应尽可能接近颏尖。包扎完成后，可用刀片将固定在颏部、颈部连接处的绷带适当松解，以免影响呼吸。对下颌术区的包扎，以能容纳一根手指为宜。麻醉医师在手术过程中，需密切监测气管导管是否出现折叠、扭曲、接口脱落等情况，确保呼吸道通畅，持续供氧，保持血管通路畅通。一旦发现问题，应立即纠正，维持血流动力学平衡。此外，麻醉医师需严格掌握拔管指征。患者在 PACU 过渡期间，需密切观察患者有无气道阻塞、恶心呕吐、反流误吸、通气不足等情况。视情况必要时可推迟拔管。

2. 注意病情的观察

下颌骨整复手术患者术后需进行密切监护，常规送入 ICU 观察 24 h，并持续监测心电图、血氧饱和度、血压等生命体征。床边需常规备齐相关器械，包括鼻咽通气道、剪刀、舌钳、紧急插管设备、气管切开包、负压吸引等。患者发生气道阻塞的先兆表现为烦躁、大汗、鼻翼煽动、面色苍白、口唇部发紫。患者可能会将手指伸入口腔，并用手掌拍打胸前区，以示呼吸困难，此时需引起医生的高度重视。严重患者在查体时可发现"三凹征"。最容易被忽略的是，伤口出血会顺着组织间隙向下，引起颈部血肿，压迫气道，造成患者窒息。因此术后要不定时检查颈部有无皮下淤血或局部肿胀，并确保负压引流管道畅通。若引流液超过 50 ml/h 且呈鲜红色，提示术区可能发生了二次大出血，需立即处理。

3. 气管切开

若出现上述先兆性呼吸道阻塞症状，需及时进行治疗，寻找病因，对症处理。若保守治疗无效，则必须果断进行气管切开。建议床旁备气切包，并在患者的脖子上做一个简单的标记，以便低年资医师或护士在紧急情况下快速完成环甲膜切开或气管切开，解除气道阻塞。

4. 保证鼻咽畅通，预防手术后呕吐

在患者麻醉药物未完全代谢、意识尚未清醒的情况下，应事先置入鼻咽通气管，以避免发生舌后坠，并便于清除鼻咽分泌物。术后可给予患者雾化吸入治疗，以保持呼吸道的湿润，并缓解喉咙部不适感。掌握好拔管时机，避免过早拔管，确保患者在完全清醒且吞咽咳嗽反

射恢复后再行拔管，以防误吸。拔管后，保持患者头高位 20-30°，并定期吸引口和鼻腔的分泌物。若发生呕吐，应将患者头部偏向一侧，使用吸引器吸出呕吐物，并适当地给予止吐药物治疗。

下颌整形手术后，窒息或呼吸困难的主要诱因是术区二次大出血，导致误吸或颈部血肿形成，进而引发呼吸道阻塞。为预防此类并发症，需重视术中外科操作的规范性，并加强对患者术后病情的严密监测及急救准备。一旦发生上述症状，应立即采取多种措施解除气管阻塞，确保患者安全。

二、烧伤整形科患者围手术期并发呼吸系统并发症的原因及处理

烧伤后，由于组织损伤、体液大量流失、疼痛、毒素释放、感染等原因，患者机体可能出现严重的酸碱平衡失调、循环紊乱、血小板减少、重度贫血、低蛋白血症及肝肾功能受损等。此外，呼吸道、头部、面部等特殊部位的烧伤，在烧伤早期进行清创、切削痂植皮术等手术操作时，麻醉过程中常面临手术时间长、出血量大、肺水肿、头面部水肿及电解质紊乱等问题。

呼吸系统并发症是烧伤患者中最常见的并发症之一，尤其是重度烧伤、重度吸入性损伤和头面部烧伤的患者发病率更高。若未能及时、恰当地进行预防和控制，将增加患者的后续治疗难度，甚至成为导致患者死亡的主要因素。

呼吸系统的常见并发症包含急性呼吸窘迫综合征（ARDS）、喉头水肿、肺部感染及呼吸机相关性肺炎（VAP）等。烧伤后，特别是合并吸入性损伤的患者，易发生 ARDS。炎症反应导致肺泡毛细血管通透性增加，肺泡内液体积聚，严重影响气体交换。早期可能因颈部软组织水肿或气道自发性水肿，导致气道狭窄或阻塞。尽管部分患者早期无明显的临床症状，但后续治疗，如体位改变（翻身、俯卧）、早期切痂植皮术等操作，容易诱发上呼吸道阻塞，特别是喉头水肿。合并中度、重度吸入性损伤及行机械通气的患者，肺部感染的发病率较高。烧伤创面为细菌提供了良好的滋生环境，而机械通气则增加了肺部感染的风险。VAP 是医院获得性肺炎（HAP）的一种，尤其在 ICU 患者中，是导致死亡的重要原因之一。随着呼吸机在重症患者中的广泛应用，VAP 的发生率也相应增加。美国的一项研究表明，ICU 内发生的 HAP 中，约90% 为 VAP。国内研究显示，ICU 患者 VAP 的发病率约为 50%，病死率为 38.2%。国外也有报道指出，27% ~ 60% 的 ICU 烧伤患者会发生 VAP。

（一）烧伤患者呼吸系统并发症的诊断

1. 喉头水肿

（1）临床表现：头部、面部、颈部大面积灼、烧伤、红肿，口唇呈鱼嘴形，张口或闭口受限、吞咽及咳痰无力；

（2）呼吸症状：患者有颈部的缩紧感，呼吸不畅，张口呼吸，气急气短，大汗淋漓，或出现三凹征，可听见喉喘鸣音；

6

（3）检查：行直接喉镜或者纤维支气管镜检查，可见口腔、鼻腔、咽腔的腔隙因喉头水肿而变窄，内含少量分泌物，黏膜完整，声带水肿，声门狭窄。

2. ARDS

ARDS是烧伤后严重的并发症之一，其发生率高达17%，主要由烧伤面积大、并发严重吸入性损伤；休克期未平稳渡过及败血症等因素引起。机械通气是治疗ARDS的关键手段。

3. 呼吸机相关性肺炎

根据中华医学会重症医学分会制定的《呼吸机相关性肺炎诊断、预防和治疗指南（2013）》，VAP的诊断标准如下。在使用呼吸机机械通气48 h后或拔出气管导管48 h以内，胸部X线检查上新出现逐渐增加的肺内浸润性阴影、肺实变征或听诊闻及湿性啰音；必须同时具备以下两个条件：① 体温在38℃以上或36℃以下；② 外周血白细胞数在 $10 \times 10^9/L$ 以上或在 $4 \times 10^9/L$ 以下；③ 气管和支气管有脓液。需要与肺水肿、肺栓塞、肺结核、ARDS等相鉴别。

4. 其他合并症

一般采用床旁胸部X线检查及实验室检查，并结合临床症状确诊气胸、肺部感染、肺不张等。

（二）预防和治疗

1. 预防性行气管切开术

对严重吸入性损伤和严重烧伤伴头部、颈部烧伤的患者，应尽早行气管切开，对非大面积但存在高风险因素（如喉头水肿、气道狭窄等）的非严重性烧伤患者，也应考虑预防性气管切开，以确保气道安全。

2. 机械通气

伴有重度吸入性损伤或重度、极重度烧伤患者出现呼吸短促，且鼻导管供氧达到35%～50%浓度时患者仍然有持续、进行性的缺氧症状，应立即实施机械通气治疗。采用肺保护性通气策略，应用低潮气量（4～6 ml/kg理想体重）、适当的呼气末正压和限制平台压（＜30 cmH₂O），以减少肺损伤。根据血气分析结果调整机械通气的各项参数，确保最佳的氧合和通气效果。若机械通气2 h后仍有呼吸窘迫的症状，应给予镇静镇痛药物，并在必要时给予肌松药，减轻患者自主呼吸对抗。

3. 保持气道畅通

及时清理气道分泌物和脱落的呼吸道坏死黏膜。进行机械通气治疗期间，应保持15～30 min吸痰一次。脱机空档期间，应用雾化方法进行湿化。当有黏稠痰液、脱落坏死黏膜、并发肺部感染时，应采用纤维支气管镜进行吸痰，并进行气道冲洗。

4. 抗感染治疗

住院后，医师可先经验性应用广谱抗生素。若发生肺部感染，应根据呼吸道灌洗液的细菌培养及药敏试验结果，选择敏感的抗生素进行治疗。

5. 积极创面处理

烫伤创面均应积极处理，常规行切开、削痂植皮术。呼吸功能不全的患者，在呼吸机的辅助下进行手术。

6. 胸腔闭式引流和其他的对症处理

发生气胸时，应积极行胸腔闭合引流，并根据患者的具体情况进行其他对症治疗，如补液、纠正电解质紊乱等，以维持生理平衡。

7. 严格控制拔管指征

由于大面积烧伤，常伴有头部、颈部、气管水肿、舌后垂、呼吸道分泌物过多所致的喉痉挛，拔管后易发生上呼吸道阻塞、缺氧。因此，麻醉医师在苏醒期必须严格控制拔管指征。

三、肥胖患者的围手术期呼吸系统并发症的防治

肥胖患者，特别是患有代谢综合征的肥胖患者所追求的减肥手术，可视为一种实现美和健康的"类整形"手术。腹腔镜下袖状胃切除术是目前最常见的一种治疗肥胖和代谢综合征的术式。肥胖患者常伴有限制性通气功能障碍，加之术中建立 CO_2 气腹，使肥胖者在手术中出现肺不张的风险显著提高，严重影响了这类患者术后肺功能的恢复和早期快速康复。因此，降低手术中肺不张发生率，加快术后肺功能的恢复，是肥胖患者围麻醉期呼吸管理的重点。

1. 肥胖对呼吸系统的影响

早期，肥胖的对呼吸系统的影响以限制通气功能障碍为主，主要机制包括：① 肺血容量增大：肥胖患者的肺血容量增加，导致肺泡内压力升高，影响气体交换。② 胸壁脂肪化：胸壁和腹部脂肪组织的异常积累限制了胸廓和膈肌的活动，降低了胸廓及肺部的顺应性。③ 胸廓压迫：过多的脂肪组织对胸廓产生压迫，进一步限制了呼吸运动。研究发现，人体呼吸阻力与体重指数呈现负相关，体重指数每增加 5 kg/m²，功能残气量下降 5% ~ 15%。由于呼气储备不足，通气分布异常，肺活量下降，患者需增加呼吸做功以弥补代谢升高造成的氧消耗增多及 CO_2 蓄积。而这一代偿无法弥补时，患者会出现肥胖低通气综合征（obesity hypoventilation syndrome, OHS），其临床诊断标准为：肥胖（体重指数 ≥ 30 kg/m²）、排除其他原因引起的高碳酸血症、$PaCO_2$ ≥ 45 mmHg、面部发绀、无法平卧、全身水肿、呼吸困难等。严重肥胖患者（体重指数为 35 ~ 39.9 kg/m²），通常合并 OHS 和 OSA，但因 OHS 与 OSA 的早期表现类似，临床上易出现漏诊。术前肺活量检测对于合并 OHS 和 OSA 的肥胖患者预测呼吸系统并发症有一定参考价值。除了患有 OSA 和存在呼吸道症状的肥胖患者外，单纯的肺活量检测在一般肥胖人群中没有特别的临床意义。因此，若无呼吸系统相关症状，不推荐术前将肺活量检测作为肥胖患者的常规检查。仅当患者合并 OSA 与 OHS 的临床症状时，肺功能测试才能帮助评价肺功能障碍类别和发生并发症的风险。

肥胖还会增加哮喘患病率。研究显示，超重和肥胖人群中的哮喘患病率比正常体重人群高50%。这种阻塞性通气障碍由大量的脂肪组织对小气道的挤压及脂肪组织渗透进气道平滑肌引起。因此，术前存在病态肥胖的患者（体重指数 ≥ 40 kg/m²）可能会同时出现限制性通气和阻塞性通气功能紊乱，从而显著增加术后缺氧和其他呼吸系统并发症的风险。此外，有研究显示，肥胖患者患 ARDS 的概率更高，具体机制尚不明确，可能与肥胖引起的全身炎症因子分泌失调有关。

6

肥胖所致的呼吸系统功能改变增加了围手术期肺部并发症的风险，如肺不张、低氧血症、肺部感染、哮喘等。然而，目前尚无明确证据表明体重指数的升高与患者术后呼吸道并发症存在普遍的相关性。但在高危的外科手术后，肥胖患者的预后转归备受关注，有研究显示，体重指数 $>25 \text{ kg}/\text{m}^2$ 且进行肺切除手术的肺癌患者，其呼吸道并发症的风险要高出体重指数 $<25 \text{ kg}/\text{m}^2$ 的患者 5.3 倍。

2. 防治措施

为了降低肥胖患者围手术期的呼吸系统并发症，应采用序贯综合性肺保护策略，具体措施如下。

（1）术前准备。① 促进排痰与呼吸功能训练：术前应促进患者排痰、强化呼吸功能训练（平时扩胸运动、反复深呼吸练习），必要时可进行呼吸机辅助锻炼呼吸功能，提高呼吸功能储备。② 困难气道的准备：虽然并非所有肥胖者都是困难气道，但所有肥胖者均应视为潜在困难气道进行相应的准备。

（2）术中管理：在手术中，应用阶梯式呼气末正压通气（PEEP）的肺复张策略，逐步增加 PEEP 水平，以防止肺不张并改善氧合。同时，做好吸痰和鼓肺操作，确保气道清洁。控制术中静脉输液量，避免液体过负荷，减少肺水肿的风险。

（3）苏醒期管理：在术后麻醉苏醒期，采用伸展和半卧体位，以防止因姿势不当而加重患者限制性通气障碍或造成阻塞性呼吸障碍，注意观察肌松恢复情况和血液动力学监测，以把握最佳的拔管指征，实现早期、平稳、安全地拔除气管导管；

（4）术后镇痛管理：术后应用个体化、多模式的镇痛方案，建议应用局部神经阻滞和非甾体类抗炎药。肥胖患者应尽量避免使用阿片类镇痛药物。若确需使用阿片类药物，建议按需单次用药，不宜连续用药，并优先考虑胃肠道给药方式。

（5）术后早期锻炼：鼓励患者在手术后尽早下床运动，进行锻炼呼吸功能，以促进肺功能恢复，加快脏器功能恢复，并预防长时间制动导致的血栓形成。

肥胖会引起机体一系列的生理及病理变化，因此，对这类患者在术前进行准确的肺功能相关检查及筛查可能的合并发症是非常必要的。肥胖患者常伴有多种呼吸系统疾病，应结合其临床症状和病史，选用适当的检查方法。现有的检测手段包括肺功能检查、一氧化碳弥散量检测、动脉血气分析、运动试验、支气管激发试验等。这些检测手段对肺通气及弥散功能的判定及呼吸系统并发症的诊断具有一定的参考价值，但对于术后肺并发症的预测效果尚不明确。目前，尚无关于肥胖患者术前肺功能的系统评估方案，因此还需后续更加深入的研究。

第三节　循环系统并发症及处理

循环系统是保障人类生命正常运转的基石之一，同时也是各类治疗药物抵达靶部位、发挥疗效的关键载体。在麻醉和手术过程中，各类药物的相互作用以及治疗操作的不良影响可能导致身体循环机能失衡，从而引发各种并发症，危害患者健康与生命安全。在麻醉过程中，如果血流动力学不稳定，导致血压和心率剧烈波动，以及脑组织灌注不足，不仅会显著增加治疗过程中的风险，还会对患者的术后恢复产生不利影响。轻度情况下，患者可能术后感到极度疲劳、出现组织水肿和创面愈合延迟；严重时，则可能引发重症酸中毒、脑组织低灌注、肺部感染、脓毒症等并发症。

一、麻醉期间循环不稳定的原因

（一）患者自身基础状况

充分了解和准确评估患者本身的基础情况是保障麻醉期间循环机能的安全性的重要一环。评估内容包含与手术中循环系统密切相关的主要脏器和系统（如脑、心、肺、肝、肾、内分泌等）的功能状态，是否存在重大器质性疾病以及正在进行治疗和用药等。一般而言，年龄不超过 60 周岁、既往健康状况良好且无主要脏器疾病的患者大多能耐受麻醉治疗用药对循环系统机能的抑制效应，并可通过自身的调节能力与麻醉医师的合理干预，维持循环系统的平稳状态。然而，若术前有下列情况者，其循环稳定性极容易受到破坏，须特别谨慎处置。

1. 中枢神经系统病变或损伤

中枢系统的疾病或损害影响多个系统的正常运作，尤其是循环系统。尽管机体具有较强的代偿能力，慢性中枢神经功能障碍（如缺血性脑卒中）在早期可能不会显著影响循环功能，但随着病情进展，整体机能逐渐减退，可能出现局部肢体功能紊乱、心肌收缩力下降、血管硬化以及自主神经系统功能减弱等问题。这些变化使得患者的循环系统对麻醉和治疗的耐受性逐渐降低，在围麻醉期更容易出现循环功能的不稳定。急性中枢神经系统疾病或外伤，尤其是颅内出血和外伤后血肿，可导致颅内压力的骤然增高，直接压迫延髓生命中枢，进而对循环系统、呼吸系统等造成严重危害。例如，严重的急性颅内高压患者在麻醉前常表现为高血压和窦性心动过缓。此外，尽管一些患者临床表现为高血压，但由于血容量严重不足，麻醉诱导后极易出现剧烈低血压，甚至引发心搏骤停。

据文献报道，交感神经系统功能异常（自主神经功能障碍）对循环系统的影响日益受到临床麻醉医师的重视。交感神经系统的基本功能是调节血压，并在体位改变时调整血管内容量的分配。交感神经系统功能异常所涉及的各种综合征，主要表现包括体位性低血压和心率变异性的下降，这些症状的出现可能与以下因素有关：① 血管内容量不足；② 压力感受器功能降低（如颈动脉疾病）；③ 中枢神经功能异常（如 Wernicke 综合征）；④ 去甲肾上腺素储备不足（如特发性体位性低血压和糖尿病）；⑤ 去甲肾上腺素释放不足（如创伤性脊髓损伤）。这类患者合并肾上腺素受体数目增多，这是机体的一种代偿性反应，导致他们对拟交感神经药物的反应过强。由于交感神经系统功能异常的患者其神经功能变化具有不可预测性，麻醉诱导需平稳缓慢，使用任何直接舒缩血管药物或影响心率的药物时，都应谨慎调整剂量。

2. 循环系统病变

循环系统本身的疾病也是造成围麻醉期循环不稳定的最主要因素之一。无论是心脏病变、外周血管疾病，还是二者兼具的混合性疾病，都会显著增加麻醉的风险。麻醉医师必须深入了解相关疾病的病理生理基础，才能准确评估和管理麻醉过程中的潜在风险。

（1）先天性心脏病突发：复杂、巨大的先天性心脏病患者，若不能及时实施补救性手术，通常在出生后早期以及婴幼儿期进展至严重的终末期疾病，并导致高死亡率。但亦有一部分患者仍能存活至青少年期或成年。在该类患者麻醉管理中，循环系统的关键问题是掌握解剖变化引起的血液动力异常和对氧合功能的影响。对于单纯分流型疾病，若病灶未进展至肺动脉高压和右向左分流，且术前患者的氧合功能未受明显影响，常规的麻醉技术与方案通常能确保麻醉过程的平稳。对于已进展至右向左分流的疾病。麻醉管理应全面控制应激性刺激，并注意维持体循环阻力，防止血管过度舒张，以免加剧右向左分流。对于法洛四联症患者，除警惕保持体循环阻力引起的的高碳酸血症，还应特别注意要避免因过度通气所造成的肺泡内压过高和严重酸中毒引起的右室流出道梗阻，这些情况会造成肺部血流进一步下降，确保上述措施的有效实施是保障循环稳定的关键。

（2）风湿性心脏病伴严重瓣膜疾病：此类患者病史一般都较长，除了严重瓣膜疾病本身对血流动力学的影响外，还伴有心腔室改变以及因风湿性心肌病变引起的心脏收缩舒张能力下降。通常对于严重的狭窄型瓣膜疾病（如主动脉瓣或二尖瓣狭窄），麻醉处理的重点是将心率控制在较低水平（通常为 50～60 次/min）。这有助于延长收缩和舒张时间，确保血液有足够的时间通过狭窄的瓣膜，从而防止急性肺水肿和心力衰竭的发生。对严重瓣膜闭合不全类型的疾病（如主动脉瓣或二尖瓣反流），应将心率维持在较快的正常范围内（70～90 次/min），以增加前向血流，减少反流。此外，适当提高心输出量也有助于减轻反流带来的负担。对于同时存在狭窄和闭合不全的混合型瓣膜疾病的患者，麻醉管理更为复杂。在这种情况下，心率和血压的控制相对困难，建议以患者入手术室后镇静状态下的基础心率和血压为基准，术中以维持心电图 ST 段于等电位线水平或者 ST 段趋势相对稳定、无明显变化为原则，确保心率和血压在合适的范围内波动。

（3）冠状动脉狭窄及心肌梗死：对于此类患者的麻醉管理，限制心率、优化血压以及维持心脏氧供与氧耗的平衡是至关重要的。麻醉的关键阶段包括诱导插管和手术结束后的拔管期，确保这两个阶段的平稳过渡尤为重要。顺利度过诱导阶段后，术中应根据 ST 段分析来评估心脏重构和氧供需平衡的状况。理论上，心率越慢，心肌氧耗量越低。然而，临床实践中应根据 ST 段的变化灵活调整血压和心率。对于某些患者，尤其是那些心脏已显著肥厚且冠状动脉狭窄明显但侧支循环丰富的患者，过低的心率和血压可能导致侧支循环供血不足，反而加重心肌缺血。因此，对这些患者而言，保持稍高的血压和心率有助于改善心肌供血和心脏重构。对于合并冠状动脉狭窄或二尖瓣、主动脉瓣闭合不全的患者，术中心率的调控仍需以保持心电图 ST 段位于等电位线水平及 ST 段变化的相对稳定为准则。这有助于监控和调节心率和血压，确保心脏氧供需平衡。总体而言，在保持血压和心率稳定的前提下，应根据 ST 段分析的趋势和变化来引导麻醉管理。ST 段监测不仅是评估心脏状态的重要手段，也是确保冠状动脉疾病患者麻醉安全的常规措施。

对于心源性因素引起的围手术期循环不稳定风险的评估，美国心脏病学会/美国心脏协会于

整形外科精确麻醉

2002 年更新了预测标准，见**表 6-1**。

表 6-1　心源性因素引起的围手术期循环不稳定的临床风险预测指标

风险程度	临床预测指标
高度	不稳定型心绞痛 有临床体征或无创监测支持的、有明确缺血危险因素的近期心肌梗死 不稳定或严重的心绞痛（CCS 心绞痛分级 III 级或 IV 级） 失代偿性充血性心力衰竭 严重的心律失常 高度房室传导阻滞 存在基础病变的有症状性室性心律失常 室上性心律失常伴有未控制的心室率 严重瓣膜疾病
中度	轻度心绞痛（CCS 心绞痛分级 I 级或 II 级） 既往心肌梗死病史，有病史或病理性 Q 波为依据 代偿性充血性心力衰竭或以前发生过充血性心力衰竭 糖尿病
轻度	高龄 心电图异常（左室肥厚、左束支传导阻滞及 ST-T 变化） 窦房结以外的异位节律（如心房颤动等） 心功能储备低下（如不能拎东西爬一层楼梯等） 卒中病史 未控制的全身性高血压

CCS：加拿大心血管病学会。

3. 呼吸系统病变

随着 PACU 和 ICU 的普及，以及腹腔镜手术麻醉技术水平的显著提高，呼吸系统疾病患者的麻醉风险已不再是麻醉管理中的首要问题，尤其是对循环系统的安全性影响已大大降低。然而，术前呼吸系统疾病的潜在危害仍不可忽视，必须充分评估和管理这些风险，以确保患者的整体安全。

（1）ARDS：多见于多发伤、急性出血性坏死性胰腺炎以及重度肠梗阻术后，这些情况通常对循环系统的稳定性造成较大影响。但在腹腔镜手术麻醉过程中，ARDS 本身对循环系统的安全性影响较小，尽管患者可能会出现 SpO_2 降低的现象。通过增加吸入氧气的浓度，一般能保持 SpO_2 于正常水平。但需注意的是，该类患者在术后拔出气管导管后通常无法保持正常氧合平衡，建议保留气管插管并转入 ICU 进行进一步处理。

（2）COPD：轻中度疾病对循环功能影响较小，通常不需要特别的循环保护措施。重度 COPD 伴肺动脉高压者，需关注右心功能的保护。目前常用的静脉麻醉诱导药（如丙泊酚）和吸入麻醉药（如异氟烷）兼具扩张肺部毛细血管和舒张小支气管的作用，对此类患者特别有利。此类患者麻醉管理的重点在于诱导插管和术毕拔管时的控制及呼吸机参数的调整。诱导期应确保足够的麻醉深度，避免因麻醉不足导致气管插管时的剧烈支气管收缩。人工或机械控制通气可引起支气管压力迅速升高，进而影响肺循环和右心功能，拔管时也会出现同样现象。因此，条件允许下，可先将患者转入ICU，经1~2日的通气支持后再进行拔管。呼吸机参数的适当调整，对降低气道压、提高通气效果和保持循环功能都有重要意义。一般可依靠气道压和PetCO₂波形及数值调整呼吸的频次、吸呼比和潮气量。应先选择12~15次/min、吸呼比1：2至1：3，以利正常呼气。PetCO₂水平45~50 mmHg（允许性高碳酸血症），然后调整潮气量和频率，以期以较低潮气量和较高频率达上述标准，再调整吸呼比，根据气道压力变化，优化通气状态，确保最佳的通气效果和循环稳定。

4. 内分泌系统病变

内分泌系统疾病中，对循环系统有显著损害的主要有甲状腺、肾上腺、脑垂体和胰岛细胞疾病，以及副交感神经系统的功能失常。

（1）甲状腺功能亢进/减退：甲状腺功能亢进患者由于体内甲状腺激素过量释放，机体处于高代谢状态，易出现高血压、心肌病变等严重并发症。这些患者在保守治疗失败后，可能需要立即进行手术治疗，或因急病、外伤等原因需要紧急手术。术前，患者的心血管系统已经承受较大压力，麻醉过程中对麻醉药物的耐受性增加，容易因控制不当引发甲状腺危象，表现为心率骤增、血压迅速升高，甚至导致心力衰竭和肺水肿。因此，保持适当的麻醉深度、有效控制心率和迅速降压是保证循环平稳的关键所在。但长期甲状腺功能减退患者，由于甲状腺激素分泌不足，机体代谢降低，黏液性水肿明显，尤其是心血管系统受到影响，常表现为低血压、心动过缓和心肌收缩力减弱。这类患者对麻醉药物的耐受性较差，容易发生低血压和心功能不全。因此，麻醉前应适量补充甲状腺激素，术中需谨慎调节麻醉深度，避免过度抑制心脏功能。

（2）肾上腺疾病：临床上常见的皮质激素释放过量（库欣综合征，含医源性）、原发性醛固酮增多症、嗜铬细胞瘤以及交感神经系统功能异常。这些疾病对循环系统的影响各不相同，麻醉管理需根据具体情况进行调整。

库欣综合征患者常合并肥胖、高血压、糖尿病、骨质疏松、重症肌无力、低钾血症等多系统并发症。这些患者血管弹性较差，对麻醉药和心血管活性药物相对敏感，容易引起血压过高或剧烈波动。因此，麻醉药物和血管活性药物应滴定给予，确保剂量精确。术后摘除恶性肿瘤后，应考虑补充皮质激素以防止急性肾上腺功能不全。

醛固酮增多症患者由于长期钠水潴留，常表现为高血压、严重低钾血症和高氯性碱中毒。这些患者还可能伴有慢性心律失常。麻醉管理的关键在于术前、术中和术后的电解质平衡和血压控制。

嗜铬细胞瘤患者的主要症状包括阵发性高血压、心肌病变和心率失常。近年来，由于α、β肾上腺素受体阻滞剂的不断更新，尤其是长效α肾上腺素受体阻滞剂的应用，术前长期口服长效α受体阻滞剂作为术前准备工作，可显著降低麻醉过程中的循环波动幅度。此外，麻醉医师与外科医师之间良好的沟通至关重要。麻醉医师应时刻关注手术过程中嗜铬细胞瘤血供的情况，随时调节血管活性药物的剂量以维持循环的相对稳定。麻醉管理重点包含以下内容。① 术前准备：术前约48 h内测得的收缩压不应高于165/90 mmHg；立位血压一般不低于80/45 mmHg；心电图检查无ST-T变化；心律监测在连续5 min内，不发生一次以上的房性期前收缩。② 麻醉诱导：避免使用增加心肌敏感性和诱发心律失常的药物，如氟烷及地氟烷。③ 术中管理：血压控制主要使用 α 肾上腺素受体阻滞剂（如酚妥拉明）降压；必要时使用 β 受体阻滞剂控制心率。④ 术后处理：肿瘤切除后，使用去甲肾上腺素维持血压，并补充血容量，防止低血压和休克。

5. 消化系统病变

晚期肝硬化患者常伴有多种并发症，对循环系统构成显著危害，尤其是那些合并低蛋白血症、门静脉高压、急性腹水和凝血功能障碍的患者。其门静脉压力显著升高，严重者甚至可出现肺动脉高压，但其心功能多无明确限制。麻醉治疗中应注意避免低血压和缺氧，防止术后出现肝功能障碍。对心脏静脉压和肺动脉压均升高者，应限制输液量，同时重视右心功能的保护。

（二）麻醉用药与麻醉操作对循环功能的影响

麻醉药物对循环系统的抑制作用通常是剂量依赖性的，这在控制麻醉操作（如气管插管）和手术刺激中具有重要意义。

1. 静脉麻醉药

（1）丙泊酚：丙泊酚对循环系统具有显著影响，可在麻醉诱导期剂量依赖性地降低动脉血压。丙泊酚的降压机制主要包括：拮抗交感神经活性，减少外周血管阻力；调节大脑微血管内皮细胞前列环素的合成，促进血管舒张；降低由血管紧张 II 引起的钙内流，抑制小动脉平滑肌收缩；减少心肌细胞内的钙释放，降低心肌收缩力；促进一氧化氮合成，舒张血管平滑肌。丙泊酚的常用诱导剂量为 1.5 ~ 2.5 mg/kg 或 4 ~ 8 μg/ml 血浆浓度。该剂量可导致左心输出量降低约 15%，全身毛细血管阻力减少 15% ~ 25%，左室每搏量减少 30%，并由此引起血压下降 10% ~ 35%。这种现象在术前血容量不足、老年人和身体虚弱者中尤为明显。丙泊酚还可以通过降低心脏前后负荷，降低瓣膜性心脏病患者的肺动脉压力和肺毛细血管楔压，从而改善心脏功能。因此，在使用丙泊酚时，需特别注意患者的基础状况，尤其是那些已有心血管疾病的患者，以避免过度的循环抑制。

（2）硫喷妥钠：硫喷妥钠对循环的影响主要包括扩张外周血管、减少心肌细胞内钙离子内流，抑制心肌收缩力、增快心率以及降低心输出量。机制包括：① 直接的负性肌力作用，导致心输出量减少；② 外周血管的扩张引起容量血管内血容量增加，导致心室充盈减少；③ 中枢神经系统的交感活性一过性降低，导致血压降低。心输出量的减少和血压的降低引起压力感受器介导的心脏交感神经反射性兴奋，引起心率增快。硫喷妥钠可使冠心病患者心率增加 11% ~ 36%，导致心肌耗氧增加，所以具有潜在危险性。该药诱导剂量（4 ~ 5 mg/kg），通常不能有效控制因气管插管所致的血压增高反应，但若未实施气管插管操作，此剂量可致血压明显降低。而对于低血容量的患者，因硫喷妥钠显著减少心输出量，血压降低更显著。若无完善的代偿机制，硫喷妥钠麻醉诱导可引起显著的心血管抑制作用。

（3）依托咪酯：依托咪酯对循环系统的抑制作用相对较低，适用于心脏病患者行非心脏手术。在 0.3 mg/kg 的麻醉诱导剂量下，心率、平均动脉压、平均肺动脉压、肺毛细血管楔压、中心静脉压力、每搏量、心脏指数等全身体循环阻力均无显著改变。然而，常用诱导量仍不足

6

以有效控制气管插管反应，部分患者可能出现血压波动和心跳过快等心血管不良反应。此外，依托咪酯使用后需注意肌肉震颤的发生率显著升高。

（4）氯胺酮：氯胺酮对心血管系统的影响比较特殊，其对心肌有直接抑制作用，但总体表现为交感神经兴奋症状：血压上升、心率增加、心输出量增多。这些血液动力学的变化与氯胺酮的剂量无关。个别患者给药后可能出现较强的精神后遗症状。鉴于有更为理想的药物可替代，故目前临床成人麻醉中已较少使用氯胺酮。

（5）咪达唑仑：单独应用咪达唑仑对血流动力学的影响较小，主要表现为全身血管阻力减少，进而引起轻度血压下降。其对循环的影响呈剂量相关性，血浆浓度越高，血压下降越明显。在静脉诱导时合并使用芬太尼 $1 \sim 2 \, \mu g/kg$，可以有效减轻因气管插管所致的心血管反应。

2. 吸入麻醉药

强效的吸入麻醉药虽然具有显著降低心肌收缩力的效果，但常伴随交感神经系统兴奋作用，导致儿茶酚胺释放增加。这一现象在临床上可能难以察觉，从而增加了潜在的风险。吸入全麻药物对心肌收缩力抑制程度由强到弱排序为：恩氟烷＞氟烷＞异氟烷＞ N_2O。患者出现心力衰竭时，这种负性肌力影响尤为突出。特别是氟烷，还能提高心肌对药物剂量变化的敏感度，从而可能引起更严重的慢性心律失常。所以在选用吸入麻醉药之前，应充分考虑其对循环系统的影响，并根据患者的具体情况（如是否存在心脏病、心功能状态等）选用适当的药物，见**表6-2**。

表6-2　吸入麻醉药对循环系统的影响

循环系统指标	氟烷	恩氟烷	异氟烷	七氟烷	N_2O
心输出量	↓	↓	↓	↓	↓
心率	↓	↑	↑	–	–
血压	↓	↓	↓	↓	↓
末梢血管扩张	+	+	+	+	–
诱发心律失常	+++	+	+	+	
颅内压	++	+	±	+	

3. 局麻药

局麻药对循环系统的影响与其用药剂量密切相关。小剂量时，局麻药能够防止和治疗心律失常，但若使用不当（如含量过多、用量过大或直接入血），则可能引发强烈的毒性反应，对循环系统造成严重损害。这种毒性反应既是药物直接作用于心肌和外周血管的结果，也是间接作用于心肌神经系统及自主神经系统的后果。局麻药影响钙离子内流并抑制钙离子释放，从而抑制心肌收缩力和扩张外周血管，引起心输出量、心指数明显下降，左室舒张末压升高，血压显著降低，甚至导致循环衰竭。此外，局部麻药使浦肯野纤维和左心室肌内的快速传导细胞去极化能力显著降低，因而降低了自律细胞对组织的敏感性，从而阻碍了传导，导致缓慢的折返型心律失常（心电图特征为 P-R 间期拉长、QRS 波增宽）、严重的窦性心动过缓、高度房室传导阻滞和室性心动过速、心房颤动。特别是布比卡因的心肌毒性较利多卡因更高，酸中毒和低氧血症都会进一步增加布比卡因的心肌毒性且不易逆转。因此，在使用布比卡因时应特别谨慎，确保剂量适当，避免误入血管。

4. 拟交感和副交感类药、强心药

这些药都作用于心血管系统中，通过不同的机制影响心脏功能。β_1 肾上腺素受体激动剂和拮抗药均直接作用于 β_1 肾上腺素受体，前者提高心肌收缩力，使心肌每搏量、心输出量增加，后者抑制心肌收缩力，导致心肌每搏量、心输出量下降。麻醉期间发生不同原因的心泵功能障碍时，应该积极查找原因，并根据具体情况予以处理。对术前已应用或正要应用这些药物的患者，应密切关注麻醉后循环变化，并及时调控用量。为方便使用和调控用量，建议通过静脉输液微泵给药，以确保药物的精确输注和安全控制。

5. 麻醉操作

（1）气管插管：麻醉诱导后实施气管内插管时，特别是在浅麻醉状态下，喉镜显露声门和插管操作容易诱发一系列循环系统反射，统称为"插管应激反应"。这些反应包括：① 血压迅速升高，收缩压平均值可上升 45 mmHg；② 心率增加，常表现为室性或室上性心动过速；③ 心动过缓，有时也会出现。无论使用弯曲或直喉镜，均可引发这些反应，但通常是暂时性的，对循环系统健康的患者影响不大。然而，对于高血压、缺氧性心脏病、瓣膜型心血管疾病、冠状动脉瘤、脑血管病变、妊娠高血压综合征等血液循环系统功能不良的患者，插管应激反应可能造成生命危险。此外，拔管或气管内吸引也可引起急性高血压，其原因与用喉镜或导管直接刺激鼻、咽部或呼吸道感受器所产生的神经反射密切相关。患者血浆中儿茶酚胺浓度的上升与血压增高成正相关，充分镇痛能降低这些异常反应。

（2）椎管内麻醉：椎管内麻醉通过阻滞交感神经节前纤维，对循环系统的影响类似于静脉联合使用 α_1 和 β 肾上腺素受体阻滞剂的效果，引起心率降低、毛细血管床面积扩大、有效循环血量相对减少，进而导致血压显著降低、心脏指数下降。而每搏量及心泵功能均无明显改变。硬膜外麻醉对循环的危害相对较低，但当高位的硬膜外麻醉阻滞平面超过了 T_4，则对患者的影响较大。超过 T_4 水平不仅完全阻滞了 T_4 水平以下的交感神经活动，使交感神经的张力减少，还导致毛细血管面积扩大，血液容量也相应减少。同时，还阻滞了交感神经心支，使患者的心率、血压下降，诱发心肌缺血、严重心律失常等，甚至发生心功能不全、心脏停搏。因此，在选择椎管内麻醉时，尤其麻醉水平超过 T_4 时，要全面考虑患者的循环系统情况，同时做好积极的应对措施，以避免或减少心血管不良事件的发生。

（3）机械通气：全麻时使用机械通气可保持良好的肺通气，如选用间歇正压通气（intermittent positive pressure ventilation，IPPV）。如果选用间歇正压联合呼气末正压通气（PEEP > 10 cmH$_2$O）时，影响更为显著。此时由于跨肺压力和胸内压力增高，静脉回心血容量进一步减少，心输出量的显著下降，常使收缩压骤降，并影响冠脉血管的灌注压，进而造成心肌缺氧和心功能障碍。特别是对血流容量调节不足、交感神经张力调节不足、血管系统代偿功能不良以及应用神经阻滞的全麻患者，机械通气的这种影响更容易加重对循环系统功能的抑制而造成循环系统衰竭。

（三）手术及其他因素

1. 低血压

（1）体位和手术干扰：体位和手术操作可以直接影响血液循环，导致低血压。具体包括：① 坐位和头高脚低位时，由于重力作用，血液多集中于下肢和内脏血管，造成相对血液容量不足，导致低血压；② 不正确的俯卧位或仰卧位，如妊娠子宫或腹内肿块压迫下腔静脉，阻碍静脉回流，引起血压降低；③ 手术刺激，如直接刺激大血管舒缩中枢（如颅内手术尤其是后颅窝手术）、触压颈动脉窦（如颈部手术）、剥离骨膜或牵拉内脏（直接刺激迷走神经）等，都可能引发反射性低血压，严重时甚至导致心搏骤停。胸腔内及心脏手术中直接挤压心脏和大血管，常使血压急剧下降。

（2）伤口失血与低血容量：术中或术后伤口失血是引起低血容量性休克的常见原因。当输血输液速率赶不上失血速率，或输液剂量不足时，患者可能出现心率加快和平均动脉压下降。特别是在腹腔注射麻醉期间，严重的失血会导致全血和血浆容量显著降低，进一步加重低血容量性休克的风险。

（3）全身性过敏反应以及类超敏反应：某些麻醉药物（如硫喷妥钠、丙泊酚、非去极化肌松药、琥珀胆碱）以及局部麻醉药（如普鲁卡因）和右旋糖酐等，均可引发全身性过敏反应或类超敏反应。严重的反应可导致组胺样效应，表现为全身毛细血管面积扩大、毛细血管通透性增加，大量液体流入组织间隙，导致血压显著下降，甚至发生过敏性休克。

（4）输血反应：分为致热原反射、过敏性反射、血浆蛋白反应和溶血性反应。其中，致热原反应较为常见，但通常也不会引起低血压。后三者虽较罕见，但均可伴发重度低血压。尤其是输入污染血液时，可能导致重度中毒性休克。

2. 高血压

（1）颅内压增高与颅脑手术：在颅内压增高的情况下，如颅脑外伤、颅内占位性疾病患者，可能出现高血压表现。颅骨翻开减压后，血压通常会立即降低。颅脑手术中，牵拉额叶并刺激三叉神经、舌咽神经、迷走神经等脑神经，可导致血压升高。此外，脑干的牵拉也可能引发高血压及心率降低。

（2）儿茶酚胺的过强作用：嗜铬细胞瘤患者术中牵动挤压肿瘤，或在术前翻动患者、撞击腰部可导致儿茶酚胺大量释放入血，随后因儿茶酚胺的耗竭而发生急剧血压下降，其变化剧烈程度与血中儿茶酚胺分泌水平密切相关。不同类型的嗜铬细胞瘤临床表现各异：① 去甲肾上腺素为主时，主要表现为单纯平均动脉压升高；② 肾上腺素为主时，不仅血压升高，还伴有显著的心率增快和不同程度的酸中毒；③ 混合型则同时具有上述两种临床表现，即血压升高、心率增快和酸中毒。

（3）体外循环过程中的高血压：在体外循环过程中，如果流速过大或外周血管阻力增加，当平均动脉压超过 100 mmHg 时，可能诱发脑出血。因此，必须严格控制体外循环的流速和外周血管阻力，以避免血压过高带来的风险。

整形外科精确麻醉

（4）二氧化碳蓄积和缺氧：当 $PaCO_2$ 值增高时，经过主动脉、颈动脉体的化学感受器反射性地激动延髓心血管中枢功能，使心率加快、心脏收缩力加强，从而导致血压升高。但同时，周围毛细血管扩张、呼吸不畅、镇痛药和吸入性麻醉药物、气管插管操作持续时间过长、辅助或控制人工呼吸不良和碱石灰失效等，都可使 CO_2 大量蓄积。在轻微缺氧时，可因激动化学感受器而使血压迅速升高，而在重度缺氧时则可能抑制循环系统，导致低血压和心功能障碍。

二、麻醉期间循环系统稳定的维护

麻醉的任务是确保患者术中的生命安全，减少患者术后痛苦，从而为术后恢复正常生活提供良好的条件。医学理想麻醉状态是在意识完全消失的基础上，控制交感 - 内分泌反应，监测并维持循环系统的稳定。

"理想麻醉治疗状况"，首先是保证患者对术前、术中无记忆、术后无疼痛感知；其次是合理地控制手术刺激所产生的应激反应，以保证生命体征平稳；同时要肌肉放松，以适应手术操作的要求。

1. 麻醉诱导期的管理

为了尽可能迅速而平稳地使患者由清醒状态进入麻醉状态，并维持其间的系统平衡，麻醉医师必须认识到：① 药物选择与作用机制。在还没有进行气管插管等操作之前，大多数麻醉药对循环系统多为抑制效应，尤其是近年采用的全麻诱导药，如丙泊酚、芬太尼、咪达唑仑等，这些药物在诱导期可能会导致血压下降、心率减慢等循环变化。② 术前准备与扩容。由于患者术前禁食、禁饮以及原发病变因素（如肠梗阻、长期高血压等），经常处在循环系统血液容量不足的状态，对各种外来因素所致的系统变化尤其敏感。因此，患者宜在早期阶段快速扩容。建议诱导前 30 min 内迅速输注平衡液或代血浆 500～800 ml，直到血压基本稳定，指脉氧波形范围宽大、不随呼吸出现较大波动。这种大容积的脉搏波可反映交感神经紧张度、末梢灌注、组织脏器灌注以及有效的循环血量。③ 液体管理与药物输注：一般推荐先输平衡液体，但需注意麻醉诱导期内尽量避免输入其他溶液（如抗生素等），以免因全身性过敏反应产生的循环改变被诱导期的波动所掩盖。这有助于更准确地评估患者的循环状态，及时发现并处理潜在的问题。

2. 麻醉维持期的容量控制

麻醉治疗期间，保证有效循环容量至关重要。容量负荷增大可加大心肌负担，引发心力衰竭、急性肺水肿等；而容量不足则可导致回心血容量和心输出量的减少，从而导致血压降低甚至死亡。因此，麻醉医师必须精确管理术中液体的补充，以维持适当的循环容量。考虑到液体容量的补给受术前状况（如脱水）、术中大出血及其心、肺、肾等器官功能的影响。因此，确定生理检测技术指标是非常关键的。如有必要应测量脑电双频指数（BIS）、中心静脉压（CVP)、肺毛细血管楔压（pulmonary capillary wedge pressure，PCWP）和左房压（left atrial pressure，LAP）以指导液体管理。通过监测这些指标，并根据患者的动态反应调整输液剂量和速率，可以实现更加合理的容量补偿。

补液策略则需依据原发疾病所引起的水电解质紊乱的情况以及低血压时循环容量和各器

6

官功能状况综合确定。临床工作中，最常见的晶体液主要用于补充细胞外液，钠离子浓度作为重要指标，对维持血浆容量的稳定起到关键作用。例如出血性休克时，在短时间内迅速注入乳酸钠林格液可以改善循环，但过多注入平衡液也可引起脑组织水肿，因此应在治疗中后期适当利尿。

胶体溶液的主要功能则是扩大血浆体积。针对围术期的低血容量患者，输注胶体溶液可以增加血浆胶体渗透压，从而促进毛细血管外组织间隙的水和钠向血管内转运，并将其维持在血管内。这一过程有助于维持血流动力学的稳定，并优化氧气的运输。相比晶体液，胶体溶液在某些特殊疾病（如颅脑外伤）中表现出更佳的疗效，能够有效恢复大脑灌注量并减轻颅内压力。中分子右旋糖酐因离开毛细血管腔的速度较慢，故维持血容量的作用较强；而小分子右旋糖酐虽易于经肾脏排泄，但具有改善微循环的血液流变学特性，可防止微血管性脑栓塞的发生。然而，若剂量大于 2 L/24 h，有引发血液凝固功能障碍的风险。

高渗高张溶液（hypertonic-hyperoncotic solution，HHS）是近年来引进临床的一类新型溶液，其通常由 7.2% 的 NaCl 溶液合并 6% 或 10% 的羟乙基淀粉溶液组成。HHS 的高渗高张特点使其在输注后将细胞内液移至细胞外，继而再流入毛细血管腔内，其有效扩大了血液容积，可避免脑组织水肿。同时，还能增强心脏收缩，降低心率，并促使氧供氧耗比例恢复正常。

正常情况下，人体对血液容积的增多或减少有较强的代偿能力，只要血容量的变化幅度不超过总血液容积的 15%，通常不会出现明显血压波动和心率加快。然而，对于术前存在合并症的患者，其循环系统的代偿能力往往已被削弱。在这种情况下，即使是较小的血容量变化也可能导致显著的循环功能障碍。例如，对于脑出血患者，若脱水治疗未能有效补偿脑出血量，低血压的发生几乎是不可避免的。同样，对于合并肾功能衰竭、无尿以及心功能衰竭的患者，过多的输液量极易诱发急性左心衰竭和急性肺水肿。因此，麻醉医师必须具备准确判断血容量的能力，以便在特殊情况下能够迅速应对，确保患者的安全。

3. 麻醉苏醒期管理

与深麻醉诱导期比较，苏醒阶段的过程相对较长，且易发生躁狂、苏醒延迟等并发症，因此，确保患者安全、平稳地复苏并非易事，需要麻醉医师高度关注并采取有效措施进行管理。为了减少拔管、吸引等操作对循环系统的波动，减轻患者疼痛，并保持平稳的循环系统，有人提出了"深麻醉下拔管"的策略。实际上，这并不是在真正的深麻醉状态下拔管，而只是在呼吸功能已完全恢复，但意识尚未完全恢复状态下进行的拔管。其具体做法是：在手术临近终止时，根据不同吸入麻醉药的药代学特点，提早 10～15 min 终止吸入给药，予丙泊酚维持 BIS 在镇静水平，确保患者仍无意识。若使用术后止痛，此时应进行背景剂量的输注。胸或腹腔关闭后，拮抗肌松药并继续机械通气，直到吸入麻醉气体含量 < 0.02%。观察 $PetCO_2$ 波形变化，有自主呼吸所产生的切迹或不规则波浪形，说明自主呼吸已恢复。此时终止机械通气，并观察呼吸参数。如呼吸频率 < 20 次/min、潮气量 > 6 ml/kg、吸空气下 SpO_2 > 95%、$PetCO_2$ 波形规则且有规则的波形平台，则可以进行拔管。拔管后如有舌后坠，用口咽通道、喉罩等处置，必要时可再插入气管导管。

术后镇痛是苏醒阶段不可忽视的重要环节。随着手术和麻醉的结束，患者可能会因术后疼痛而出现烦躁和循环不稳定。因此，应持续关注患者的镇痛需求，避免因疼痛引发的不良反应。如果患者在完全清醒后诉说疼痛，可以通过患者自控镇痛（PCA）追加镇痛药物，确保患者舒适并维持循环系统的稳定。

第四节　局部麻醉药的过敏反应及毒性反应

局部麻醉药是一类能可逆性阻断神经冲动的发生和传导的药物，简称局麻药。临床上实施局部麻醉时，患者保持神志清醒，局麻药可使相关神经支配部位出现短暂的、可逆的感觉丧失。局麻在整形外科手术尤其是微整形手术中应用最为广泛的麻醉方法，并多由整形外科医生独立完成。近年来，科研人员对局麻药的作用机制进行深入研究，特别是在在心脏和中枢神经系统毒性作用方面取得了显著进展，这为防治局麻药的不良反应提供了理论基础。然而，尽管如此，无论是麻醉科医生还是整形外科医生，都应熟练掌握局麻药过敏及中毒的临床表现和抢救措施。

一、过敏反应

应用小剂量或远低于常用剂量即发生毒性反应者，应考虑为变态反应或过敏反应。通常涉及Ⅰ类（IgE介导）或Ⅳ类（细胞免疫介导）变态反应。目前普遍认为，真正的局麻药过敏反应发生率极低，大约只有1%。在丹麦进行的一项为期10年的全国性研究中，对162名怀疑在围手术期对局部麻醉药过敏的患者进行了调查，结果没有一例确诊为真正的过敏反应。由此可见在实践中，局麻药过敏反应的风险往往被夸大。因此，临床工作者应该区分辨别过敏反应、毒性反应以及血管活性药物反应。

酯类局麻药由于含有对氨基苯甲酸衍生物，可能增加过敏反应的风险。酰胺类局麻药中曾含有的防腐剂对羟基苯甲酸甲酯也可能诱发过敏，但现代制剂中已较少含有此类成分。此外，局麻药安瓿被乳胶抗原污染可能与过敏反应有关，但是这种污染难以鉴定。同类型的局麻药结构相似，可能会引发机体交叉性变态反应。例如，若患者曾发生普鲁卡因过敏，应避免使用丁卡因或氯普鲁卡因。

初期，免疫球蛋白E（IgE）附着于肥大细胞和嗜碱性粒细胞表面，当抗原与IgE再次结合时，肥大细胞颗粒将会释放出组胺、5-HT以及其他炎症介质，从而诱发变态反应。当发生变态反应时，患者可能会出现气道水肿、支气管痉挛、呼吸困难、低血压以及因毛细血管通透性增加所致的血管性水肿、皮肤荨麻疹、皮肤瘙痒等症状，这些现象主要是由于组胺等生物胺激发的快速而严重的全身防御性反应造成的，严重时可危及生命。

局麻药的变态反应临床表现为注药局部（红斑、荨麻疹或皮炎）和（或）全身（广泛荨麻疹、支气管痉挛、低血压或心血管虚脱）反应。局麻药变态反应非常罕见，但一旦出现可疑症

6

状，临床医生必须立即停药，并进行快速鉴别诊断，以排除其他可能的原因，如血管迷走神经反应、局麻药误入血管引起的毒性反应等，并给予对症支持治疗。

对疑有过敏反应的患者，可以进行以下试验以辅助诊断。① 结膜试验：将少量局麻药点滴于结膜囊内，观察 10 min，静待其反应结果。另一侧用生理盐水点滴结膜囊作为对照。请注意，该试验的敏感性和特异性可能有限。② 皮内注射试验：在患者前臂掌侧皮内注入极少量（0.05 mg）局麻药，在注射 15 min 和 30 min 后分别检查两侧风团大小、色泽和伪足。另一侧前臂注射生理盐水作为对照。需注意，皮内试验结果仅供参考，因为继发于皮内组胺释放可能出现假阳性反应，而阴性结果也不能完全排除高敏反应的可能性。③ 嗜碱细胞脱颗粒试验：在实验室试管内进行，先以家兔嗜碱细胞与患者血清进行孵育。若有抗原存在，将覆盖于嗜碱细胞表面。这种经制备过的细胞和未经制备的细胞分别用疑为过敏原的药物进行激惹，随之进行细胞染色和细胞颗粒计数。若有抗原-抗体反应，效应细胞将出现脱粒现象，因此经制备的嗜碱细胞计数降低。该试验在临床应用较少，主要是因为操作复杂、成本高，且结果解释困难。

须指出的是，以上试验结果仅供参考，特别是皮内注射试验，由于可能存在假阳性和假阴性结果，临床医生在解释这些试验结果时需要谨慎，并结合患者的临床症状和病史综合判断。在实际操作中，可能还需要考虑其他更现代和准确的变态反应诊断方法，如特异性 IgE 检测等。

临床上为保证患者安全，除必须严密观察外，还应采取如下措施：① 观察局部反应，如果局麻药未配伍肾上腺素，注药后应仔细观察药液皮丘和皮下浸润后的反应。若局部出现广泛的红晕和丘疹，应减缓注药速度，并减少用量；② 分次给药，表面局麻应强调分次用药，仔细观察与药液接触的黏膜有无异常局部反应，以及吸收后的全身反应。可采用少量多次给药方式，必要时延长给药间隔时间；③ 预防性给予抗焦虑药物，使用局麻药前，可常规口服或注射地西泮等抗焦虑药物，以减轻患者的焦虑和紧张情绪。

有时因局麻药内加用肾上腺素过多，引起面色苍白、心动过速和高血压，被误认为"变态反应"。特别是应用三环类抗抑郁药的患者，其对肾上腺素反应更为严重。因此，有此类药用药史的患者，应避免应用肾上腺素。

二、毒性反应

如果局麻药给药部位准确、剂量适当，其应用是相对安全的。一旦剂量过大、误入血管或鞘内，则可导致全身或局部毒性反应。此外，某些局麻药会引起特定的不良反应，如丙胺卡因导致高铁血红蛋白血症。

（一）局麻药全身毒性反应（Local Anesthetic Systemic Toxicity，LAST）

局麻药全身性毒性反应（local anesthetic systemic toxicity，LAST）主要累及中枢神经系统和心血管系统。中枢神经系统比心血管系统对局麻药更敏感。对于清醒患者来说，中枢神经系统症状常为局麻药中毒反应的先兆。

1. 中枢神经系统

中枢神经系统方面，LAST 的表现具有明显的阶段性特征，通常先出现兴奋症状，随后转为抑制状态，最终可能导致昏迷甚至呼吸衰竭。

（1）兴奋期：在早期阶段，局麻药通过选择性地阻断中枢神经系统中的抑制性通路，导致兴奋与抑制之间的不平衡，从而引发一系列兴奋性症状。患者可能会经历口周麻木、耳鸣、视物模糊等前驱症状，这些症状往往是 LAST 的早期警告信号。随着血药浓度的进一步升高，患者可能出现更明显的神经系统异常，如焦虑、激动、言语不清（构音障碍）、意识模糊等。这一阶段的症状是可逆的，但如果未能及时识别并处理，病情可能迅速恶化。

（2）惊厥期：随着局麻药剂量的增加或吸收速度加快，中枢神经系统中的兴奋性神经元受到过度刺激，边缘系统中的兴奋灶向外扩散，最终触发全身性强直-阵挛性惊厥（generalized tonic-clonic seizures，GTCS）。据统计，约 70% 的 LAST 病例会出现癫痫发作，这是该阶段最典型的临床表现之一。惊厥的发生不仅增加了患者的痛苦，还可能加重脑损伤的风险，尤其是在没有有效控制的情况下。此外，惊厥期间的肌肉强烈收缩也可能引起其他并发症，如骨折或舌咬伤。

（3）抑制期：如果局麻药的血药浓度继续上升，中枢神经系统将进入抑制期，此时患者的意识水平逐渐下降，从最初的轻度嗜睡发展到深度昏迷。此阶段的主要表现为呼吸抑制，进而可能导致呼吸停止，这是 LAST 致死的主要原因之一。值得注意的是，中枢神经系统的抑制作用通常是不可逆的，一旦发生，抢救难度极大，预后较差。

临床上应注意高碳酸血症和酸中毒对局麻药毒性效应的影响，呼吸性或代谢性酸中毒可增加局麻药引起中枢神经系统毒性的风险。局麻药通常是弱碱性的胺类化合物，它们在生理 pH 值下以离子化（阳离子）和非离子化（碱基）两种形式存在。发生酸中毒时体内 pH 值下降，局麻药的离子化和非离子化形式的平衡打破，阳离子含量增加，与细胞内的 Na^+ 通道结合，以堵塞 Na^+ 通道，使神经的冲动受阻。与此同时，脂溶性的碱基含量下降，局麻药难以弥散通过神经元细胞膜，增加局麻药的神经细胞毒性。随着 $PaCO_2$ 升高或 pH 值降低，脑血流增加，局麻药的血浆蛋白结合率降低以自由形式弥散入脑组织的局麻药量增加。以上机制均加剧了局麻药的中枢神经系统毒性。此外，寒冷、高热等物理因素也会影响到局麻药中枢神经系统的毒性。高热将增加局麻药的吸收速率，这可能是大脑对局麻药敏感性增加的原因。

2. 心血管系统

心血管系统毒性反应初期表现为由于中枢神经系统兴奋而间接引起的心动过速和高血压，晚期则是由于局麻药的直接作用，使心肌收缩力减弱、心输出量减少，引起心律失常，松弛血管平滑肌，使小动脉扩张，血压下降。当血药浓度极高时，可出现周围血管广泛扩张，心脏传导阻滞，心率缓慢，甚至心搏骤停。

局麻药对心脏及外周血管具有直接效应，并通过阻滞交感神经或副交感神经传出纤维间接影响循环系统功能。

（1）直接心脏效应：局麻药的主要心脏电生理效应是降低浦肯野纤维和心室肌中快传导组织的去极化速度。去极化速度的下降与心脏细胞膜快钠通道利用率降低有关。局麻药也可使动作电位时程和有效不应期缩短。

不同局麻药的电生理学效应存在显著差异。特别是布比卡因比利多卡因对心脏组织的影响更为明显，尤其是在抑制浦肯野纤维和心室肌细胞的快速去极化相方面。离体心肌电生理研究表明，局麻药对心肌动作电位最大升高速率（V_{max}）的抑制与药物剂量、膜电位和刺激频率密切相关。具体表现为：① 起搏速率 50~100 次/min 时，在较低的起搏速率下，布比卡因浓度为 1 mg/ml 即可显著抑制 V_{max}，而利多卡因即使在 10 mg/ml 的高浓度下也未能产生明显的抑制作用；② 起搏速率 150 次/min 以上时，当起搏速率超过 150 次/min 时，利多卡因和布比卡因对 V_{max} 的抑制程度相似。值得注意的是，布比卡因引起的 V_{max} 抑制恢复时间较利多卡因延长 5~6 倍，表明其作用更为持久。

由于 V_{max} 的抑制导致心脏传导速度减慢，可能会引发再折返现象，进而表现为心电图上的 PR 间期和 QRS 间期延长。这种传导延迟在布比卡因的作用下尤为明显，容易诱发室性心律失常和心室纤颤等严重并发症。

布比卡因和利多卡因对心室的抑制作用呈剂量依赖性，两者之间的麻醉效能比约为 4 : 1。然而，在引起 QRS 间期延长的剂量上，两者的比例为 1 : 16，即布比卡因对 QRS 间期的抑制强度是利多卡因的 16 倍。这表明布比卡因在较低剂量下就能显著影响心脏传导系统。

此外，布比卡因对窦房结、房室结以及浦肯野纤维-心室肌细胞传导的抑制作用也比利多卡因更强，进一步增加了其心脏毒性的风险。大剂量布比卡因和利多卡因对浦肯野纤维和心肌纤维的电生理效应，如**表 6-3** 所示。

表 6-3　大剂量布比卡因、利多卡因对浦肯野纤维和心室肌纤维电生理效应

电生理效应指标	布比卡因	利多卡因
膜电位	↓	-
PF、VM 的 V_{max}	↓↓↓	↓
PF 动作电位	↓↓↓	↓
VM 动作电位	↓↓↓	↓
自律性	↓↓↓	↓
兴奋阈	↑↑	↑
PF 恢复至 1:1 时间（min）	18	3
传导恢复至 1:1 时间（min）	48	6

注：PF，浦肯野纤维；VM，心室肌纤维。

电生理学研究发现局麻药血药浓度过高，可使心脏不同部位的传导时间延长。在心电图上表现为 P-R 间期延长和 QRS 波群增宽。极高浓度的局麻药可抑制窦房结自主起搏活性，引发窦性心动过缓和窦性停搏。

所有局麻药对心肌都有剂量依赖性负性变力作用。心肌收缩力抑制程度与局麻药传导阻滞效能存在一定的比例关系。因此，布比卡因和丁卡因比利多卡因具有更强的心脏抑制效应。

（2）直接外周血管效应：局麻药对外周血管平滑肌具有双相效应。在低浓度时，利多卡因和布比卡因使大鼠提睾肌中的血管收缩。在高浓度时无，无论在离体组织还是在体内实验，均可以引起血管扩张。

可卡因是唯一在各种浓度下均可以引起血管收缩的局麻药。可卡因可以抑制运动前神经元摄取去甲肾上腺素的效应，因此增强了神经源性血管收缩。

（3）酸中毒和缺氧：与中枢神经系统毒性一样，高碳酸血症、酸中毒和缺氧可加重利多卡因和布比卡因对离体心脏组织中的负性变力、变时作用。缺氧合并酸中毒可使布比卡因的心脏抑制效应恶化。在某些患者中，局麻药误入血管造成抽搐后很快发生高碳酸血症、酸中毒和缺氧。因此，布比卡因误入血管后发生的心脏抑制，可能部分与抽搐所造成的酸中毒和缺氧相关，而酸中毒和缺氧又会进一步加重了布比卡因的内在心脏毒性。

（4）间接心血管效应：蛛网膜下腔麻醉或硬膜外麻醉平面过高会造成严重低血压。

3. 高铁血红蛋白血症

高铁血红蛋白血症是在大剂量应用丙胺卡因后发生的一种特殊的全身不良反应。600 mg 丙胺卡因就足以在成人中引发明显的高铁血红蛋白血症。肝脏降解丙胺卡因并生成 O-甲苯胺，O-甲苯胺能将血红蛋白氧化成高铁血红蛋白。严重的高铁血红蛋白血症应静脉注射亚甲蓝治疗。在新生儿中应用标准剂量的丙胺卡因行表面麻醉仅产生极少量的高铁血红蛋白，故在大多数婴幼儿中应用丙胺卡因是安全的。在患有罕见的代谢紊乱性疾病时或同时使用使高铁血红蛋白代谢减慢的药物时，新生儿发生高铁血红蛋白血症的易感性会增加。

（二）局部毒性反应

当局麻药浓度过高或作用时间过长时，可能会造成神经损害。在皮肤或皮下注入高渗性局麻药时，会引起软组织暂时水肿，通常不致引起严重后果。

1. 组织毒性

在皮肤和皮下注入局麻药时，通常不会引起组织毒性，当局麻药浓度过高时，由于高渗的原因，可引起暂时性水肿，在局麻药中加用肾上腺素则可改善这种现象。一般情况下注入 1%以下普鲁卡因、利多卡因、甲哌卡因溶液不至于影响伤口愈合。除此之外，局部麻醉注射时的组织创伤，吸收不良和其他机械性因素也可引起的肉眼或显微镜下的组织损伤。

2. 神经毒性

临床上使用的局麻药浓度往往高于最低麻醉浓度数倍，这可能会导致神经组织损害。若是将局麻药直接注入神经或神经束内，则可引起神经功能或结构上的改变，这与局麻药的理化因素有关而非药物本身所致。曾报道因不慎将 2%～3% 氯普鲁卡因 20 ml 注入蛛网膜下腔，引起运动和感觉的长期缺失，被认为与该溶液 pH 值过低（pH 值 3.12～3.16）有关。此外，有认为该溶液对血液或红细胞有不良作用，易致血管炎或血管内血栓形成。

术中患者的体位也是一种危险因素，截石位手术的患者蛛网膜下腔麻醉或硬膜外麻醉后神经症状的发生率明显增加。其原因尚不明确，可能由于神经受压或牵拉，或神经滋养血管灌注降低增加了局麻药的毒性。截石位本身就能造成神经系统后遗症和下肢骨筋膜室综合征，尤其是在长程手术和采用头低脚高位体位的患者。

3. 骨骼肌损伤

很多局麻药（利多卡因、丙胺卡因、布比卡因和依替卡因）肌内注射会造成骨骼肌变化。通常来说，强效和长效的局麻药（如布比卡因和依替卡因）比弱效和短效的局麻药（如利多卡因和丙胺卡因）更易导致注射部位局部的骨骼肌损伤。这种损伤是可逆的，肌肉可以迅速再生，一般在 2 周左右就可完全恢复。局麻药的肌细胞毒性可能与线粒体有关。

三、过敏反应与毒性反应的鉴别诊断

在临床工作中，在注射局麻药后，一旦出现相应症状，麻醉医师应及时对过敏反应和毒性反应进行鉴别诊断，并对其做出相应的治疗。

1. 临床表现

局麻药过敏反应和毒性反应的临床表现如**表 6-4** 所示。

表 6-4　局麻药过敏反应和毒性反应的临床表现

症状类别	过敏反应	毒性反应
皮肤症状	瘙痒、皮疹、荨麻疹、血管性水肿，通常为全身性或局部注射部位	一般无明显皮肤症状，除非伴随其他非过敏性因素
呼吸道症状	咽喉部发痒、咳嗽、喘息、声音嘶哑、呼吸困难，严重时可发展为喉头水肿或支气管痉挛	症状较少见，但可能出现呼吸抑制，尤其是在重度中毒时
心血管症状	低血压、心动过速、心律失常，甚至心脏骤停，通常伴随多系统受累	心率减慢、血压下降、心律失常，严重时可导致心脏停搏，尤其是布比卡因等强效局麻药
神经系统症状	头晕、头痛、意识模糊、昏迷，较少见，除非是极其严重的过敏反应	眩晕、口周麻木、耳鸣、视物不清、寒战、惊恐不安、定向障碍，随后可能出现惊厥和昏迷
胃肠道症状	恶心、呕吐、腹痛、腹泻，较为常见	胃肠道不适较少见，除非伴随其他非毒性因素

2. 诊断方法

局麻药过敏反应和毒性反应的诊断方法如**表 6-5** 所示。

表 6-5　局麻药过敏反应和毒性反应的诊断方法

诊断方法	过敏反应	毒性反应
病史采集	详细询问用药史、既往过敏史及家族过敏史，特别是是否有类似反应的历史	了解局麻药的使用情况，包括剂量、注射方式、是否回抽确认针头位置等
体征观察	结合典型的多系统受累特点，如皮肤、呼吸系统、心血管系统迅速出现的症状	注意中枢神经系统和心血管系统的早期症状，如口周麻木、眩晕、寒战等
皮肤试验	皮内注射稀释的局麻药，观察是否出现阳性反应，敏感性和特异性较高	不适用

诊断方法	过敏反应	毒性反应
血清特异性IgE	检测血清中特定局麻药的IgE水平，有助于确诊过敏反应	不适用
嗜碱粒细胞活化测试	评估嗜碱粒细胞的活化状态，进一步确认过敏反应	不适用
血药浓度监测	不常用，因为过敏反应不是由药物浓度过高引起。	理论上可行，但在实际工作中难以实现，主要依赖临床判断

四、毒性反应的预防和治疗

1. 预防

预防局麻药的毒性反应应遵循以下几点：① 明确所用局麻药的安全剂量，原则上应避免超量使用；② 局麻药配伍肾上腺素使用，可减慢药物吸收、延长麻醉时效；③ 在注入局麻药前，必须回抽针管观察有无血液回流，防止局麻药误入血管。未见血液回流时，可先注试验剂量，稍作等待并观察患者反应。如果患者表现出惊恐、突然嗜睡、多语、寒战、肌肉抽动或其他类似症状时，应当高度警惕这些可能是局麻药毒性反应的先驱征兆。此时须立即停止注射局麻药，以防止进一步吸收导致毒性反应加剧；④ 常规应用非抑制剂量的巴比妥类药物（1~2 mg/kg）作为麻醉前用药是一种常见的做法。然而需要注意的是，这种剂量的巴比妥类药物主要发挥镇静作用，并不具备明显的保护效果。地西泮（0.1 mg/kg）由于其对惊厥有较好的抑制作用，并且对机体生理功能的干扰较小。因此，在麻醉前使用适当剂量的地西泮可以帮助减少局麻药毒性反应的风险。

2. 治疗

局麻药引起的惊厥虽然通常短暂，但仍需迅速而有效地处理，以防止进一步的并发症。① 保护患者，发生惊厥时，立即将患者移至安全位置，避免因抽搐导致摔伤或骨折。确保周围没有可能造成伤害的物品，并在患者头部下方放置柔软物体。② 保持呼吸道通畅，确保患者的呼吸道畅通，必要时使用口咽或鼻咽通气道。给予高流量氧气（10~15 L/min），并根据需要进行人工辅助呼吸或机械通气。③ 建立静脉通道，尽快建立静脉通道，以便及时给予药物和液体支持。通过输液维持血容量和血压稳定，监测心率、血压和血氧饱和度。④ 使用抗惊厥药物，静脉注射硫喷妥钠 50~100 mg（2.5% 溶液 2~4 ml），以迅速终止惊厥。注意避免过量，以免引起呼吸抑制。另一种有效的选择是静脉注射地西泮 2.5~5.0 mg 可以迅速控制惊厥，且对心血管系统的影响较小，尤其适用于局麻药引起的惊厥。⑤ 使用短效肌松药，如果患者在使用巴比妥类或地西泮后仍继续惊厥，可以考虑静脉注射琥珀胆碱 1 mg/kg，以迅速停止肌肉抽搐。但需由经验丰富的麻醉专业人员操作，并确保有人工呼吸设备。⑥ 后续监测，惊厥控制后仍需密切监测患者的生命体征和神经系统状态，必要时继续给予抗惊厥药物。⑦ 对于严重的局麻药中毒，尤其是涉及心脏毒性的病例，应及时考虑使用脂肪乳剂进行治疗。

3. 脂肪乳剂在局麻药中毒复苏中的应用

1998 年首次有报道指出脂肪乳剂可有效用于小鼠局麻药中毒的复苏。2006 年脂肪乳剂首

6

次成功用于复苏局麻药中毒的患者，此后一系列成功复苏病例陆续报道。2007年大不列颠及爱尔兰麻醉医师协会在发布了第1版关于严重局麻药毒性处理的指南，指南中推荐脂肪乳剂用于局麻药致心搏骤停的复苏。2010年，《美国区域麻醉和疼痛医学学会局部麻醉全身毒性实践咨询》对脂肪乳剂的应用方法做了进一步说明，并将脂肪乳剂作为局麻药中毒致心搏骤停的复苏措施。

脂肪乳剂作为一种有效的解毒剂，其作用机制主要包括两个方面：一是通过提供一个"脂质库"，使得脂溶性的局麻药物可以被迅速吸收进入脂肪乳剂中，从而减少了这些药物在血液和其他组织中的浓度；二是改善心肌细胞的能量代谢，帮助恢复心脏功能。这种双重机制有助于快速逆转强效酰胺类局麻药引起的心血管系统衰竭，尤其是在心脏停搏的情况下。

目前，脂肪乳剂用于局麻药致心搏骤停复苏可供参考的方案有：在持续心肺复苏的同时，静注20%脂肪乳剂1.5 ml/kg，然后以0.5 ml/（kg·min）速率静脉输注；如果5分钟后循环恢复不满意，可重复静脉注射首剂量，并将输注速率增至0.5 ml/（kg·min），一直持续到循环恢复。30 min内脂肪乳剂的最大用量不应超过10 ml/kg。在脂肪乳剂治疗期间须持续进行心肺复苏，一方面脂肪乳剂到达心脏有赖于心肺复苏建立的人工循环，另一方面持续有效的心肺复苏减缓组织酸中毒的进展，有利于脂肪乳剂与局麻药结合。

应特别指出，上述治疗方案仅依据动物实验和有限的临床病例报道，至于脂肪乳剂复苏的安全性和有效性尚待进一步观察。

第五节　其他麻醉相关并发症

一、术中知晓

术中知晓（AWR）指术中有意识且术后能清楚地回忆起术中的事件。其发生机制目前尚未明确，患者的临床表现也不尽相同，可从单纯的听觉感知到患者称完全觉醒、不能体动以及感知疼痛。经历术中知晓的患者，可能伴随长期心理后遗症，因此是围手术期严重并发症之一。

（一）术中知晓的危险因素

1. 患者相关因素

患者合并心脑血管等基础疾病，对麻醉药物较敏感，麻醉期间为避免血流动力学波动可能会减少麻醉药物剂量，进而增加发生AWR风险。吸入麻醉药、苯二氮䓬类和阿片类通过细胞色素P450酶家族代谢，一部分食物或药物通过诱导细胞色素P450酶表达，促进机体对麻醉及相关药物的代谢。例如，酒精诱导细胞色素P450酶家族中的CYP2E1亚型，所以习惯性饮酒的患者的麻醉诱导或维持给药可能需要较高剂量。另外，某些药物，如依非韦伦、奈韦拉平、巴比妥类、卡马西平、糖皮质激素、苯妥英、利福平等可以诱导细胞色素 P450 3A，而细胞色素 P450 3A 参与阿片类物质代谢。因此，长期使用这些药物可能增加围手术期阿片类物质给药需求。此外，有慢性疼痛史长期服用镇痛药物或者滥用镇静类药物者，对镇静和阿片类药物产生耐药性。既往有 AWR 病史者，其发生 AWR 事件的风险增加。

2. 手术相关因素

发生 AWR 风险较高的外科手术主要包括创伤外科手术、心脏手术、全麻剖宫产手术、整形手术及夜间手术。创伤手术通常需要紧急处理，且手术过程中可能需要控制出血，这可能导致麻醉深度不足，从而增加术中知晓的风险。在心脏手术中，体外循环的使用可能会改变麻醉药物的药代动力学和药效学，导致麻醉深度比预期的更轻，增加术中知晓的风险。剖宫产手术，尤其是紧急剖宫产，可能因为需要快速进行手术而导致麻醉深度不足，增加术中知晓的风险。整形手术可能涉及复杂的手术操作和较长的手术时间，这些因素可能影响麻醉的稳定性，从而增加术中知晓的风险。研究表明，与日间手术相比，晚间/夜间择期手术与较高的死亡风险相关，这可能与医务人员疲劳、人手短缺或治疗延迟有关。这些手术类型因为其紧急性、复杂性或手术时间的特殊性，可能增加患者术中知晓的风险。

3. 麻醉相关因素

相较于挥发性吸入麻醉技术，全凭静脉麻醉（TIVA）的 AWR 风险可能更高，这是由于应用吸入麻醉时，能够根据呼出的麻醉药浓度进行实时吸入麻醉药剂量调整。而 TIVA 时不易监测静脉麻醉药血药浓度，从而可能导致静脉麻醉药剂量不足。过量肌松药完全抑制患者有意体动，会阻碍麻醉医师及时发现 AWR，也会在发生 AWR 时增加患者长期心理后遗症风险。另外，在实施 TIVA 技术期间，静脉导管渗漏或剂量计算错误等设备故障和人为差错均可导致麻醉不充分。

（二）AWR 的判定和分级

1. 改良 Brice 问卷法

目前主要在术后根据改良 Brice 问卷进行随访。对所有患者都应询问以下问题。

（1）在入睡前你所记得的最后一件事是什么？

（2）在醒来时你所记得的第一件事是什么？

（3）在这两者间你还记得什么？

（4）在手术中你做过梦吗？

（5）有关这次手术，你感觉最差的是什么？

经过上述提问，患者若能回忆起从麻醉诱导到麻醉结束意识恢复间发生的任何事情，即可确定发生 AWR。

2. 密歇根知晓分级

麻醉科医生还可采用密歇根知晓分级（Michigan awareness classification instrument，MACI），MACI 一般将 AWR 分为 6 级（**表 6-6**）。

6

表 6–6　密歇根知晓分级

分级	表现
0 级	无知晓
1 级	仅存在听觉
2 级	触觉感知
3 级	痛觉感知
4 级	感知麻痹
5 级	感知麻痹和痛觉

如患者主诉有恐惧、焦虑、窒息、濒死感、末日感的知晓事件，则附加"D"分级。

（三）AWR 的预防及处理

AWR 最重要的预防方法是避免术中麻醉药物给药剂量不足。

1. 加强术中监测

呼气末麻醉药浓度（end-tidal anesthetic concentration，ETAC）的持续监测可评估吸入麻醉药的浓度是否接近最低肺泡有效浓度（MAC）值。在脊髓水平所介导体动抑制的 MAC 需求通常高于抑制意识（即 MAC 觉醒）或记忆（即 MAC 遗忘）的 MAC，因此能提供一个安全界限。目前临床认为以吸入麻醉药为主的手术中，ETAC 维持不低于 0.7 MAC 较为安全。

脑电双频指数（BIS）是基于脑电图的麻醉深度监测措施，主要反映大脑皮质的兴奋或抑制状态，不仅与正常生理睡眠密切相关，还能很好地监测麻醉深度中的镇静成分。通过处理额叶脑电信号，以 0～100 的数值来表示患者的麻醉深度，值越小表示麻醉越深，目前提倡临床麻醉过程中将 BIS 值维持在 40～60 之间，手术最后 15 min 推荐将 BIS 值维持在 55～70 之间。多数研究表明，BIS 监测可以有效降低全凭静脉麻醉患者 AWR 的发生率。

听觉诱发电位（AEP）不仅可反映皮层兴奋或抑制状态，用于监测麻醉的镇静成分，还可以反映皮层下脑电活动，监测手术伤害性刺激、镇痛和体动等成分。相对 BIS 而言，其反映诱发脑电活动，电位分析时间更短，可基本做到实时监测，但是易受其他电器的电波干扰，并且对听力障碍的患者不适用。

2. 应用辅助药物

在麻醉深度较浅期间给予辅助药物可限制 AWR 事件的创伤效应，苯二氮䓬类药物具有遗忘效应，术中如果患者不能耐受加深麻醉，可合并使用苯二氮䓬类药物以减少 AWR 发生。

二、全麻后苏醒延迟

麻醉苏醒是指在手术结束时停止给予麻醉药和辅助药物后患者意识逐渐恢复的过程。大多数患者可从手术麻醉状态平稳过渡到有完整保护性反射的清醒状态。患者意识恢复的时间受多种因素影响，主要包括具体使用的麻醉和镇痛药（具体用法用量、持续时间和距离末次给药的时间），手术类型及手术时间，患者术前的躯体和精神状态等。临床上随着短效麻醉药和麻醉技术的持续更新迭代，对苏醒延迟的标准时间难以做统一规定。目前认为全身麻醉在按计划停止给药后，患者若不能在 60 min 内意识恢复且不能对言语或刺激等做出有意识的回答或动作，即可认定为苏醒延迟。

（一）全麻后苏醒延迟的危险因素

1. 患者相关因素

（1）年龄：老年患者由于肝肾代谢功能下降，依赖肝肾排泄药物的作用时间延长，从而导致苏醒延迟。另外随着年龄增长，中枢神经系统功能进行性下降，对全麻药的敏感性增加，老年患者达到相同麻醉深度所需的麻醉药剂量和浓度往往比年轻患者低，标准剂量麻醉药则会延长作用时间，从而影响苏醒。

（2）体重：肥胖患者由于体内脂肪含量较高，脂溶性麻醉药在体脂中重分布，因此需要更高的药物剂量才能达到与标准体型患者相同的峰值血浆浓度。然而，当麻醉结束时，脂肪内的药物弥散入血，使血浆药物浓度维持时间延长，导致肥胖患者意识恢复延迟。

（3）身体功能：目前临床应用的大部分麻醉药的代谢和清除都依赖于肝肾功能，因此患者合并肝肾功能障碍时会延长这些麻醉药的作用时间，进而影响患者的苏醒时间。心肺疾病通过影响心输出量、器官灌注和通气功能等，减缓麻醉药代谢和清除，延长苏醒时间。甲状腺功能减退可造成多系统损害，对麻醉药的作用更敏感，也会增加苏醒延迟的风险。此外，中枢神经系统结构与功能障碍也可引起术后苏醒延迟。

2. 手术相关因素

任何影响脑灌注的操作或体位都可能因为脑供血不足而导致患者苏醒延迟。如部分乳房整形手术，术中需要取坐位，可引起低血压和脑灌注减少，导致术后苏醒延迟。另外，手术时间较长，麻醉药用量持续增加，麻醉药物体内蓄积，术中发生严重并发症如大出血、电解质紊乱、血糖异常，以及手术时间过长引起的低体温，等也可能导致苏醒延迟。

3. 麻醉相关因素

一种或多种麻醉药或辅助药物的残留效应是苏醒延迟最常见的原因。任何影响药物吸收、分布、代谢、排泄的因素，都可能影响患者苏醒。静脉麻醉药的作用时间主要取决于药物的再分配。而吸入麻醉药作用时间则与血气分配系数、吸入麻醉药浓度和药物在肺的排泄速度相关，肺的排泄功能主要取决于肺泡通气量，肺泡通气不足会延长从肺呼出麻醉剂所需的时间。苯二氮䓬类药物具有镇静、催眠和抗焦虑作用，在全身麻醉诱导中可增强其他麻醉药的镇静作用，当其与大剂量阿片类药物联合使用时有明显的呼吸抑制作用，导致高碳酸血症和昏迷。围手术期阿片类药物使用过量，可通过呼吸抑制和阿片受体的直接镇静效应，延长苏醒时间。肌松药的残余作用也会影响患者通气功能，导致二氧化碳蓄积和吸入麻醉剂排出受限，造成苏醒延迟。另外，术前使用苯二氮䓬类药物、单胺氧化酶抑制剂、选择性 5-羟色胺再摄取抑制剂等均可增强麻醉药对中枢神经系统的抑制作用，引起苏醒延迟。

（二）全麻后苏醒延迟的预防及处理

在保证麻醉深度的基础上，合理选择麻醉药和麻醉技术是避免全麻后苏醒延迟的关键。由于引起全麻后苏醒延迟的原因众多，因此当发生苏醒延迟时，首先应加强监护，评估患者生命体征，保证患者情况稳定，同时应尽快做出鉴别诊断，针对病因进行处理。

根据术中麻醉用药情况，评估患者是否存在麻醉药物过量及代谢不完全，必要时应用镇静药和肌松药拮抗剂。若存在苯二氮䓬类药物残留，可给予氟马西尼拮抗。氟马西尼的成人初始剂量为 0.2 mg，如首次注射后 60 s 内未达到期望效果，可重复多次给予 0.1 mg 的剂量，直至达到期望效果，最大总量为 1 mg。怀疑或经外周神经刺激器证实存在肌松药残余阻断效应，可应用药理逆转性药物，如新斯的明（最大剂量 5 mg）联合格隆溴铵（最大剂量 1 mg），或舒更葡糖 2 mg/kg。若可能存在阿片类药物残留作用，可谨慎地尝试使用纳洛酮进行逆转（40～80 μg 静脉注射，每 2～4 min 1 次），应注意纳洛酮可能逆转镇痛作用并引起血压突然升高。

监测血气分析，了解患者内环境情况，及时纠正低氧血症、高碳酸血症以及酸碱失衡、电解质、血糖异常等情况。对低体温患者，应适当升高体温。尽快进行神经功能检查，通过影像学检查确定是否发生神经系统并发症，如有异常，及时请相关专业医师会诊治疗。

三、苏醒期躁动

全麻苏醒期躁动是一种在全麻苏醒早期发生的以精神运动性激动、过度活动以及感知障碍为特点的病理状态，儿童及老年人发生率较高，多为自限性，持续时间不等，一般在患者意识完全恢复后自行缓解。苏醒期躁动的发病机制尚未明确，苏醒不完全可能是引起躁动的主要原因。

1. 苏醒期躁动危险因素

患者术后发生苏醒期躁动的原因众多。术前合并神经精神疾病、药物滥用史、肥胖等均可增加苏醒期躁动发生风险。手术创伤较大，术后疼痛明显，且常需留置导尿管的患者苏醒期躁动风险增大。口腔颌面部手术术后常留置纱布填塞止血等，也会增加苏醒期躁动的发生风险。另外，与择期手术相比，急诊手术患者更易发生苏醒期躁动。

吸入麻醉药的使用是发生苏醒期躁动的重要因素，尽管各种静脉和吸入麻醉后均可能发生躁动，但吸入麻醉后躁动发生率显著高于全凭静脉麻醉。术前使用苯二氮䓬类药物也可导致苏醒期患者的易激惹和攻击性。麻醉诱导使用氯胺酮、依托咪酯、硫喷妥钠等静脉麻醉药也会增加苏醒期躁动风险。术后抗胆碱药物的残留可能引起中枢神经系统兴奋性升高，进而导致躁动发生。苏醒期镇痛不足也是苏醒期躁动发生的重要因素。此外，麻醉苏醒期不良刺激如吸痰操作、尿潴留、导管刺激均可引起躁动发生。

2. 苏醒期躁动评分量表

临床上对于苏醒期躁动的诊断和病情评估尚无统一标准，目前主要依据 Richmond 躁动-镇静评分量表（Richmond Agitation-Sedation Scale，RASS）（表 6-7）和 Riker 镇静-躁动评分量表（Riker Sedation-Agitation Scale，SAS）（表 6-8）对患者进行快速评估。

表 6-7 Richmond 躁动-镇静评分量表（RASS）

评分	术语	描述
4	有攻击性	明显的暴力行为，对工作人员有威胁
3	非常躁动	试着拔出呼吸管，胃管或静脉点滴
2	躁动焦虑	身体无意义的频繁移动，无法配合呼吸机
1	不安焦虑	焦虑紧张但身体只有轻微的移动
0	清醒平静	清醒自然状态
−1	昏昏欲睡	没有完全清醒，但可声音唤醒并维持清醒超过10 s（睁眼且有眼神交流）
−2	轻度镇静	声音唤醒后短暂维持清醒少于10 s
−3	中度镇静	对声音有反应或睁眼（但无眼神交流）
−4	重度镇静	对物理刺激有反应或睁眼
−5	昏迷	对声音和物理刺激均无反应

RASS评分的操作方法：

第1步，观察患者，若患者清醒、不安焦虑或躁动，则评分为0~+4。

第2步，若患者不清醒，用名字唤醒患者并令其睁眼，看着说话人。若患者可睁眼，有眼神交流，并维持该状态，则评分为−1；若患者可睁眼，有眼神交流，但无法维持，则评分为−2；若患者可睁眼，或有其他有反应，但无眼神交流，则评分为−3。

第3步，若患者对声音无反应，摇晃肩膀或抚摸胸口唤醒患者。若患者对物理刺激有反应或睁眼，则评分为−4；若患者对所有刺激均无反应，则评分为−5。

表 6-8 Ricker 镇静—躁动评分量表（SAS）

分值	定义	描述
7	危险躁动	拖拽气管内插管，试图拔出各种导管，翻越床栏，攻击医护人员，在床上辗转挣扎
6	非常躁动	需要保护性束缚并反复语言提示劝阻，咬气管插管
5	躁动	焦虑或身体躁动，经言语提示劝阻可安静
4	安静合作	安静，容易唤醒，服从指令
3	镇静	嗜睡，语言刺激或轻轻摇动可唤醒并服从简单指令，但又迅即入睡
2	非常镇静	对躯体刺激有反应，不能交流及服从指令，有自主运动
1	不能唤醒	对恶性刺激无或仅有轻微反应，不能交流及服从指令

1分代表深度镇静；7分代表危险躁动；分值越高提示镇静程度越浅和躁动程度越深。

3. 苏醒期躁动预防及处理

苏醒期尽量消除不必要的伤害性刺激，做好术后镇痛。文献报道中，围手术期应用右美托咪定可预防苏醒期躁动，同时避免呼吸抑制。当发生苏醒期躁动时，应尽快去除病因，解除诱发因素，对于可能存在的合并症也应尽早进行鉴别诊断和治疗。首先确保患者生命体征稳定，治疗急性疼痛首选非阿片类药物治疗，若使用阿片类药物，需密切监测患者。处理膀胱充盈、低体温等不适。完善血气分析，以评估患者是否存在低氧血症、高碳酸血症、低血糖或电解质

6

紊乱等。评估是否存在某些麻醉药物的残留效应，如苯二氮䓬类、抗胆碱药物等，并予以对应处理。若躁动持续存在，应及时请神经专科医师会诊，评估是否存在急性颅脑损伤。

四、围手术期低体温

体温是重要的生命体征之一，正常人体中心体温为 36.5～37.5℃，非医疗计划导致的围手术期中心体温低于 36.0℃ 称为围手术期低体温（inadvertent perioperative hypothermia，IPH）。IPH 会给机体带来多种不利影响，不仅延长麻醉药物作用时间引起麻醉苏醒延迟，还会损害凝血机制和血小板功能，增加手术失血量和输血需求，增加伤口感染概率等，因此维持术中正常体温日益受到重视。

（一）IPH 危险因素

热量从机体传递到周围环境有 4 种方式：辐射、传导、对流、蒸发，其中辐射和对流是 IPH 最主要的热丢失方式。对于未接受保温措施的全麻患者，麻醉后引起末梢血管扩张，机体热量由温暖的中心区域（如胸腹腔）向较冷的外周转移，产生热量再分布。在麻醉诱导后第一个小时（第一相），中心体温会下降 1～2℃，主要由于热量再分布；在随后的 3～4 h（第二相），由于热量丢失超过代谢产热，体温会进一步下降，直至达到一个平衡点（第三相），即散热与产热相对稳态。非麻醉状态下，机体通过下丘脑调节将中心体温维持在一定范围即阈值范围。全身麻醉时，麻醉药物通过抑制下丘脑应答反应，从而损害中心体温调节。

体温调节防御机制受损加上患者长时间暴露于寒冷的手术环境是导致 IPH 的最主要原因。术中大量未加温液体输入及高流量非加温加湿气体的应用增加了 IPH 发生风险。对于小儿、高龄、术前基础体温偏低、严重创伤以及术前存在体调节受损的患者，IPH 发生风险均增加。另外，手术时间大于 2 h、手术创面较大、术中使用大量冲洗液、手术室温度低等因素也可间接增加 IPH 风险。

（二）IBP 对机体的影响

围手术期低体温既可使机体显著受益，又可能带来严重并发症。

1. 益处

适度低体温能降低组织器官的代谢率，减少氧耗及毒性产物产生，有利于器官保护。

2. 不良影响

低体温的机体可产生许多不利影响，与围手术期心脏事件增加、凝血功能异常和伤口感染等并发症密切相关。

IBP 能直接抑制心脏窦房结，减慢传导，引起心率下降、心输出量降低，导致周围循环灌注降低。同时体温降低时，外周循环阻力也会增加，心脏耗氧量增加，可能引起心肌缺血和心率失常，对于本身心功能不全的患者，IBP 可导致心功能恶化，增加围手术期心血管事件发生率。低体温可引起血液黏度增加，血液浓缩，血容量减少，并且可以直接损害血小板功能，抑制凝血因子活性，引起凝血功能异常，导致手术出血增加。

低温可抑制机体内多种酶活性，使组织器官代谢率下降，影响肝肾血流，引起麻醉药物的代谢和排泄时间均延长，最终导致麻醉苏醒延迟。在丙泊酚的持续输注期间，体温降低3℃血浆药物浓度比正常体温增加约30%。

伤口感染是围手术期常见的并发症，低体温可直接损害免疫功能，并能引发温度调节性血管收缩，进而降低伤口氧供，增加伤口感染风险。另外低体温可致伤口愈合延迟，延长患者住院时间。

（三）IPH 预防及处理

1. 加强体温监测

首先应加强体温监测，中心体温是体温监测中最为重要的指标，最能反映机体热量状态，监测部位包括肺动脉、远端食管、鼻咽及鼓膜，其中鼻咽温与大脑温度接近，操作简便而被广泛应用于全麻手术中。其他体温监测部位中，口腔最接近中心体温且适用于清醒患者，其次有腋窝、膀胱、直肠。儿童中心体温比成年人高（36.5～38.0℃）且体温下降快，建议2岁以下小儿可采取直肠测温。

2. 被动绝热

术中皮肤暴露会导致体温丢失，皮肤和周围温度的差异越大，损失就越大。减少皮肤热丢失最简单可行的方法就是被动绝热，应用棉毯、手术铺单等覆盖皮肤表面，可显著减少辐射、对流导致的失热，单层绝热物可减少30%皮肤热量丢失，临床上不同种类绝热材料无明显差异，这是由于大多数绝热物的作用是保留皮肤与隔热物之间的静止空气。隔热保温的能力与覆盖体表面积直接相关，增加绝热物的层数并不会明显增加绝热效果。

3. 主动加温

对于部分大手术患者，IPH 发生因素众多，单纯被动隔热往往不足以维持正常体温，需要采用主动加温。循环水床垫是一种传统的术中主动加温装置，但由于机体热量丧失主要通过身体前表面，所以其加温效果有限，并且加热和局部灌注降低的共同作用会增加背部皮肤压力/热坏死的可能性。充气加温装置由电热充气装置和加温毯组成，通过屏蔽辐射和对流两种机制实现加温，充气加温向皮肤表面传导热量，同时加温毯被动隔热将皮肤的散减少，因此远比单纯被动隔热和循环水垫床有效。电热毯与充气加温效果相似，其产生的热量绝大部分传导给患者，工作效率高。

4. 内部加温方法

围手术期患者若输入大量与手术室等温的液体，会产生"冷稀释"的作用，使体温降低，此时使用输液加温装置可减少热量损失，预防术中低体温。由于输入液体温度不能过多地超过体温，因此其加温作用有限，单独应用并不能维持术中患者体温正常。手术中大量冲洗液也可导致体温下降，因此冲洗胸腹腔的液体也应适当加温，减少冲洗引起的低温反应。在全麻状态下，氨基酸的产热作用是平常的5倍，因此术中静脉输注氨基酸可一定限度上抑制IPH 发生。

6

五、恶性高热

恶性高热（MH）是一种罕见的药物遗传性临床综合征，易感人群在接触某些诱发麻醉药物时，会出现细胞内钙离子过量蓄积，骨骼肌细胞中钙超载会导致肌肉持续收缩和破坏（横纹肌溶解）、细胞代谢亢进、无氧代谢、酸中毒，从而引起一系列临床表现。

1. 易感人群和诱发因素

MH 患者或其家族内其他成员常存在骨骼肌肉疾病，主要包括中央轴空病、多小核肌病、进行性假肥大性肌营养不良和其他肌营养不良、King-Denborough 综合征、先天性脊柱侧弯、上睑下垂和斜视等。其他的易感因素包括 MH 家族史、无法解释的发热或肌肉痛性痉挛。

临床上，大多数 MH 病例发生在使用吸入性麻醉剂（例如氟烷、恩氟烷、异氟烷、七氟烷、地氟烷）的过程中，无论是否同时使用琥珀胆碱。在没有使用吸入性麻醉剂，仅使用琥珀胆碱的情况下，也可能诱发 MH。此外，也有报道称其他药物如氯胺酮、利多卡因、甲哌卡因等可能引发 MH。

2. MH 的临床表现

MH 临床表现的出现时间因人而异，具有一定随机性，可能发生在使用诱发药物不久，也可能在麻醉维持阶段随时出现，部分病例甚至在停用麻醉药物后出现。急性 MH 的初始症状差异较大，机械通气患者出现原因不明的 $PetCO_2$ 升高，或自主呼吸患者出现呼吸过速是预示发生急性 MH 的较可靠初始临床症状。部分患者初始症状表现为心动过速、咬肌强直或全身肌张力增高。极少数情况下，首发体征为提示急性高钾血症的异常心电图波形，如 T 波高尖、室性期前收缩，甚至室性心动过速或心室颤动。发热在 MH 病程中随时可能出现，但高热通常出现较晚。

$PetCO_2$ 升高和高碳酸血症可能是 MH 围手术期最敏感的指标，这种高碳酸血症不是由通气不足或二氧化碳吸收（如腹腔镜期间）引起的，因此单纯增加每分钟通气量并不能纠正。对于自主呼吸患者，发生高碳酸血症后表现为自主呼吸的频率或深度增加。

循环系统早期可表现为心率增快、心律失常、血压升高、发绀等，晚期可表现为循环衰竭甚至心搏骤停。患者出现茶色或棕色尿液提示存在由横纹肌溶解导致的肌红蛋白尿。

实验室检查可出现代谢性酸中毒和/或呼吸性酸中毒、高血钾、肌红蛋白、肌酸激酶、乳酸脱氢酶等明显改变。

3. MH 的诊断

如果围手术期代偿性增加每分钟通气量后，患者的 $PetCO_2$ 仍然升高，则应强烈怀疑 MH。肌肉强直（咬肌痉挛或持续全身肌肉强直）或其他原因无法解释的代谢性酸中毒可进一步支持 MH 的诊断。除了典型的临床表现外，还可以通过咖啡因-氟烷体外挛缩试验和基因监测来进一步支持 MH 进行诊断。目前临床上没有针对急性 MH 的确诊性试验，因此对于所有接受了诱发药物且有相关临床体征的患者，都不能排除 MH。

恶性高热临床评分（clinical grading scale，CGS）是目前比较常用的临床诊断标准。它根据性质将临床表现分为七大类，分别计分，每一大类仅计一个最高分（表 6-9）。根据 CGS 得分，

MH 可能性分析如**表 6-10** 所示。

表 6-9　恶性高热临床评分

项目	指标	评分
强直	全身肌强直（使用吸入麻醉后）	15
	咬肌痉挛（使用琥珀胆碱）	15
肌肉破坏	肌酸激酶＞20 000 IU（使用吸入麻醉药）	15
	肌酸激酶＞10 000 IU（使用琥珀胆碱后）	15
	围手术期咖啡色尿	10
	尿肌红蛋白＞60 μg/L	5
	血清肌红蛋白＞170 μg/L	5
	血 K^+ ＞6 mmol/L（除外肾衰竭）	3
呼吸性酸中毒	$PetCO_2$ ＞55 mmHg（控制呼吸）	15
	$PaCO_2$ ＞60 mmHg（控制呼吸）	15
	$PetCO_2$ ＞60 mmHg（自主呼吸）	15
	$PaCO_2$ ＞65 mmHg（自主呼吸）	15
	高碳酸血症	15
	呼吸急促	10
体温升高	体温快速升高	15
	围手术期体温高于38.8℃	10
心律失常	窦性心动过速	3
	室性心动过速或心室颤动	3
家族史	省略（MH敏感者诊断用）	
其他指标	动脉碱剩余＜－8 mmol/L	10
	pH值＜7.25	10
	使用丹曲林后，代谢性酸中毒和/或呼吸性酸中毒迅速好转	5
	阳性MH家族史	10
	静息血清肌酸激酶升高	10

以上每项只可记一个最高分。

表 6-10 恶性高热可能性分析

记分范围	等级	可能性
0	1	无可能性
3 ~ 9	2	不可能
10 ~ 19	3	可能性较小
20 ~ 34	4	可能性较大
35 ~ 49	5	可能性很大
≥ 50	6	基本确定

4. 恶性高热的预防及处理

MH 的有效预防是建立在有效辨别易感人群的基础上的。易感人群在选择进行全身麻醉时，除了要避免使用可能的诱发药物外，麻醉诱导前应将麻醉机中的挥发性麻醉药冲洗干净，去除或密封挥发罐，更换钠石灰。

如果排除其他病因，出现以下情况时必须立即开始治疗：代偿性增加每分钟通气量后 $PetCO_2$ 仍然升高，有一种或多种 MH 的其他临床体征，即肌肉强直（可为全身肌肉强直或持续咬肌痉挛）、高热、心动过速，以及符合高钾血症的心电图改变（例如 T 波高尖、室性期前收缩、室性心动过速或心室颤动）。

首先优化氧合和通气，100% 纯氧通气，增加通气频率和（或）潮气量，以最大化通气，若患者尚未插管，应立即插入气管导管，需要肌松时仅使用非去极化肌松药。立即停止使用可诱发 MH 的药物，新鲜气流量至少 10 L/min，以促进麻醉气体排除。通知外科医生，尽快停止手术，如果必须继续手术，使用不会触发 MH 的麻醉药如丙泊酚维持全身麻醉。快速给予丹曲林（2.5 mg/kg，静脉注射），每 5 ~ 10 min 重复一次，直至最初症状开始减轻，极少数情况下丹曲林的使用量可能超过 10 mg/kg。测定血气（了解酸碱状态）、电解质、肌酸激酶、肌红蛋白、凝血功能。纠正高钾血症，以防止发生恶性心律失常甚至心搏骤停。使用碳酸氢钠纠正代谢性酸中毒。监测体温，患者中心体温 > 39℃时应进行降温，首先使用循环水床罩或冰袋进行外部降温，可根据需要静脉输注冷藏液体，如需要进一步降温，可考虑冷生理盐水灌洗体腔，体温降至接近 38℃时应停止降温，以防止出现意外的体温过低。放置导尿管监测尿量，目标 1 ~ 2 ml/（kg·h），尿量不足时可保持输液和利尿。碱化尿液，防止肌红蛋白尿导致肾衰竭。对于 MH 治疗方案无效的持续心搏骤停患者，可将体外膜肺氧合（ECMO）作为最后的手段。

手术结束后，应将患者转入重症监护室继续通气支持，并进行血流动力学监测，在急性 MH 所有体征都消失后，还应给予 24 h 的丹曲林维持剂量（1 mg/kg，静脉给予，每 4 ~ 6 h 一次）。如能满足下列所有标准，则可停用丹曲林，或将丹曲林给药的间隔时间增加至 8 ~ 12 h：代谢稳定，持续 24 h；核心体温低于 38℃；肌酸激酶水平降低；无肌红蛋白尿的证据；肌肉不再强直。对于出现横纹肌溶解，尤其是出现弥散性血管内凝血（DIC）的患者，应评估其是否出现骨筋膜室综合征，必要时行肌肉筋膜室切开解压术。

六、外周神经损伤

当围手术期外周神经遭受牵拉、缺血或压迫时，均可能发生神经损伤。手术体位是许多外科手术顺利实施的前提，随着外科技术的发展，复杂手术不断增加，对手术体位的要求逐渐增高，因而围手术期体位性外周神经损伤的风险也越来越大。如果术中摆放患者的体位不当，则会造成神经压迫和牵拉，但在麻醉的状态下机体保护机制消失，长时间手术时可出现神经组织局部缺血，最终导致神经损伤。

1. 围手术期外周神经损伤危险因素

神经受到压迫时会出现血液循环障碍，最终导致神经细胞的水肿、缺血甚至坏死。位置表浅的神经在受到外力压迫时很容易受损，患者高龄、体型瘦弱、术前合并血管疾病或糖尿病、神经走行解剖变异、遗传性周围神经病均可增加围手术期外周神经损伤的发生。此外，术中低血压患者发生外周神经损伤的风险也更高。

2. 围手术期外周神经损伤预防及处理

虽然手术体位主要由外科医生决定，但需要麻醉科医生、外科医生和手术护士共同合作，使患者处于最佳体位，既满足手术需要，又能保护患者安全。麻醉过程中尽可能使患者处于自然体位，情况允许下，在麻醉诱导前摆放体位以询问患者是否存在不适。在肢体承受面和关节放置衬垫。头部应尽量保持正中位，不要过度后仰或屈曲。患者平卧体位时，手和前臂旋后或保持中立位（手掌朝向身体），以减少外部对桡神经沟和尺神经的压力。需要患者上肢外展时，外展幅度不超过 90°，以避免肱骨头对腋窝形成向尾端的压力，降低臂丛神经损伤的概率。头低脚高体位时，要防止因重力影响患者在手术台上向头侧滑动，避免肩带、肩托应力损伤臂丛神经。侧卧位时，腋窝垫应放置在腋窝底端，使腋窝底端胸壁承受胸腔重量，防止压迫肩部和腋窝内容物。患者两膝间放置衬垫物，位于下侧的下肢屈曲，可减轻骨性突出部位的压力以及对下肢神经的过度牵拉。截石位时避免髋部过屈、膝部过伸，以防坐骨神经及其分支过度牵拉，注意避免过度压迫腓骨头，损伤腓总神经。

一旦发现可疑神经症状，就应首先查找是否存在发病危险因素，分析可能的受伤机制。及时请相关专科医师会诊，指导进一步处理。通常肌电图检查和神经传导速度检查具有确诊和鉴别诊断的意义。对周围神经损伤的处理通常以对症治疗为主。针对运动功能损害，予以物理治疗，避免发生肢体僵硬。针对肌力损害，要鼓励患者主动锻炼受损神经支配的肌肉。根据受损神经的功能情况，应用支具保护并改善功能障碍。定期进行查体以及肌电图检查，观察神经恢复，适当地应用神经营养药物。如神经没有恢复或恢复有明显的停滞，则可能需要手术治疗。

七、围手术期眼损伤

围手术期非眼科患者发生的眼损伤常见的原因是患者眼睑闭合不全导致的角膜擦伤，以及视神经灌注压降低导致的缺血性视神经病变（ischemic optic neuropathy，ION）。

（一）围手术期眼损伤危险因素

部分患者在麻醉后出现眼睑无法完全闭合的情况，手术中脸部附近的敷料或其他物体可能直接接触眼球。全身麻醉患者术中泪液分泌减少，容易导致角膜干燥和损伤。复苏期间，患者不自觉地揉眼也可能刮伤角膜。

术中控制性降压、大量失血贫血或血液稀释可能增加术后 ION 的发生风险。在一些影响静脉回流的特殊体位如俯卧位、头低位以及腹部受压情况下长时间手术，可导致眼内压增高，甚至诱发 ION。另外，术前合并高血压、糖尿病以及吸烟的患者，发生术后缺血性视神经损伤可能性增加。

（二）围手术期眼损伤预防及处理

1. 角膜擦伤

围手术期发生角膜擦伤的原因众多，患者常在清醒后主诉眼痛和异物感，临床症状持续短暂。预防角膜擦伤的措施主要包括：全麻诱导后立即用贴膜对患者眼睛进行恰当保护，确保眼睑完全闭合，避免氧气面罩、手术巾、监护线等接触角膜，减少角膜擦伤。条件允许下，术中多次检查患者面部，以确保眼睛没有受压。治疗通常包括对症支持治疗和局部使用抗生素防止细菌感染。

2. 缺血性视神经损伤

缺血性视神经损伤的很多危险因素不可避免，因此难以采取有效的预防措施。对于有高危因素的患者如贫血，术中适当放宽输血指征，尽可能缩短手术时间。进行控制性降压时，注意避免长时间大幅度地降低患者血压。患者术后出现视力改变时，应及时请眼科医师会诊评估病情，通常包括既往病史、围手术期事件、眼部主诉，以及视力、色觉、瞳孔对光反射检查、视野检查、裂隙灯生物显微镜检、眼压测定和散瞳眼底检查等眼部检查（注意怀疑有急性青光眼时不进行散瞳眼底检查）。基于眼科检查结果，进一步明确诊断的检查可能包括：头部 CT 或 MRI 检查以筛查有无梗死、出血及垂体卒中；视觉诱发电位以评估视神经功能；偶尔还包括视网膜电图检查以确定有无视网膜功能问题等。

八、脂肪栓塞综合征

脂肪栓塞综合征（FES）指脂肪组织经破裂的血管进入血液，在肺或脑部微血管中发生聚集栓塞，从而发生一系列病理生理改变。临床表现为呼吸功能不全、出血、神经系统症状等。FES 是罕见的临床综合征，临床上常发生在创伤后或整形美容手术期间，一旦发生，治疗手段有限，容易造成伤残甚至死亡。

（一）危险因素

FES 可在多种临床情况下发生，尤其是脂肪组织受损时。创伤患者尤其是长骨骨折患者，易发生脂肪栓塞。骨科手术中的创伤性操作如全髋关节或膝关节置换术、骨内通路或输液，以及骨髓采集和移植也可诱发 FES。少数患者是在烧伤、吸脂、脂肪移植后发生 FES。其他危险因素还包括男性、10～40 岁、多发性开放性骨折和肥胖。

（二）发病机制

FES 的发病机制尚不清楚。目前主要有两种理论：一种是机械理论，即脂肪组织受到破坏，直接进入血液循环，形成了脂肪栓子；另一种是生化理论，即循环脂肪（如乳糜微粒、输注的脂肪酸或源于骨髓的脂肪）产生的毒性中间体引起了炎症。临床上许多病例可能是这两种机制共同作用的结果。

1. 机械理论

该理论指出脂肪在创伤后从受损的骨髓或脂肪组织进入撕裂的小静脉。有研究发现，髓骨骨折时的 FES 发生率最高、脂肪栓子量最大，因为骨髓中的受损小静脉被其附着的骨牵拉而维持开放状态，使骨髓内容物很容易进入静脉循环，这为机械理论提供了支持性证据。脂滴聚集并阻塞肺毛细血管，引起 FES 的呼吸系统症状。此外，循环系统中的脂肪细胞可能具有促血栓形成的潜能，引发血小板和纤维蛋白聚集，进一步导致肺血管床阻塞、局部炎症、出血和水肿。脂肪细胞大量聚集可能会导致右心室衰竭和阻塞性休克。脂肪组织可通过以下两种机制进入全身动脉循环，导致 FES 的神经系统障碍和皮肤瘀点。一种是反常栓塞即栓塞物质通过未闭合的卵圆孔或其他解剖分流并进入动脉循环；另一种是微栓塞即体积极小的栓子能够通过肺从肺动脉循环进入肺静脉循环并最终进入左心。

机械性脂肪栓塞理论存在一些局限，不能充分解释急性损伤后的 24～72 h 无症状间期，也不能解释非创伤性 FES。

2. 生化理论

FES 的另一种发病机制是循环脂肪产生毒性中间体，其可能单独发生，也可能与机械性机制共同作用。生化理论认为栓塞脂肪降解成具有促炎作用的毒性中间体。循环游离脂肪酸水平在骨折患者里中度升高，而在非创伤 FES 动物模型中严重升高（同时合并循环脂蛋白脂酶水平严重升高）。动物研究发现，中性脂肪不会损伤肺，但若其在数小时内水解为多种产物（包括游离脂肪酸），就有可能引起 ARDS。游离脂肪酸与心脏收缩功能障碍有关，FES 中部分患者表现为心功能障碍。FES 患者也有高水平的磷脂酶 A2 和炎症细胞因子，包括肿瘤坏死因子-α、白介素-1 和白介素-6。FES 患者的 C 反应蛋白水平升高，而且似乎可引起脂质凝集，导致微脉管系统内血流淤滞。急症患者的血清中可凝集乳糜微粒、低密度脂蛋白及营养性脂肪乳剂的脂质体，这些循环脂肪产生促炎性脂质介质，能在一定程度上解释 FES 的临床表现。FES 的症状通常在诱发事件后延迟 24～72 h 内出现，部分 FES 症状的出现可能随着循环内脂肪的降解和凝集而发生。毒性中间体也能间接解释非创伤性 FES 的发生

（三）临床表现

FES 多数起病隐匿，早期最常见的临床症状是呼吸困难、呼吸急促和低氧血症等肺部症状。大约一半长骨骨折导致 FES 的患者会发生重度低氧血症，并需要机械通气治疗。大多数患者会

出现神经系统症状，通常出现在呼吸系统异常之后，表现为嗜睡、烦躁不安、意识模糊、癫痫发作，甚至局灶性神经功能缺损症状，部分患者出现精神状态改变。皮肤红棕色瘀点状皮疹是脂肪栓塞特征性表现，发生率仅为 20%～50%，常分布于身体非重力依赖性区域，包括头部、颈部、前胸、腋窝和结膜下。其他可能出现的临床表现包括发热、心肌缺血、低血压、休克、视网膜病变、脂肪尿等。

实验室检查结果可能显示贫血、血小板减少和凝血功能异常。C 反应蛋白在危重病患者中通常升高，而脂肪酶不一定升高。脂肪尿很少见。大多数患者的胸部 X 线片结果可能正常，部分患者的胸部 X 线片提示肺水肿。胸部 CT 可能存在边界清晰的双侧磨玻璃影或边界不清的小叶中央结节，偶有小叶实变、小叶间隔或支气管壁增厚改变。有研究表明，CT 显示的受累范围可能与 FES 临床综合征的严重程度一致。颅脑 CT 结果可能无明显异常，颅脑 MRI 显示的急性神经系统异常与临床神经系统损伤程度相一致。

（四）诊断

FES 的诊断尚无统一标准，目前临床上多根据临床特征诊断，即有风险患者出现典型三联征：低氧血症、神经系统异常和皮肤瘀点。但多数患者的主诉症状可能不具有特异性，因此对于有发病危险因素的患者在出现呼吸衰竭症状时应怀疑 FES，若得不到其他病因解释则应进一步考虑 FES。

FES 主要的鉴别诊断是其他栓塞综合征（如血栓、羊水、肿瘤、异物、空气）、心力衰竭、肺炎、ARDS，以及皮肤血管炎性疾病如系统性红斑狼疮。

当怀疑 FES 时，应行胸部影像学检查如胸部 X 线片和（或）胸部 CT。有神经系统症状时应行颅脑 CT 或 MRI 检查。常规行全血细胞计数和凝血功能检查。CT 肺血管造影可能有助于排除肺血栓栓塞诊断。微生物学检查和超声心动图可能有助于排除肺炎、心力衰竭等诊断。

（五）预防及处理

创伤患者早期骨折固定可降低 FES 发生率，手术矫正可进一步降低发生风险。在骨折手术治疗中，减少骨髓内容物和限制髓内压力的方法也可以降低 FES 发生风险。预防性使用糖皮质激素尚有争议，应基于具体情况考虑是否使用，且要权衡预防 FES 的潜在获益与风险。

FES 目前没有根治性治疗方案，临床一般采用对症支持处理，等待患者自行恢复。支持治疗主要包括呼吸支持和液体复苏，供氧保证患者氧合，必要时行无创或有创机械通气。若出现难治性休克，及时应用血管活性药、机械性心脏辅助设备或 ECMO 治疗。少数脑组织大面积受累的患者需要颅内压监测。全身性糖皮质激素不作为常规用药，以避免促进感染风险，但患者病情危及生命时可短期使用。尽管有研究者提出肝素可以促进血管内的脂质清除，但不建议常规给予肝素，以避免出血风险。支持治疗应贯穿 FES 的整个病程。

（李静洁　刘文辉　王晓理　裴蓓　鲍婉婷）

参考文献

［１］ 马俊丽，魏新川.术后恶心呕吐病因、机制和治疗进展［J］.实用医院临床杂志，2022，19(1)：190-193.

［２］ 于洋，孙建良.术后恶心呕吐(PONV)的机制及其防治研究进展［J］.麻醉安全与质控，2018，2(2)：113-118.

［３］ STOOPS S, KOVAC A. New insights into the pathophysiology and risk factors for PONV［J］. Best Pract Res Clin Anaesthesiol, 2020, 34(4): 667-679.

［４］ GAN T J, DIEMUNSCH P, HABIB A S, et al. Consensus guidelines for the management of postoperative nausea and vomiting［J］. Anesth Analg, 2014, 118(1): 85-113.

［５］ TATEOSIAN V S, CHAMPAGNE K, GAN T J. What is new in the battle against postoperative nausea and vomiting［J］. Best Pract Res Clin Anaesthesiol, 2018, 32(2): 137-148.

［６］ JEWER J K, WONG M J, BIRD S J, et al. Supplemental peri-operative intravenous crystalloids for postoperative nausea and vomiting: an abridged Cochrane systematic review［J］. Anaesthesia, 2020, 75(2): 254-265.

［７］ APFEL C C, PHILIP B K, CAKMAKKAYA O S, et al. Who is at risk for postdischarge nausea and vomiting after ambulatory surgery［J］. Anesthesiology, 2012, 117(3): 475-486.

［８］ 李丹，王晋煌，柳大烈，等.下颌骨整形手术后突发窒息的可能原因分析及防治［J］.中国美容医学，2013，22(16)：1691-1693.

［９］ 王竞鹏，柳大烈，陈兵，等.下颌角整形术安全平面的解剖学研究［J］.中国美容整形外科杂志，2010，21(3)：184-186.

［10］ 文辉才，巫国辉，柳大烈.下颌角截骨术大出血的解剖学分析及防治策略［J］.江西医药，2010，45(9)：948-949,935.

［11］ 官大威，张国华，李如波，等.下颌角肥大整形术后死亡1例［J］.法医学杂志，2011，27(4)：316-317.

［12］ 袁强，柳大烈，王晓军.口内入路下颌角肥大截骨术并发症分析［J］.中华整形外科杂志，2009，25(3)：197-199.

［13］ STENBERG E, DOS REIS FALCÃO L F, O'KANE M, et al. Guidelines for perioperative care in bariatric surgery: Enhanced Recovery After Surgery (ERAS) Society recommendations: a 2021 update［J］. World J Surg, 2022, 46(4): 729-751.

［14］ 胡玲，高静铮.1832例患者麻醉恢复期常见并发症相关因素分析［J］.中国高等医学教育，2011，2：119-120.

［15］ 闫相华.不同麻醉药物全麻诱导对循环系统的影响［J］.中华临床医学杂志，2004，5(9)：79-80.

［16］ 胡翠纹，郭轩，张琪，等.美国麻醉医师协会体质分级对老年手术患者心脏自主神经功能的评价意义［J］.中华老年心脑血管病杂志，2021，23(5)：491-494.

［17］ POLLACK C V Jr, ROE M T, PETERSON E D. 2002 update to the ACC/AHA guidelines for the management of patients with unstable angina and non-ST-segment elevation myocardial infarction: implications for emergency department practice［J］. Ann Emerg Med, 2003, 41(3): 355-369.

［18］ 许霁虹，张铁铮，刘晓江，等.不同剂量丙泊酚对老年患者心血管功能的影响［J］.临床麻醉学杂志，2004，20(8)：451-452.

［19］ HÜNEKE R, FASSL J, ROSSAINT R, et al. Effects of volatile anesthetics on cardiac ion channels［J］. Acta

Anaesthesiol Scand, 2004, 48(5): 547-561.

［20］ 戈洛博. 米勒麻醉学［M］. 邓小明, 黄宇光, 李文志, 译. 9版. 北京: 北京大学医学出版社, 2020.

［21］ 宋琳琳, 许幸, 吴新民. 脂肪乳剂对局麻药中毒的复苏效应［J］. 中华麻醉学杂志, 2010, 30(2): 132-136.

［22］ PICARD J, WARD S C, ZUMPE R, et al. Guidelines and the adoption of 'lipid rescue' therapy for local anaesthetic toxicity［J］. Anaesthesia, 2009, 64(2): 122-125.

［23］ NEUMAR R W, OTTO C W, LINK M S, et al. Part 8: adult advanced cardiovascular life support: 2010 American Heart Association Guidelines for Cardiopulmonary Resuscitation and Emergency Cardiovascular Care［J］. Circulation, 2010, 122 (18 Suppl 3): S729-S767.

［24］ SANDIN R H, ENLUND G, SAMUELSSON P, et al. Awareness during anaesthesia: a prospective case study［J］. Lancet, 2000, 355(9205): 707-711.

［25］ EGER E I 2nd. Age, minimum alveolar anesthetic concentration, and minimum alveolar anesthetic concentration-awake［J］. Anesth Analg, 2001,93(4): 947-953.

［26］ MASHOUR G A, KENT C, PICTON P, et al. Assessment of intraoperative awareness with explicit recall: a comparison of 2 methods［J］. Anesth Analg, 2013, 116(4): 889-891.

［27］ FAHY B G, CHAU D F. The technology of processed electroencephalogram monitoring devices for assessment of depth of anesthesia［J］. Anesth Analg, 2018, 126(1): 111-117.

［28］ THOMAS E, MARTIN F, POLLARD B. Delayed recovery of consciousness after general anaesthesia［J］. BJA Educ, 2020, 20(5): 173-179.

［29］ MISAL U S, JOSHI S A, SHAIKH M M. Delayed recovery from anesthesia: a postgraduate educational review［J］. Anesth Essays Res, 2016, 10(2): 164-172.

［30］ HENDRICKX J F, EGER E I 2nd, SONNER J M, et al. Is synergy the rule? A review of anesthetic interactions producing hypnosis and immobility［J］. Anesth Analg, 2008, 107(2): 494-506.

［31］ LEE S J, SUNG T Y. Emergence agitation: current knowledge and unresolved questions［J］. Korean J Anesthesiol, 2020,73(6): 471-485.

［32］ FIELDS A, HUANG J, SCHROEDER D, et al. Agitation in adults in the post-anaesthesia care unit after general anaesthesia［J］. Br J Anaesth, 2018, 121(5): 1052-1058.

［33］ JO J Y, JUNG K W, KIM H J, et al. Effect of total intravenous anesthesia vs volatile induction with maintenance anesthesia on emergence agitation after nasal surgery: a randomized clinical trial［J］. JAMA Otolaryngol Head Neck Surg, 2019,145(2): 117-123.

［34］ SESSLER D I. Mild perioperative hypothermia［J］. N Engl J Med, 1997, 336(24): 1730-1737.

［35］ SLOTMAN G J, JED E H, BURCHARD K W. Adverse effects of hypothermia in postoperative patients［J］. Am J Surg, 1985, 149(4): 495-501.

［36］ SESSLER D I. Perioperative thermoregulation and heat balance［J］. Lancet, 2016, 387(10038): 2655-2664.

［37］ TOROSSIAN A, BRÄUER A, HÖCKER J, et al. Preventing inadvertent perioperative hypothermia［J］. Dtsch Arztebl Int, 2015, 112(10): 166-172.

［38］ IHN C H, JOO J D, CHUNG H S, et al. Comparison of three warming devices for the prevention of core hypothermia and post-anaesthesia shivering［J］. J Int Med Res, 2008,36(5): 923-931.

［39］ LARACH M G, GRONERT G A, ALLEN G C, et al. Clinical presentation, treatment, and complications of malignant hyperthermia in North America from 1987 to 2006［J］. Anesth Analg, 2010, 110(2): 498-507.

［40］ VISOIU M, YOUNG M C, WIELAND K, et al. Anesthetic drugs and onset of malignant hyperthermia［J］.

整形外科精确麻醉

Anesth Analg, 2014, 118(2): 388-396.

[41] LARACH M G, LOCALIO A R, ALLEN G C, et al. A clinical grading scale to predict malignant hyperthermia susceptibility[J]. Anesthesiology, 1994, 80(4): 771-779.

[42] BURKMAN J M, POSNER K L, DOMINO K B. Analysis of the clinical variables associated with recrudescence after malignant hyperthermia reactions[J]. Anesthesiology, 2007, 106(5): 901-906, quiz 1077-1078.

[43] SHEN Y, DRUM M, ROTH S. The prevalence of perioperative visual loss in the United States: a 10-year study from 1996 to 2005 of spinal, orthopedic, cardiac, and general surgery[J]. Anesth Analg, 2009, 109(5): 1534-1545.

[44] VETTER T R, ALI N M, BOUDREAUX A M. A case-control study of an intraoperative corneal abrasion prevention program: holding the gains made with a continuous quality improvement effort[J]. Jt Comm J Qual Patient Saf, 2012, 38(11): 490-496.

[45] DELJOU A, WEINGARTEN T N, MAHR M A, et al. Postoperative corneal injuries: incidence and risk factors[J]. Anesth Analg, 2019, 129(3): 737-742.

[46] ERIKSSON E A, PELLEGRINI D C, VANDERKOLK W E, et al. Incidence of pulmonary fat embolism at autopsy: an undiagnosed epidemic[J]. J Trauma, 2011, 71(2): 312-315.

[47] STEIN P D, YAEKOUB A Y, MATTA F, et al. Fat embolism syndrome[J]. Am J Med Sci, 2008, 336(6): 472-477.

[48] AL-SHAER D S, AYOUB O, AHAMED N A, et al. Cerebral fat embolism syndrome following total knee replacement causing a devastating neurocognitive sequelae[J]. Neurosciences (Riyadh), 2016, 21(3): 271-274.

[49] MENDOZA-MORALES R C, CAMBEROS-NAVA E V, LUNA-ROSAS A, et al. A fatal case of systemic fat embolism resulting from gluteal injections of vitamin e for cosmetic enhancement[J/OL]. Forensic Sci Int, 2016, 259:e1-4.

[50] DURAN L, KAYHAN S, KATI C, et al. Cerebral fat embolism syndrome after long bone fracture due to gunshot injury[J]. Indian J Crit Care Med, 2014, 18(3): 167-169.

[51] AGGARWAL R, PAL S, SONI K D, et al. Massive cerebral fat embolism leading to brain death: a rare presentation[J]. Indian J Crit Care Med, 2015, 19(11): 687-689.

[52] KELLOGG R G, FONTES R B, LOPES D K. Massive cerebral involvement in fat embolism syndrome and intracranial pressure management[J]. J Neurosurg, 2013, 119(5): 1263-1270.

[53] NEWBIGIN K, SOUZA C A, ARMSTRONG M, et al. Fat embolism syndrome: do the CT findings correlate with clinical course and severity of symptoms? a clinical-radiological study[J]. Eur J Radiol, 2016, 85(2): 422-427.

名词索引

整形外科精确麻醉

最大自主通气量（maximal voluntary ventilation，MVV） 230

最低肺泡有效浓度（minimum alveolar concentration，MAC） 062

左房压（left atrial pressure，LAP） 269

字母及其他